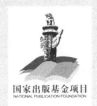

国家出版基金项目
NATIONAL PUBLICATION FOUNDATION

中国佛医学研究

基础卷 上

李良松/主编

北京科学技术出版社

图书在版编目（CIP）数据

中国佛医学研究. 基础卷：全二册／李良松主编
. — 北京：北京科学技术出版社，2022.1
ISBN 978 – 7 – 5714 – 1403 – 0

Ⅰ. ①中… Ⅱ. ①李… Ⅲ. ①佛学 – 中国医药学 – 研
究 – 中国 Ⅳ. ①R2

中国版本图书馆 CIP 数据核字（2021）第 026128 号

策划编辑：侍 伟 段 瑶
责任编辑：杨朝晖 董桂红
文字编辑：张 洁
责任校对：贾 荣
图文制作：名宸书韵
责任印制：李 茗
出 版 人：曾庆宇
出版发行：北京科学技术出版社
社　　　址：北京西直门南大街 16 号
邮政编码：100035
电　　　话：0086 – 10 – 66135495（总编室）　0086 – 10 – 66113227（发行部）
网　　　址：www.bkydw.cn
印　　　刷：北京捷迅佳彩印刷有限公司
开　　　本：787 mm×1092 mm　1/16
字　　　数：1172 千字
印　　　张：68.25
版　　　次：2022 年 1 月第 1 版
印　　　次：2022 年 1 月第 1 次印刷
ISBN 978 – 7 – 5714 – 1403 – 0

定　　价：760.00 元（全二册）

编委会名单

主编简介

李良松，北京中医药大学国学院院长、教授、博士生导师，国学与传统医药中外人文交流研究院（教育部中外人文交流中心与北京中医药大学共建）院长，台湾中医药研究基地首席专家。同时兼任世界中医药学会联合会中医药文化专业委员会副会长、中国中医药信息学会海峡两岸中医药交流合作分会会长、中华诗词发展基金会诗人之家副主任。获第三届中国青年科技奖，入选"首届中国百名杰出青年中医"。其先进事迹被拍成中国优秀知识分子专题电教片《寸草报春晖——拓荒曲》。

多年来，他参与编写《中国传统文化与医学》《甲骨文化与中医学》《国学知要》《中医心质学教程》《佛医观止》《佛陀医案》《佛陀医话》《羹方学》等专著36部，参与主编《中国佛教医药全书》《道医全书》《中国香文献集成》等系列丛书，主持编纂《中华佛藏医药全集》，发表《商周青铜器上的医学铭文探析》《殷商甲骨病案探释》等学术论文71篇，主持国家社科基金冷门绝学研究专项项目"甲骨文、金文与陶文中的医学史料及语词研究"等科研项目15项。

他擅长中医心神疾病和心灵障碍所引起的各种心质疾病的防治，在国学、中医学、佛医学、心质学与禅诗等领域颇有建树，是现代佛医理论体系与中医心质评价诊疗体系的开拓者和创立者，创立了以中医心质学为核心的全新健康管理理念，为人类身、心、灵层面的调理与康复提出了崭新的思路和方法。

序
一

佛教与佛学是对世界文明进步具有重大影响的举世闻名的处世哲学。在倡导尊重文化多样性的今天，佛教与佛学在我国文化中的重要地位更为凸显，它们对现代社会的影响也比两汉时期初传入我国时对社会的影响更大。千百年来，佛教与佛学经过传入、吸收、冲突、适应及融汇之后，已在我国社会生活及传统文化等多个层面都产生了巨大的影响。它与儒学、道学等一样，已深深地融入我国民众的生活中。

佛教与佛学提倡的普度众生、大慈大悲、救苦救难及得大自在等宗旨，以及对佛学深有研究的唐代著名医药学家孙思邈所提倡的"大医精诚"等，对当今医药学的发展具有一定的指导意义。佛教与佛学中包含丰富的医学内容，流传到我国的有著名的耆婆万病丸等多个医方、金针拨白内障手术，以及天竺香、熏陆香等多种芳香温通药物。佛医学在饮食方面提倡重甘淡、少肥厚，这种理念对当今我国心脑血管疾病及代谢病的防治具有一定的指导意义。1981年，我参加了世界卫生组织发起的中国医师参观访问印度医学的活动，用两周时间访问了印度南北多个城市，参观了释迦牟尼故居、多所印度传统医学医院，了解了印度草药疗法、各类瑜伽疗法、油疗、泥疗及沙疗等（大多是佛学界通用的疗法），感触很深。著名的《美国心脏病学杂志》发表的一篇关于用瑜伽疗法减少心脏病病人阵发性房颤的发作次数并改善其生活质量的论文，让我很受启发。

北京中医药大学李良松教授有很好的文史功底，对佛教、佛学及佛医学有深入的研究，是现代我国研究这些学问的佼佼者。他曾参与主编大型类书《中国佛教医药全书》，厘清了佛教、佛学及佛医学的发展历程及特色，贡献巨大。今李良松教授又组织有关专家编写这套"中国佛医学研究"丛书，涉及佛医学发展史、佛医学概论、佛医饮食文化、佛医针灸疗法、少林医方，以及敦煌佛医学等，精彩纷呈，是我们进一步深入研究和弘扬佛医学的重要载体。李良松教授邀我为序，爰以此序祝其成功。

中国科学院资深院士

中国中医科学院首席科学家 陈可冀

辛丑年端午节前夕于北京西郊

编纂与出版一套"中国佛医学研究"丛书是一项宏大的系统工程。佛医学研究是一个全新的研究课题，研究这样的课题无疑有很大难度。中国佛医学当然和印度医学的传入有关，但佐证二者关系的历史资料多已散失。《隋书·经籍志》著录有古印度和西域的医药书共 10 余种，其中包括龙树菩萨医药书 3 种，即《龙树菩萨药方》（4 卷）、《龙树菩萨和香方》（2 卷）、《龙树菩萨养性方》（1 卷）。《宋史·艺文志》著录有《龙树眼论》1 种。佛经目录中多不著录医药书，只有《龙树菩萨和香方》见于《历代三宝记》《开元释教录》中，《开元释教录》并有小注谓："凡五十法，今以非三藏教，故不录之。"可见佛经目录不著录医药书是宗教的缘故。现在这些书都已不存，或与未入藏有关。《隋书·经籍志》中也著录有我国僧人所作的医药书，如释昙鸾所撰《论气治疗方》（1 卷）、《疗百病杂丸方》（3 卷），沙门行矩所撰《诸药异名》（8 卷），释僧匡所撰《针灸经》（1 卷），释道洪所撰《寒石散对疗》（1 卷），以及释莫满所撰《单复要验方》（2 卷）等，涉及医药学的多个方面。可惜这些医药书也多已散失，这就为我们今天研究中国佛医学增加了许多困难。李良松等同志迎难而上，致力于发掘佛医药宝藏、弘扬佛医药文化，希望不久能见到他们的研究成果出版，这将对我国医药学的发展产生深远的影响。

谈到中国佛医学，自然离不开禅宗这一重要宗派。禅宗是中国化的佛教，可以说它在许多方面都吸收了儒、道两家思想，同时又反过来影响着儒、道两家的发展。从我国传统医学的观点看，人的身心是一个整体。就个人说，求得自我身心内外的和谐是健康的第一要义。人之所以生病，很重要的原因是身心失调，而身心失调往往又因有所执著而引起。我认为，禅宗除对人类社会（如哲学上的、文学上的、信仰上的等）有重要的影响之外，还在养生问题上主张破除执著，我们更应重视此问题。人要保养身心，就要调节好自己的生理和心理两个方面。对于如何调节好自己的身心，禅宗并不要求你去故意做什么，而是让你在日常生活中能自然、平常地生活。"春看百花秋看月，夏有凉风冬有雪。若无闲事挂心头，便是人间好时节。"如果人能顺应自然，春天看百花开放，秋天赏月色美景，夏日享凉风暂至，冬日观大雪纷飞，一切听其自然，自在无碍，便"日日是好日""夜夜是良宵"。如何才能做到在日常生活中保持自我身心平和宁静、自在无碍呢？《六祖大师法宝坛经》说："我此法门，从上以来，先立无念为宗，无相为体，无住为本。""无相"，是说对一切现象不要执著（离相），因为一般人往往执著现象以为实体，这是取相著相。取相著相，障碍自性，如云雾覆盖明净的天空一样，如果能于相离相，则可顿见性体的本来清净，就像扫除干净云雾而现明净的天空。所谓"无住"，是说人的自性本来是念念不住，前念、今念、后念相继不断的，如果一旦停止在某一物上，那么就不能是念念不住而是念念即住了，这样心就被束缚住了，"心不住法即流通，住即被缚"。如果能对一切事物念念不住，过而不留，身心就不会被束缚。"无念"，既不是"百物不思，念尽除却"，也不是对任何事物都不思量，而是在接触事物时心不受外境的影响，"不予境上生心"。念是心的作用，心所对的是境，一般人在境上起念：如境美好，那么就在境上起念，而有贪；如境不好，那么就在境上起念，而有嗔。因此，一般人的念是依境而起，随境变迁的，这样的念是妄念，人经常为境所役使，而不得自在。如果能做到"于诸境上心不染"，就可以不受外境干扰，虽处尘世，却可无染无杂，来去自由，自性常清净，心性平和而百病不侵。因此，照我看，禅宗的养生要在养性，这点与印度医学或有若干关系，如果前面提到的《龙树菩萨养性方》仍存，将对我们研究佛教养生学会有帮助。

李良松同志是研究中国医药学颇有成就的中青年学者，他不仅孜孜不倦地著书立说，而且热心于从事发扬中国传统文化的事业。现在他开拓了中国佛医学研究的一个新领域，我认为他主编的"中国佛医学研究"丛书定会受到广大读者的喜爱。

国学大师 汤一介

丙子年孟夏于北京中关园

　　佛教是世界三大宗教之一。 自汉代以来，佛教以其博大精深的理论和对宇宙观、自然观以及人生哲学的独到论述，赢得了历代僧侣和民众的信仰。

　　数十万卷的佛教著作中包含了大量的医学史料和医学思想。 历代医僧和居士在行医济世的同时，也为我们留下了丰富的医疗经验和独特的方药。 自西晋至清末，寺院一直是战伤救护和疾病收容的重要场所，在骨伤和创伤外科发展史上具有重要的影响。 同时，随着佛教的东传，古印度和西域的医药学也流传到中原大地，如佛教的眼科学、西域的药物等都是伴随着佛教而传入的。 因此，我们现在所说的佛医学，是由经藏医学（以佛经所记载的医药学为主体）、寺院医学和居士医学三大部分组成的。

　　佛医学有自己的理论体系、诊疗方法和临床经验，同时还有自己独特的方药和养生哲学，是一门真正意义上的传统医学。 有人担心，在确立佛医学的学术地位之后，"道教医学""儒家医学""法家医学""兵家医学"之类的名目会不会接踵而至，把我国传统医学分割得四分五裂？ 其实，这是没有必要的忧虑。 因为无论是"道教医学"还是"儒家医学"，或称作其他名目的医学，它们拥有共同的哲学体系和文化背景，都是我国传统医学的一部分，属于中医药学的范畴。因此，这些中医药学支系，只能不断丰富和完善祖国医药学这座伟大宝库，而不会产生离经叛道的效应。佛医学，则并非中医药学所能囊括和涵盖的，当属于广义的中医药学。我们所说的佛医学，是指以古印度医方明为基础，以佛教理论为指导，参鉴和吸收中医药学的理论和临床特色，自成体系的一门医学。当然，在1000多年的相互渗透、影响与糅合过程中，佛医学和中医药学的许多诊疗方法和临床方药已很难截然分开，但由于理论体系和指导思想上的差异，佛医学和中医药学在施医诊治、处方用药等方面还是有所不同的。我给佛医学下的定义是：佛医学是指以四大、三学等佛学理论为指导，以悟证论证、调理心神、注重饮食为特征，以启迪无上智慧、改善思想境界、追求永恒真理为目标，最终达到人体内外环境全面协调的医药学体系。

佛教是医治人们心灵和肉体创伤的思想体系，与医药学有着千丝万缕的联系。正如香港法住文化书院院长霍韬晦教授所说："一切宗教都是广义的医学。"综观佛教经籍，可见《佛说佛医经》《佛说胞胎经》《佛说咒时气病经》《佛说咒齿经》《佛说咒目经》《佛说咒小儿经》《禅门秘要诀》《易筋经》《佛说疗痔病经》《除一切疾病陀罗尼经》《治禅病秘要经》《修习止观坐禅法要》《啰嚩拏说救疗小儿疾病经》《佛说医喻经》等医药养生著作。在我国，寺院医学和居士医学是佛医学的主体。寺院中创制和传承的医方、诊疗方法、经验及医僧的医药论著，在我国历史上产生了重大影响，是佛医药学的重要组成部分。古往今来，寺院中涌现出许多医术高超、医德高尚、临床经验丰富的僧医，其中卓有建树者有东晋的于法开、支法存，南北朝的惠义、僧深和昙鸾，隋代的释智宣和梅深师，唐代的义净、鉴真、普济和波利，五代的高昙，宋代的文宥、法坚和奉真，元代的拳衡和普映等。同时，历代有不少的居士研究佛经、撰述医药著作，对佛医学理论、临床也做出了突出的贡献。这些居士有刘完素、李中梓、殷仲春、喻嘉言、王肯堂、胡慎柔、周慎斋、程国彭、张锡纯、丁福保等。

长期以来，由于种种原因，佛医学没有引起人们的足够重视，佛经中的医学史料、医学思想和寺院中的诊疗经验、实用方药很少有人问津，甚至有一些人将佛医药视为封建迷信，妄加指责，致使佛医学的研究工作长期得不到展开。

为开拓佛医药领域、发掘佛医药宝藏、弘扬佛医药文化、普及佛医药知识，我们组织编写了这套"中国佛医学研究"丛书。本套丛书编纂时间跨度较长，参与专家也较多，因此我们提倡"百花齐放，百家争鸣"。凡研究成果，只要言之成理，持之有据，自成一家之说，能够反映佛医学的特色，都予以尊重和采纳。我们主张以宽阔的胸怀来看待佛医药文化，不支持以先入为主或用有色眼镜来评判佛医学。同时，对于至今尚无定论的一系列佛医药学术问题，我们主张以实事求是的科学态度来对待，不回避、不附会、不任意拔高或贬低。即使对某些现在还不能解释的内容，也作为一种文化现象予以披露。诚然，佛医学是一个崭新的研究领域，它涉及的佛学和医学的许多学术问题，还有待今后进一步研究和探索。本套丛书的出版，无疑为学术界提供了一份比较完整的参阅资料。

佛医学博大精深，非博览佛学典籍不能知其理，非精研医学文献不能识其奥。面对着浩繁的佛教经籍和无数的名山古刹，我似乎看到了一种超越时空的智慧光芒，让我们驻足于这片不染的净土，去领悟那普救众生的伟大情怀。

辛丑年孟夏于北京

目录

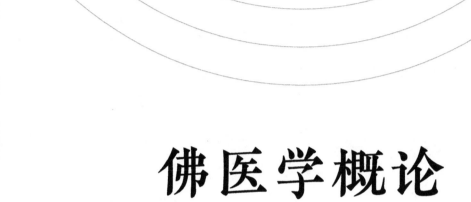

佛医学概论

李良松／编著

何广益　梁　壮／整理

第一章　绪论：概念和特色

一、　佛医学的概念

佛医学，是以古印度"医方明"为基础，以佛学理论为指导，吸取和借鉴中国传统医药学的理论和临床特点，而形成的独具特色的传统医药学体系。佛医讲求"内外兼修""身心并治"，以治心为内在目标，以治身为外在目标。佛医是佛教文化与中国传统医药文化相互影响、相互糅合的产物。"病由心生，病从心灭"是佛医理论的精髓。

要想真正理解佛医学，必须厘清佛的概念。佛，指觉悟真理之圣人，亦即具足自觉、觉他、觉行圆满，如实知见一切法之性相，成就等正觉之大圣者。佛教，是释迦牟尼创立的，主张慈悲平等、普度众生的一门宗教。佛教的宗旨在于启示人转迷开悟，用超越阶级、种族的情怀，实现度脱苦海、净化社会等理想。由于佛医学的理、法、方、药等理论框架和临床诊疗体系是在中国形成的，所以，我们所说的佛医学，实际上就是中国佛教医药。在基础理论方面，佛教的四谛、五蕴、十二因缘、四大、三学（戒、定、慧）等均对佛医学产生了较大的影响，并被吸收和引入佛教医学理论之中。在病因学方面，佛医学认为病有三因：外因——地、水、风、火四大不调；内因——贪、嗔、痴三毒为患；业因——前世孽债宿根之果报。中国佛医学的形成和发展，受历史、文化、环境等诸多因素的影响，这些影响因素归纳起来主要包括以下六个方面：第一，佛教和佛经广泛传播，佛教哲学被僧医和精通佛理的医家用于解释人体生理、病理现象并指导临床；第二，伴随着佛教传入的古印度医学和西域医学，佛教理论亦被逐渐运用于临床；第三，僧侣为了达到普度众生的目的，往往用医药救治贫苦民众；第四，佛教寺院多建在穷乡僻壤或名山大川，大都远离城市和集镇，为了防治自身疾病，许多高僧大德都研习医术以救己、救人；第五，自古以来，寺院主动或被动作为疾病收容和战伤救护的重要场所，促使寺院积累了一定的诊疗技术；第六，历代有不少的医家居士，潜心研习佛学，并以之指导临床，丰富了佛医学和中医药学的内涵。

佛医学概念中的"医方明"这个词语见于《菩萨地持经》《菩萨善戒经》《瑜伽师地论》等，是声明、工巧明、医方明、因明、内明五明之一，为古印度学术的门类。医方明指有关疾病、医疗、药方、咒术之学。"明"，即"学"之意。在佛教经律之中，有关医疗之记载甚多，尤其是律典对瞻病之法所载甚详，这些记载为佛教医术之重要史料。佛世时之耆婆以精通医术著称于世，曾多次治愈各种疑难病证，《四分律》卷三十九即详载其前后六次之重要治术。此外，耆婆于平居之时亦常为佛弟子治疗疾病。《南海寄归内法传》卷三载有"先体病源"及"进药方法"二章，将印度古来各种诊察投药之法，归纳为八类，即所谓"八分医方"：①论所有诸疮，兼及体内外之疮毒；②论针刺及头部之疾病；③论身患，即咽喉以下之疾病；④论鬼瘴，即一般流行病及邪魅所引发之疾病；⑤论恶揭陀药，即论述遍治诸毒之药；⑥论童子病，包括自胎内至十六岁各阶段所易患之疾病；⑦论长命之方法；⑧论体健力足，即一般保健强身之基础。

印度自古以来大多认为饮食过度乃导致疾病之原因，因此自然会衍生出以断食、绝食为直接有效疗病方法的风俗习惯。在佛教中，一般认为构成人类身体之地、水、火、风四要素失调才是疾病产生的主因，因此佛医所采用的疗法与单纯断食不同。如《佛说佛医经》《修行道地经》所说的"四百四病"即人体内四大失调所致疾病的总称，此二经还列举了各种病证及对应的治疗之法。另如《摩诃僧祇律》卷十说油脂、酥、蜜等为治病的重要药材。

古代印度医药学的医学理论、治疗方法、方剂药物、卫生保健内容，对中医学产生了很大影响，丰富了中医药学宝库。古代印度医药学与中医学结合，构成了佛医学的主要内容。佛医学与中医学在长期的发展过程中相辅相成，二者的联系可概括成以下几点。

（1）佛医学的四大学说和"百一"理论，与中医学理论结合起来，与阴阳五行学说相得益彰。

（2）佛医学的"天下物类，皆是灵药"的思想，开拓了中医药学的视野，丰富了中医药学知识和治疗手段。

（3）佛教咒禁的输入，对于中医咒禁专科的产生，起到了推动作用，促进了中医心质疗法的发展。

（4）佛教的因果报应、普度众生、大慈大悲、平等、爱人等伦理道德的说教，被中医学经过摒弃糟粕、取其精华而合理吸收。

（5）佛医学中的揩齿、气功、导引、按摩等卫生保健内容，促进了中医学预防疾病、养生延年医疗手段的发展。

（6）中医学丰富的治疗经验、药物知识和大量医著对中国佛医学产生了很大影响。

因此，努力挖掘和探讨中医学与佛医学的联系和发展脉络，是加深对中医学理解的重要途径。揭开佛医学的神秘面纱，就能从中获取丰富的营养和有益的成分。研究佛医学的最终目的就是取其精华，还其科学本质，给予其应有的客观历史地位，使传统医学中这一宝贵的文化遗产放射出璀璨的光芒。

二、 佛医学的特色

要了解佛医学，对佛教的认知是必不可缺的。佛教自传入中国之后，经过历代的吸收、融合与同化，已成为中国传统文化的重要组成部分。它既吸收了中国的传统文化，又对中国的政治、经济、哲学思想、文学艺术和古代科技以及民族心理、社会习俗等产生了深刻的影响。研究佛教可以更加全面、公正地站在历史的高度上深入了解中国传统文化。佛教在中国传统文化中产生了不小的影响："佛教的因果报应观念深入民间，同听天由命的宿命论结合起来，成为束缚人的创造性活动的精神绳索，作为多神主义的组成部分，使人们迷信奇迹和神佑，降低了对自身力量的信心。尤其是它的内省的哲学路线，把人们紧紧拘束于自满自足和自我克制的保守境地，助长因循苟且、忍辱卑屈的恶劣品格，迷失了改造客观环境的正确方向。这些阴影同它的光辉一样，是特定历史条件的产物，也为整个中国封建主义文化所共有，是不宜单独苛责于佛教的。"（杜继文《中国佛教和中国文化》）因此，本节将从佛教的系统观、轮回观和佛医学的天人观三个方面来着重介绍佛教和佛医学的特色。

（一）中国佛教系统观

从以下五个方面可窥得中国佛教的系统观全貌。

1. 分析系的佛学

所谓分析，就是对宇宙万有若事若相进行详细分析的研究。宇宙万有现象不外乎色、心二法。《阿毗达磨俱舍论》所论小乘七十五法及唯识法相所论大乘百法将整个森罗万象的宇宙分得有条有理，这两大思想都在讨论宇宙的缘生无自性及事相的分析。

俱舍是佛教实在论的结晶，唯识是佛教缘起论的结晶，此二者也是佛教思想主义的标志，为佛灭后大乘佛学中重要的思想，故中国现行研究佛学的人，无论僧俗都趋于唯识法相、俱舍二门。日本佛学亦有"三年唯识，八年俱舍"的风气。唯识、俱舍两大思想较近于西方从心理出发的唯物、唯心等哲学的思辨。

2. 律法系的佛学

所谓律法就是律宗，为佛在世时所定制，其教义要点即诸恶莫做、众善举行两大定律，故其精神不在教义的思辨而在行为的力持上。佛法的根本在于律宗。中国所流行的律藏唯小乘四分律，大乘十诵律、《梵网经》及《摩诃僧祇律》却不十分通行，盖由于小乘律精严微细而适合中国人的心理。在日本，佛教徒却不注重小乘律而重视大乘律，故往往犯小乘律为犯戒而犯大乘律为不犯。日本佛教徒竟有一派食肉带妻的真宗教徒不重视小乘律。在中国，佛学各宗都有相当的地位，唯律宗少人探究。

3. 思索系的佛学

此系佛学专在理性思索研究，讨论宇宙万有性圆果海、果澈因缘等哲学根本问题。例如论宗，以华严宗、天台宗为代表，思索的是佛教哲学的根本。华严宗、天台宗为中国佛学思索界巨头，在佛教史上占有重要地位。在日本，天台宗又分出日莲宗一系。

4. 冥想系的佛学

此系的佛学在主体方面以禅宗为代表，在伴侣方面可以密宗代表。以心传心的禅风及瑜伽三密的修法，皆为此冥想系的初步。冥想是印度宗教独特的观想。在奥义书统治时代印度宗教无论哪一派，都以冥想修炼为人格修养的根本。我国宋明间的理学家也都喜欢以禅宗观想为养心的第一步，故那时禅宗独树一帜。会昌灭佛以后，中国的佛教几乎等同于禅宗佛教，故禅宗在佛教历史上功劳甚大。在关于冥想的问题上，印度婆罗门冥想观与佛教禅宗观想有明显差异。婆罗门教将苦行与冥想合而为一，以为实行进修的第一条件，且注重苦行，认为我们之所以不能解脱就是因为有许多苦没有吃尽，若是将这许多苦吃尽马上就会得到解脱。故错谬婆罗门教徒中无故投火或投水以找苦味者不少。大乘佛教系不许有这种邪见的举动。佛教十二头陀苦行，不是无故去教人找苦吃的。苦行并非特别重要的方式，不过是冥想进修中的方便法门，苦行是外修，冥想是内观。苦行是体修，冥想是心修，佛教注重内观心修，对外修体修都比较轻视，所谓三界唯心以心为主。简言之，以苦行为伴，以冥想为中心。然修身亦必须以人格向上为第一目标，故学佛者应当修学禅宗。禅为三增根本，由戒生定，由定发慧。因此，以冥想为主的禅学是佛教的主要法门，如密宗三业相定观、天台止观一念三千性相、净土观想念佛等都是以冥想为基础的法门，并未逃出冥想思索的界域。

5. 信念系的佛学

所谓信念系佛学，其内容完全是以信念为根本。其实一切佛学都以信念佛为根本，现在所谓的信念是狭义的信念不是广义的信念。狭义信念系的佛学以净土宗为代表，盖净土宗之资粮是以信为第一步，净土宗相信西方极乐世界的确如《阿弥陀经》所说的庄严功德，相信阿弥陀佛是报身如来、是乘愿再来之佛。在日本又从净土宗分出真宗、融通念佛宗、时宗，真宗虽许食肉带妻但却以信念为第一步。

由此观之，佛学虽有十宗、八宗之分，但不外乎这五个系统。然而这也仅仅是根据其思想及其对象而言。若以境行果来判定各宗界限，则三论宗、唯识宗多在境相上阐发，律宗、禅宗及法华宗、华严宗等则以行果二门为主。并非全部佛法就如是分类，须知佛中有平等、殊特二门，若以平等门观之，一切法皆平等也；若以殊特门观之，则各宗皆有其殊特点。

（二）中国佛教轮回观

佛教的轮回观，多指"三生"，佛教对"三生"有以下两种解释。

（1）指前生、今生、后生。前生，又作前世、宿世，即过去之生涯；今生，又作现世、现生，即现在之生涯；后生，又作后世、来世、来生，即未来之生涯。

（2）三生成佛之略称，即谓众生因见闻、解行、证入，而于三生之中即能圆成佛道。此为华严宗之教义。《大明三藏法数》云："一见闻生。见闻生者，谓八难众生。宿世见闻华严大经正法，不能信受，反生毁谤，故感八难之报，堕地狱中受诸极苦。今蒙如来放足下轮相，清净功德光明所照，由其宿有见闻华严大经善种，即得脱地狱苦，生兜率天而得成道，于一生内超登十地也。（八难者，地狱难、畜生难、饿鬼难、长寿天难、北郁单越难、盲聋喑哑难、世智辨聪难、生在佛前佛后难也……）二解行生。解行生者，谓善财童子于福城东初见文殊，得蒙开发而启信解，遂令参问诸善知识，皆获开示修行法门，乃至最后参见普贤，令其入于毛孔刹中，修行菩萨广大愿因，圆满诸佛无上道果。如此解行，即于一生而得圆满也。三证入生。证入生者，谓舍利弗于逝多林中，令海觉等六千比丘观察文殊师利，无量功德，具足庄严。彼诸比丘，闻是说已，心意清净，信解坚固，顶礼文殊。作如是言：'仁者所有色、身、相好，愿我悉行。'于是文殊为诸比丘开示演说大乘之法，令诸比丘成就深信，获大智慧，于一生内证入法界也。"以三生为名之医方有：三生丸、三生饮、三生散、三生祛痛方、三生益元散、加味三生丸、加味三生饮、珍宝三生丹、祛痰三生丸等。

（三）佛医学天人观

中国佛医学具有独特的思想体系，无论在理论上，还是在临床上，与中医学都有一定的差异。不同的宗教有不同的天人观和科学观，佛教作为世界三大宗教之一，也有其独特的天人观和科学观。当然，佛教作为一门唯心主义哲学，也难免有许多迷信成分和其他瑕疵。在历史上，佛教与其他宗教在某种程度上阻碍了社会进步和科学发展。但我们摒弃其玄学外衣，从另一个角度来研究它时，就可以发现其中蕴藏着丰富的科学文化思想，对人类社会的发展，也具有积极的一面。在这里撇开其消极因素，单就中国佛医学的天人观进行阐述。

1. 阐明生灭规律，倡导回归自然

佛教在其发展过程中，逐渐形成了一套不能轻易改变的根本义理，人们习称之"三法印"（三个基本标志），主要用之解释宇宙世界和人类的变化现象。"三法印"：一为诸行无常（万物变化无常）；二为诸法无我（物质没有质的规定性或主宰者）；三为涅槃寂静（神秘的宗教精神境界）。其认为世界上的一切事物及现象都不是永恒的，而是生灭变幻的，人的生理和心理无时无刻不处在运动之中，生长壮老已是人们不能逃脱的客观规律；一切事物都是因缘和合的结果；客观世界不存在起主导作用的实体或主宰者；人生活的最终目的是追求一种绝对的、安静的、神秘的精神状态；人类只有悟破我体实无，才能摆脱无名的烦恼熏染，从"执迷于我体"和"轮回于六道"中解脱出来。佛教还将这三条基本原则作为辨别经籍真伪的标准，犹如印鉴之用。凡符合者就是佛说的法，凡不符合者一律判为"外道"。事实上，与"三法印"相悖的经书很多，佛经之间有相互矛盾的地方也是十分普遍的现象。因此，研究中国佛医学的天人观也必须公正、全面地理解佛经。从"三法印"中不难看出，佛教关于生灭的不测性和必然性与主张超越自我、进入寂静无忧之涅槃境界的观念，在客观上对医学，特别是养生学，产生了一定的积极影响。返回自然、摆脱凡尘痛苦是佛家的追求目标，但在现实生活中，人们要做到这点是相当困难的。

2. 天地与人相应，身心与法共存

佛教认为，天地与人相应，人类是大自然的生物之一，必然与大自然有着密不可分的关系；自然界所发生的一切变化都可以对人体产生影响，而人体的生理病理变化与自然环境息息相关。

关于人与自然的这种关系，《佛说佛医经》中教诫："火少寒多，目冥。春正月、二月、三月寒多，夏四月、五月、六月风多，秋七月、八月、九月热多，冬十月、十一月、十二月有风有寒。何以故春寒多？以万物皆生，为寒出，故寒多。何以故夏风多？以万物荣华，阴阳合聚，故风多。何以故秋热多？以万物成熟，故热多。何以故冬有风有寒？以万物终亡，热去，故有风寒。三月、四月、五月、六月、七月得卧，何以故？风多，故身放。八月、九月、十月、十一月、十二月、正月、二月不得卧，何以故？寒多，故身缩。"这里着重说明了气候环境的变化对人体的影响。这种影响是针对印度所属南亚次大陆的热带季风气候而言的，而不是针对我国所处北温带的大陆性季风气候而言的。其经文中所说"得卧"与"不得卧"的"得"字，以"应该"理解，比较更合乎情理。

关于食物的特性与人体的配合关系，《佛说佛医经》有着具体的教诫。如其云："春三月有寒，不得食麦、豆，宜食粳米、醍醐诸热物；夏三月有风，不得食芋、豆、麦，宜食粳米、乳、酪；秋三月有热，不得食粳米、醍醐，宜食细米、㮌、蜜、稻、黍；冬三月有风寒，阳与阴合，宜食粳米、胡豆、羹、醍醐。"这种配合的方法，自然地反映了印度民族的物质条件和生活习惯。

佛医学还强调随节气调息饮食以预防疾病的发生。如《金光明最胜王经》云："三月是春时，三月名为夏，三月名为秋分，三月谓冬时。此据一年中，三三而别说，二二为一节，便成岁六时。初二是花时，三四名热际，五六名雨际，七八谓秋时，九十是寒时，后二名冰雪。既知如是别，授药勿令差。当随此时中，调息于饮食，入腹令消散，众病则不生；节气若变改，四大有推移，此时无药资，必生于痛苦。"要求医者"解四时，复知其六节，明闲身七界，食药使无差"。佛家这种思想与中医学的"天人相应"观点及"整体观念"基本相同，只不过是宗教色彩比较浓厚，披上了一层神秘的外衣罢了。《圆觉经》将人体的组织结构，用"四大"来概括，云："我今此身，四大和合：所谓发毛、爪齿、皮肉、筋骨、髓脑、垢色，皆归于地；唾涕、脓血、津液、涎沫、痰泪、精气、大小便利，皆归于水；暖气归火，转动归风。"《佛说佛医经》亦云："土属身，水属口，火属眼，风属耳。"

佛教的重要经典〔如《大佛顶如来密因修证了义诸菩萨万行首楞严经》（简称《楞严经》）、《摩诃般若波罗蜜多心经》（简称《心经》）、《金刚般若波罗蜜经》（简称

《金刚经》)、《妙法莲华经》（简称《法华经》）、《中论》《大乘百法明门论》《因明入正理论》《成唯识论》等]中的不少篇幅都论及天地与人的关系，且内容宏博，对"大千世界"的相互协调和对应关系做了详细的阐述。当然，佛教的天地与人相应的观点注重内心世界的感应，这也许就是其与中医学"天人相应"观点的区别吧。

这里要论述的另一个问题是"身心与法共存"。佛教认为，佛法无处不在，无时不有。善修身者，应其法而行之，如若背而逆之，必有折寿之祸。因此，佛家素有"苦海无边，回头是岸"之说。

3. 主张四大皆空，力求精神超度

严北溟先生在《中国佛教哲学简史》中讲道："……全部《大藏经》逾万卷，真可说是浩如烟海。这么多的经籍说明一些什么问题，讲一些什么道理呢？千言万语，九九归宗，可一字以蔽之，曰"空"而已矣。"

佛教把人生看为痛苦的过程，宣扬一切皆空、苦海无边的观点。这首先反映了当时社会的严重不平等，给人民带来了无限的苦难；其次反映了生活水平和医学水平低下，人们的健康没有保障。

佛教认为，空是绝对的，也是相对的，世界不能不空，也不能都空。佛教从形成之日起，就把全部的教义集中在"苦、空"观上，叫人看"空"和忘掉现实生活中的"苦"，认为这是脱离苦海、慈航普度的唯一途径。从客观上讲，把现实世界说成空幻不实是非常唯心的；但从主观上讲，佛教大力渲染精神的主导作用，力求精神上的超脱，对坐禅修性、练功祛疾和延年益寿确实有一定的指导作用，在某种程度上和中医学的心理疗法有异曲同工的效果。

（四）佛医学对人体生理、解剖的认识

在佛教中，有关人体生理、解剖的论述也颇为丰富。

1. 对人体组织器官的认识

①体表部位：述及头、身、发、顶、颐、脸、面、项、背、肩、乳房、指、额、手、脚、膝、睫、唇、毛、毛孔穴、目、腰、腕等五十多个体表部位名称。②感觉器官：眼、耳、鼻、舌、身（指皮肤）五种感官，佛教称之为五根。五根再加"意"，称为"六根"。六根与六境相对应，即眼根色境、耳根声境、鼻根香境、舌根味境、身根解境、意根法境。前五根是基础，第六根是前五根的综合与提高。在六根之中，又以眼的论述最为突出。佛教认为人有"五眼"，除内眼之外，还有天眼、慧眼、法眼、

佛眼，这四眼指的是通过修禅内炼，可以不通过五种感官而直接认识事物的形态和本质。这四眼不仅可认识三维空间，而且在某种程度上还可以超越时空的距离，进而观察到事物更深层次的多维存在形式，其中佛眼是"五眼"之中的最高层次。③脏腑组织：除述及肝、心、脾、肺、肾、胃、胆、膀胱、大肠、小肠、三焦、胞宫、脑等五脏六腑与奇恒之腑外，佛经还载有骨、肉、血、精、气、筋、脉、卵等组织结构。其所述内容与医书中所述相比，独具佛家的理论特色。《中华大藏经》第五卷谓此身"唯有种种发、毛、爪、齿、皮革、血肉、筋、脉、骨、髓、心、肝、肺、肾、脾、胆、胞、胃、大肠、小肠、屎、尿、涕、唾、涎、泪、垢、汗、痰、脓、肪、脑、膜"等。宝静法师在《〈修习止观坐禅法要〉讲述》中亦云："身为三十六物……不出自身内、外、中间三处。外具十二，即发、毛、爪、齿、眵、泪、涎、唾、屎、尿、垢、汗也。身器具十二，即皮、肤、血、肉、筋、脉、骨、髓、肪、膏、脑、膜也。内含十二，即肝、胆、肠、胃、脾、肾、心、肺、生脏、熟脏、赤痰、白痰也。"

2. 对人体生理功能的论述

①血脉的流注：《治禅病秘要法》载，人有"四百四病"，"遍于身内，流注诸骨三百六十五节，皆令周遍"。②对脑髓的认识：《治禅病秘要法》云："……观髓，九十八重，如虫网丝……有四百四脉，直入脑中……唯有脑膜十四重，脑为四分。"③对脏腑功能的认识：佛经中有关脏腑生理功能的论述相当丰富，相关内容达五百多条。佛经对功能表现和功能活动过程所做描述带有佛家色彩。这主要反映在运用夸张、拟人手法和以脏腑论全身、以全身论脏腑的文笔形式上。《法苑珠林·病苦篇》强调"阴阳调和，美味出生；身形可爱，安乐无病"，进一步阐述了人体的生理功能："夫人有四肢五脏，一觉一寐，呼吸吐纳，精气往来，流而为荣卫，彰而为气色，发而为音声，此人之常数也。阳用其精，阴用其形，天人所同也。"④对生理功能的认识：佛经认为，泪、唾、涕、涎及二便等都是人体的正常生理产物，人除了有体外分泌物外，还有体内分泌物，应默记之，默应之，择其善而行之，择其不善而弃之，并运用内视之法，"——谛观"脏腑，使之"空虚皎然白净"。但是，津精流注及内炼之原气，则必须实于体内。⑤对心理意识的认识：佛教认为，心有生理之心、心理之心、自然之心和修炼之心。人的认识过程为五识接受和了解客观事物，并在"意"的作用下，全面、客观地认识事物的本质。《中阿含经》云："我说识因缘故起，识有缘则生，无缘则灭。识随所缘生，即彼缘。说缘眼色生识，生识已，说眼识；如是，耳、鼻、舌、身、意、

法生识，生识已，说意识。"心是人体生理活动的源泉，支配意识，指导人们的精神活动。⑥对生育的认识：在佛经中对生育的论述颇多，其中既有关于轮回出世的迷信内容，又有关于胎产孕育的客观记载，不少内容别出心裁，至今仍有一定的借鉴作用。佛家认为，生育必须经过入胎、种子、成胎、化生及出生等一系列过程，而入胎又有一入胎至四入胎之分。在佛经中，还可以见到有关胎卵、精血等的记载，且其已认识到精卵媾和，方能化胎。《中华大藏经》卷六指出："女人怀孕渐久，其身转重动止不安，饮食睡眠悉皆减少，不喜多语，厌常所作，受苦痛。"宝静法师在《〈修习止观坐禅法要〉讲述》中云："若推此身从何来，乃父母之遗体，假众缘而共成。若单有此无明识心，不有父母交媾之缘，亦不能得此人身。若独父母交媾，不有中阴身之妄识，亦复不能得此人身。必须要有中阴受生之因，假父母赤白二滴之缘，以是因缘和合，生此人身。即推因缘，各有生性耶，各无生性耶。若各有生性，须同时生两个；若各无生性，和合相共，亦不能生。"

第二章 佛医哲学基础

佛医学是以佛学理论为指导的医药学体系，因此想要理解佛医学，理解佛学的哲学基础便成了先决条件。佛医学的形成与发展和佛教的传入与发展有着不可分割的联系，正是由于佛教的广泛传播，佛教哲学不断向中国本土传统文化渗透，才有了古印度佛医学与中国传统医学逐渐融合，慢慢演变成现在的佛医学。佛医学中所蕴含的佛教哲理是其特色也是其理论的根基，要想深入了解佛医学，必须得对其中的部分佛教常用术语以及其对宇宙观、世界观的认识有一定的了解。除了真言、真如、四谛等基本的佛学概念外，佛教常提到三因六因、因果、因缘、缘起、病缘六起，这些都是佛医学中对病因的解释的哲学基础，而十方、二妙、三妙、五妙等说法均与佛医学中许多方剂的命名息息相关。除此之外，从禅定、修行、止观等词中，也可看出佛医学中许多治法的雏形与根据。下面对这些术语进行全面的介绍。

一、真如

（一）真如

真如，指遍布于宇宙中真实本体，为一切万有的根源。又有如如、如实、法界、法性、实际、实相、如来藏、法身、佛性、自性清净身、一心、不思议界的说法，早期汉译佛典中译作"本无"。

真，真实不虚妄之意；如，不变其性之意。真如，即大乘佛教所说之"万有之本体"。在佛教中，真如的含义十分广泛：依据阿含经典载，缘起之理法乃永远不变之真理，故称为真如。又据《异部宗轮论》中"化地部"所举之九无为中，有善法真如、不善法真如、无记法真如、道支真如、缘起真如等，其中之善、不善、无记三性与八圣道、生死缘起之理法等，均为真实而永远不变者，故称之为真如。

大乘佛教主张，一切存在之本性为人、法二无我，乃超越所有之差别相，故称真如，例如，如来法身之自性即是。据《佛地经论》卷七所载，真如乃一切现象（诸

佛医学概论

21

法）之实性，其相虽有各种差别，其体则是一味，与一切法不一不异，非言语、思考之所及。从其远离所有错误、虚伪之观点言之，假名为真如。若以其为一切善之所依，名法界；以其远离减损之谤，名实有；以其远离增益之谤，名空无；以其为真实，名实际；以其为无分别智之所悟，故假名称胜义。

《解深密经》卷三有"七真如"之说，即流转真如、实相真如、了别真如、安立真如、邪行真如、清净真如、正行真如。以上七真如中，除实相真如以外之六种亦称"六真如"，系以各个理法之自体永远不变，故称之为真如；然或谓非由其理法自体而名真如，乃是由实相真如所显现之各种相状而立者。

据《成唯识论》卷九载，法相宗认为，真如乃远离虚妄分别之法，为人、法二无我之性，相当于三性中之圆成实性。此宗主张一切现象皆从阿赖耶识所生，故真如本身为一超越现象之绝对寂然之体，其自体不会成为现象之法，故说"真如凝然，不作诸法"。据《成唯识论》卷十载，菩萨须至初地始悟真如之理，依次以其所悟内容之深浅次第，立有十真如之别，即遍行真如、最胜真如、胜流真如、无摄受真如、类无别真如、无染净真如、法无别真如、不增减真如、智自在所依真如、业自在等所依真如。以上十者为顺次从初地至十地行十波罗蜜、断十重障，而至菩提。此外，人无我之真如（人空真如）与法无我之真如（法空真如），合称为二空真如；其中二乘人只悟人空真如，菩萨则能悟二空真如。

地论宗主张，第八阿赖耶识（摄论宗作第九阿摩罗识）之自体为自性清净心，此一自性清净心即真如。其识因受无明之熏习，故显现出染净诸现象。

《大乘起信论》主张，真如为众生心之本体，其为杜绝言诠、思惟者，称作离言真如；然若勉强以言语表现之，则称作依言真如，以上二者合称为二真如。就依言真如而言，其体远离迷心而空，故为如实空（空真如）；其自体具足无限清净之无漏清净功德，故为如实不空（不空真如）。同时，众生心（真如）具有绝对不动之心真如门，与缘于无明而起动生灭，形成染净现象之心生灭门；故称不动之真如为不变真如，随缘而现之染净等现象为随缘真如，以上二者亦合称为二真如。一般对万有生起之法，若依真如之不变或随缘而说明者，即称真如缘起（如来藏缘起）。以下列举之二真如均为同类语，即清净真如与染净真如，或非安立真如与安立真如（安立，意即使万有之生起各得其所）。

华严宗依据性起说而主张"本体即现象"，即真如本为万法，万法本为真如之意。

同时真如分为一乘真如与三乘真如；前者复分为别教真如、同教真如，后者复分为顿教真如、渐教真如，此均由对真如理解之不同所致者。

依据《释摩诃衍论》卷三载，真如乃悟始觉、本觉二智之理者，故立性真如与虚空之理二义。清净虚空之理有十义，即无障碍义、周遍义、平等义、广大义、无相义、清净义、不动义、有空义、空空义、无得义等。

（二）真言

真言，即真实而无虚假之语言。广义言之，不但以文字、言语表示之密咒者称为真言，法身佛所说之法亦均为真言。此外，诸如峰峦松风、川流水音，无不是如来演说真如实相之法，故称真言。

真言音译为曼怛罗、曼荼罗，又作陀罗尼、咒、明、神咒、密言、密语、密号。此于密教，相当于三密中之语密，而谓"真言秘密"。或又指佛、菩萨、诸天等的本誓之德，或其别名。我国及日本对真言均不做翻译，而直接运用其原语之音译。认为念唱或书写、作观其文字，即可得与真言相应之功德，故真言不仅可致即身成佛而开悟，且能满足世俗之愿望。例如，《不空罥索毗卢遮那佛大灌顶光真言经》所说之光明真言，即可使闻之者灭除其所有之罪障；又如诵光明真言，加持于土砂，将土砂撒于死骸或墓上，借此加持力，则可灭亡者之罪，而使亡者得以往生西方极乐世界。此外，真言还含有学问、知识之义。

在密教中，真言之分类繁多：①以说密语者之类别而分，有如来说、菩萨金刚说、二乘说、诸天说、地居天说五种；前三种为圣者真言，后两种为诸神真言；②以密教三大部为别，即佛部、莲华部、金刚部三种真言；③以修法性质别之，有息灾法、降伏法、摄召法、增益法四种；④以形式分类之，有多字（陀罗尼）、一字（真言）、无字（实相）等别。此外，一尊之真言亦有广、中、略之分，而分别称为大咒（大心咒）、中咒（心咒）、小咒（心中心咒）。

论及诸尊之典籍有《长阿含经》《苏悉地羯啰经·真言相品》《大日经疏》《总释陀罗尼义赞》《法华义疏》和《大毗卢遮那成佛神变加持经》（简称《大日经》）等。以真言为名的医籍有《大士救产真言》《女科真言》。

二、 色与空

（一）色

佛教中的色，指一切有形象和占有空间的物质。色可分为内色、外色、显色、表色、形色五种。内色是指眼、耳、鼻、舌、身之五根，因属于内身，故名内色；外色是指色、声、香、味、触之五境，因属于外境，故名外色；显色是指我们常见的各种颜色，如青、黄、赤、白等；表色是指有情众生色身的各种动作，如取、舍、伸、屈等之表相；形色是指物体的形状，如长、短、方、圆等。色的含义有广义、狭义之分。广义之色，为物质存在之总称。狭义之色，专指眼根所取之境。

（1）色为物质存在之总称，即五蕴中之色蕴、五位中之色法（与心法相对），乃质碍（占有一定空间），且会变坏者。经论中对于色有诸种分法，据《阿毗达磨俱舍论》（简称《俱舍论》）卷一载，色包含五根（眼、耳、鼻、舌、身）、五境（色、声、香、味、触）、无表色十一种。唯识宗分色为五根、五境、法处所摄色十一种。其中，法处所摄色是意识之对境，包括极略色、极迥色、受所引色、遍计所起色、自在所生色等。于此诸色法中，又可依其一一法之性而归纳成下列数种分类：①内色（五根）与外色（五境）；②细色（无表色，或指色界之色）与粗色（由极微所成之色，或指欲界之色）；③定果色（由定所生之色）与业果色（由业所造之色）；④可见有对色（指狭义之色，即色境）、不可见有对色（指声、香、味、触、五根）与不可见无对色（指无表色）三种。

（2）眼根所取之境。对于声、香等而言，色乃专指眼根所识别之对象，如青、黄等质碍之境。其为五境之一、六境之一、十二处之一、十八界之一，又作色境、色处、色界。据《瑜伽师地论》卷一载，色大别有三种：①形色，长、短、方、圆、高、下、正、不正八种；②显色，青、黄、赤、白、云、烟、尘、雾、影、光、明、暗十二种；③表色，凡吾人行、住、坐、卧、取、舍、屈、伸等，种种动作形态，显然可表示于外，而令人目见者。盖此皆于五根、五境等色蕴中，特指眼根所取之境，故称为色。

（二）空

空，意译为空无、空虚、空寂、空净、非有。世间一切存在之物，皆为因缘和合而生，没有自体、实体等，此一思想即称空。亦即谓事物之虚幻不实，或理体之空寂明净。自佛陀时代开始即有此思想，尤以大乘佛教为然，且空之思想乃般若经系统之根本思想。

空有人空与法空。人空，意谓人类自己无其实体或自我之存在；法空，则谓一切事物之存在皆由因缘而产生，故亦无实体存在。天台大师智顗与嘉祥大师等皆以小乘佛教所说之空，观察分析一切事物而入空，故称析空观。相对于此，大乘佛教则针对小乘佛教之析空观而另立体空观，即观一切存在事物的理法之当体即空之法。

一般认为，小乘仅见空，而不见不空，故被称为"但空"。大乘则不仅见及一切存在悉为空，且兼及不空之一面，故称"不但空""中道空"。盖做一切法皆空之观者，称为空观。空非虚无（偏空），观空就是发现真实之价值，故真空就是妙有。反之，将"空"视为虚无，则称为"恶取空"。历代诸家关于空之分类有二空、三空、四空、六空、七空、十空、十一空、十二空、十六空、十八空等，现简而述之。①二空：人空、法空。②三空：人空、法空、俱空（人、法皆空）。③四空：法相空、无法相空、自法相空、他法相空。④六空：内空，谓眼、耳等六根为空；外空，谓色、声等六境皆空；内外空，又作身空、自身空；空空，谓所观之空亦是空，故又称能照空；大空，十方世界为空，又作身所住处空；第一义空，在诸法之外，无有所谓实相之自性，亦作真境空。⑤七空：相空、自性空、行空、无行空、一切法离言说空、第一义圣智大空、彼彼空。⑥十空：指内空、外空、内外空、有为空、无为空、散坏空、本性空、无际空、胜义空、空空。⑦十六空：指内空、外空、内外空、大空、空空、胜义空、有为空、无为空、毕竟空、无际空、无散空、本性空、相空、一切法空、无性空、无性自性空。⑧十八空：指内空、外空、内外空、空空、大空、第一义空、有为空、无为空、毕竟空、无始空、散空、性空、自相空、诸法空、不可得空、无法空、有法空、无法有法空。

佛教所说的空虽有许多解释，然大致不出人空、法空，二者是空学理论的总纲。特别强调空之思想者是初期大乘之般若经典，以及归纳般若经典空义的《中论》。此"空"有理论与实践二面。理论性的空，指一切物质无固定的实体，乃无自性空；实践性的空，指无所得、无执着的态度。为实证空理所修的观法，谓之"空观"。佛教各系之空观，深浅胜劣虽然并不一致，但目标皆为舍遣"实有之情执"。大体而言，小乘主修"我空观"，断烦恼障；大乘主修"我、法二空观"，断烦恼障与所知障。

三、 四谛

四谛，指苦、集、灭、道四种正确无误的真理。此四者皆真实不虚，故称四谛、四真谛；又此四者为圣者所知见，故称四圣谛。四谛大体上乃佛教用以解释宇宙现象的"十二缘起说"之归纳，为原始佛教教义之大纲，乃释尊最初之说法。四谛依次称为苦圣谛、苦集圣谛、苦灭圣谛、苦灭道圣谛，或苦圣谛、苦习谛、苦灭谛、苦灭道圣谛，或苦谛、苦集谛、苦尽谛、苦出要谛，或苦圣谛、集圣谛、真圣谛、道圣谛。其中，苦与集表示迷妄世界之果与因，而灭与道表示证悟世界之果与因，即世间有漏之果为苦谛，世间有漏之因为集谛，出世无漏之果为灭谛，出世无漏之因为道谛。

《中阿含经·分别圣谛经》《阿毗达磨大毗婆沙论》《大乘阿毗达磨杂集论》等所说四谛之义如下。

（1）苦谛：苦，泛指逼迫身心苦恼之状态。审实世间事物，不论有情、非情悉皆为苦；亦即对人生及环境所做之价值判断，认为世俗之一切，本质皆苦。但就身心顺逆缘境，总有三苦、八苦。三苦：从其逆缘逼恼，正受苦时，从苦生苦，名苦苦；从其顺缘，安乐离坏时而生苦恼，名坏苦；生老病死刹那变异而生苦恼，即名行苦。八苦即生、老、病、死、爱别离、怨憎会、求不得和五盛阴苦。外有寒热饥渴等逼恼之身苦，内有烦恼之心苦，所有诸苦皆归苦谛所摄。苦谛即关于生死实是苦之真谛。

（2）集谛：集，招聚之义。一切众生，无始以来，由贪、嗔、痴等烦恼，造积善恶业因，能招感三界生死等苦果。集谛即关于世间人生诸苦之生起及其根源之真谛。

（3）灭谛：灭，即寂灭。审实断除苦之根本——欲爱，则得苦灭，可入于涅槃之境界，尽三界结业烦恼，永无生死患累。灭谛即关于灭尽苦、集之真谛。

（4）道谛：道，能通之义。审实灭苦之道，乃正见、正思惟等八正道，若依此而修行，则可超脱苦、集二谛，达到寂静涅槃之境。道谛即关于八正道之真谛。

四谛系佛陀成道之后，于鹿野苑为五比丘初转法轮之说，为佛教中之基本教义，是佛教大小乘各宗共修、必修之法，并为生死解脱之唯一法门。四谛有两重因果，苦为果，集是因，苦、集二谛为世间生死因果；灭是果，道是因，灭、道二谛为出世因果。即由造积有漏业而感有漏苦果，由修无漏道而证灭谛涅槃。佛说四谛是要众生了知四谛的真理，断烦恼，证涅槃，若专修四谛以求涅槃者，一般称其为小乘声闻人。

四、因果

（一）三因

三因，在佛教中有以下五种解释。

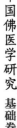

（1）指正因、了因、缘因。正因是众生本有的真性，又称三因佛性；了因是明白一切真正的道理，又称了因佛性；缘因是修种种真实的功德，又称缘因佛性。

（2）指至诚心、深心、回向发愿心。此三心乃往生净土之正因，故称三因。

（3）指依觉悟佛果之次第所立，即应得因、加行因、圆满因。此三因中，应得因以无为如理为体，后二因则以有为愿行为体。

（4）指菩萨修行过程中之三种因果，即异熟因、福因、智因。

（5）《成实论》依《俱舍论》六因而立三因，即生因、习因、依因。

一般而言，三因通常指的是三因佛性。以三因命名之医方有三因散、三因神秘汤、三因疟疾膏、家传三因冲和丸。以三因命名的医学文献有宋代陈无择的《三因极一病证方论》。

（二）六因

六因，佛教之六因有以下三种解释。

（1）指一切有为法的生起，必依因与缘的和合，论因体有六种，故谓六因，即能作因、俱有因、同类因、相应因、遍行因、异熟因。

（2）将无始以来之妄想习因分为六种，即当有因（又作当因）、相属因（又作相续因）、相因、能作因（又称作因）、显了因（又称了因、显示）、观待因（又称待因、相待因）。

（3）因明用语。因明三支做法中，第二之因（理由）分为二类、六种。二类为生因、了因。能生诸法者，称为生因；以智慧照了法性之理，为辅助生成之资缘者，称为了因。此生因与了因各有言、智、义三层，故合称六因。即言生因、智生因、义生因、智了因、言了因、义了因。

以上三种解释，一般常用第一种说法，即指促使一切法生起的六种原因。以六因为名之医书有《六因条辨》。

（三）因果

因果，指原因与结果。亦即指因果律。为佛教教义体系中，用来说明世界一切关系之基本理论。盖一切诸法之形成，因为能生，果为所生。亦即能引生结果者为因，由因而生者为果。以时间之因果关系而言，因在前，果在后，此称为因果异时；但若就空间而言，则如束芦之相倚相依之情形，此乃广义之因果关系，称为因果同时。

古印度之外道，有关因果之论点可分为四类，佛教称之为外道四执，或简称四执。

①邪因邪果，即将万物生起之原因归于大自在天之能力。②无因有果，即承认现存的现象世界为果，但以此果之因难以探究，故否定此果之起因。③有因无果，即承认现存的现象世界为因，但以此因之结果难以探究，故否定此因之结果。④无因无果，即否定因果二者。

佛教之因果论大抵可分为大小乘二系统，小乘以俱舍宗为典型，提出四缘、六因、五果之说；大乘则以唯识宗为代表，以四缘、十因、五果为因果论之主要内容。然而于四缘、五果之阐释，大小二乘之观点亦相迥异。以唯识宗而言，既认为宇宙万有皆由含藏于阿赖耶识中之种子所变现，而由种子变现成诸法之间，须经由"种子生现行""现行熏种子""种子生种子"的"三法两重"之因果关系，辗转作用而变现为森罗万象。其中，"种子生种子"之关系为因果异时；"种子生现行""现行熏种子"之关系为因果同时。此外，于六因、五果之中，异熟因与异熟果之关系，以及同类因、遍行因与等流果之关系，皆为因果异时。至于俱有因、相应因与士用果之关系，则为因果同时。又能作因与增上果之关系，通于因果异时与因果同时。又同类因与等流果之关系，系以自类之法为因，引生等同流类之果，故称自类因果。

众生之行为能引生异时之因果，即善之业因必有善之果报，恶之业因必有恶之果报，此称善因善果、恶因恶果。然严格言之，应称为善因乐果、恶因苦果。此乃由善恶二业所招感之果报，系属非善非恶之"无记性"；所谓善、恶，乃特指必定招感果报之因法，故不宜以善果、恶果为果报之称。此种因果之理，俨然而不乱，称为因果报应。若无视因果之理的存在，而落入否认因果之思想见解中，即称"拨无因果"。又若从实践修道上论因果关系，则由修行之因能招感成佛之果，此称为修因得果、修因感果、酬因感果。

此外，由善恶之业因而招感乐苦之果报，此种因果系异熟因与异熟果之因果关系；又由福德（世间的善业）而招感人天乐果，为福因与福果之因果关系；又由修习智慧能招感觉悟之果报，为智因与智果之因果关系。上述三种因果关系，称为三因三果。又一般所谓的三世因果、因果报应等，多指异熟因与异熟果之因果关系而言。

盖一切法皆由因果之理而生成坏灭，十界迷悟之显现，即由此因果关系所成，而产生世间之因果、出世间之因果、迷界之因果、悟界之因果等分别。若就四谛而言，其苦、集二谛为世间迷界之因果，灭、道二谛则为出世间悟界之因果。要之，此因果之理实乃佛教重要之基本教理，诸经典常对此理加以阐释说明，并以善恶之因果报应如影随形而相续不绝，来劝导人修行佛道，超脱有漏之境界，以达于无漏之寂静地。（因果之说见于《佛说无量寿经》《俱舍论》《阿毗达磨发智论》《阿毗达磨大毗婆沙论》《瑜伽师地论》《显扬圣教论》《成唯识论》《大乘义章》等经籍。）

五、因缘

（一）因缘

因缘，为因与缘之并称。因，指引生结果之直接内在原因；缘，指由外来相助之间接原因。依此，因缘又有内因外缘、亲因疏缘之称。广义而言，因意谓因与缘，包含内因与外缘。

一切万有皆由因缘之聚散而生灭，称为因缘生、缘生、缘成、缘起。因此，由因缘生灭之一切法，称为因缘生灭法；由因与缘和合所产生之结果，称为因缘和合。一切万有皆由因缘和合而假生，无有自性，此即"因缘即空"之理。若以烦恼为因，以业为缘，能招感迷界之果；以智为因，以定为缘，则能招感悟界之果。

此外，《俱舍论》等举出六因四缘之说，六因即能作因、俱有因、相应因、同类因、遍行因、异熟因，四缘即因缘、所缘缘、等无间缘、增上缘。其中，六因中之能作因为四缘中之增上缘，其余五因则为四缘中之因缘。然唯识宗则以六因中之同类因通于因缘与增上缘，以其余五因为增上缘。同类因，为引生等流果之原因，故又称自种因。亦即《俱舍论》等以异性之因引生异性之果为因缘之义；唯识宗则以种现相望之因果，及种子之自类相续为因缘之义。（因缘之说见于《杂阿含经》《大乘入楞伽经》《中论》《阿毗达磨大毗婆沙论》《大乘起信论》《成唯识论》《瑜伽师地论》等经籍。）

（二）缘起

缘起，一切诸法（有为法），皆因种种条件（因缘）和合而成立，此理称为缘起。即任何事物皆因各种条件之互相依存而有变化（无常），为佛陀对于现象界各种生起消灭之原因、条件所证悟之法则，如阿含经典多处所阐明之十二支缘起，谓"无明"为"行"之缘，"行"为"识"之缘，乃至"生"为"老死"之缘，"此有故彼有，此起故彼起"，以明示生死相续之理，同时亦由"此无则彼无，此灭则彼灭"之理，断除无明，以证涅槃。此缘起之理乃佛陀成道之证悟，为佛教之基本原理。盖佛陀对印度诸外道所主张"个我"及诸法具有实在之自性等论点，均予否定，而谓万有皆系相互依存，非有独立之自性，以此解释世界、社会、人生及各种精神现象产生之根源，建立特殊之人生观与世界观，成为佛教异于其他宗教、哲学、思想之最大特征。

据《阿毗达磨大毗婆沙论》卷二十四载，佛陀为摄受众机所施设之缘起法有一缘起、二缘起、三缘起、四缘起，乃至十一缘起、十二缘起等多种。其中，一缘起系指一切之有为法总名为缘起者；二缘起指因与果；三缘起指三世之别，或指烦恼、业、事等三者；四缘起指无明、行、生、老死等。如上所述，各种由因缘所成立之有为法，皆可称为缘起、缘生、缘生法、缘已生法。

病起六缘。依《摩诃止观》所言，众生之病皆因六缘而起，即众生之病皆因四大不顺、饮食不节、坐禅不调、鬼神得便、魔神相扰、恶业而起。

六、修行

（一）修行

修行，含有实习、修养、实践之意。宗教生活中，欲实现生活上之统制、调节、规定等，则须借修行以完成。宗教本即有信仰与修行双重之要求，以佛教而言，行者自身欲实现佛陀体验之境界，而专心精研修养，故特别重视修行方面，亦因而发展成各种详细之戒律条文、生活规范与精神之修养方法，如戒、定、慧等三学，正见、正思惟、正语、正业、正命、正精进、正念、正定等八正道，苦、集、灭、道等四谛。此外，四禅天、四念处等修行阶段亦极发达。佛教有所谓"八万法门"之称，然其主要者，即上述分类之修行德目。至大乘佛教，虽特别强调信仰方面，然亦以禅定、观法，及其他密教修法作为教义与组织之基础。实行修行功夫者，一般称为行者。

声闻、缘觉、菩萨之修行至最后果位，其修行时间各有不同；声闻须三生六十劫，缘觉须四生百劫，菩萨须三祇百劫。

（1）三生六十劫，声闻至阿罗汉果，最快须三度生于人间，最迟则须经过六十劫（劫指刀兵等一小劫）。三生中之第一生或最初之二十劫，修顺解脱分；第二生或次之二十劫，以未至定起顺决择分；第三生或最后之二十劫，以根本定再起顺决择分之慧，入于见道，而终证无学果。但亦有认为第三生始起顺决择分之慧者。又速者乃指利根而言，迟者乃指钝根而言。反之，亦可谓迟者乃是能忍耐长期之修行者，故为利根。

（2）四生百劫，缘觉至辟支佛果，最快须四度生于人间，最迟则须经过百劫。据《俱舍论》卷十二载，麟角喻独觉必修百大劫，而不说四生。

（3）三祇百劫，又作三僧劫百大劫。三祇，乃三阿僧祇劫，又作三僧劫、三祇劫；百劫，乃百大劫之简称。菩萨于三阿僧祇劫修波罗蜜，于最后百大劫修佛所具足之三十二相、八十种好之相好业，此种修行即为三祇修行。又因须经此种修行，始可成佛，故称为三祇成佛。

法相宗认为，于最初阿僧祇劫为五位中之资粮、加行二位，在此于一行中修一行。于第二阿僧祇劫为通达位及修习位之一部分，即自初地至七地，在此于一行中修一切行。于第三阿僧祇劫为前修习位所剩余之部分，即自八地至十地之满心，在此于一切行中修一切行。而后于十地满心登上等觉位，在此为成佛而修方便之行，相当于百劫之行。又于三祇修行之间，专心精进，可超越中间阶位，而至最高之修行阶位，称为超劫。然亦有说初地以上无超劫者。

华严宗与天台宗认为，三祇百劫之说乃属小乘及下根之方便教法。故两宗均认为，若由圆教教法而言，众生本来即佛，故三祇之长时间不成问题。又真言宗有以一念超越三劫妄执之说，而净土教亦认为，依弥陀本愿之力即可往生成佛，故不言三祇之修行。（修行之说见于《法华经》《新华严经》《修行道地经》等经籍。）

（二）禅定

禅定，坐禅入定，指专心修持禅法。禅与定皆为令心专注于某一对象，而达于不散乱之状态。禅为梵语禅那之略称，译曰思惟修，新译曰静虑。思惟修者，思惟所对之境而研习之义；静虑者，进入心体寂静之状态。定者，心定止一境而离散动之义。即一心考物为禅，一境静念为定也。故定之名宽，一切之息虑凝心名之；禅之名狭，定之一分也。盖禅那之思惟审虑，自有定止寂静之义，故得名为定，而三昧无思惟审虑之义，故得名为禅也。今总别合称而谓之禅定。

然禅定虽皆为心之德，而欲界所属之心非有此德，属于色界，无色界之界之心德也。若色无色相对，则禅为色界之法，定为无色界之法，其中各有四等之浅深，故谓之四禅四定。此四禅四定为世间法，佛法外道、凡夫圣者共通也，其他佛菩萨阿罗汉证得之诸无漏诸定为出世间法，非三界所属之心体所具，故欲得禅，则必离欲界之烦恼。欲得定，则必断欲界之烦恼；欲得无漏之诸定，则必绝无色界之烦恼。此中禅在最初，不惟为诸定之根本，而发天眼天耳等之通力，亦依此禅。禅有审虑之用，观念真理，必依于禅，故以禅为学道之最要者。《大乘义章》曰："禅者是其中国之言，此翻名为思惟修习。……心住一缘离于散动故名为定。言三昧者，是外国语，此名正定。

定如前释，离于邪乱，故说为正。"《法苑珠林》曰："又《六度集经》云：复有四种禅定，具足智慧，何等为四？一常乐独处，二常乐一心，三求禅及通，四求无碍佛智。"《顿悟入道要门论》曰："问：云何为禅？云何为定？答：妄念不生为禅，坐见本性为定。本性者，是汝无生心。定者，对境无心，八风不能动。八风者，利、衰、毁、誉、称、讥、苦、乐，是名八风。若得如是定者，虽是凡夫，即入佛位。"

（三）止观

止观，为佛教重要修行法门之一。止息一切外境与妄念，而贯注于特定之对象（止），并生起正智慧以观此一对象（观），称为止观，即指定、慧二法。又作寂照、明静。定、慧与戒同为佛教徒之重要实践德目，如阿含诸经对此多有论说。止与观相辅相成以完成佛道，彼此有不可互离之关系，一如鸟之双翼、车之两轮。观止，引申为赞美所见事物美好至极。

诸经论对止观的阐释有以下几种。

（1）为天台宗之实践法门。将天台之实践法教义化、组织化、体系化之代表人物为智𫖮。其著作《摩诃止观》即以止观之意义构成体系，而以空、假、中三观之实践法完成其组织。在《摩诃止观》卷三中，有关于止观名义之解说，将止观各立三义，称为三止三观。止之三义：①止息义，谓烦恼妄想寂然而停息；②停止义，谓缘心谛理，系念现前而停住不动；③对不止止义，即对不止而明止之义。谓无明与法性不二，然称无明为不止，称法性为止，此乃就相待（相对）而论，为以不止而明止。观之三义，即：①贯穿义，谓利用智慧以穿灭烦恼。②观达义，谓观智通达以契会真如。③对不观观义，即对不观而明观之义。谓无明与法性不二，然称无明为不观，称法性为观，此乃就相待而论，为以不观而明观。同书又举出，止观具有相待（相对）与绝待（绝对）之义。相待止观包括上述之三止三观，即：①止息义与贯穿义乃就修门（实践门）上之断德（断烦恼德）而言；②停止义及观达义乃就智德（断烦恼后所生之智德）而言；③对不止止义及对不观观义乃就性德（本来的智、断二德为不二之法性之德）而言。绝待止观，又称不思议止观、无生止观、一大事止观。其非言说之道，非心识之境，灭绝绝灭之故，称为绝待止；颠倒妄想断除之故，称为绝待观。即超越对待之域，止观皆不可得，为言亡虑绝之境界；然若有四悉檀之因缘，则可有种种之说法。

（2）据《大乘起信论》所论，修行止观门之方法，即止息一切境界散乱之相而随顺奢摩他（止）、分别因缘生灭之相而随顺毗婆舍那（观）。以此二义渐渐修习，不相舍离而得成就。

（3）昙鸾之《往生论注》卷下，将奢摩他译作止，止者，止心一处不做恶；将毗婆舍那译作观，观者，心缘其事。

（4）据《成实论·止观品》，广说止观之行相，即止为定、观为慧，一切善法从修而生者，皆为止观所摄。止能遮结；观能断灭。又世间之众生皆堕于二边，若苦若乐；止能舍乐，观能离苦。另七净中之戒净、心净为止，其余五净为观；八大人觉中之六觉为止，二觉为观；四忆处中之三忆处为止，第四忆处为观；四如意足为止，四正勤为观；五根中之四根为止，慧根为观；五力中之四力为止，慧力为观；七觉分中之三觉分为止，三觉分为观，念觉分则止观俱随；八道分中之三分为戒，二分为止，三分为观，其中，戒亦属于止。又止能断贪，观则能除无明。

（5）北本《大般涅槃经》分别举出修习止与观之事由：①为不放逸、庄严大智、得自在等三事，而修习奢摩他（止）；②为观生死恶果报、增长善根、破诸烦恼等三事，而修习毗婆舍那（观）。

关于止观即修行者观行之要法，《瑜伽师地论》《修习止观坐禅法要》等经论述甚多。

七、 觉悟

觉，音译为佛、菩提。即证悟涅槃妙理之智慧。旧译作道，新译则作觉。据慧远之《观经义疏》载，觉有二义。一为觉察之义，系相对于"烦恼障"而言。烦恼之侵害如贼，仅圣者能觉知而不受其害，故谓之觉。二为觉悟之义，系相对于"所知障"而言。无明之昏闇如睡眠，然圣慧一起则明朗了知，如自睡眠中醒寤，故谓之觉。又凡夫之人，了无觉义；声闻、缘觉等二乘之人，仅具自觉；而菩萨虽能自觉、觉他，然觉行未满；唯独有佛，为自觉、觉他，而又觉行圆满者。

悟，生起真智，反转迷梦，觉悟真理实相。"迷"之对称，如称转迷开悟或迷悟染净中之悟。有证悟、悟入、觉悟、开悟等名词。佛教修行之目的在求开悟，菩提和涅槃为所悟之智和理；菩提为能证之智慧，涅槃为所证之理，佛及阿罗汉为能证悟者。佛教由于教理之深浅不同，悟之境界亦有区别；小乘断三界之烦恼证择灭之理，大乘唯识宗说悟入唯识之性，三论宗倡至不可得空之域，华严宗证入十佛之自境界，天台宗证诸法实相，禅宗则主见性成佛。总之，大乘之悟界乃是证见真理，断除烦恼之扰乱，圆具无量妙德，应万境而施自在之妙用。从悟之程度而言，悟一分为小悟，悟十分为大悟。若依时间之长短，可分渐悟、顿悟。依智解而言，解知其理，称为解悟；由修行而体达其理，则称证悟。

觉悟，觉醒了悟之意，即体得真理、开发真智。据《楞伽阿跋多罗宝经》卷二载，觉悟乃空无生无二，离自性之相。《大方广佛华严经》卷七载："又放光明名见佛，彼光觉悟命终者，念佛三昧必见佛，命终之后生佛前。"《大乘起信论义记》亦载："虽于粗念住相而得觉悟，犹自眠于生相梦中，觉道未圆。"由此可知，觉悟有自了悟与从他而觉醒之别，其觉悟之程度亦有深浅不同。

八、 其他

（一）心识

心识，心与识之并称。小乘俱舍宗主张心与识为同体异名，大乘唯识宗则以心、识二者为别体，而有一识、二识，乃至无量识之别。

心，又作心法、心事。指远离对象仍具有思量（缘虑）之作用者。①指心王及心所法之总称。系相对于色（物质）、身（肉体）而言。相当于五蕴中之受、想、行、识等四蕴。②指心王，属五位之一，相当于五蕴中之识蕴。指统一心之主体——六识或八识而言。③对心、意、识三者，小乘有部等主张三者为同物之异名，然在大乘唯识宗，心则指第八阿赖耶识，含有积集之义，乃诸法产生之根本体，故亦称集起心，即阿赖耶识蓄积种子而能生起现行之意。对此，前六识称为识，即了别、认识作用；第七末那识称为意，即思惟作用。将心之主体与从属作用分开时，前者称为心王，后者称为心所。上记之六识或八识即为心王，心所乃指随之而生起者，亦即细微之精神作用。

佛学经典中有关心之分类十分丰富，主要有真心（本来清净之心，即自性清净心）与妄心（烦恼污染之心），相应心（与烦恼相应之心）与不相应心，定心（静止妄念杂想之统一心、修定善之心）与散心（散乱心、修散善之心）等二心；或贪、嗔、痴等三心；或贪心、嗔心、痴心、等心（三毒之心并起）等四心，及肉团心（心脏）、缘虑心（取对象加以思考之心；共通于八识）、集起心（阿赖耶识）、坚实心等四心；或卒尔心（始对外境所起之心）、寻求心（欲知之心）、决定心（决断之心）、染净心

（生染污、清净念之心）、等流心（持续念念相续而前后无异之心）等五心。即意识触对外境时，顺次而起之五心。此外，据《瑜伽师地论》卷一载，所谓八心（善心次第成熟过程之八心），即种子心、芽种心、疱种心、叶种心、敷华心、成果心、受用种子心与婴童心等。又据《大日经》卷一之分类，瑜伽行者之心相可分成贪心等六十心。

（二）法相

法相，在《佛光大辞典》里有两个解释，一是指诸法所具本质的相状（体相），或指其意义内容（义相）；二是指法相宗。唯识宗的特质在于分析或分类说明法相，故又称法相宗。《佛学次第统编》："诸法一性而相万殊，由万殊之相以言法，故曰法相。"《佛学大辞典》："（术语）诸法一性殊相，殊别之相，由外可见，谓之法相。《维摩经·佛国品》曰：善解法相，知众生根。《大乘义章》二曰：一切世谛有为无为，通名法相。"《佛学常见辞汇》："法相，诸法显现于外之相状。"

法相在《三藏法数》里有两种解释。①菩萨修慈忍时，谛观世间一切诸法，皆即法界真实之理，无取无舍，无嗔无喜，平等一相；由是观故，灭众生相，成就法相，是为法相。②谓五蕴、十二入、十八界等诸法，以肉眼观故，则见是有；以慧眼观故，则见是无。众生迷故，于此等法，起执取相，故名法相。（五蕴者，色蕴、受蕴、想蕴、行蕴、识蕴也。十二入者，眼入、耳入、鼻入、舌入、身入、意入、色入、声入、香入、味入、触入、法入也。十八界者，眼界、色界、眼识界；耳界、声界、耳识界；鼻界、香界、鼻识界；舌界、味界、舌识界；身界、触界、身识界；意界、法界、意识界也。）

（三）妙法

二妙，指《法华经》名之两种妙法。妙，为《法华经》题之妙。一为相待妙，藏通别圆之四教，相对而判粗妙也。此前所说诸经藏通别之三教为粗法，《法华经》所说之圆教为妙法，如斯就教体之上彼此相待，以今经名为妙，是曰相待妙。二为绝待妙，开会三教粗法，为一妙法，妙法之外无粗法可待望，是曰绝待妙。是今经独特之妙也。然则此前所说之圆教，唯为相待妙，而法华之圆教具相、绝二妙也。以相待妙判法华出于前四时中所说藏通别三教之上，以绝待妙开会彼之三教使皆为圆妙也。相待论判，绝待论开也。以二妙命名的医方有：二妙丸、二妙丹、二妙散、二妙地黄汤、二妙香连丸、太阳二妙丸、加味二妙丸、荆防二妙丸、独活二妙丸、秘传加味二妙丸等二十多种。

三妙，指天台宗所立心、佛、众生三者互相妙融自在之说。乃自他相互包摄之形容语。盖《法华经》有相待、绝待二妙，用此二妙以妙融心、佛、众生三法，则众生之法亦具有二妙，佛法与心法二者亦各具二妙，而得融妙自在，乃成三妙。以三妙命名的医方有三妙丸、三妙丹、三妙散、神效三妙散、新三妙散等。

五妙，谓色、声、香、味、触五境中之净妙者。系就极乐之境界而言之。依《往生要集》卷上载，极乐净土有十乐，其第四乐名为五妙境界乐。又五妙欲亦略略称为五妙，指有漏之色、声、香、味、触五境。以五妙命名的医方有五妙丸、五妙汤、五妙散、五妙川楝丸等。

第三章　佛医理论基础

佛医学的理论基础包括三学、四大、五蕴、五色、六波罗蜜、八正道、十二因缘等内容。

一、三学

三学是佛教基本教义之一。为学佛者必须修持的三种基本学业，即戒、定、慧。

（一）戒

亦称增上（卓越）戒学，指戒律。即防止行为、语言、思想三方面的过失。大、小乘不同，其戒律也有所不同。另外，出家的僧侣和在家的居士的戒律也有所区别。例如，小乘有五戒、八戒、二百五十戒等；大乘有三聚净戒、十重四十八轻戒等。小乘五戒为杀生、偷盗、邪淫、妄语、饮酒。八戒为在五戒外另加卧高广大床、花鬘璎珞、歌舞戏乐。二百五十戒即二百五十项应戒的言行细目，合并为五项时，称五篇门。大乘三聚净戒为摄律仪戒、摄善法戒、摄众生戒。十重禁戒为杀生、偷盗、邪淫、妄语、饮酒、说过罪、自赞毁他、悭、嗔、谤三宝。四十八轻戒为不敬师长、不举教忏、背正向邪、不瞻病苦等四十八项具体戒条。

（二）定

称增上心学，指禅定。即摈除杂念，专心致志，观悟四谛。小乘有四禅，大乘有九种大禅、百八三昧等。小乘四禅为初禅、二禅、三禅、四禅。①初禅。即禅定的初级阶段。这时沉思于专一，摈除情欲、消除不善心，这就是"离"。由此渐进而生喜乐，即欣喜与慰安。但此时尚有思虑，尚未达到表象的沉静，故称初禅。②二禅。由初禅进而安住一想，达到表象的沉静，获得一种更高的喜乐。③三禅。由二禅进而舍离喜乐而达到完全安静境地，获得轻安的妙乐。这时已产生了智慧，达到了正念和正智的阶段。但此时尚有身体上妙乐的感觉，所以距达到涅槃境地还有一段距离。④四禅。由三禅再进一步，完全超脱苦、乐，连自身的存在都已忘却，达到舍念清净的境界，即涅槃境界。九种大禅为：自性禅、一切禅、难禅、一切门禅、善人禅、一切行禅、除烦恼禅、此世他世乐禅、清净禅。百八三昧为般若经典中所说的一百零八种禅定，《大智度论》卷五有详细说明。

（三）慧

又称增上慧学，亦即智慧。慧就是有厌、无欲、见真。摈除一切欲望和烦恼，专思四谛、十二因缘，以窥见法，就可获得智慧解脱。

三学概括了全部佛教教义，也包含六度、三十七菩提分等全部修行法门。三学中以慧最重要，戒和定都是获得慧的手段。只有获得慧，才能达到最终解脱的涅槃境界。

二、 四大、五大

（一）四大

四大，语见《阿毗达磨俱舍论》《阿毗达磨大毗婆沙论》。又称四界。谓物质（色法）由地、水、火、风四大要素构成。①本质为坚性，而有保持作用者，称为地大。②本质为湿性，而有摄集作用者，称为水大。③本质为暖性，而有成熟作用者，称为火大。④本质为动性，而有生长作用者，称为风大。积聚四大即可生成物质，故四大又称能造之色、能造之大种；被造作之诸色法，则称四大所造。由四大所产生（造）之物质（如五根、五境等），与四大之关系，如同亲子，而各自独立存在。元素之四大，因为具有生因、依因、立因、持因、养因，故称能造之色。

依《阿毗达磨俱舍论》之说，四大具有假实之分别：上述之坚、湿、暖、动之四大，为实四大、性四大；而世间人所谓的地、水、火、风，则为假四大、事四大。前者属于身根之所触，为触处所摄；后者则属于眼之所见，为显色、形色所摄。

此外，据《圆觉经》载，四大，乃指由地、水、火、风四大和合而成之人身。①地大，地以坚碍为性，如人身中之发毛、爪齿、皮肉、筋骨等均属之。②水大，水以润湿为性，如人身中之唾涕、脓血、津液、痰泪、大小便等均属之。③火大，火以燥热为性，如人身中之暖气属之。④风大，风以动转为性，如人身中之出入息及身动转属之。若此四大不调，则易致病。

（二）五大

五大，指地、水、风、火、空五大，有以下两种解释。

（1）见《佛说无量寿经》卷下、《大日经》卷五。指体性广大，能生成万法之五种要素。又称五大种。即地、水、火、风四大及空大。五大之性质为坚、湿、软、动、无碍；作用为持、摄、熟、长、不障。盖佛教有四大、五大、六大、七大诸说，俱舍、唯识等宗概取四大之说，以四大造作一切色法，故称四大种，或称能造四大。密教则专用五大、六大（地、水、火、风、空、识）之说，谓四大等不离心大，心色虽异，其性无二，而以六大能生四法身、三世间，为法界之体性，即如来之三摩耶身。五大之种子分别为豪、鈝、啰、唅、欠；字义为本不生、离言说、离尘垢、离因缘、等虚空；复以五大配于五方（位）、五色、五佛、五门、五智等。以形色而言，地大为方形黄方、水大为圆形白色、火大为三角形赤色、风大为半月形黑色、空大为宝珠形青色，即为大日如来三昧耶形之五轮窣堵婆。

（2）见南本《大般涅槃经》、《大智度论》。数论学派所立二十五谛之一科。即空大、风大、火大、水大、地大，系由五唯所生。五唯指声唯、触唯、色唯、味唯、香唯，依次而生空大、风大、火大、水大、地大。《成唯识论》述记就其相生次第而举数说，一说由"我慢"生五大、五唯等十法；一说"我慢"但生五唯，五唯生五大，五大生十一根。然佛教以四大、五大为能造，数论派则主张五大为所造，由此可知二者有根本之差别。

三、 五蕴

五蕴分别是色蕴、受蕴、想蕴、行蕴、识蕴五种。在五蕴中，除了第一个色蕴属物质性的事物现象之外，其余四蕴都属精神现象。

五蕴理论实际上是佛教关于人体和其身心现象都由哪些要素构成的理论。五蕴的"蕴"是梵文的音译，意义是积聚或者和合。佛教认为世间一切有情都是由五蕴和合而成的，人也是由五蕴和合而成的。

（一）色

色就是指物质。一切有形态的客观存在的物质的聚合，就叫色蕴。色蕴包括内色和外色，内色就是眼、耳、鼻、舌、身五根；外色就是色、声、香、味、触五境。

色蕴又可分为地、水、火、风四大基本属性，相当于传统文化中的五行，所有物质现象都是由这四大和合而生的。平常所说的"四大皆空"的"四大"，就是这四大。色蕴可分为地、水、火、风四大基本属性，所以《心经》中"色即是空"的意思即"四大皆空"。

（二）受

受，接纳，感受。通过人的感觉器官，对一切人、事、物所产生的情感和感受，包括身受和心受：身受由五根和五境所引起，有苦、乐、舍（不苦不乐）三种感受；心受由意根引起，有忧有喜。

（三）想

想，想法，念头。对因接受外界事物而产生的感觉，进行分析而得到的知觉和想法，就是想。对世间各种善恶美丑，产生的各种想法和认识，就是想。

（四）行

行，行动，造作。在对外界事物有了一定的想法后，就会付诸行动，去造作善业、恶业，还有无记业，这就是行。这因为是由心所驱使行动的，所以也叫心所生法，简称心所。

（五）意识

意识，一是对诸法产生的想法，即第八识阿赖耶识；二是执着有个"我"存在的心识；三是能够感觉、知觉外界环境的心，也是识。

四、 六波罗蜜

六波罗蜜，即菩萨欲成佛道应当修行的六种行持。分别为布施波罗蜜（檀那波罗蜜）、持戒波罗蜜（尸罗波罗蜜）、忍辱波罗蜜（羼提波罗蜜）、精进波罗蜜（毗离耶波罗蜜）、禅定波罗蜜、般若波罗蜜。

波罗蜜为梵语音译，意为渡彼岸。

渡彼岸者，由以妄为我，随心四相流转造作恶业，身处苦海而不自知的状态脱离，恢复本有的觉知、慈悲以及功德，大悲普施，疗众生苦，无有疲厌。

如《法华经》云："为求声闻者说应四谛法，度生老病死，究竟涅槃；为求辟支佛者说应十二因缘法；为诸菩萨说应六波罗蜜，令得阿耨多罗三藐三菩提，成一切种智。"

六波罗蜜高度概括了菩萨修行的各个方面，所以又称六度万行。菩萨修行六度不能离开慈悲心，所以佛当年先讲四无量心，后宣讲六波罗蜜。修行般若波罗蜜又不能离开前五度，否则即断学般若。佛在多部经中反复告诫众生，切不可断学般若，果报在三恶道。

（一）布施

善因得善果，有舍才有得，在人世间要想达到愿望，就要先种因，布施即种因之法，所以布施在六度中是第一位。布施分为三种：财布施得财富，法布施得聪明智慧，无畏布施得健康长寿。此外，布施还有个最重要的作用，就是帮助人们戒除贪、嗔、痴念。

（二）持戒

持戒就是守法。世、出世间的一切事物，无论大小，都有它的法则，无规矩不成方圆，遵循法则，才能做到快速成就、圆满。六度里的这个持戒，不仅仅是指受持五戒、十善等佛教戒律，小到家规、单位规定，大到国家法律等，都要遵守。

（三）忍辱

忍辱就是忍耐，无论做什么事，都要有耐心。古人云"士可杀不可辱"，所以翻译佛经的法师就将这一名词翻译为"忍辱"。"忍辱"是专门针对中国人倔强的性格所翻译的，其本意并没有"辱"的意思。《金刚经》讲："一切法得成于忍。"忍辱分为三类：第一，是别人对你加害、陷害，要能够忍受；第二，是自然的变化，如寒暑冷热、饥饿干渴、风雨雷电等，要能够忍耐；第三，是修行，在没有得到法喜之前，学习修行也是非常艰苦的，需要坚持与忍耐。

（四）精进

精是专精，进是进步。儒家讲日日新，佛家也一样，不是保守的，不是停滞不前的。学佛的人，要比世间人更精进，更努力，才能有所成就。精，就是对一门有深入研究，不要样样都通，只要一门成就了，其他法门一听也就明白了，所以说一通一切都通，对一门深入修学，这才叫作精进。

（五）禅定

六祖惠能大师云，"禅"是外不着相；"定"是内不动心。真正禅定功夫厉害的人，不是在家里打坐，也不是在道场里盘腿，而是在行、住、坐、卧等任何时候，都在定中。

（六）般若

般若即般若智慧。等修学到一定程度后，认识到一切有为法如梦幻泡影，真正明了事实真相，对一切环境事物不再起心动念时，真心就开始恢复，对宇宙之间的万事万物的看法，和佛的看法一模一样，这时候的知见，就是佛知、佛见，正知、正见，这就是般若波罗蜜，就是般若智慧了。

五、 八正

八正，即八正道，亦称八圣道，是佛教最重要的教义。意谓达到佛教最高理想境地（涅槃）的八种方法和途径。①正见。正确的见解，亦即坚持佛教四谛的真理。②正思维。又称正志，即根据四谛的真理进行思维、分别。③正语。即说话要符合佛陀的教导，不说妄语、绮语、恶口、两舌等违背佛陀教导的话。④正业。正确的行为。一切行为都要符合佛陀的教导，不做杀生、偷盗、邪淫等恶行。⑤正命。过符合佛陀教导的正当生活。⑥正方便。又称正精进，即毫不懈怠地修行佛法，以达到涅槃的理想境地。⑦正念。念念不忘四谛真理。⑧正定。专心致志地修习佛教禅定，于内心静观四谛真理，以进入清净无漏的境界。

八正道中最根本的一道是正见，即坚定不移地信奉佛教的教义。佛教把正见当作最重要的一道，且认为其余七道都是在正见的基础上进行精进不懈的修行。以八正为名之医方有：八正散、八正顺气汤、八正合四物汤、加味八正散、加减八正散、泄毒八正散等。

六、 五色

五色，又作五正色、五大色，即青、黄、赤、白、黑五种基本色。庄严极乐净土之颜色，及千手观音手持物中之五色云，皆为此五色。又绯、红、紫、绿、硫黄为五间色。《四分律行事钞资持记》曰："言上色者总五方正间：青、黄、赤、白、黑，五方正色也；绯、红、紫、绿、硫黄，五方间色也。"因属华美色彩，常被用于庄严各种图像，如极乐净土之颜色、千手观音手持物中之五色云等。但戒律禁止以此五正色为袈裟之染色。又，经典中提及佛之五色光时，也有说青、黄、赤、白、红，或青、黄、赤、白、绿等不同的五色。密教则专用青、黄、赤、白、黑五色，并常与五佛、五智、五根、五方、五转、五大、五形等配合（见表1）。

表1　五色与五佛、五智、五根、五方、五转、五大、五形配合表

五色	白色	赤色	黄色	青色	黑色
五佛	大日	宝幢	开华敷	无量寿	天鼓雷
五智	法界体性	大圆境	平等性	妙观察	成所作
五根	信	进（念）	念（进）	定	慧
五方	中	东	南	西	北
五转	方便究竟	发心	修行	菩提	涅槃
五大	水	火	地	空	风
五形	圆	三角	方	团	半月

以五色命名之医方有五色丸、五色汤、五色灵药、五色粉霜等。

七、 十二因缘

"缘起说"是佛教的标志性理论，用以解释人世间各种现象的发生和变化。"缘起说"的基本命题是："此有故彼有，此起故彼起。"也可以反面表述为："此无故彼无，此灭故彼灭。"意思是说，世界是普遍联系的，没有孤立存在的现象；任何现象都处在生灭变化中，没有永恒不变的事物。这些联系和变化，只有在一定条件下才能生起，这就叫"缘起"。缘就是条件，《杂阿含经》卷二："有因有缘集世间，有因有缘世间集；有因有缘灭世间，有因有缘世间灭。"其中的"因"指诸缘中起决定性作用的条件，离开因缘，就没有世间的一切。

"十二因缘"用"缘起说"解释人生本质及其流转过程，后人称为"业感缘起"。因为是由十二个概念构成一个前后相续的因果链条的，所以也叫作"十二支缘起"。这十二支可以由因推果，也可以由果追因，前者叫作"顺观"，后者谓"逆观"。按照"顺观"的说法十二支的关系如下。

"痴"是人生和世俗世界的本原。"痴"亦译作"无明"，即愚昧无知，后来特指不明佛理。愚痴是造成诸业的根源，故曰"痴是行缘"。

"行"是一个具有特定意义的宗教概念，指过去诸业和推动诸业趋向果报的过程或力量。过去业行会引发"识"的产生，谓"行是识缘"。

"识"，佛教对"识"的解释较杂，或谓"淫识"，或谓投生一刹那的精神体。早期汉译亦作"识神"，有灵魂的意思。由"识"可生成人的生命体，谓"识是名色缘"。

"名色"指肉体与精神的统一，即有意识活动的人体。生命体引起人的感知功能，是谓"名色是六入缘"。

"六入"指眼、耳、鼻、舌、身、意六种感觉和认识功能。这种功能使人能够触受外界，故曰"六入是触缘"。

"触"指肉体、精神与外界的直接接触，人通过与外界的接触可以获得各种各样的感受，谓"触是受缘"。

"受"谓苦乐感受，可泛指人的生理和心理获得的各种享受。人为满足个人的享受而生起各种贪爱心，谓"受是爱缘"。

"爱"主要指性爱和食欲，引申为一切贪欲。贪欲是促令人生炽烈追求的直接动因，叫作"爱是取缘"。

"取"指对人生和物欲的热切追求。由此造成必得后报的各种业行，是谓"取是有缘"。

"有"是一个具有特定含义的宗教概念，指那些能够决定未来世果报的思想行为之总和，是未来世得生的原因，所谓"有是生象"。

"生"是人生的开端，有"生"就有"老死"，故曰"生是老死缘"。

"老死"是人生的终结。

在这十二支中，对人生和社会起最重要作用的是"生""爱"与"痴"。"爱"及其先后的"触""受""取"等诸支，构成了相当完整的具备心理分析和精神分析的理论体系。"十二因缘"是涉及过去、现在和未来三世的因果链条，现世的果必然有过去世的因，现世的因必将引出未来世的果。这就叫作三世二重因果。以"十二因缘"为哲学基础又发展出佛教的"业报轮回说"。"十二因缘"和"业报轮回"在理论上可以概括为"无常"和"无我"。"无常"指法无常体，没有什么永恒不变的事物。"无我"指人无独立永恒存在的实体。"无常""无我"之说构成佛教"空"观的主要内容，也被视作"苦"的本质所在，是世间人生的真谛，也是佛教人生观的主要体现。

第四章 佛医诊疗基础

疾病诊断包括诊断方法与诊断内容两个方面。佛医学的诊疗拥有自己的特色，其诊断方法除了有中医学固有的望、闻、问、切之外，还多了测诊与悟诊两部分。另，佛医学中有因缘致病一说，诸法因缘生是佛医学的根本思想，一切万有皆由因缘之聚散而生灭。佛医学广泛剖析了生、死、忧、悲、苦的各种因缘，当然也包括引发疾病的各种因缘。这些因缘都是佛医学认为的重要病因。因此，佛医学在病因诊断方面也有非常独到的认识。

本章将着重介绍极具佛医特色的诊疗基础理论，包括测诊中的三脉七轮理论基础和佛医学病因理论基础，简单介绍佛医学辨证中的脏腑辨证、气血辨证等。

一、 三脉七轮

三脉七轮是测诊的重要理论基础。佛教在古印度诞生之后，吸收了古印度的医学。古印度的《吠陀经》中就已有经脉方面的记载。古印度医学认为人体内有一个内在的能量系统，即灵性身体。其认为经络系统是能量系统，并将之划分为三大部分，即灵量、三条经脉和七个轮穴，简而言之，即三脉七轮理论。三脉七轮理论是藏传佛教中的重要组成部分。

古印度医学认为，三脉七轮是人体重要的能量储存库房，灵量就在其中。灵量，意为灵性的能量，主要藏于脊柱底部三角形的骶骨部位。人在胚胎状态时，灵量便由头顶进入，以脊柱为通道，潜藏在骶骨处，卷曲为三圈半的形状。三脉七轮理论与传统的中医经络理论很相似，其可以将生理现象和病理现象，甚至机体的情绪表现反映到机体表面。三脉七轮的位置都是佛医诊断和治疗中所选取的重要部位。机体健康与否都可通过三脉七轮表现出来。其与中医经络系统一样是无法通过仪器检测出来但又客观存在的。

古印度医学三脉七轮说被藏密所吸收，成为藏医学的重要组成部分。藏医学认为，人体共有约七千二百个脉道，其中最重要的是中、左、右三条，中脉尤其重要，七轮则由中脉旁开横脉构成。

（一）三脉

三脉是指中脉、左脉和右脉。

中脉是人体之中最重要的一条经脉，中脉之法则是一切中观正见之法，不偏于有、不落于空，中道不立。《中黄督脊辨》曰："中者，中脉，无为法，表法身。依菩提心、中观见，修二无我空性及密宗果位方便所开发。由此脉开发，显现法身空性；与大乐相合，则证报身；与大悲相合，则证化身。惟佛家密宗独有。"藏密将中脉称为"命脉"，即一切众生之命根，是众生脱离苦海、成佛涅槃的唯一路径。《明行道六成就法》云："在体内中心线处，有灵力中脉，下起会阴，上抵梵穴。中脉红如渥丹之色，明如酥油之灯，直如芭蕉之干，空如纸卷之筒，脉管如箭杆粗细。"印度瑜伽将中脉称为"宇宙持载者，解脱之路"，由其特征可见其在人体中的重要性。中脉居于脊髓之中，是蓝色的。藏密认为修持密法的第一大成就就是开通中脉，正如《协巴多杰根本续》云："气不入中脉者，妄想证菩提，如若手捻沙，欲得酥油者。"

在中脉两侧分别为左脉和右脉。左脉又名月脉，是白色的，居于中脉的左边，从左侧鼻孔上行入脑中，沿中脉左侧一直下行，下通右睾丸或子宫，直到脐下四指处和中脉会合，主要负责掌管欲望。当左脉虚弱时，便会出现情绪喜怒无常的表现。右脉，又名日脉，为红色，行于中脉的右侧，与左脉平行，下通左睾丸或子宫，到脐下四指处也与中脉会合，主要掌管人体行动的力量。当其薄弱时，人体的思考能力和注意力都将下降。只有三脉相互协调，各脏腑才能互相协调以维持正常的生命活动。三脉在机体中协调连通、滋润濡养各脏腑组织，并为机体物质交换提供通路。基于气脉的交叉性，右侧发生疾病时则左边痛；同理，左侧发生疾病时则右边痛。三脉在人静定时，脉气通畅时，是可以内观的。

（二）七轮

七轮是人体脊椎从百会一直到会阴之间的七个腧穴，又叫作七个脉冲轮。七轮中的轮穴通过经脉相互连接，进而影响整个机体。现代医学研究发现，中脉七轮相当于我们人体脊椎上主要的神经丛。七轮分为七个能量中心，自上而下依次为根轮、腹轮、脐轮、心轮、喉轮、额轮和顶轮，其依次对应到现代解剖学上，分别为生殖腺，肾上腺，胰腺、部分肝脏和脾、胰、肾、胃、部分子宫、中腹，胸腺，甲状腺、颈、耳、鼻、喉、面部、牙齿、舌、口、上下颚、眼前部，松果腺、下丘脑、视网膜、视神经丛、视叶，脑下垂体。这七个轮因功能不同而显示出不同的色光，与其相对应的色光自下而上依次为：红、橙、黄、绿、蓝、靛、紫。当这些能量中心出现病变时，机体就会通过气轮的开合大小、旋转的速度以及色光的强弱，表现出与其解剖部位相应的各种身体和心理病理情况。三脉七轮在临床中可通过面诊（如面色苍白）、手诊（如手背部青筋纵横）、背诊（相应部位有压痛或结节）等进行判断。佛家人通过静坐数息、手印等方法打开三脉七轮，以提升人体的能量。

1. 根轮——肾

根轮又作纯真轮，意思是根部和支持。它是珊瑚红色的，有四片花瓣，特质是纯真和智慧。这个轮穴是整个能量系统的根本。它的位置在脊椎骨底部，身体之外少许。在身体方面，这个轮穴相应于骨盆神经丛，掌管着我们的排泄系统和生殖器官。因此如果这个轮穴变得疲弱，便会导致这些器官发生病变。特别是在现代社会，许多人在性方面都变得随便，于是纯真轮很容易受到伤害。艾滋病等性传播疾病与此相关。停止不良的性习惯，清洁纯真轮，是治疗艾滋病等疾病的前提。

根轮对应的部位是手掌和脚掌的掌跟处，如果根轮有阻塞，这个部位会有麻痹、刺痛、发热或沉重的感觉。每个轮穴都分左、中、右三部，如果左手有感觉，便是这个轮穴的左部有问题。如果右手有感觉，便是这个轮穴的右部有问题。如果左右两手有感觉，便是整个轮穴有问题。

2. 腹轮——脾

腹轮又作真知轮，位于根轮之上，脐轮之下，但其实真知轮是没有一定位置的，它在腹部像个卫星一样绕着脐轮旋转。真知轮是黄色的，有六片花瓣。在身体方面，其对应于主动脉神经丛，掌管我们的脾脏、胰脏和肝脏下部。真知轮是右脉的起点，过度活跃、过分思考和计划，会使这个轮穴和整个右脉发热；长期的透支，便会使这个轮穴衰竭，无法照顾脾脏、胰脏和肝脏的需要，导致这些器官发生病变。如果一个人的脾脏不好，便易生血液疾病；如果一个人的胰脏不好，则患糖尿病的概率大增；如果一个人的肝脏不好，那就容易出现注意力不集中、烦躁、胡思乱想、不能入静的表现。

与真知轮相应的部位是大拇指，一个人如果有上面谈到的脾脏、胰脏、肝脏的问题，其右手的大拇指就会有所表现，这时我们便应停止过度思考，并用各种方法使发热的脾脏、胰脏、肝脏清凉下来。如果一个人学习邪术或相信错误的学说，真知轮左部便会阻塞，并且表现在左手的大拇指上。

3. 脐轮——胃

脐轮又作化身轮、脐化轮。此轮是人体之气、健康和体力的中心，是热和火的中心。它的位置在肚脐处，即脐往下一寸三分，相当于道家所谓下丹田。此轮是神经丛的中心。由脐轮向外分散六十四脉，向四周分散达到腰的四周，往上分散到达心间，向下分散达脚跟（即通涌泉穴与踵）。

脐轮又作正道轮，位于腹部中央肚脐的地方。这个轮穴是绿色的，有十片花瓣。脐轮在身体上相当于太阳神经丛（腹腔），掌管着我们的胃部和肠脏。如果一个人家庭出现问题，或过分担忧钱财，便会患胃病，表现在左手的中指上。如果是事业上出现问题，则表现在右手的中指。若两手都有刺痛，便是整个脐轮出了问题。

在人体的能量系统示意图中，脐轮的外面有一个绿色大圈，它是由真知轮围绕着正道轮转动而形成的，意思是迷惑的海洋，即所谓的幻海。在古代的经典中，常用海洋比喻求道要超越的难关。在佛教中有到彼岸的说法。在人体，这个迷惑的海洋表现为由灵量到中脉的一个中断的区域。左脉起于根轮，右脉起于真知轮，但中脉起于幻海之上，灵量无从到达。这种情况就好像有三张梯，左右两张放在地上，而中间那张却悬在半空。

4. 心轮——心

心轮又作心性轮、智慧轮。此轮位于胸腔内，与心脏同一高度的人脊柱中，在脐以上四寸之处，共有八脉，也如雨伞，向下分散。即心脏神经丛。此轮为卍字形，即卍相吉祥云，心念动时智慧意识心光辐射四方，为自性智慧光明持性法之密号，故称为心性轮。

心轮（心性轮、智慧轮）又作仁爱轮，心轮在胸部正中，胸骨的后面。它是紫色的，有十二片花瓣。心轮相当于心脏神经丛，掌管着我们的心脏及呼吸系统。如果在童年时得不到母亲的照顾，这部分的能力便不能健全发展，长大后就会变得很胆小、害怕黑暗、害怕犯错、唯恐别人伤害他。此轮的左侧受到阻塞，表现在左手的小指，会有麻痹、刺痛、发热或沉重的感觉。此轮的右侧，反映父亲失职或过分专制。此轮之右侧逐渐受到阻塞，表现在右手的小指。

5. 喉轮——肺

喉轮（极身轮、受用轮），由眉心轮向下，到喉结的地方即是。此轮在人体的位置是喉核背后的脊柱部位。此处有十六根气脉，像倒转雨伞，接眉轮诸脉，包括到上胸部的食管及气管。此轮是清洁作用的中心。喉轮十六脉若不干净，身心就难以安宁，清洁此轮，便得受用，故又名受用轮。

喉轮又作大同轮，是蓝色的，有十六片花瓣。它掌管着我们的颈部神经丛和甲状腺。它和我们手掌的感应能力有很大关系。如果这个轮有阻塞，即使那个人得到了"自觉"，他的手掌也不能感到凉风。相反，若此轮畅通清洁，他的手掌便能感应到那无所不在、周流不息的整体能量。

吸烟会令喉轮阻塞。此外对喉轮危害最大的是内疚感，它可导致此轮左部阻塞，表现在左手的食指上。内疚感强的人不能以正确的态度去面对错误，却以内疚感来掩饰它，认为自己有罪。

6. 额轮

额轮，又称眉心轮、眉间轮、慧眼轮，正如脐轮是身体之气的中心那样，此轮是视力和直觉的中心，因而也被称为智慧轮。它在人体位置是在脊柱的最高末端，即颈椎最上端，两眉之间的中点，即眉心的后方。据说，此轮通后，易得天眼通（即视觉无障碍）的功能。所以印度在两眉心间点红化妆，不只表示美观，而且表示天眼已通，即具有了第三个眼——智慧眼。

此轮是白色的，有两片花瓣。它掌管着我们的松果体和脑垂体。

此轮是个很狭窄的通道。左右两脉在视神经交叉处相交，当这个中心畅顺健全时，灵量直透而升上，思绪静止，思绪交替的空间延长。这时注意力能依附在这刹那停顿与平静中，从而达到完全醒觉却又无思无虑的状态，领略到那种莫大的安宁与舒适。如果能把这种无思无虑的状态维持并延续下去，我们对宇宙的新探索也就开始了。

此轮是通向宇宙无意识的闸口，如果它不畅通，灵量便不能升入顶轮，灵量便无法达成与宇宙的整体能量相结合的目的。

造成此轮阻塞的原因是太大的自我（我执）与超我（所知障），这是因为右脉的过多体能活动和思考，以及左脉的过度情绪化和思想积集，使两脉膨胀如气球，向中脉挤压，在这种肿胀状态下，中脉受堵，阻挡了灵量在头顶升起。

7. 顶轮

顶轮又被称为最高意识轮，此能量中心围绕头顶，这里是所有能量中心与三条脉络会合的地方，当灵量上升，直透头顶天灵盖上方时，便得到自觉了。

顶轮掌管着大脑顶部边缘系统的千条神经，因此古人用千瓣莲花来代表它。这千条神经一般人是用不到的，得到自觉以后，这些神经才会受到激发，而活跃起来。这时那个人便能获得他从前没有的力量，在中枢神经系统感知到他从前不能感知到的事情。

这种感应力有时会表现为感到手部及指尖刺痛或发麻，或有时在能量传送时会感到体内各能量中心有一股清凉之微风自头顶涌出，这股微风有时显得温热，那是因为灵量正在清理各个能量中心。

此轮在人体上触发点是头颅的最高点。在脑穴部位，相当于百会穴。具体说，从额头发际开始，往后四横指的距离处，就是顶轮的位置。顶轮实际上并不单纯是一个气轮，它是通向一个超越一切物质名称与形体领域的通道。传说造诣高深的瑜伽师去世时，会有气与能量通过顶轮离开躯体。此轮又名大乐轮，入定未通此轮，常腿麻脚酸；一旦打通顶轮，脑部气轮充满，其乐无比。顶轮有三十二根气脉，如张雨伞，由间脑向外分散。所以此轮以千瓣莲花标志。

除以上七轮外，还有额顶上绾发髻高处的空轮，即顶轮处四指之外的上方空处，乃头顶光辐射之处，又名梵穴轮。在红外线摄影下，任何物体都能形成热量光谱。有关实验证明，至少在人体离开停留过的地方三小时后，红外摄影仍可在相关位置拍摄到残留的能量。除上所述八轮外，还有位于头颅后边最高部位（即传统留着长绺头发的地方）的太阴轮，梵名宾都，意为"一滴精液"，故此轮又名精滴轮，与人的性能量有很重要的直接关系，对修拙火驱赶军荼利蛇有重大作用。此外，还有人体后腭根部的甘露轮。人体精华精液如甘露般由此轮流出，故名甘露轮。

（三）轮脉能量学

轮脉能量学起源于古印度的脉轮学说，其认为人体能量可分为三脉七轮。当脉轮能量平衡时，能量可以脉波的形式顺畅传送。在印度和瑜伽灵性系统中，脉轮被认为是人身体的一个节点，是体内能量进出的通道。人体能量聚集于脉轮所在位置，循环转动，贯穿所在位置的身体前后。每个脉轮都与某种颜色或音律、意识形象等特征相联系。脉轮可以接收、传递精神上或其他性能的能量，每个脉轮对应不同的颜色，不同颜色的光可以为脉轮提供不同的能量。

轮穴的颜色与自然界的七色光谱对应，从下往上，第一个是海底轮，位置在脊椎骨尾端，与红色对应，代表着生命力和活力，用相应颜色治疗海底轮，可以治疗消化问题，尤其是与大肠相关的疾病，还可以消除各种关节疼痛；第二个脐轮（生殖轮），在耻骨上方到肚脐的位置，与橙色对应，主宰人的性功能，正向表达的情绪是乐观、自信、勇气、力量、创造力等，用相应颜色治疗脐轮，可以治疗食欲不振、血癌或生殖器官、脾脏或泌尿系统功能障碍；第三个是腹轮（主动脉神经丛），位于肚脐上方与胸骨下方的膈上，与黄色对应，是人体能量场中枢，代表个人的精神智慧力量，与人的消化功能相关，用相应颜色疗愈该轮可以治疗胃部及肝脏问题导致的消化系统疾病、糖尿病或胰腺炎等；第四个脉轮是心轮，位置在心脏的周围、胸腺，与绿色对应，是全身脉轮系统的轴心，也是主宰感情力量的气轮，和人体的呼吸、循环功能有关，以相应颜色治疗该轮可以治疗心脏或肺部疾病、哮喘、过敏、免疫缺陷问题或肩胛骨之间的紧张；第五个脉轮是喉轮，与蓝色对应，是心灵力量的中枢，位于喉咙前后，与说话功能有关，以相应颜色治疗该轮，可以治疗与甲状腺或耳朵、喉咙等器官有关的问题，还可以消除口腔溃疡、头痛、喉炎、颈部及肩部的疼痛；第六个脉轮是眉心轮，位于前额的中央，与靛青对应，支配着心神方面的功能，以相应颜色治疗该轮，可以治疗头痛、耳朵或眼睛问题、中风、神经紊乱或脊柱疾病；第七个脉轮是顶轮，位置在头顶中心，与紫色对应，是进入上天之门，其功能只能用哲学和灵性的语言来描述，以相应颜色治疗该轮，可以治疗抑郁症和缺氧症，还可以帮助治疗偏头痛或脑肿瘤。如果这七个轮穴的能量失衡，人体就会产生相应心理或身体上的疾病，而利用七轮各自对应的色彩进行调节，可以使能量再次平衡。因为不同的颜色具有不同的能量和频率，在治疗脉轮时，可以应用多种不同的颜色，以达到最佳效果。

冥想是自我调节脉轮能量的最佳方式。冥想时将所有的注意力集中在需要调节的脉轮位置上，感觉脉轮所在位置有一颗相对应颜色的球。通过冥想相对应的颜色和相应的旋转方向来调节各脉轮。脉轮的调节一般都是从下向上依次进行的，当第一个脉轮区有了触觉后，以感觉最舒服的方向旋转那颗相应颜色的球，重要的一点是，感觉会随着意念的增加而增强，能量也会随着意念而走，一定要注意意念与注意力集中。依次向上感受每一个脉轮，并用相应的颜色进行调节，方法与第一个脉轮基本相同。

二、 病因理论

佛医对病因的分类论述繁多，经典中无一定之规矩。如龙树菩萨的《大智度论》卷八，把今世之病分为两类：一是内病，即五脏不调、结坚宿疹；二是外病，谓奔车逸马、堆压坠落、兵刃刀杖、打架斗殴等所致诸病。

隋朝智者大师在《摩诃止观》卷八讲，生病有六种因缘：第一种是四大不顺；第二种是饮食不节制、不平衡；第三种是坐禅不调，或者坐禅的方法不对，或者在禅七的时候不遵守禅堂的规矩；第四种是鬼神得便，打了妄想，守戒有了差错、漏洞，为鬼神所得便；第五是魔所为，也就是起了贪心等种种的情况；第六是业障（业果成熟）。

根据佛医经典的相关论述，可将佛医学病因分为内因、外缘和业因三个。今世意识于心内分别诸法为内因，具体是指个人的行为和心理因素，如贪、嗔、痴三毒，操劳过度，生活方式不当，饮食不节，坐禅不调等，是偏于主观引发的，因此，内因在一定程度上也是个体能够主动调整的。所谓外缘，为能间接助长病果形成的外在原因，即眼、耳、鼻、舌、身等五识缘色、声、香、味、触等外境所认识的事象。

除了内因与外缘之外，佛医具有独特的业因一说。业因是指过往的行业造作留在阿赖耶识里的因缘种子。传统中医对病因的分类，主要有内因、外因和不内外因。佛医学的内因、外缘与中医学的内因、外因多有区别。中医学的病因只涉及佛医学中的内因与外缘的部分内容，对于业因这一很可能是疾病直接原因的病因，中医学并没有提及。在佛医学中业因更是内因与外缘产生之本因。如智者大师就在《释禅波罗蜜次第法门》卷四中，将疾病分为三种：一者四大增损病；二者鬼神所作病；三者业报所得病。《摩诃止观》卷八尚单列"业病"一条，与四大不顺、饮食病、禅病、鬼病、魔病并列，并指出"业病者，或专是先世业，或今世破戒动先世业"。即业病又分先世作孽和现世失调两大类，先世作孽导致先世业病，现世失调造成现世失调病，上述内因与外缘也可以理解为是从现世失调的业因中分出的。因此，佛医学中业因是内因与外缘产生的根本因缘。

接下来将详细论述佛医病因学说中的内因、外缘、业因的理论基础。

（一）内因

1. 情志失常

除了四大学说之外，佛医学还有五大、六大的概念。五大即前述四大加周遍一切处之空大，而六大则是在五大之上加识大。六大周遍于一切法界，以造作有情与非情，故名为大。非情是五大所造，有情是六大所成。

情志失常即六大中的识大为病。关于识大的具体分类，佛医学有八识之说，八识是佛法基本正知见，即眼识、耳识、鼻识、舌识、身识、意识、末那识、阿赖耶识。

佛医辨证时不仅要关注患者的症状体征，询问疾病的诱因，了解疾病的病程，还要从精神层面查明疾病产生的本质。若不解决心病，疾病可能不会有起色，或者会在经治疗好转后又急转直下。印光大师有这样一段论述："心病者何？贪、嗔、痴是。既有此病，则心不得其正，而逐情违理之念，炽然而起。"凡由心理失衡引起的疾病都可诊断为心病，具体表现为各种烦恼病。

2. 饮食不节

《摩诃止观》卷八将病因系统地分成六大类，称之为"病起六缘"：①四大不顺；②饮食不节；③坐禅不调；④鬼神得便；⑤魔神相扰；⑥恶业所起。其中第三项坐禅不调，是只有修持者才可能发生的病相。在这里，饮食不节也为单独的病缘，位列第二。可见佛医学非常重视饮食不节对身体的危害，将其视为非常重要的病因。

饮食不节包括多食、少食、食不当时三种。佛言："食多有五罪：一者，多睡眠；二者，多病；三者，多淫；四者，不能讽诵经；五者，多着世间。"此强调多食易导致的后果，包括多病。《长阿含经》将多食病称为"饕餮病"，强调"若贪食过度，即能生一切病"。古印度有发达的畜牧业，牛乳、牛酥等乳制品应用过多，贯穿于整个饮食系统中。无论日常主食、餐后甜品，还是平时待客，都设摆酥油、蜜糖等，导致糖分摄入过多而产生各种疾病。又因习惯多服香药，而香药芳香健脾，容易使人进食过多，导致疾病。所以在古印度病因认识中，多食为一主要病因，《南海寄归内法传》卷三言："凡四大之身有病生者，咸从多食而起，或由劳力而发。或夜食未泄，平旦便餐。或旦食不消，午时还食。因兹发动，遂成霍乱。呃气则连宵不息，鼓胀即终旬莫止。"进食过多或者间隔时间过短引起食物未消而又进食，能导致呃逆、霍乱、膜胀等疾病。《百丈丛林清规》二十条中有一条是"疾病以减食为汤药"。《大方广佛华严经》卷十一记载，普眼长者对善财童子广为述说各种疾病，谆谆告诫："如是身病，从宿食生。若诸众生，能于饮食，知量知足，量其老少，气力强弱，时节寒热，风雨燥湿，身之劳逸，应自审察，无失其宜，能令众病无因得起。"他认为很多身病都是由多食引起的。关于多食的致病机制我们可引用《增一阿含经》中的话来说明，即"若过分饱食，则气急身满，百脉不通，令心壅塞，坐念不安"。

因此古印度寺院仪轨要求僧众不食早饭，但少食同样致病，"多食致患苦，少食气力衰"，"若限分少食，则身羸心悬，意虑无固"，故佛祖提出若因身体虚弱或者火大炽盛，可适当进行"小食"，"量身轻重方餐小食"，"若觉轻健饥火内然，至小食时方始餐啖"。"小食"意为少量进食早饭，一般以粥为主，认为粥能滋养身体。不仅吃的多少会引发疾病，喝的多少亦如此。少食、少饮致病，如《长阿含经》言："人当有九种病：一者寒，二者热，三者饥，四者渴，五者大便，六者小便，七者欲，八者饕餮，九者老。"少食如现代人为减肥而盲目节食，少水缺饮的情况虽然极其少见，但现代社会能喝的东西特别多，要注意辨别，乱喝也同样致病。《小道地经》则用四大来解释饮食多少的致病机制，言："或时食多，便火起，身不得安。或时饮多，便水起，身重目涩，身不得安。或时食多已，复食，贪味过足，不学不制，便风起，不得安。亦谓少食。"食多、饮多、食多已复食、少食均会导致四大病。如吃不饱，经常饥饿的人，可能会罹患"风起，不得安"之病证。

佛医学特别强调应"处中而食"（即食量要适中）。现代人多饱食之病，如糖尿病、心脑血管病等，佛医学对此类疾病有着深刻的认识。如何控制饮食呢？《瑜伽师地论》中有详细的论述，其云："云何于食知量？谓彼如是守诸根已，以正思择食于所食，不为倡荡，不为憍逸，不为饰好，不为端严，食于所食。然食所食，为身安住，为暂支持，为除饥渴，为摄梵行，为断故受，为令新受当不更生，为当存养力乐无罪安隐而住。如是名为于食知量。"其认为应该"正思择食于所食"，仍然是将识大作为调整的重点，佛医学以治心为主由此可见一斑。

3. 修行不当

佛医学是为佛教教义而设的，因此，有很多关于修行不当致病的论述。若坐禅姿势不当，或有慢心，则会背脊骨节疼痛，名之曰注病。若数息不调，也会使人痁癖，筋脉挛缩。若发八触，用息违触，也会成病。又用止无方，也会成病。又用观不调，偏僻成病等。《佛说佛医经》中又有九种修行不当致人短寿的因缘："有九因缘，命未当尽为横尽：一，不应饭为饭；二，为不量饭；三，为不习饭；四，为不出生；五，为止熟；六，为不持戒；七，为近恶知识；八，为入里不时、不如法行，九，为可避不避。如是九因缘，人命为横尽。"

佛医学认为坐禅有一定的方法和步骤，禅是解除疾病、启迪智慧的重要途径，"一切法中无受念着不味不乱，是名禅"。佛教对坐禅方法也有严格的要求，如《摩诃止观》卷八记载的"病起六缘"中的第三项为坐禅不调。可见不正确的坐禅方法可使修持者出现病相。智者大师就提出了坐禅入定的方法和注意事项："方法者：身论开遮，口论说默，意论止观。"进行禅修时，要选择一处静室或者空旷之处，远离世俗喧嚣，放松身体，解开衣扣或者换宽松的衣服，结跏正坐，脊背挺直，不要左右摇动或者前后倾斜。智者大师又说："口说默者。九十日身常行无休息。九十日口常唱阿弥陀佛名无休息。九十日心常念阿弥陀佛无休息。或唱念俱运，或先念后唱，或先唱后念，唱念相继无休息时。若唱弥陀即是唱十方佛功德等，但专以弥陀为法门主。举要言之，步步声声念念唯在阿弥陀佛。"僧人禅修时或念经文或念佛名，默念而不出声。修行止观法门，观想西方诸佛，以九十日为一期，除经行或饮食之外，不可变动姿势。但如果坐禅时间太久或者不适应，又或患有疾病，不便正坐的人，可以适当地采取卧位。禅修结束时，停止观想念诵，缓缓进行深呼吸几十次，缓缓活动手脚，互相按压，令血脉流通，再慢慢睁开双眼，恢复正常，不可过于急促。在坐禅姿势上，如果因懈怠而倚靠墙壁或柱子，又或者在众人尚未结束禅修时，便先停止禅修而休息，会有脊背四肢等全身关节疼痛，经书名之为注病，此病较为严重。衣服不可过紧，过紧会影响进入禅定，导致触病，或者令气不得外散，积聚体内而产生胀满；不可过松，过松则易沾染风寒邪气。初坐定时，不可仓促观想，否则会令人头痛。入禅定较浅时被声音或者外物打扰，不能继续禅定，出禅即可。不可心神怨恨，否则易患胀气、胀满等疾病。禅定较深时，受到大声惊吓，扰动心神，致使一时心神昏聩，欲出禅定而不能，则会患胀满疾病，严重者会便血，此时若心生愤怒怨恨，则疾病加重，甚至不可治。如果饮食太过，然后进行禅定，则身体卒痛。出禅时收束意念太急，令人气结。坐禅时呼吸调节不畅，令人四肢筋脉拘急痉挛，亦能影响四大变化，如呼吸急促引动火大，火大影响风大，风大影响水大，水大影响地大，从而产生四大病。四大生乱，则产生八触，若发生八触时，气息紊乱，则产生触病。

4. 起居劳逸

佛医学认为起居劳逸包括各种生活起居不当（如睡眠过早过迟、排便不规律、不注意保暖降温等），以及劳逸失度（如房劳过度、久坐久站等）。《长阿含经》卷六记载："人当有九种病：一者寒，二者热，三者饥，四者渴，五者大便，六者小便，七者欲，八者饕餮，九者老。"饥、渴致病前已述及，除饥、渴外，起居不知寒暖亦会致病。现代社会，很多人都处在激烈的竞争之中，有的忙得连上厕所的工夫都没有。大小便属于浊气，久留体内很容易影响人体气脉的运行，佛医学称之为"大便病"和"小便病"。对大小便还独立冠以病名，让人不能小觑其致病的能力。关于劳逸失度，佛医学由于佛教有淫戒而对淫欲致病论述尤多，如"七欲病，若人贪于淫欲，则能成痨怯虚弱一切病"。"九老病，人年老则筋力衰弱，若起居食息不能中节，即成一切病"。年老后若不注意作息规律与法度则更容易疾病缠身，这也是佛医学对年龄致病的不多的论述之一。

《佛说佛医经》更是全面地总结了人得病的十因缘："一者久坐不饭，二者食无贷，三者忧愁，四者疲极，五者淫泆，六者嗔恚，七者忍大便，八者忍小便，九者制上风，十者制下风。从是十因缘生病。"这十种因缘都是内因所致，包括起居、劳逸、饮食、情志，其中第四、六、七、八、九、十项均属于起居劳逸。与中医学不同的是佛医学将忍小便，忍呼吸、哈欠、喷嚏等，忍放屁也作为得病的重要因缘，可见佛医学的病因理论是非常精细的，可作为中医学病因理论的补充。

（二）外缘

1. 四大不顺

四大为四大种的简称，又称四界。"大"，意为广大；"种"，有能生的作用，如种子；"界"为种类的意思。四大见于《阿毗达磨俱舍论》《阿毗达磨大毗婆沙论》中，佛学主张物质存在，即色法。物质由地、水、火、风四大要素组成。本质为坚性，能受持万物者，称为地大；本质为湿性，有摄集作用者，称为水大；本质为暖性，有成熟作用者，称为火大；本质为动性，有生长作用者，称为风大。地、火、水、风四大的相和相应，生成了世间种种事物以及种种变化。

在佛医学中，四大一方面被看作构成人体与外物的基本元素，另一方面也是解释疾病产生原因的主要工具。不仅人的身体由四大构成，佛教认为一切外物都是四大所生的，故四大可解释外缘致病。《佛本行集经·现忧惧品》曰"食饮不时节，四大错不顺，是名为病人"，明确地说明饮食不合乎时节之外缘会导致人身四大的不顺。

《摩诃止观》卷八则用四大解释了时令气候之外缘在人体上的致病机制："四大不顺者，行役无时，强健担负。棠触寒热，外热助火，火强破水，是增火病。外寒助水，水增害火，是为水病。外风助气，气吹火，火动水，是为风病。或三大增害于地，名等分病，或身分增害三大，亦是等分，属地病。此四既动，众恼竟生。"即时令气候如外热、外寒、外风分别可以引发火病、水病与风病。

2. 四大禀赋

人身如同世间其他外物一样，也是由四大构成的。《佛说胞胎经》就详细描述了四大和合而成人身的具体过程，言"因父母为缘而成胞胎，得立诸根及与四大"。自己之业识为内因，而父母之精血为外缘。体现在疾病方面，父母之精血很大程度上对子女的先天禀赋的四大（即体质）产生影响。本节所论的外缘除血缘外，还有姻缘、善缘和奇缘。根据因果法则，从过去的因，到现在的果，中间须有外缘。若不具备外缘，果报不能显现。如果合集善缘，远离恶缘，造出强大的善因，则可能阻止恶果的出现，得以转移业报。

关于四大禀赋的形成过程，《佛说胞胎经》言："因父母缘则立地种，谓诸坚者；软湿水种；热暖火种；气息风种。……地、水、火、风究竟摄持，水种分别，火种因号，风种则得长大，因而成就。"胚胎发育以七日为一周期，总计三十八周。胎儿在风种的作用下不断成长，四大的种性逐步显露成熟。如地大的坚性，使其最初由精转坚（犹如酪上的奶脂，转就凝坚），再由坚精变为体形，最后成熟眼根、耳根、鼻根、舌根、身根。《大方广圆觉修多罗了义经》言："所谓发毛、爪齿、皮肉、筋骨、髓脑、垢色皆归于地，唾涕、脓血、津液、涎沫、痰泪、精气、大小便利皆归于水，暖气归火，动转归风。"地以坚硬为性，人身的毛发、爪齿、皮肉、筋骨等均属地大；水以润湿为性，人身中的唾涕、脓血、津液、痰泪、大小便等津液性质的部分均属水大；火以燥热为性，人身中的暖气均属火大；风以动转为性，如人身中的出入气息及身体运动等均属风大范畴。这样明白了四大与人身的对应，就可以用来解释四大对应部位病变的生成，虽然父母之精血在很大程度上对子女的先天禀赋、体质强弱有影响，但自己的业识对机体四大的组成更起着重要的作用。如双胞胎，父母精血基本一致，但后天性格却常常迥异，就是业识的作用。

与中医学五行类象一样，四大也可以取类比象说明疾病的发生机制，《金光明最胜王经》卷五说："地水火风共成身，随彼因缘招异果，同在一处相违害，如四毒蛇居一箧。"这说明了四大禀赋会因内因、外缘的不同而招致病果，如冬季风大盛，四大禀赋也为风大盛，就会相互感召为病，而出现呼吸、身体动转方面的不适。经言："若风患者，酥为良药。"即四大理论亦可用于指导佛医学的临床诊断与治疗。

3. 时节代谢

时节代谢是指随着四季的更迭，天地气化状态的改变会影响人体的功能，若机体某脏腑虚弱，则易产生各种疾病。这与起居致病相似，二者与外界气候有关，但这里强调的是外缘对人体的影响，而起居致病则更强调人内在躲避四时邪气侵害的主观能动性。起居不知寒温则正常人亦可得病，时节代谢致病主要针对脏腑有亏损或者有基础病的人群。

《佛说佛医经》记载时节代谢的特点如下："春正月、二月、三月寒多；夏四月、五月、六月风多；秋七月、八月、九月热多；冬十月、十一月、十二月，有风有寒。何以故春寒多？以万物皆生，为寒出，故寒多。何以故夏风多？以万物荣华，阴阳合聚，故风多。何以故秋热多？以万物成熟，故热多。何以故冬有风有寒？以万物终亡热去，故有风寒。"其又进一步阐释了时节代谢的生理病理特点："三月、四月、五月、六月、七月得卧。何以故？风多故身放。八月、九月、十月、十一月、十二月、正月、二月不得卧。何以故？寒多故身缩。"此是针对南亚次大陆的热带季风气候环境而言的，并不符合属于北温带的大陆性季风气候的我国，但这种观点说明佛医学已经对气候的致病特点有了较为深入的认识了。

对于不同时节代谢的致病情况，《药师经疏》谓："三月是夏，三月是秋，三月是冬，三月是春，是十二月三月而说……一岁四时……有善医师随顺四时……多风病者，忧则发动；其热病者，秋则发动；等分病者，冬则发动；其肺病者，春则增剧。"《华严经》卷十一记载："昼夜年劫，时多差别。或约一岁，分为六时，所谓春时、热时、雨时、秋时、寒时、雪时。是故智者，知病增损，善达方域。所有诸时，谓春雪时，痰癊病动；于热雨际，风病发生；于秋寒时，黄热增长；总集病者，随时增长。"《金光明最胜王经》云："病有四种别，谓风、热、痰、癊，及以总集病，应知发动时。春中痰癊动，夏内风病生，秋时黄热增，冬节三俱起。"故季节致病属性不同，所伤脏腑各异。可见，虽然古印度的季节变迁与我国有异，但只是时间段的区别，该有的四季仍有，是可以参考的，而且，以上各季节易患疾病在各佛医经典中的论述也是基本一致的。

4. 食饮不调

吃多、吃少等饮食不节人们可以主观控制，故为内因，但食物的品种有时候是客观的外缘，若不懂基本医学常识，则常常因为食用不当而生病，此处食饮不调即指饮食之物对人体有害。由于古印度和中国饮食差异较大，智者大师结合中医学四气五味理论，重新阐述饮食致病原理，强调"食者须别其性"，认为生姜、肉桂等芳香辛热之品，助长火大，令患火病；甘蔗、蜂蜜等甘甜微凉之品，助长水大，令患水病；梨、杏等果类助长风大，令患风病；肥甘厚腻等油脂过多之品，助长地大，令患地病。过食五味不仅损伤四大而且损伤五脏，"酸味增肝而损脾，苦味增心而损肺，辛味增肺而损肝，咸味增肾而损心，甜味增脾而损肾"，"若身火在上，又啖不安身食，则有病恼"。如果人体有内在四大的不调，加上食用对应的食物，就会加重四大增损。如火大增之人，再食用过多的姜、桂等辛物，就可能因火大进一步增加而致病。若因恣食五味导致五脏疾病，应当减少五脏所应五味之损，多食所应五味之增，如心病则应增加苦味而减少咸味，即"宜禁其损而啖其增"。

佛医学重要经典《四部医典》也认为饮食不当会导致许多疾病："要根据饮食性质的轻、重，适量饮食。性轻的食物要吃饱，性重的食物只能吃半饱，使其顺利消化，这是身体产生热量的保证。如果不适量地进食，量少则不能增长体力，容颜也会衰败，随之就要产生龙病；若食量超过时，消化不良，胃液过多，会阻塞平住龙运行的脉道，因而胃火衰败，一切疾病会随之发生。所以，按照食物的轻、重性质，胃火的强弱，胃部容积的四分之二应留给食物，四分之一留给饮料，四分之一留给龙、赤巴和培根。吃过食物后适量饮水，使其糜烂消化，增长体力。若患声音嘶哑、肺穿孔、咳痰、感冒、锁骨以上部位患病者，便不宜过量饮食，否则将有危害。胃火弱者，吃肉后，应该适量地喝点酒；若有不消化的腹胀现象时，则应喝适量的开水。消瘦者若希望胖一点，吃过食物后可适量喝点酒；肥胖者若希望消瘦一些，吃过食物后可喝点蜂蜜水。当吃了乳酪、酒以及被消毒物污染了的食物后，喝点凉水，可有补益。在吃饭前若喝点饮料，则可使身体肥瘦适中；在吃饭中间喝点饮料，可使身体粗壮；在吃饭后喝点饮料，可使身体消瘦。这样可使生命按它自己的规律发展，促使胃火燃烧，身体清爽，开胃进食，五脏功能良好，增长体力，大小便、屁等都能顺利运行。这些都是饮食适当的结果。"

此外，时节代谢的饮食禁忌还强调根据不同季节的特点做相应的调整，否则就可能引发疾病："春三月有寒，不得食麦、豆，宜食粳米、醍醐诸热物；夏三月有风，不得食芋、豆、麦，宜食粳米、乳、酪；秋三月有热，不得食粳米、醍醐，宜食细米、麨、蜜、稻、黍；冬三月有风寒，阳与阴合，宜食粳米、胡豆、羹、醍醐。"醍醐，指由牛乳精制而成的酥酪。在古印度，其被认为是味中极品、诸病妙药，因此常被用来比喻真实教之最胜法门，或拟喻具有常、乐、我、净四德的涅槃妙法。

（三）业因

业，为佛教术语，是行为或造作之意，具有善、恶两种性质。凡有意向的任何行为（身业、口业）皆属于造业。好的思想或行为叫作善业，坏的思想或行为叫作恶业。业力，作为一种自然力量，遵循缘起法则。业力规律即业力因果法则，其主旨是一旦业造成，就成为因果相续中的一个环节，一个业因。人类众生不是孤立的而是有世代相续的因果的，正所谓因必生果，业必受报。业有多种，其中过去所作称为宿业，现在所作称为现业。业分为意业、身业、语业。心中想要进行某事的意志称为意也；以身体的行动或者语言表述内心之意志，称为身业或语业。

宿业所致的疾病，又作业障病。各种人际因缘（如血缘、姻缘、奇缘、善缘、恶缘）都可能成为致病因素，只有恶缘是主要的致病因素。《佛说灌顶经》卷十云："种恶得其殃，合家悉疾病。"因以前的恶业，受报应而得病，瘰困于床，苦楚万般，求生不能，求死不得，此乃罪过所招，咎由自取，非药石所能治愈，也就是老百姓所说的报应病。《佛说灌顶经》卷十二记载，救脱菩萨告诉阿难："其世间人瘰黄之病，困笃着床，求生不得，求死不得，考楚万端。此病人者，或其前世，造作恶业，罪过所招，殃咎所引，故使然也。"

对业病的正确诊断是个问题，佛医学认为如果没有证到宿命通，就不能轻下断言患者所得的是否为业报病，否则，也会遭到因妄语而带来的果报。虽然业报得病的观点尚未为当代主流医学接受，但业因在佛医学病因理论中确为致病因素之一，且不可忽视。

《摩诃止观》卷八单独列出"业病"一条，将之与四大不顺、饮食病、禅病、鬼病、魔病并列，文中记载了五恶所感的五脏五根病。五恶是：①杀生；②偷盗；③邪淫；④两舌、恶口、妄语、绮语；⑤饮酒。佛教中五戒所防的就是上述五恶。造此五恶，于现世中，王法治罪，身遭厄难，称为五痛；以此五恶，于未来世三途受报，称为五烧。智者大师认为此五恶业所感的五脏五根病是："若杀罪之业，是肝眼病；饮酒罪业，是心口病；淫罪业，是肾耳病；妄语罪业，是脾舌病；若盗罪业，是肺鼻病；毁五戒业，则有五藏五根病起。业谢乃差。"谢，指灭其作用，落谢之义。差，就是痊愈的意思。佛医学认为前世或现世之恶业常会导致身体疾病，只有通过忏悔修行等方式，才能消除罪业，使疾病得到痊愈。（见表2）

表 2　业因与业病

业因	业病		五脏生患之相		五根中患相	
杀生	短命，多病	肝眼病	患从肝生 肝主眼	愁忧嗔恚，头痛眼疼	眼	或赤或疼，昏花翳暗
偷盗	贫穷，共财不得自在	肺鼻病	患从肺生 肺主鼻	身体胀满，四肢烦疼，兼之鼻塞	鼻	鼻常齆塞，及流脓涕
邪淫	妻不贞良，不得随意眷属	肾耳病	患从肾生 肾主耳	咽喉噎塞，腹胀耳满	耳	或痛或聋，或嘈然作声
两舌	眷属乖离，亲族弊恶	脾舌病	患从脾生 脾主舌	通身游风，痒闷疼痛，饮食失味	舌	或疮或硬，饮食失味
恶口	常闻恶声，言多诤讼					
妄语	多被诽谤，为他所诳					
绮语	言无人信，语不明了					
饮酒		心口病	患从心生 心主口	身必寒热，口中常燥	身	四体卒痛，百节酸疼
毁五戒业		五脏五根病				

佛曾在《撰集百缘经》第十卷中举例说明恶因致病。一位长者出生即身患恶疮，脓血横流，经久不愈，为什么其从出生伊始就会有这样的痛苦？因为在"乃往过去无量世时"，某长者陷害另一长者，导致其被拘禁拷打，"举身伤破，脓血横流，痛不可言"。对此，某长者在轮回中应有此报，这是任何人都无法逃脱的业因。因此，对于今生在身体上所遭受的种种痛苦、在心理上所遭受的种种折磨，我们都要从根源上去寻找宿根和孽债，并坦然去面对它，这样才能从根源上杜绝它。

寻找业因主要有以下三种作用。

1. 辨多病少病

《分别善恶报应经》卷上："复云何业获报多病？有十种业。何等为十？一自坏有情，二劝他令坏，三随喜坏，四赞叹坏，五不孝父母，六多结宿冤，七毒心行药，八悭吝饮食，九轻慢圣贤，十毁谤师法。如是十种获报多病。复云何业获报少病？有十种业。何等为十？一不损有情，二劝他不损，三不随喜损，四不赞叹损，五离庆快损，六孝养父母，七尊重师长，八不结宿冤，九施僧安乐，十施药饮食。如是十种获少病报。"可见，恶业会致今世多病，而善业则是少病的因缘。

2. 辨长寿短命

《分别善恶报应经卷上》有关于长寿与短命业因的论述："一自手杀，二劝他杀，三庆快杀，四随喜杀，五怀胎杀，六劝堕胎杀，七酬冤杀，八断男根杀，九方便杀，十役他杀。如是十种获短命报。复云何业获报长命？有十种业。何等为十？一离自手杀，二离劝他杀，三离庆快杀，四离随喜杀，五救刑狱杀，六放生命，七施他无畏，八慈恤病人，九惠施饮食，十幡灯供养。如是十种获长命报。"因此，佛医学认为人若想长寿少病就需利益其他众生，杀其他众生会导致自己短命，这就是因果的运行法则。

3. 辨遗传疾病

有些业病，在成胎的时候就开始出现了。《佛说胞胎经》说，受胎第二十六周时，假使前世犯十恶，或悭贪爱惜财物不能施予，不受先圣师父之教，其果报就会在胎儿身上逐渐显现出来：应当清净长大的却成短小；应当粗大的则更尪细；应当少的反成为多；应当清洁的反得垢浊；应当垢浊反得净洁；应当为黑的而反成黄；应当为黄的而反成黑。佛告阿难："如其本宿所种诸恶自然得之，或复为盲、聋、喑哑、愚痴，身生癞疮，生无眼目，口不能言，诸门隔闭，跛蹇秃瘘，本自所作自然得之。"为什么会如此？"宿命所种非法之行。"前世种下因，才有今世的果。《成实论》卷十二、《大明三藏法数》卷三十也提到，悭吝说法而不行布施者，其后世所受的恶报有七种，其中有生盲报和胎夭报之说。生盲报，指从母胎出生时，就不能见日月光明。胎夭报，指于胎中即夭折死亡。

（四）三因夹杂

三因的划分是相对的，如起居劳逸失常有由外缘引发者（如起居地潮湿），也有由内因所生者（如久坐、久站等）；而饮食失节也是既有内生者（如饮食不规律），又有外来者（如饮食不干净食物等）。三因缘之间互相影响，孤因不立，如外缘会通过内因起作用，而现世的外缘与内因又是建立在业因的基础之上的，有时甚至无法界定内外，所谓心物一元，但在一般情况下，内因、外缘、业因的致病还是有一定规律可循的。

第一，外缘的致病是以内因为基础的。有内因无发病的外缘，疾病暂时不会发生；有外缘无内因，疾病亦不会发生。可见，若没有内在的四大不调作为基础，则作为外缘的时节代谢、饮食不节等是很难引发疾病的。

第二，业因是内因、外缘产生的根本。佛医学认为万法唯识，不论心理失衡，还是饮食失节、起居劳逸失常和修行不当，均是识大显化的结果，今世出现的种种意识，产生的各种内因、外缘，都可以追溯业因。

第三，悟证求因。佛医学中内因的诊断要抓住内在的情志与心理，外缘的诊断则要注意关注外在的自然与人文环境，而业因的诊断就应该想到是否有前世或今世因果。病因诊断往往是佛医诊断的关键，也是难度最大的，常常需要丰富的临床诊疗经验与敏锐的直觉领悟能力，才能直接抓住患病的关键。佛医学称此思维过程为悟证求因，即通过综合的分析判断，快速地感悟到病情的症结和关键所在的诊断思维过程。

三、 辨证理论

佛医学辨证包括三因辨证、脏腑辨证、气血辨证、因缘辨证以及心神辨证。三因辨证在上述病因理论中已有详细的介绍，在此不赘述。

脏腑辨证包括心脉辨证、肝胆辨证、肾气辨证、肺腑辨证、脾胃辨证和脏腑兼证。

气血辨证包括气病辨证、血病辨证、气血同病，其中气病辨证有气虚、气滞、气逆、气陷等，血病辨证包括血虚、血热、血瘀、血寒等，气血同病包括气滞血瘀、气虚血瘀、气血两虚、气不摄血、气随血脱等。

因缘辨证包括辨内缘、辨外缘、辨非内外缘三项，其中内缘包括八识、心智（慧根）、修行、灵性，外缘包括血缘、因缘、善缘、奇缘，而非内外缘是超越内外诸缘的其他缘起。

心神辨证包括辨本心与外心、辨真神与假神、辨心神与灵性三个方面，本心与外心即尘俗之心和本真之心，真神与假神即元神和护法神，心神与灵性包括心神、心灵、神灵。

本节主要对脏腑辨证和气血辨证做详细介绍。

（一）脏腑辨证

五脏五行本为中医学认识，但在天台宗相关经典中智者大师借鉴其内容，并将之融合入天台宗佛医学思想中，令佛医学对人体疾病发生的认识更加完整。

五脏相关疾病包括五脏本脏疾病和五脏五行相克引起的疾病。脏腑辨证，是根据脏腑的生理功能、病理表现，对疾病的证候进行分析归纳，并以此为根据判断病位、病性以及邪正盛衰情况的辨证方法。

1. 肝胆辨证

肝胆互为表里，相互影响，与情志和消化功能有关。肝病的常见症状为胸胁少腹胀痛、窜痛、烦躁易怒、头晕涨痛、肢体震颤、手足抽搐、月经不调、睾丸胀痛、面部缺少光泽、易烦躁、心忧愁不乐、手足干燥无汗、头痛、视物昏暗、脉洪直等；胆病常见口苦发黄、易受惊吓、难以决断等症。《释禅波罗蜜次第法门》卷四："从肝生患者，多喜愁忧、不乐、悲思嗔恚、头痛、眼痛疼暗等，肝主眼故。"又言："眼患者，眼悬视及暗疼痛等。"若多昏昏（常神志昏瞶倦怠），是肝中无魂。又面无光泽、手足无汗是肝病相。

肝胆的常见证候有肝气郁结、肝火上炎、肝血虚、肝风内动、寒凝肝脉、肝胆湿热、胆郁痰扰。

2. 心系辨证

心居于胸中，心包络围护于心外；气血风息流动的通道，即脉。《释禅波罗蜜次第法门》卷四："从心生患者，多身体寒热、口燥等，心主口故。"此可作为心病的指征之一。若多忘失前后（记忆力减弱，失前忘后），是心中无神。心病常见面色青白、恶寒发热、头痛、咽干口燥、脉轻浮等症状。

心脉辨证常见的证候有心气虚、心血虚、心火亢盛、心脉痹阻、痰火扰心等。

3. 脾胃辨证

脾胃具有表里关系，经络互为络属，协作完成饮食物的消化吸收与输布。脾病的常见症状有腹胀腹痛、大便溏。胃病多见胃脘痛、呕吐、嗳气、呃逆、口臭等症。《释禅波罗蜜次第法门》卷四言："脾生患者，身体面上游风、通身习习、痒闷疼痛、饮食失味，脾主舌故。"又言："舌患者，疮强急饮食失味等。"若多回惑（做事常犹疑不决，瞻前顾后），是脾中无意。脾胃病常见体涩如麦糠、身体沉重、浮肿，或者风疹、遍身瘙痒、饮食无味、脉沉重迟缓等症。

脾胃辨证常见证候有脾虚、寒湿困脾、湿热蕴脾、中气下陷、脾不统血、食积胃脘、胃寒、胃热等。

4. 肺系辨证

肺居胸中，经脉下络大肠，与大肠互为表里。肺为脏，大肠为腑。《释禅波罗蜜次第法门》卷四言："从肺生患者，多身体胀满、四肢烦疼、胸闷、鼻塞等，肺主鼻故。"又言："鼻患者，鼻塞瓮及流浓涕等。"若多恐怖癫病（常心生恐惧、胆怯、癫狂失志），是肺中无魄，常见面色黧黑、身体胀满、四肢烦疼、胸闷、鼻塞、脉尖锐冲刺等症。

肺病的证候有虚实之分，实证多见风寒燥热侵袭或痰湿阻肺所致。肺病的常见症状有咳嗽、气喘、胸痛、咯血。大肠功能失常表现为便秘和泄泻。

肺系辨证常见证候有肺气虚、风寒犯肺、痰湿阻肺、风热犯肺、热邪壅肺、燥邪犯肺、大肠湿热、大肠津亏、肠虚泄泻等。

5. 肾系辨证

肾为先天之本，主生殖，肾藏精。肾病的常见症状有腰膝酸软而痛、耳鸣耳聋、齿牙动摇、发白早脱、女子经少闭经、男性精少不育，以及水肿和二便异常等。《释禅波罗蜜次第法门》卷四言："从肾生患者，或咽喉噎塞、腹胀、耳满，肾主耳故。"又言："耳患者，耳满疼聋及或时嘈嘈然作声等。"若多悲哭（精神失常，时哭时笑），是肾中无志，常见身体痿软、气短无力、咽喉堵塞、耳鸣耳聋、脉如连珠等。在此要说明一点，中医学的五脏神，认为肝、心、脾、肺、肾，分别包含魂、神、意、魄、志，智者大师再加阴精称为六神，加入阴中无精则生惆怅忧郁，心情不畅之症，这里因为肾藏阴精，所以将阴精一条归入肾系辨证之中。

肾系辨证常见证候有肾气虚、肾经不足，及由肾气虚发展而成的肾气不固和肾不纳气、膀胱湿热等。

6. 脏腑兼证

人体脏和腑，在生理上具有相互滋生、相互制约的关系。当某一脏或某一腑发生病变时，不仅会表现出本脏腑的证候，而且在一定条件下，可影响其他脏器发生病变而出现证候。凡两个以上脏器同时发生病变所致的病证，即脏腑兼证，如唐代善无畏所译《三种悉地破地狱转业障出三界秘密陀罗尼经》论述了五脏的生理及生克致病机制，云："今肝主魂，魂神气为东及木。木是色空也。木主春，其色青。青色从木生，木从水生，肝从青气及肾生……肝出为眼，主筋，筋穷为爪也……又酸味多入肝，增肝损脾。若脾中无魂，多惛惛，肺害肝成病。若如金克木，肺强肝弱，当止心于肺……肺脏主魄，魄形体也。其形如花，主鼻，为西方金。金主秋，其色白。白色从风生……肺从白气及脾生。辛味多入肺，增肺损肝。若肺中无魄，恐怖癫病，心害肺成病。若如火克金，心强肺弱，当止心于心……心主神，其形如鸟，为南方火。火主夏，其色赤。赤色从火生，火从木生……又心从赤气及肝生。心出为舌，主血，血穷为乳，又主耳转鼻喉、鼻梁、额颐等。苦味多入心，增心损肺。若心中无神，多忘失前后，肾害心成病。若如水克火，肾强心弱，当止心于肾……五藏者，肝、肺、心、脾、肾也。胃者，六腑一名也。胃此肚谷是脾腑，五脏六腑之海；水谷皆入胃，五脏六腑皆禀于胃。五味各走流，其嘉淡味入胃故肾禀胃也。肾在脐腰下，左名肾，右名命门。肾敷心腹（胃也肾也）寝写水精也。肾主志，为北方及水。水主冬，其色黑……肾从黑气及肺生，主耳。肾出为骨，主髓，髓穷为耳乳，骨穷为齿。咸味多入肾，增肾损心。若肾中无志，多悲哭，脾害肾成病。若如土克水，脾强肾弱，当止心于脾……脾主意，为中央及土。土主季夏，其色黄也。黄色从地生，地从火生……脾从黄气及心生，主口，为志。甘味多入脾，增脾损肾。若脾中无意，多回惑，肝害脾成病。若如木克土，肝强脾弱。"可见，至少在唐代，佛医学相关理论就已经将中医学阴阳五行的体系融入其中，解释各种病理现象了。

脏腑兼证常见证候有心肾不交、心肝血虚、心肺气虚、脾肺气虚、肝胃不和、肝火犯肺、肺害于肝、脾害于肾、肝害于脾、心害于肺、肾害于心等。

（二）气血辨证

气血辨证，即根据气血生理和病理变化进行辨证。常见气血辨证可分为三部分：气病辨证、血病辨证、气血同病辨证。其中气病辨证包括气虚、气滞、气逆、气陷；血病辨证包括血虚、血瘀、血热、血寒；气血同病包括气滞血瘀、气虚血瘀、气血两虚、气不摄血、气随血脱。

1. 气病辨证

（1）气虚证。脏腑功能减退所引起的证候。常由久病体虚，劳累过度，年老体弱等因素引起。临床症状为少气懒言、神疲乏力、头晕目眩、自汗、活动后症状加重、舌淡苔白、脉弱无力。

（2）气滞证。某一部位或某一脏腑组织，气机运行不畅所引起的证候。引起气滞的原因很多，如痰饮、瘀血、食积阻滞、肝郁等均能导致气机郁滞。气滞可表现为胀痛、窜痛。

（3）气逆证。气机升降失常，逆而向上所引起的证候。临床上以肺气、胃气、肝气上逆为多见。肺气上逆，则咳嗽喘息；胃气上逆，则呃逆、嗳气、恶心、呕吐；肝气上逆，则见眩晕、头痛、晕厥、呕血等。

（4）气陷证。气虚到一定程度无力升举反而下陷的证候，多由气虚证进一步发展所致。临床症状为头晕眼花、少气倦怠、久泻久痢、脱肛、胃下垂或子宫脱垂等、舌淡、脉弱。

2. 血病辨证

（1）血虚证。血液亏虚，脏腑百脉失养，全身虚弱的证候。临床表现为面色无华或萎黄、唇色淡白、爪甲苍白、头晕眼花、心悸失眠、手足发麻、女性月经量少色淡、月经后期甚至闭经、舌淡苔白、脉细无力。

（2）血瘀证。离经之血不能及时排出和消散，停留于体内，或血行不畅，壅遏于经脉，形成瘀积，均称瘀血。瘀血常见因素有寒凝、气滞、气虚、外伤等。症状表现为痛有定处如针刺刀割、拒按、常在夜间加重。肿块在体表者，色青紫，坚硬按之不移者，称为癥积，表现为面色黧黑、肌肤甲错、口唇爪甲紫暗，或皮下瘀斑，或腹部青筋外露，或下肢青筋胀痛，妇女常见痛经、闭经，舌质紫暗，可见瘀斑、瘀点，脉细涩。

（3）血热证。热入血分，迫血妄行的证候。多由劳烦、嗜酒、饮食偏热、恼怒伤肝、房事过度等因素引起。临床主要表现为咯血、吐血、尿血、衄血、舌红绛、脉弦数。

（4）血寒证。脉道寒凝气滞，血行不畅的证候。常由感受寒邪引起。临床常见病处疼痛、肤色紫暗发凉、喜暖恶寒、得温痛减，或少腹疼痛、形寒肢冷、月经后期、经色紫暗、有血块，舌淡暗苔白，脉沉迟涩。

3. 气血同病

（1）气滞血瘀证。气机郁滞所引起的证候。可由气滞引起血瘀，也可先出现血瘀证而后出现气滞证候。引起气滞血瘀的因素很多，外伤、情志不遂、外邪侵袭、肝郁气滞等均可引起。临床表现为胸胁胀闷，走窜疼痛，情绪急躁，痞满，疼痛拒按，女性闭经或痛经、经色紫暗、夹有血块等，舌紫暗或见紫斑，脉涩。

（2）气虚血瘀证。气虚无力推动血液运行而致血瘀的证候。临床症状为面色淡白或晦暗、身倦乏力、少气懒言、疼痛如针刺、痛处固定、拒按、舌淡暗或有紫斑、脉沉涩。

（3）气血两虚证。气虚和血虚同时存在的证候。多由久病不愈，或慢性病迁延日久，气虚不能生血，或血虚不能化气所致。临床可表现为头晕目眩、少气懒言、乏力自汗、面色淡白或萎黄、心悸失眠、舌淡白、脉细弱等。

（4）气不摄血证。气虚不能统摄血液而见失血的证候。多由久病气虚，或慢性失血，气随血耗所致。临床常表现为吐血、便血、崩漏、皮下瘀斑、气短、乏力倦怠、面色白而无华、舌淡、脉细弱等。

（5）气随血脱。大出血引起气脱的危重证候。多由肝、胃、肺等脏腑本有宿疾而脉道破裂，或外伤出血，或女性崩中、分娩等引起。临床表现为大出血时突然面色苍白、四肢厥冷、大汗淋漓，甚至晕厥、意识不清，舌淡，脉微细欲绝或浮大而散。

第五章　佛医学发展史与佛医人物、寺院、文献

一、　佛医学发展史简介

佛医学形成于佛陀时代，以公元前 593 年佛陀开始传道之日算起，迄今已有两千六百多年的历史。但自佛陀涅槃之后，佛医学在南亚次大陆基本上没有发展。因此，当今之印度已很难寻及佛医学的踪迹了。从公元前 2 年（西汉后期）开始，随着佛教在中国的传播和发展，佛医学也在中国应运而生，逐步发挥出越来越大的作用。

佛医学在中国的发展大约经历了三个阶段。一是译经阶段。从东汉初至唐末，出现了鸠摩罗什、法显、玄奘、义净等数十位著名的译经大师，翻译了《心经》《奈女祇域因缘经》《佛说医喻经》《佛说佛医经》《佛说大安般守意经》等八十多部佛医经典，其中有大量的涉医内容。根据笔者的统计，《大藏经》中共有涉医内容六百多万字。二是弘法阶段。该阶段与译经阶段基本重叠，以魏晋南北朝时期的特征最为鲜明，这一时期出现了一大批著名的僧医，他们对内科、妇科、眼科、伤科、疫病等学科领域做出了突出的贡献。晋代的僧医或通医之僧人主要有安慧则、佛图澄、诃罗竭、罗什、于道邃、支法存、仰道人、单道开、耆域、于法开、竺法旷、竺昙无兰、深师等。支法存、于法开、深师是这一时期的僧医代表。南北朝时期的僧医或通医之僧人主要有弗若多罗、圣火沙门、昙鸾、僧坦、道洪、沙门惠怜、彗龙道人、智宣、智斌等。僧坦、道洪、彗龙道人是这一时期的僧医代表。三是中国化阶段。从唐代开始，随着佛教中国化的趋势越来越明显，佛医学中国化的特征也日益显著，中国汉传佛教的各个宗派对医药学都产生了一定影响，同时也出现了具有中国特色的寺院医学和居士医学。如嵩山少林寺、萧山竹林寺、成都文殊院等寺院的医学文化的形成，开创了中国寺院医药文化的新风；而王肯堂、李中梓、殷仲春、喻嘉言等医门居士的大量涌现，使佛教文化与中医药得到了有机的结合。

二、 佛医重要人物

（一）佛教圣贤

1. 大医王

佛祖释迦牟尼法力无边，能治众生之一切疾苦，故有大医王之美称。后泛指诸佛和十方菩萨。佛、菩萨善能分别病相、晓了药性、治疗众病，故以"大医王"喻称之。《维摩诘所说经》《大智度论》等经籍均论及大医王之事迹。

2. 药师佛

又作药师如来、药师琉璃光如来、大医王佛、十二愿王等，为东方净琉璃世界之教主。此佛于过去世行菩萨道时，曾发十二大愿，愿为众生解除疾苦，使具足诸根，导入解脱，故依此愿而成佛，住净琉璃世界，其国土庄严如极乐国。此佛誓愿不可思议，若有人身患重病，死衰相现，眷属于此人临命终时昼夜尽心供养礼拜药师佛，读诵《药师琉璃光如来本愿功德经》四十九遍，燃四十九灯，造四十九天之五色彩幡，此人即神识还复，得续其命。此种药师佛之信仰自古即盛行。关于药师佛的事迹，详见《药师琉璃光如来本愿功德经》（隋代达摩笈多译）和《药师琉璃光如来消灾除难念诵仪轨》《药师如来观行仪轨法》等。

3. 龙树

即龙树菩萨，又称龙木，是印度大乘佛教史上最杰出的论师，也是中观学派（空宗）的奠基者。龙树出身于南天竺的婆罗门种姓，自幼聪慧奇悟，博闻强记，于世学技艺，多所练达。因事而悟"欲为苦本"之理，遂出家学佛。先后学得小乘三藏及大乘教，并入龙宫学习。后在南天竺得国王之护持，而大弘佛法，并摧伏各种外道。其著述有《中论》《大智度论》《十二门论》《十住毗婆沙论》等数十部。其学问可以"体大思精"四字来形容。他的创发性思想，使印度佛教的教义体系局面大开，大乘教义由于他的阐扬而确立，并得以发扬光大。龙树的思想也对藏传佛教产生了重要影响，是我国三论宗的义理支柱，是天台宗的重要思想根源。在佛教史上，论义理规模之宏大与影响之深远，龙树真可谓是释尊以外的第一人。由于龙树在佛学上有精湛造诣和杰出贡献，其被后世学人尊称为龙树菩萨。据传，龙树不仅精通佛理，而且谙熟医道，曾治愈不少疑难杂症，并为历代僧医所推崇，是佛医学的大宗师。相传为龙树所著的医籍尚有《龙树菩萨眼论》《（秘传）眼科龙木论》等。

4. 耆婆

一位杰出的佛医药大师，不仅精通佛理，在佛学上具有精深的造诣，而且精通医术，在医药领域也取得了极其重大的成就。耆婆，又作耆婆伽、只婆、时婆、耆域、时缚迦，为佛陀时代之名医。曾至希腊殖民地附近之德叉尸罗国学医，后返王舍城，担任频婆娑罗王与阿阇世王之御医；曾引导弑父之阿阇世王至佛陀面前忏悔。他虔诚信仰佛教，屡次治愈佛弟子之病，名声可媲美我国战国时代之扁鹊。因此，有不少的医术、方药都托名于耆婆。如耆婆草，为产于印度的一种药草，也是印度所传八种要药之一。

（二）古代僧医

据现存资料统计，从西晋到清末共有二百余位僧医或通医之僧人。现择其要者介绍之。

1. 晋代僧医

（1）支法存。晋代僧人。月氏沙门，又称支法存亮（亮或为其名）。本为胡人，生长于广州。少以聪慧入道，长以医术闻名。永嘉南渡，士大夫不习水土，多患脚软之疾，染者无不毙踣，众医不能治，唯法存能济之，故天下知名。法存巨富，家藏有八尺毛毯及沉香八尺板床，居常香馥。广州刺史王琰之子王邵之屡求不得，遂借故杀之。法存著有《申苏方》5卷（已佚）。《肘后备急方》《外台秘要》等书，辑有支法存方十余首，计有疗中蛊毒吐血或下血皆如烂肝方，疗饮中蛊毒令人腹内坚痛、面目青黄、淋露骨立病变无常方，治蛊已蚀下部、肛尽肠穿者方，支太医专用方，解百毒散，药子一物方，栀子豉汤，支太医桃叶蒸法，疗疟鸡子常山丸，竹叶常山汤，龙骨丸，防风汤，疗小儿口疮方，疗妇人百病诸虚不足方等。可见支法存在治疗岭南常见的热带病疟疾及寄生虫感染（如肺吸虫、绦虫、姜片虫、血吸虫病）等方面均有所成就。他启迪其后阮河南、许胤宗等人对治疗溪毒（沙虱）之熏蒸疗法做进一步提高。他亦为我国脚气病防治学的先驱。

（2）于法开。东晋医家，僧人，剡县（今浙江嵊州）人。佛学"六宗七家"之一的"识含义派"祖师。深思孤发，才辩纵横，师事于法兰，祖述耆婆，妙通医法。升平五年（361）以诊晋穆帝司马聃之疾而闻名。《高僧传》曰："升平五年，孝宗有疾，开视脉，知不起，不肯复入。康献后令曰：帝小不佳，昨呼于公视脉，但到门不前，种种辞惮，宜收付廷尉。俄而帝崩，获免。"可见法开能诊病预知死期。其曾于旅途中投宿一民家，正值主家妻难产，数日胎儿不下，举家惊慌。法开命产妇食羊肉十余块而后针之，须臾儿即产下。时人郗愔信道教甚勤精，常患腹内恶，诸医均不能疗，法开诊后曰："君侯所患，正是食符咒过多。"因合一汤剂与之。郗愔喝下一服后即大下去数团纸样物如拳大而愈。法开有弟子法威，问及医术，法开曰；"明六度以除四魔之病，调九候以疗风寒之疾，自利利人，不亦可乎？"这说明法开治医取自佛理，并结合了中国诊法和汤液，使佛医学中国化并融入中国医学中。时人称"以术弘教，其在开公"。法开撰有《议论备豫方》1卷，今佚。

（3）深师（285—374）。晋代医家、僧人。又称僧深，释僧深，名竺潜。祖籍山东琅琊。俗姓王，为晋丞相武昌郡公王敦弟。18岁出家为僧，师事中州刘元真。因精佛学、医学，深得朝廷仕宦之崇仰，于永嘉南渡后，优游讲席30余年。其医师事仰道人，亦以善疗脚弱脚气闻名。其为医，立法拟方颇具仲景风范。时王文州大子病疟，结实积热，深师以恒山大黄丸治之愈，即为一例。他曾撰录支法存所用永平山师连、范耀祖等诸家旧方成《僧深药方》（或作《释僧深集方》《深师方》）30卷，已佚。该书所载脚气病效方百余首，为《外台秘要》《医心方》等所引录。

2. 南北朝时期僧医

南北朝时期的僧医或通医之僧人主要有弗若多罗、圣火沙门、昙鸾、僧坦、道洪、沙门惠怜、彗龙道人、智宣、智斌等。僧坦、道洪、彗龙道人是这一时期的僧医代表。

（1）僧坦。北魏时僧人。又称沙门僧坦。李修父亮，世祖时奔刘义隆于彭城，尝就沙门僧坦研习众方、针灸术，遂精医术，治皆有效。

（2）道洪。南北朝北齐时僧人。生平里居失考。据《隋书·经籍志》载，道洪撰有《释道洪方》1卷、《寒食散对疗》1卷、《单复要验方》3卷，均已佚。

（3）彗龙道人。南北朝梁时僧人。姓名、贯履无考。以精治目疾闻名。时鄱阳忠烈王萧恢母费太妃有目疾，盲无所见，慧龙为之下针后，豁然开朗，则慧龙精针拨内障术无可疑。

3. 隋唐五代时期僧医

隋唐五代时期的僧医或通医之僧人主要有智顗、彻公、日济、僧行智、僧匡、释灵裕、惠通、阇那崛多、梅师、慧义、慧安、智岩、行矩、道宣、谢道人、玄奘、义净、一行、鉴真、蔺道人、义中禅师、自新、志宽、法融、法喜、宝象、神素、神智、悟慎、梅彪、爽师、智深、童真、善思、善恕、普济、道丰、道悟、静智道人、僧善、慧融、溪智、智广、高昙、晓微、慧可、法靖等。义净、鉴真、蔺道人是这一时期的僧医代表。

（1）义净（635—713）。唐代僧人。俗姓张，名文明。齐州（今山东济南）人。14岁受沙弥戒，即仰慕法显、玄奘西行求法之高风。后从慧智禅师受具足戒，学习道宣、法砺两家律部文疏五年。咸亨元年（670）在长安与处一法师、弘祎法师等人相约赴印度求法，然次年成行，仅弘祎同伴到江宁（今南京）而止。后仅弟子善行相随11月渡海南行，在室利佛逝（今苏门答腊）停留6个月学习声明，善行因病返回，义净孤身前行。上元二年（675）至中印度，入那烂陀寺，前后留学10年，研究过瑜伽、中观、因明和俱舍等。光宅元年（684）携梵本三藏近400部，合50余万颂，启程返国。归途中在室利佛逝又停留4年，从事译述工作。约天授三年（692）末偕贞固、道宏回到广州。证圣元年（695）夏回到洛阳，受到盛大欢迎。在洛阳，初参加"《华严经》译场"，后又自组织译场。据《开元释教录》卷九载，其在12年间共译经、律、论等56部229卷，如《金光明经》《药师琉璃光七佛本愿功德经》等。然据《义净塔铭》所记，其所译经共有107部428卷，可见散佚几及半数。在其所译《曼殊室利菩萨咒藏中一字咒王经》中，有相当丰富的医药内容，该书既记载了内、外、儿、妇产、五官等科疾病的治疗，又记载了齿木、牛膝根、石蜜等19种药物。《佛说疗痔病经》则主要记载用咒法疗痔病（实为指外科疮疡等）。在其非佛经著作《南海寄归内法传》中也记载了印度医药卫生方面的情况，如在"先体病源"章中介绍了印度古代医学"八医"，即"一论所有诸疮；二论针刺首疾；三论身患；四论鬼瘴；五论恶揭陀药；六论童子病；七论长年方；八论足身力"；在"进药方法"章中介绍了绝食疗法、药物疗法及万应药之使用；在别的章节中还介绍了印度僧人食前洗手、揩齿刮舌、淋浴、散步等。他本人也精通医药，曾将自己的经验方（用苦参汤和茗治疗热病）介绍给沿途人民，也向他们介绍了中国的"上药"，如人参、茯苓、当归、远志、乌头、麻黄等。在《南海寄归内法传》中义净向印度人介绍了中国医药学，说"神州药石根茎之类……针灸之医，脉诊之术，瞻部州中无加也。长年之药，惟东夏焉"。

（2）鉴真（688—763）。唐代高僧。亦称过海大师、唐大和尚。俗姓淳于。广陵江阳（今江苏扬州）人。其父笃信佛教，曾受戒于扬州大云寺。鉴真14岁入大云寺为沙弥，师事智满禅师。神龙元年（705）由道岸禅师授菩萨戒。景龙元年（707）赴长安，次年从弘景禅师受具足戒。此后，他又从融济研习道宣的《四分律行事钞》《羯磨疏》

《量处轻重仪》；从义威、智全、大亮等钻研相部律宗法砺的《四分律疏》。约于景龙四年（710）返乡驻大明寺，讲经说法，授戒传律，声誉日隆，年40余，成为江淮间知名的授戒大师。天宝元年（742）应日本学问僧荣睿、普照之邀请，发愿赴日传道弘法。自天宝二年（743）至天宝九年（750），五次东渡，均告失败，虽双目失明，然本愿不移。天宝十二年（753）十月，鉴真复率高徒35人，携佛像、佛具、佛经及大量香料、药品第六次东渡，历尽风波之险，于十二月二十六日抵达日本萨摩秋妻屋浦（今日本九州南部鹿儿岛大字秋月浦），后经太宰府、大阪等地，于次年抵奈良，被迎入东大寺。因治愈光明皇太后宿疾，授大僧正，赐苒前水田100町，受到日本人崇敬。在侨居日本的10年间，他弘佛法，建寺院，立戒台，并传授寺院建筑、佛像雕塑、壁画刻经等各项技艺，主持创建唐招提寺，后即在该寺传布律宗，为日本律宗之开山祖师。天皇授号"大和尚"，令其主持全国"僧纲"。鉴真有很高的佛学造诣，并精通医学，不仅诊治了光明皇太后之病，为圣武天皇治病获良效，还为日本皇室鉴定药物，凭手摸、鼻嗅，一一识别无误。他还传授僧俗医学及制药法，对日本汉方医学之发展有较大影响，日本医、药两道均祀之为始祖，药袋上都印鉴真之像。鉴真著有《鉴真上人秘方》1卷，惜今已佚，在日本丹波康赖所著之《医心方》中尚可见其中部分处方。鉴真为中日医学交流做出了杰出的贡献。

（3）蔺道人。唐代僧人，骨伤科医家。佚其名。长安（今陕西西安）人。生平不详。唯知在唐会昌年间（841—846），唐王朝废止宗教，改寺院为馆舍，促令僧道还俗生产，蔺氏流落至宜春（今属江西）钟村，耕种以自给，结草庵以居，与钟村之彭叟交厚。彭叟常往来其庐，并助以耕作。一日，彭叟之子登高堕落，折颈伤肱，呻吟不绝。彭叟诉于蔺氏，蔺氏命购药数品，亲制令服，辅以手法，其子跌损数日间平复。自此，村人知其精医，求治者日众。蔺氏颇厌烦之，遂取其所制《理伤续断方》赠予彭叟，自己复移往他处隐居，不知所终。彭叟承其医术，遂精骨伤科术，其书亦得以流传，后世称为《仙授理伤续断秘方》。此书为现存最早之骨伤科专书，所述正骨方法及指导处理脱臼骨折之理论，颇符合现代科学原理。治疗中所采取之麻醉、牵引（拔伸）、复位（收入骨或捺入）、固定（夹缚）、服药等13个步骤，与今伤科应用手法一致。其所用小夹板夹缚治疗骨折，强调关节处不予夹缚并宜时时活动，有动静结合之意，是对晋代以来小夹板疗法的发展。书中记载的肩、髋、肘、腕关节复位术及开放性骨折的手术治疗亦是医籍中之首载。其创制的内服方，不少亦至今仍属可取。古今名方四物汤亦为蔺氏之首创，记载于该书中。蔺氏对我国骨关节损伤治疗学之发展有不可磨灭的影响。

4. 宋金元时期僧医

宋金元时期的僧医或通医之僧人主要有智巴、洪蕴、法坚、道广、施护、海渊、普足、智缘、奉真、初虞世、神济、慈济、林灵素、师豫、广严、慧月、法琮、道济、志坚、永全、晓庵、华玉、了初、文宥、文莹、发靖、仲开、应元、净眼、法本、法晕、法贤、法满、法程、法蕴、宝全、宝泽、宝鉴、居和、真觉、清本、惠可、惠安、惠海、智融、道光、鉴清、僧大有、僧元达、遵化、继洪、居寮、陈楠、德宝、性间、普映、拳衡、寂翁、宏慈、持敬、惠昌等。奉真、初虞世、继洪、拳衡是这一时期的僧医代表。

（1）奉真。宋代医僧。佚其俗姓。四明（今浙江鄞州区）人。生活于 11 世纪。出家为僧后，习得医术，熙宁年间（1068—1077）名闻东都，诊视疾病多效。如天章阁待制许元之子患疾，瞑而不食，奄奄欲死，请奉真视之。奉真曰："脾已绝，不可治，死在明日。"元曰："固然，今方有事，须陛对，能延数日否？"奉真曰："此可为也。诸脏已衰，唯肝脏独运，脾为肝胜，其气先绝，绝则死。若急泻肝气令衰，则脾少缓，可延三日，过此无术也。"乃投之药，至晚遂目张，能啜粥，次日能食。元极喜，奉真曰："此不足喜，肝气暂舒耳，无能为也。"过了三日果然病逝。僧元觉传其术，元觉复传于法琮及了初，诸僧皆以医知名。

（2）初虞世。宋医学家、僧人。字和甫。住灵泉山（今河南襄城）蒲池寺善会院。本为朝士，后削发为僧，以医名天下。时人重之，常与襄阳十父游，与黄庭坚友善。其性不可驯狎，往往尤忽权贵。贵人求治，必重铢求之，至于不可堪；其所得赂，旋以施贫病者。虞世曾治康郡君苦风秘、文潞公苦大腹不调、李公仪病肺之类，皆效。其论医每有超见。元符年间（1098—1100）初虞世曾参与诊治皇子邓王痫疾。其著有《古今录验养生必用方》（或称《初虞世方》《养生必用方》）3 卷，刊于元丰年间（1078—1085）。宋刊本今佚。清代精抄本存 36 则，基本保留了宋刊本原貌，为后世留下了珍贵医学资料。

（3）继洪。宋元间医僧。又名澹寮。汝州（今河南临汝）人。早年曾南游岭表。编辑的《岭南卫生方》一书，收集了李璆、张致远等的瘴疟论文。其自撰之"《卫生补遗》回头瘴说""继洪治瘴用药七说""治瘴续说""续附蛇虺螫蠚诸方""《集验》

中国佛医学研究 基础卷

治蛊毒诸方"等，主要讨论岭南地区的常见病证治法。原书 3 卷，由叶江施公、图公诸人梓行，并由医家娄安道将辨疾八论和药性附于后为第 4 卷。初虞世晚年又将平生收集所得杂方，予以分类编次，撰成《澹寮集验秘方》15 卷付梓传世，该书是一部颇有参考价值的综合性医书。

（4）拳衡。元代医僧。一作权衡。俗姓、籍贯失考。住德兴（今属江西）烧香院。通释典，善医，投剂多效。至治三年（1323）皇后染疾，拳衡献药有功，被赐号忠顺药师，领五省采药使。

5. 明清时期僧医

明清时期的僧医或通医之僧人主要有明瑞、宣理、圆冷、圆涯、德铭、文佩、文璟、元颖、树乾、树富、果祚、果意、道安、泰如、住想、明德、普门、普照、戴笠、克修、惠群、惠怿、德昂、无碍、无穷、云风、化外、月湖、心斋、心越、当然、师瞿、宏达、如惺、秀岩、希道、坦然、周颠仙、空谷、海江、海淳、通和、常然、湛池、意庵、法清、即空、智澄、广煜、真锴、净琪、海枕、传杰、悟知、实行、月桂、昌显、昌炳、法禅、悟炯、闻坚、缜均、永宁、达公、鉴平、圣济、雪岩、镜池大和尚、爱砚、继炎、清垮、本圆、慧楠、了然、机涵、会根、僧山凤、僧大著、普明、维摩和尚、彻尘、辉宗、清华、世皓、南屏禅师、心禅、月潭、妙月、妙用、善缘、在禅、越林、月田、幻鉴、永静庵僧、光德和尚、自明、步云、忍觉、宝成、宝志、建庵、南洲、莫满、圆觉、铁舟、逸村、离幻、清风、寂会、寂安、惠鼎、智文、福海、惠明、惠修、德恒、澄月等。住想、戴笠、法禅、本圆、心禅是这一时期的僧医代表。

（1）住想（1572—1636）。明末医僧。本姓胡，号慎柔。江苏武进县人。原为儒家子弟，幼年寄育于僧舍，及长，削发为僧。住想素聪颖，好读书，凡佛乘、经史无不研览。后因过劳患瘵疾，久治不愈，几至不起。值名医查万合悬壶于荆溪，住想往求治，经岁余而痊愈，遂师事之。经刻苦学习 10 余年，住想乃尽得师学，并出于蓝而胜于蓝，学识有过于师。查氏复荐住想于周慎斋。住想乃随周氏应诊，每得其口授则笔录之，日久术益进。后住想学成归里，治病辄效，医名鹊起，求治者应接不暇。更兼佛门好善，住想每多施予，虽日入不下数金，而仍清贫如昔。吴江县令熊鱼山夫人患奇恙，已迁延六七年不愈，崇祯庚午（1630）邀住想诊视，仅 6 剂即奏效，一时缙绅士大夫皆服其术。自此其往来于吴会间，很少有在家之日。其著有《慎柔五书》5 卷。

（2）戴笠（1596—1672）。明末清初僧人、医家。字曼公，号天外一间人；僧名独立、性易。钱塘（今浙江杭州）人。博学多识，于诗文、篆隶、医学经典、佛学经典无不精通。明亡后，戴笠万念俱灰，寓居嘉兴县濮院镇行医。乡居九载，他浮海至日本，以 58 岁高龄，剃度为僧，宣传佛学临济宗，并行医济人。据传，其医术得自云林龚廷贤，尤精于痘科。侨日期间，其传医术于日本人池田正直、高天漪、北山道长等，其中以池田正直最负盛名。后池田正直据戴笠口授，整理而成《痘疹治术传》《痘疹百死形状传》《曼公先生痘疹唇舌口诀》等书。戴笠对日本医学及中日医学之交流做出了贡献，获得日本人敬仰。日本正德（1711—1716）末年，深见玄岱置戴笠像及纪念碑于武藏平林寺，可见戴笠对日本人影响之大。

（3）法禅（范先生）。清代医僧。名法禅，号果亭。为浙江萧山竹林寺第 56 世医僧。俗姓范。乾隆、嘉庆年间（1736—1820）人。竹林寺僧为妇科巨擘，杭、嘉、湖三郡士女求方者，每摩肩接踵。范氏素不知医，出家后得祖僧所传仙人所授异方一册，乃依方治病，病即随手愈。后因积赀盈万，邑宰怪其僧治妇科，大乖佛法，责令还俗。其后行道授徒，称范先生。后晴葑夏少府得其方，于赴云南任上时付之剞劂，名之《妇科秘方》。

（4）本圆（1772—?）。清代僧人。又作僧本圆、本圆超。住四川成都文殊院，知医，尤精仲景，并擅针灸。他曾集注仲景六经之说，认为发表攻里、驱阴回阳、泻火清燥诸法皆不可偏废，并谓临证当权宜古方而力避偏执。他尝博览群书，采选内外科经验效方，辑成《汇集金鉴》1 册（1831），之后又增补五官、伤科、妇儿科等内容，仍名《汇集金鉴》2 卷（1842），分门列部，甚便于寻检。此外，其还撰有《同人针灸》（又名《同人针法》，刊于 1831 年）。

（5）心禅。清代僧人。又称心禅大师。南海普陀山人，后侨寓杭州。少年时出家，礼佛之余，喜读《黄帝内经》《难经》及汉晋名医著作，并多方购置医书以习之，后遇李梦舟，得其针灸术，乃融贯针、药而用于临床，治有卓效。心禅撰有《一得集》3 卷（1889）。该书卷一有医论 17 条，历数庸医误人之过；后 2 卷为病案，以内科杂病病案为主，谓临证应视病情实际，施以汤药、针灸或外治诸法。

（三）居士医者

今之居士，指皈依佛门的俗家弟子。他们在家修习佛法，精通经、律、论三藏之学。在历代医家中，有许多潜心研读佛学的著名居士，他们不仅精通医理，借以医治众生之身疾，而且精通佛理，志在救济苍生之心病。他们为我们留下了丰富的理论知识和临床经验，他们的不少医著至今仍然极具参考价值。这其中比较重要的居士和其著作有如下几个。

（1）河间居士（金·刘完素）。著有《素问玄机原病式》《素问病机气宜保命集》《黄帝素问宣明论方》《图解素问要旨论》《伤寒直格》《伤寒标本心法类萃》。

（2）尽凡居士（明·李中梓）。著有《黄帝内经素问》（校正）和《内经知要》《伤寒括要》《诊家正眼》《雷公炮制药性解》《本草征要》《本草图解》《本草通玄》《医学传心》《医林摘要》《病机沙篆》《妇科宝案》《寿世青编》《李中梓医案》《医宗必读》《删补颐生微论》《士材三书》。

（3）石山居士（明·汪机）。著有《读素问抄》（注）和《运气易览》《针灸问对》《医读》《医学原理》《痘疹理辨》《痘治附方》《外科理例》《石山医案》。

（4）念西居士（明·王肯堂）。著有《伤寒准绳》、《四诊法》（校）、《王宇泰药性赋》《类方准绳》、《古今医鉴》（订）、《灵兰要览》、《治法汇》（校）、《医镜》《医学津梁》《杂症准绳》、《产宝百问》（订正）、《胎产证治》《胤产全书》《幼科证治准绳》《外科准绳》《外科准绳简纂》《枕藏外科》《王肯堂先生医案》《医学穷源集》《王宇泰医辨》《肯堂医论》《郁冈斋笔麈》《平疴帖括》《古今医统正脉全书》《六科证治准绳》、《医学六要》（校）、《明医指掌药性赋药性解合刻》《医药镜》。

（5）东皋居士（明·殷仲春）。著有《（秘传）疹子心法》《医藏目录》。

（6）西昌居士（清·喻昌）。著有《伤寒尚论篇编次仲景原文》《尚论篇》《尚论后篇》《伤寒抉疑》《伤寒脉证歌》《喻选古方试验》《医门法律》《痘疹生民切要》《寓草意》《喻氏医书三种》。

（7）畴隐居士（清·丁福保）。著有《新内经》（《新素问》《新灵枢》）、《内经通论难经通论》《伤寒论通论》《诊断汇要》《中药浅说》《食物疗病法》《中西医方汇通》《实用经验良方儿科经验良方》、《中外医通》（译）、《公民医学必读》《医学指南续编》《霍乱新论疟疾新论合编》《国医补习科讲义》《实验却病法》《静坐法精义》《医话丛存》《历代名医列传》《历代医学书目提要》。

三、佛医寺院

古往今来，以医药闻名或施医给药的寺院颇多，这里仅举少林寺和竹林寺论之。

嵩山少林寺，为中国佛教禅宗之祖庭，位于河南登封城西少室山。南北朝时，天竺僧人佛陀到中国，善好禅法，颇得北魏孝文帝礼遇。太和二十年（496），敕就少室山为佛陀立寺，供给衣食。寺处少室山林中，故名少林。据佛教传说，禅宗初祖菩提达摩在中国以 4 卷《楞伽阿跋多罗宝经》（简称《楞伽经》）教授学者，后渡江北上，于寺内面壁 9 年，传法慧可。此后少林禅法师承不绝，传播海内外。北周建德三年（574）武帝禁佛，寺宇被毁。隋代大兴佛教，敕令复少林之名，使之成为北方一大禅寺。唐初秦王李世民消灭王世充割据势力时，曾得寺僧援助，少林武僧遂名闻遐迩。高宗及武则天亦常驾临该寺，封赏优厚。寺内保存唐以来碑碣石刻甚多，重要的如《唐太宗赐少林教碑》《武则天诗书碑》《戒坛铭》《少林寺碑》《灵运禅师塔碑铭》《裕公和尚碑》《息庵禅师道行碑》《日本大和尚宗道臣纪念碑》等。该寺近年来曾屡加修缮，古刹更为可观。

与少林寺有关或冠名少林的医籍有《少林伤科治要集要》《少林寺跌打损伤奇验全方》《少林寺伤科秘方》《少林真传伤科秘方》。

竹林寺，位于浙江杭州萧山境内，该寺自五代起即有医治妇产科疾病之盛名，其传承一直延续到近现代，历经千余年，师徒相传 100 多代。竹林寺女科医著自清代始有抄本传世，现存者不下 30 余种，其书名与内容、体例互有不同。

与竹林寺有关或冠名竹林寺的医著有《萧邑竹林寺世传产科经验良方》《增注萧山竹林寺妇科》《竹林女科》《竹林寺女科》《竹林寺女科秘传》《竹林寺女科秘授验方》《竹林寺三禅师女科三种》《竹林寺女科要旨》《竹林寺妇科胎产摘要》《萧山竹林寺女科秘本》《竹林寺女科秘方》《竹林寺秘授女科一百二十症》《竹林寺秘传女科切要》《竹林寺女科秘书》《竹林寺女科医案》《竹林寺女科旨要》《竹林产科》《竹林寺女科产前产后秘方》《竹林寺秘传产科》《竹林寺胎前产后症治》《竹林医案自在观》等。

四、佛医重要文献

我国历代与佛教有关的医学文献可以分为三大部分：一是佛教经典中的医药文献；二是历代僧医的著作；三是历代居士的著作。

（一）佛典文献

《大藏经》是佛教经籍之汇编，内收各种佛教文献达 4200 余部，在《大藏经》中，专论医理或涉及医理的经书有 450 多部。重要论医、涉医佛教经籍如下。

1. 《佛说医喻经》

宋代施护译。该经约 500 字，叙述了良医知病识药的四种方法：一则识知某病应用某药；二则知病所起，随起用药；三则已生诸病，治令病出；四则断除病源，令后不生。该经还述及风、癫、痰、癥、骨节、积实等病因。

2. 《佛说胞胎经》

西晋竺法护译。该经约 7000 字，主要讲述胚胎的生长发育过程及胎产期间所患的各种疾病。该经指出，"地水风火，一增则生百病"，若"风寒热聚"，则"四百四病同时俱起"。因此，孕育期间必须切实注意四时寒热及饮食调养。

3. 《佛说大安般守意经》

东汉安世高译。该经共 1.5 万字，主要论述呼吸调节与意识守护的关系，指出只有无念无我、止观还净、断四意、斩六根，才能进入禅空之境界。

4. 《禅秘要法经》

后秦时鸠摩罗什等译。该经分上、中、下三卷，约 4.2 万字。该经阐述了修禅定、避烦恼的方法和道理，并指出观身静寂、意适食调、四大安和乃禅密之要。其还特别强调要远诸色、行诸善、淡心志，要有渡烦恼河、竭生死海的决心和信念。该经还列举了佛陀做太子时舍身为人治病的故事。

5. 《治禅病秘要法》

刘宋沮渠京声译。该经分上、下两卷，近 1.5 万字。该经是阐述禅病治疗的重要著作，既记载了人体生理解剖知识，又记载了药物、针刺疗法。其详细描述了修禅者于阿兰若处修禅时对治身心病魔之方法，共列举了十二种：①对治于阿兰若乱心病之七十二种法；②对治噎之法；③对治行者贪淫患之法；④对治利养疮之法；⑤对治犯戒之法；⑥对治喜乐音乐之法；⑦对治喜好歌呗偈赞之法；⑧对治因水大猛盛而患下之法；⑨对治因火大而头痛、眼痛、耳聋之法；⑩对治入地三昧见不祥事而惊怖失心之法；⑪对治风大之法；⑫对治初学坐禅者若为鬼魅所着而致种种不安、不能得定之法。经云："若欲坐禅，先当寂静端坐……顺贤圣语，是名治病服暖身药。"

6. 《佛说佛医经》

三国东吴时竺律炎共支越译。全经共 1 卷，约 1600 字。该经从地、水、风、火四大起四百四病立论，提出患病有十因缘与九因缘之说。十因缘：一者久坐不饭，二者食无贷，三者忧愁，四者疲极，五者淫泆，六者嗔恚，七者忍大便，八者忍小便，九者制上风，十者制下风。九因缘：一为不应饭为饭，二为不量饭，三为不习饭，四为不出生，五为止熟，六为不持戒，七为近恶知识，八为入里不时不如法行，九为可避不避。

7.《千手千眼观世音菩萨治病合药经》

唐代伽梵达摩译。该经共1卷，约3000字。该经论及46条验方及治病之方法，记载了内服、外敷、禁咒等疗法。该经是临床内容较丰富的一部佛教经籍，所载之方药简、便、验、廉。

8.《佛说除一切疾病陀罗尼经》

唐代不空译。该经近500字。该经指出，若能诵持除世间一切疾病之密言，就能够使宿食不消、霍乱、风黄痰癊、患痔漏淋、上气嗽疟、寒热头痛等悉得消除。

9.《龙树五明论》

译者佚名。该经共2卷，近2万字，内容大都与医学有关。经中对符咒之论述颇多，既有治疗疾病之符，又有驱除鬼魅之咒。同时，该经对以药物治疗各科疾病也有不少的载录，如以牛黄、干姜、麻黄、黄芩、大黄、甘草为丸治疗疟疾、霍乱及吐、水、肿诸症和杨枝洁口、雄黄涂疮等即例证。

10.《根本说一切有部毗奈耶药事》

唐代义净译。该经共18卷，约15万字。该经有文、偈、颂多种文体，对医、药、病内容与佛陀医事文献的载录十分详尽。该经论及时药（麨、饼、麦豆饼、肉、饭，此并时中合药，名时药）、更药（招者浆、毛者浆、孤洛迦浆、阿说他果、乌昙跋罗、钵鼻洒、篾栗坠浆、渴树罗浆）、七日药（酥油、糖、石蜜）、尽寿药（谓根、茎、花、果，复有五种胶药、五种灰药、五种盐药、五种涩药）四类，内容涵盖植物类药的各个方面。同时，其对各种疾病的治疗也有诸多论述。

11.《瑜伽师地论》

弥勒菩萨说，唐代玄奘译。该经共100卷，约9.4万字。书中内容大都与养生有关，并涉及部分医药学内容。如"意地"论及四大香（沉香、窣堵鲁迦香、龙脑香、麝香）及香药的种类与使用；"出离地"论及饮食不节可致痈痤干癣、湿癣疥癞、疽疔上气、疠瘵疱浆、哕噎干消、癫痫寒热、黄病热血及阴等疾病，并以此告诉人们饮食调护的重要性等。

12. 《易筋经》

原题达摩祖师撰，般剌密谛译义。该经共 2 卷。《易筋经》，佛家强壮筋骨之经典也。易，原意为更改、替代，引申为改善、转变，使弱者变强、使虚者变实，故有强身健体之义。筋，筋骨、筋脉也。经，经籍、经典也。《达摩洗髓易筋经》云："易筋者，谓人身之筋骨由胎禀而受之，有筋弛者、筋挛者、筋靡者、筋弱者、筋缩者、筋壮者、筋舒者、筋劲者、筋和者种种不一，悉由胎禀。如筋弛则病，筋挛则瘦，筋靡则痿，筋弱则懈，筋缩则亡，筋壮则强，筋舒则长，筋劲则刚，筋和则康。若其人，内无清虚而有障，外无坚固而有碍，岂许入道哉？故入道莫先于易筋以坚其体，壮内以助其外，否则道亦难期。"

（二）医僧著作

僧医类著作主要有《申苏方》《议论备豫方》、《深师方》（或作《僧深药方》《释僧深集方》)、《论气治疗方》《疗百病杂丸方》《调气方》《服气要诀》《释道洪方》《寒食散对疗》《单复要验方》《梅师方》《梅师集验方》《解散方》《天竺经论眼》《鉴真上人秘方》《仙授理伤续断秘方》《广陵正师口齿论》《口齿玉池论》、《古今录验养生必用方》（或称《初虞世方》《养生必用方》)、《尊生要诀》《必效方》《岭南卫生方》《澹寮集验秘方》《慎柔五书》《慈济方》《慈惠方》《女科秘要》《明医诸风病疬全书指掌》《增广女科要旨》《汇集金鉴》《同人针灸》《石云选秘》《一得集》等。

（三）居士著作

居士群体创作了大量的医籍，是对佛医学的极大发展和补充。仅就医书名称来说，与佛学有关的著作有近 600 种。医书名主要涉及以下 150 种以上佛学名词：百一、乘雅半偈、观止、求真、存真、真诠、心书、司命、心法、秘要、传灯、传悟、启悟、传心、心传、慈恩、慈航、慈惠、慈济、心印、绀珠、二妙、红炉点雪、正宗、醉缘、会通、恩善、心悟、佛法、佛海、佛崖、福济、宝筏、普济、广济、广生、体用、新觉、济生论、津梁、宏济、真谛、种福、宝镜、宝鉴、积恶、积善、济世、见心、圆机、机要、直指、净缘、静坐、真言、救世、客尘、救济、利济、六蔽、六因、龙宫禁方、龙宫、龙树菩萨、笔蹄、乳海、金针、真经、曼陀罗、明悟、要言、婆心、佛手、普济、本事、普门、普救、气化、真理、青囊、指迷方、心鉴、心镜、劝善、金鉴、金镜、三因、三指禅、度针、清供、大乘、法眼、解惑、归真、心要、要法、少林、生化、生生、圣佛、圣济、甘霖、石室、奥旨、金箧、四明心、四生、四圣、微蕴、随缘、醍醐、天行、天养、传薪、薪传、维摩、法藏、无妄、竹林寺、心经、悟解、心眼指要、妙谛、性命、法诀、修德、玄德堂、内指、延命、养性、药王、指月、棒喝、法律、普度、纲目、体用、医藏、易筋经、法戒、元明、云林、普度、资生、三昧、起信、种子、正印、小品等。

第六章　佛医方药

一、佛医药物

佛医学所用到的药物，既有佛经中所载之药，又有传承自传统中医的草药，还有在不断实践中积累的经验用药。佛医学与中医学，既有相通之处，又有互相补充的地方。现在整理出来的佛医药物达数千种，其中常用药物约300种。在这300种药物中，有许多外来药物，这些外来药物逐渐被我国中医界所认识和运用，成为中药的重要组成部分，大大丰富了我国中药学的内容。

本章将选择使用广泛、能代表佛医特点且有临床佛医验方传世的近30种药物加以介绍，着重阐述其在中医学和佛医学两方面的药性和作用。

（一）补益药物

佛教普爱众生，犹重生养，慎用克伐之物，善于通过补益脏腑气血来调整人身疾病，故佛医学中补养药物尤其丰富，代表药物是人参、白术和茯苓。

1. 人参

［性味］甘、微苦，温。

［归经］入脾、肺经。

［功能］大补元气，固脱生津，安神。

［主治］劳伤虚损，食少，倦怠，反胃吐食，大便滑泄，虚咳喘促，自汗暴脱，惊悸，健忘，眩晕头痛，阴痿，尿频，消渴，妇女崩漏，小儿慢惊，及久虚不复，一切气血津液不足之证。

［附方］大温脾汤：疗脾胃中冷结实，头痛壮热，但苦下痢，或冷滞赤白如鱼脑方。人参（一两半），干姜、附子（炮，各二两），大黄（三两）。右四味切，以水六升，煮取一升半，分为三服。忌猪肉、冷水。（《外台秘要》引《深师方》）

此症手足麻痹，乃腹中虚冷，血气衰甚，用人参四物汤治之。人参（一钱），白芍

（一钱），当归（二钱），川芎（八钱），姜（三片），枣（三枚）。水煎服，即愈。（《宁坤秘笈》）

2. 白术

[性味] 苦、甘，温。

[归经] 入脾、胃经。

[功能] 补脾益胃，燥湿和中。

[主治] 脾胃气弱，不思饮食，倦怠少气，虚胀，泄泻，痰饮，水肿，黄疸，湿痹，小便不利，头晕，自汗，胎气不安。

[附方] 《梅师方》治心下有水。白术（三两），泽泻（五两，锉）。以水三升，煎取一升半，分服。（《证类本草》引《梅师方》）

（治妊娠泄泻）白术散：白术（蜜炙，一钱），人参（五分），甘草（炙）、丁香（各二分），姜（三片）。水煎服。（《竹林女科证治》卷二）

3. 茯苓

[性味] 甘、淡，平。

[归经] 入心、脾、肺经。

[功能] 渗湿利水，益脾和胃，宁心安神。

[主治] 小便不利，水肿胀满，痰饮咳逆，呕哕，泄泻，遗精，淋浊，惊悸，健忘。

[附方] 《僧深方》茯苓汤：治肾著之为病，从腰以下冷痛而重如五千钱腹肿方。饴胶（八两），白术（四两），茯苓（四两），干姜（二两），甘草（二两）。凡五物，以水一升，煮取三升，去滓，纳饴，令烊，分四服。（《医心方》卷六引《僧深方》）

治全身水肿方。茯苓、猪苓、泽泻（各6克），山药（30克），车前草（30克），生地、熟地（各9克），赤小豆（90克）。取水1500毫升加上药内煎至500毫升，1次服尽，每日2次。禁盐。（《少林寺秘方集锦·内科杂病验方·内科杂病方》）

（二）清热药物

烦恼为佛学大患，清热除烦、泻火消积就成为佛医常用的治疗原则，因此大量清热药被使用，典型药物为黄连、黄芩、大黄。

1. 黄连

[别名] 藏文名娘司巴束。

［性味］苦、涩，寒。

［归经］入心、肺、胃、大肠经。

［功能］燥湿杀虫，清热解毒，续筋愈疮。

［主治］时行热毒，伤寒心烦，痞满呕逆，热毒下痢，吐衄下血，消渴，疳积，蛔虫病，咽喉肿痛，火眼，口疮，痈疽疮毒，湿疹，汤火烫伤，瘟疫；以及西医学的肺结核，细菌性痢疾，炭疽病，化脓性感染。

［附方］天行诸下，悉主黄连汤方。黄连（三两，去毛），黄柏（二两），当归（二两）。右三味，以水六升，去滓，内蜜一合，微火煎取二升半，分三服，良验。忌猪肉、冷水。（《外台秘要》卷三引《深师方》）

治胃火牙痛方。川黄连（6克），知母（9克），丹皮（12克），麦冬（12克），沙参（12克），生石膏（30克），连翘（9克），生甘草（6克）。上药以清泉水1500毫升，煎煮至500毫升，每服1剂，连服3剂病除。（《少林寺秘方集锦·内科杂病验方·内科杂病方》）

2. 黄芩

［性味］苦，寒。

［归经］入心、肺、胆、大肠经。

［功能］泻实火，除湿热，止血，安胎。

［主治］壮热烦渴，肺热咳嗽，湿热泻痢，黄疸，热淋，呕吐，崩漏，目赤肿痛，胎动不安，痈肿疔疮。

［附方］《僧深方》治胸胁有热，胃中支满，呕吐下利方。黄芩（二两），人参（一两），甘草（一两），桂心（一两）。凡四物，水八升，煮取四升，分四服，日三夜一。（《医心方》卷十一引《僧深方》）

（治胎动）四圣散：条芩、白术（蜜炙）、砂仁（炒）、阿胶（炒珠）。上各等分，研极细末，每服二钱，蕲艾煎汤调服。（《竹林女科证治》卷二）

3. 大黄

［别名］藏文名朱木萨。

［性味］苦、酸，寒、凉。

［归经］入胃、大肠、肝经。

［功能］泻热毒，破积滞，行瘀血，清热解毒，消食敛疮。

[主治] 实热便秘，谵语发狂。食积痞满，痢疾初起，里急后重，瘀停经闭，癥瘕积聚，时行热疫，暴眼赤痛，吐血，衄血，阳黄水肿，淋浊，溲赤，痈疡肿毒，疔疮，汤火伤。

[附方] 妇人三十二三岁，气血盛实，热结血闭，脐腹疼痛，手不可近者，先三军丸荡其瘀秽……大黄（酒浸，九蒸九晒，四两），血竭（研）、没药（各五钱，去油）。上为末，水丸，以熟地、当归、白芍、川芎各一钱，煎汤下七八十丸，候大便利一二次，经脉自通，服后养生汤。（《竹林女科证治》卷一）

治大便燥结难下方。若大便不下，头晕无力，全身不适，用大黄（15克），当归（15克），枳实（3克），芒硝（9克，冲服），厚朴（4.5克），生甘草（4.5克）。水煎服。（《少林寺秘方集锦》）

（三）理气药物

地、水、火、风四大不调，则生"四百四病"。欲调四大，需调理气机，又外科骨伤以顺气活血为重，所以临床常用理气药，典型药物为半夏、厚朴和香附。

1. 半夏

[性味] 辛，温，有毒。

[归经] 入脾、胃经。

[功能] 燥湿化痰，降逆止呕，消痞散结。

[主治] 湿痰冷饮，呕吐反胃，咳喘痰多，胸膈胀满，痰厥头痛，头晕不眠，外消痈肿。

[附方]（深师疗伤寒病哕不止）半夏散方：半夏（洗，焙干）。右一味，末之，生姜汤和服一钱匕。忌羊肉饧等。（《外台秘要》卷二引《深师方》）

深师疗胸满气噎，通气汤方。半夏（八两，洗），生姜（六两），桂心（三两），大枣（三十枚）。右四味切，以水八升，煮取三升，分服五合，日三夜一。忌羊肉饧、生葱。（《外台秘要》卷八引《深师方》）

2. 厚朴

[性味] 苦、辛，温。

[归经] 入脾、胃、大肠经。

[功能] 温中下气，燥湿消痰。

[主治] 胸腹痞满胀痛，反胃呕吐，宿食不消，痰饮喘咳，寒湿泻痢。

[附方]《耆婆方》治人腹胀痛方。厚朴（三两），高良姜（三两，切）。以水三升煮，分取一升半，少少热饮之，乃止。（《医心方》卷六引《耆婆方》）

厚朴汤，治腹满发数十日，脉浮数，食饮如故方。厚朴（半斤），枳实（五枚），大黄（四两）。凡三物，以水一斗二升，煮取五升，内大黄，微火煎令得三升，先食服一升，日三。（《医心方》卷六引《僧深方》）

3. 香附

[别名] 又名香附子、香附根；藏文名拉冈。

[性味] 辛、微苦、涩、甘，平。

[归经] 入肝、三焦经。

[功能] 理气解郁，止痛调经，清肺热，止热痢，祛风。

[主治] 肝胃不和，气郁不舒，胸腹胁肋胀痛，痰饮痞满，月经不调，崩漏带下，时疫，咳嗽，喑哑，肠病，痢疾；以及西医学的各种过敏性疾病。

[附方]（治妊娠腹痛）香壳汤：香附（童便制）、枳壳（麸炒，各一钱）。水煎，食远服。（《竹林女科证治》卷二）

气郁头痛《澹寮方》：用香附子（炒，四两），川芎䓖（二两）。为末，每服二钱，腊茶清调下。（《本草纲目》卷十四引僧继洪《澹寮方》）

《四部医典》说："香附子独味汤清肺热。"《味气铁鬘》说："性凉，化性温。"

（四）伤科用药

少林方药于伤科用药方面效果独到，常用之伤科药多具活血化瘀、养血、补骨之效。竹林寺女科治疗妇科疾病时也常用到活血化瘀、养血之伤科药，代表药物是三七、当归和红花。

1. 三七

[性味] 甘、微苦，温。

[归经] 入肝、胃、大肠经。

[功能] 止血散瘀，消肿定痛。

[主治] 吐血，咳血，衄血，便血，血痢，崩漏，癥瘕，产后血晕，恶露不下，跌仆瘀血，外伤出血，痈肿疼痛。

[附方]（治产后厥阴感风）平肝救血汤：当归、麦冬（去心，各一两），川芎（五钱），三七（研，一钱）。水煎服。（《竹林女科证治》卷三）

治伤后大小便出血秘方。参三七、山楂炭（各一两），羊蹄根（五钱），马灯草（三钱），蒲黄炭（八钱）。共研为细末，每服三钱，病重者五钱。（《少林寺伤科秘方》）

2. 当归

[别名] 藏文名当棍。

[性味] 甘、辛、苦，温。

[归经] 入心、肝、脾经。

[功能] 补血和血，调经止痛，润燥滑肠，清心解毒。

[主治] 月经不调，经闭腹痛，癥瘕结聚，崩漏，血虚头痛，眩晕，痿痹，肠燥便难，赤痢后重，痈疽疮疡，跌仆损伤。

[附方]《梅师方》治胎动下血，心腹疼，死生不知，服此汤，活即安，死即下。用当归（四两），芎劳（九两），细锉，以酒三升，水四升，煎取三升，分服。（《证类本草》卷八引《梅师方》）

少林当归饮：当归（24克），红花（9克），泽兰（24克），丹皮（9克），桃仁（9克），苏木（6克）。水、酒各1000毫升煎，药取500毫升，内服。头伤者加藁本9克；手伤者加桂枝6克；腰伤者加杜仲9克，白芥子6克，牛膝12克。水煎服，效果好。功能：活血祛瘀，消肿止痛。主治外伤内瘀及一切跌打损伤所致的局部红肿疼痛。（《少林寺秘方集锦》）

3. 红花

[性味] 辛，温。

[归经] 入心、肝经。

[功能] 活血通经，祛瘀止痛。

[主治] 经闭，癥瘕，难产，死胎，产后恶露不行，瘀血作痛，痈肿，跌仆损伤。

[附方] 咳嗽气紧，宜推血下行，当用红花散七帖，次用冬花散止嗽下气，不须五七帖，热去全安。红花散方二十六：红花、黄芩、苏木（各八分），花粉（六分）。水煎，空心服。（《宁坤秘笈》卷上）

少林红元散：红花（6克），麝香（0.3克），冰片（0.6克），乳香（去油，3克），没药（去油，3克），白芷（6克），天花粉（9克）。上药共研成细粉，装瓶，密封备用，有消炎止痛、解毒收敛的作用。（《少林寺秘方集锦》）

（五）香料为药

佛教本身有悠久的用香史，香料逐渐被运用到疾病治疗中，形成了独特的香药文化，并逐渐影响了传统中医本草的发展，典型药物是乳香、木香和丁香。

1. 乳香

［别名］杜噜香。

［性味］辛、苦，温。

［归经］入心、肝、脾经。

［功能］调气治血，定痛，追毒。

［主治］气血凝滞，心腹疼痛，痈疮肿毒，跌打损伤，痛经，产后瘀血刺痛。

［附方］治金枪伤重秘方。金枪伤重症者，用乳香（去油）、没药（去油）、珍珠（豆腐制）、粉甘草、自然铜（醋淬七次，各等分）、梅片、朱砂（少许），共研细末，掺之神效。（《少林寺伤科秘方》）

寻痛住痛散：乳香、没药、淮乌、制川乌、穿山甲、木香、虎骨、自然铜、赤芍、紫荆皮（各二钱），当归（一钱半），小茴、大茴、沉香、白术、桔梗、牛膝、乌药（各一钱），枳壳（八分），甘草、香附、降香节（各五分），生姜（三片）。水煎服。（《少林寺伤科秘方》）

2. 木香

［性味］辛、苦，温。

［归经］入肺、肝、脾经。

［功能］行气止痛，温中和胃。

［主治］中寒气滞，胸腹胀痛，呕吐，泄泻，下痢里急后重，寒疝。

［附方］和调气机方。广木香（1.5 克），乌药（3 克），陈皮（4.5 克），小茴香（1.5 克），麝香（0.06 克），藏红花（3 克）。用水、酒各半煮诸药成浓汁，滤入瓷瓶，密封。每次 0.1 克，加白开水搅匀内服。（《少林寺秘方集锦》）

治两胁胀痛方。广木香（4.5 克），延胡索（9 克），枳壳（6 克），大黄（酒炒，4.5 克），五灵脂（醋制，4.5 克），生甘草（4.5 克）。取水 1500 毫升加入上药中，煎取 500 毫升，每日 2 次，连服 3 剂即愈。（《少林寺秘方集锦》）

3. 丁香

［别名］藏文名利西。

[性味] 辛，温，无毒。

[归经] 入胃、脾、肾经。

[功能] 温中暖胃，降逆，助消化，补肾降气，止呕。

[主治] 脾肾虚寒，心腹冷痛，消化不良，咳嗽气喘，疮痛，呃逆，呕吐，反胃，泻痢，痃癖，疝气，癣证。

[附方] 经来常呕吐，不思饮食，宜用丁香散。丁香、干姜（各五分），白术（一钱）。为末，每清晨米汤送三匙。（《宁坤秘笈》卷上）

少林八仙酒：主治跌打损伤，瘀血疼痛，红肿不消。丁香（一两），当归、川芎、红花（各三两），三七（五钱），凤仙花（一两八钱），苏木（一两半），乌梢蛇（一条），好白酒（三斤三两），倒入瓷罐内浸泡百日即成。每服半两，日服两次，亦可少许涂患处。（《少林寺伤科秘方》卷八）

（六）食物为药

食疗是佛医重要特色之一，佛陀时代就已经常用酥、蜜等食物来治疗疾病。现在常用于食疗的食物有酥、蜂蜜、食盐等。

1. 酥

[性味] 微寒。

[归经] 入肝、脾、肺、肾、大肠、小肠经。

[功能] 补五脏，益气血，止渴润燥。

[主治] 阴虚劳热，肺痿咳嗽，吐血，消渴，便秘，肌肤枯槁，口疮。

[附方] 酥油膏……如病疮者，涂以酥油，无著乐想，无憍慢想，无摩拭想，无庄严想，为疮愈故。（《杂阿含经》卷二十一）

耆婆汤主大虚冷风羸弱无颜色方（一云酥蜜汤）。酥（一斤，炼），生姜（一合，切），薤白（三握，炙令黄），酒（二升），白蜜（一斤，炼），油（一升），椒（一合，汁），胡麻仁（一升），橙叶（一握，炙令黄），豉（一升），糖（一升）。右一十一味，先以酒渍豉一宿，去滓，内糖、蜜、油、酥于铜器中，煮令匀沸；次内薤、姜，煮令熟；次下椒、橙叶、胡麻，煮沸，下二升豉汁。又煮一沸，出，内瓷器中密封，空腹吞一合。如人行十里更一服，冷者加椒。（《千金翼方》）

2. 蜂蜜

[别名] 藏文名章司。

中国佛医学研究 基础卷

［性味］甘，温、平。

［归经］入肺、脾、大肠经。

［功能］补中，润燥，止痛，滋补滑肠，止咳，解毒，引药归经。

［主治］肺燥咳嗽，肠燥便秘，胃脘疼痛，鼻渊，口疮，汤火烫伤，便秘，干咳，受寒腹痛，乌头毒，疮疡。

［附方］然诸病缘不过三种，谓风、热、痰。此三种病，药能除。蜜及陈砂糖能除痰癃，酥与石蜜除黄热病，油除风气，稀糖一种能除三病。（《根本萨婆多部律摄卷第八》）

治大便不通方。生蜜 60 克，加冷泉水 1 杯搅匀，1 次服完。或用生香油 30 克，1 次饮尽。（《少林寺秘方集锦》）

3. 食盐

［性味］咸，寒。

［归经］入胃、肾、大肠经。

［功能］涌吐清水，凉血解毒。

［主治］食停上脘，心腹胀痛，胸中痰癖，二便不通，齿龈出血，喉痛，牙痛，目翳，疮疡，毒虫蜇伤。

［附方］治鼻子肿痛方。用毛巾放开水中，放上食盐 60 克，浸片刻后取出，温敷鼻子，日数次。（《少林寺秘方集锦》）

治妊娠腰痛方。熬盐令热，布裹与熨之。（《医心方》卷二十二引《僧深方》）

（七）动物为药

佛教以生灵为重，虽在必要时仍采用动物药，但只用动物生产的东西，而非有生命的动物本身，严格遵循尊生戒律。此类的代表药是牛黄、麝香和鸡子。

1. 牛黄

［别名］藏文名给旺。

［性味］苦、甘，凉。

［归经］入心、肝经。

［功能］清心化痰，利胆镇惊，清热解毒，除痰安神。

［主治］热病神昏，谵语，发狂，小儿惊风抽搐，牙疳，口舌生疮，疮疡痈疽，疔毒，癫痫，咽喉肿痛，热性水肿，黄疸。

[附方] 治小儿跌床厥死方。牛黄（0.3克），珍珠（豆腐制，0.1克）。共研细末，每取0.03～0.15克，甚效。（《少林寺秘方集锦》）

治小儿惊厥不醒方。真牛黄（0.3克），珍珠（豆腐制，0.1克）。共研细末，每服0.03克，用温开水送服，立醒。（《少林寺秘方集锦》）

五宝丹。方药：牛黄（3克），麝香（0.6克），琥珀（6克），犀角粉（6克），安息香（9克）。制法：以上5种药分别研成极细粉末，然后取绿豆粉打成糊，泛药粉为丸如绿豆大，装瓶备用。服法：成人每次内服3克，用姜汤水送下，良效。功效：清热解毒，开窍醒脑。对于中暑、中风和各种损伤所致的昏迷不醒、气厥等危证均有良好效果。（《少林寺秘方集锦》）

2. 麝香

[别名] 藏文名拉司。

[性味] 辛、苦，凉。

[归经] 入心、脾、肝经。

[功能] 开窍辟秽，通络散瘀，解毒，驱虫，止痛。

[主治] 中风，痰厥，中恶烦闷，心腹疼痛，癥瘕癖积，跌打损伤，痈疽肿毒，蛔虫病，疮疡，跌打损伤，毒蛇咬伤，麻风。

[附方] 深师疗三焦决漏，水在胁外，名曰水病。腹独肿大，在腹表用大麝香丸，华佗方。麝香（三铢，研），雄黄（六铢，研），甘遂（十二铢，熬），芫花（十二铢，熬）。右四味捣合下筛，和以白蜜，丸如大豆，二丸，酒下，日三服，可至四丸，节饮食，禁肥肉、生菜之辈，有效。（《外台秘要》卷二十）

少林元明散。方药：麝香（0.3克），明矾（0.6克），雄黄（9克），三七（6克），白芷（9克）。上药共研细末，治疗刀箭枪伤。（《少林寺秘方集锦》）

3. 鸡子

[性味] 甘、平。

[功能] 滋阴润燥，养血安胎。

[主治] 热病烦闷，燥咳声哑，目赤咽痛，胎动不安，产后口渴，下痢，烫伤。

[附方] 深师疗咳逆唾脓血，鸡子汤方。鸡子（一枚），甘草（二分，炙），甘遂（一分），大黄（二分），黄芩（二分）。右五味切，以水六升，煮取二升，去滓，内鸡子，搅令调，尽饮之良。忌海藻、菘菜。（《外台秘要》卷九引《深师方》）

（治崩久不止）鸡子汤。鸡子（三个），葱（三茎），姜（一两）。将葱、姜共捣如泥。鸡子去壳和匀，入麻油半两，锅内同炒，酒煮温服。（《竹林女科证治》卷一）

（八）矿物为药

佛医也经常使用一些矿物药，如雄黄、自然铜、白矾等。

1. 雄黄

[别名] 藏文名洞瑞。

[性味] 苦、辛，温，有毒。

[归经] 入心、肝、胃经。

[功能] 燥湿祛风，杀虫解毒，除污排脓，消肿散结。

[主治] 疥癣，秃疮，痈疽，走马牙疳，缠腰蛇丹，破伤风，蛇虫螫伤，腋臭，臁疮，哮喘，喉痹，痔瘘，疮疡久烂，创伤，咽喉肿痛，蛇虫咬伤。

[附方] 深师疗癣秘方。雄黄（一两，研），硫黄（一两，研），羊蹄根（一两），白糖（一两），荷叶（一两）。右五味，别后三种捣如泥，合五种更捣，和调以敷之，若强，以少蜜解之令濡，不过三，差。（《外台秘要》引《深师方》）

少林三黄膏。方药：雄黄（12克），硫黄（12克），大黄（30克），蟾酥（1克），冰片（3克），生甘草（21克）。制法：先将大黄、甘草二味药研成细粉过细罗；再把雄黄研细与蟾酥、冰片、硫黄全料药粉掺匀，装瓶密封备用。用法：临证需要时，取出药粉适量，加陈醋调拌成糊状，涂于患处，每日换药1次。功能：解毒，止痒，除腐。主治：金伤成疮，阴疮奇痒，恶疮脓毒，无名肿毒，诸虫咬伤等。（《少林寺秘方集锦》）

2. 自然铜

[别名] 藏文名帕王龙宝。

[性味] 辛、苦，平。

[归经] 入肾、肝经。

[功能] 散瘀止痛，接骨续筋，愈脉，明目。

[主治] 跌打损伤，筋断骨折，血瘀疼痛，积聚，瘿瘤，疮疡，烫伤，筋脉损伤，眼翳，视力减退。

[附方] 接骨绝方。自然铜（醋淬七次，三钱），古铜钱（三个，红醋炙七次），土鳖虫（二个，用阴阳瓦炙干），麝香（三分）。共研为细末，每服七厘，用酒调服。

（《少林寺伤科秘方》）

八厘散良方：治一切损伤，用自然铜（醋煅淬七次，研末），血竭、乳香（去油）、没药（去油，各三钱），红花、木鳖（油灼，去毛，土炒），半两钱（醋煅七次）、苏木屑（各一钱），丁香（三分），麝香（二分）。共为细末，每服五六分，伤重者每服七分，伤轻者三四分，以绍酒调服更妙。（《少林寺伤科秘方》）

3. 白矾

[别名] 藏文名达苏日。

[性味] 涩、酸、咸，寒，有毒。

[归经] 入肺、脾、胃、大肠经。

[功能] 清热解毒，止腐止血，杀虫，消痰燥湿，止泻。

[主治] 口舌生疮，咽喉肿痛，呕血，痢疾，眼病，癫痫，喉痹，痰涎壅甚，肝炎，黄疸，黄肿，白带，泻痢，衄血，疮痔疥癣，水、火、虫伤，以及西医学的胃、十二指肠溃疡，肝炎，子宫脱垂。

[附方] 治伤后肿痛身热不退秘方。白矾研末，丝瓜络适量煎汤冲服，外用白矾（每次一至三分）涂擦患处。（《少林寺伤科秘方》）

少林愈将散。枯矾、黄丹、松香、黄芩（各二钱），麝香（一分），轻粉（二分），冰片（二分）。共末，贮瓷瓶内备用，遇伤时，敷患处，用膏药贴之，二三日愈。（《少林寺伤科秘方》）

（九）藏医用药

藏医是在佛教理论指导下，结合当地实际发展出来的独特的医学体系，属于广义的佛医学范畴，其所用某些药物与某些中药名同实异，典型如阿魏、诃子等。

1. 阿魏

[别名] 藏文名兴更。

[性味] 苦、辛，温。

[归经] 入肝、脾、胃经。

[功能] 消积杀虫，温中消食，杀虫止痛。

[主治] 癥瘕痞块，虫积，心腹冷痛，疟疾，痢疾，心刺痛，头痛和牙痛，虫病等。

[附方] 夔州谭远病疟半年，故人窦藏叟授方，用真阿魏、好丹砂各一两，研匀，

米糊和丸皂子大，每空心人参汤化服一丸即愈。世人治疟，惟用常山、砒霜毒物，多有所损。此方平易，人所不知。草窗周密云：此方治疟以无根水下，治痢以黄连木香汤下，疟痢多起于积滞故耳。(《续名医类案》)

《四部医典》说："驱虫，医治寒性疾病，心风病。"《晶珠本草》记载："阿魏杀虫，治寒症、心龙病。"《明释三十章》说："阿魏化味辛，开胃；治培根、龙的合并症，止痛，生赤巴。"

2. 诃子

[别名] 诃黎勒，藏文名阿如拉。

[性味] 苦、涩、酸，温。

[归经] 入肺、胃、大肠经。

[功能] 敛肺涩肠，清血，补养，降气，消食，敛汗，明目，解毒。

[主治] 久咳失音，久泻，久痢，脱肛，便血，崩漏，带下，遗精，尿频，三邪所引起的诸病。

[附方] 胎前阴户肿乃胎不运动而致，宜顺血散治之。诃子，水一钟，煎七分，温服。(《宁坤秘笈》)

三等丸能疗众病，复非难事。取诃黎勒、干姜、砂糖三事等分，捣前二令碎，以水少许和砂糖融之，并捣前丸。且服十丸许为度，诸无所忌。若患痢者，不过两三服即差。能破眩气，除风消食，为益处广，故此言之。若无砂糖者，饴、蜜亦得。又诃黎勒若能每日嚼一颗咽汁，亦终身无病。(《唐宋文献散见医方证治集》引《南海寄归内法传》卷三)

二、 佛医方剂

据统计，中国佛医方剂有千余首，据来源主要分为三类：一是医僧之方，如耆婆方、僧深方等；二是佛教寺庙流传之方，如少林寺方、竹林寺方、峨眉诸寺方等；三是方名中带有诸如普济、甘露、醍醐、青莲、摩顶与龙木、观音、普贤、金刚、天王等者。本章拟根据佛方来源对佛医方剂的发展进行串联。至于佛医方剂的更详细介绍，可参考《佛方类编》一书。

（一）耆婆之方

耆婆是一位杰出的佛教医药大师，前已详述，此不赘述。

耆婆万病圆：出自《太平惠民和剂局方》卷八。组成：芍药、肉桂（去粗皮）、芎䓖（不见火）、川椒（去目及闭口者，微炒去汗）、干姜（炮）、防风（去芦）、巴豆（去心、膜，炒）、当归（去芦）、生犀角（镑）、桔梗、芫花（醋炒赤）、茯苓（去皮）、桑白皮（炒）、人参（去芦）、黄芩、黄连（去须）、禹余粮（醋淬，研飞）、蒲黄（微炒）、前胡（去芦）、大戟（剉，炒）、葶苈（炒）、麝香（研）、细辛（去苗）、雄黄（研飞）、朱砂（研飞）、紫菀（去芦）、甘遂、牛黄（研，各一两）、蜈蚣（十二节，去头、足，炙），芫青（二十八枚，入糯米同炒，候米色黄黑，去头、足、翅用），石蜥蜴（去头、尾、足、炙，四寸）。用法：上为细末，入研药匀，炼蜜为圆，如小豆大。若一岁以下小儿有疾者，令乳母服两小豆大，亦以吐利为度。治近病及卒病宜多服，治积久疾病宜少服，常服以微溏利为度。功效：补益气血，攻逐积滞。主治：方所治诸证驳杂不一，难以一二主症概述，但气血俱虚、痰饮及糟粕留滞是本方证之病机关键，应用本方必见气血虚弱之象和痰饮、糟粕阻滞之症。

（二）龙木之方

龙木又称龙树，亦即龙树菩萨，是印度大乘佛教史上最杰出的论师，也是中观学派（空宗）的奠基者，前已详述，此不赘述。

《龙木论》鱼胆丸：出自《本草纲目》。组成：青鱼胆、鲤鱼胆、青羊胆、牛胆各30克，熊胆10克，石决明30克，麝香少许。用法：共研末，水泛为丸，每剂6克。日3次，空腹服。功效：清热解毒，明目退翳。主治：本方疗一切障翳。其所治之证可见黑睛生翳，抱轮红赤，白睛混赤，羞明流泪，目珠疼痛，溲赤便秘，口苦苔黄，脉数；多由肝胆热毒炽盛，上攻于目，黑睛受灼所致。

（三）深师之方

深师，南朝宋齐间（420—500）僧人、医家。又称僧深，释僧深，名竺潜。祖籍山东琅琊。18岁出家为僧，问佛于中州刘元真。其医则传自释道洪，《外台秘要》卷三十七曰："旧论曰：神农、桐君，深达药性，所以相反畏恶，备于本草。但深师祖学道洪，道洪所传何所依据云。"其因精佛学、医学，深得朝廷仕宦之崇仰。其曾长期在今扬州一带行医，立法拟方颇具仲景风范。时王文州大子病疟，结实积热，深师以恒山大黄丸治之愈，即为一例。他曾根据仰道人和支法存等人旧方，结合自己的临床经验，总结编纂成《僧深集方》（或作《释僧深集方》《深师方》）一书。唐代医家孙思邈《备急千金要方》卷七"论风毒状第一"记载："又宋齐之间，有释门深师道人述法存等诸家旧方，为三十卷，其脚弱一方近百余首。"王焘在《外台秘要》自序中亦说："凡古方纂得五六十家，新撰者向数千百卷，皆研其总领，核其指归。近代释僧深、崔尚书、孙处士、张文仲、孟同州、许仁则、吴升等十数家，皆有编录，并行于代。美则美矣，而未尽善。"《僧深集方》已佚，其内容为《外台秘要》《医心方》等所引录。

深师麻黄解肌汤：出自《外台秘要》卷一。组成：麻黄（三两，去节），甘草（一两，炙），杏仁（七十枚，去皮、尖，熬），桂枝（二两）。功效：发汗解表，宣肺平喘。主治：伤寒三四日烦疼不解者。

（四）梅师之方

梅师，僧人、医家。明代徐春甫《古今医统大全》谓："隋广陵（今江苏扬州）僧人。号文梅。善疗瘴疠，医杂症。悉说单方，其效甚速，人咸集，相传曰《梅师方》云。"今人考证《梅师方》即《梅师集验方》，卷数不详，《证类本草》引其佚文108条。明代李时珍《本草纲目·引据古今医家书目》"《深师脚气论》"条下注"即梅师"，认为梅师即僧深，误。

梅师芎归汤：出自《证类本草》。组成：当归（四两），川芎（九两，细锉）。用法：以酒三升，水四升，煎取三升，分服。功效：补血，行气活血。主治：胎动下血，心腹疼。冲为血海，任主胞胎，冲任虚损，血阻胞中，可见胎动下血，少腹疼痛，舌质暗，脉细涩。临床运用时可酌加党参、白术、阿胶、白芍、杜仲等益气补血安胎之品。

（五）蔺道人之方

蔺道人为唐代僧人、骨伤科医家，著有《仙授理伤续断秘方》。长安（今陕西西安）人。会昌年间（841—846），唐王朝罢黜佛教，以寺院为馆舍，令僧侣还俗生产。蔺氏流落宜春（今属江西）钟村，以耕种为生。因治愈契友彭叟之子跌损而名闻于时，求治者日众。后将所著《理伤续断方》授予彭叟，因厌世而隐居。彭叟承其医术，书亦得以传世，后世称为《仙授理伤续断秘方》。此书为现存最早之骨伤科专书，对我国骨伤科学的发展有深远影响。

大成汤：出自《仙授理伤续断秘方》。组成：大黄（四两），川芒硝、甘草、陈皮、红花、当归、苏木、木通（各二两），枳壳（四两），厚朴（少许）。用法：右㕮咀，每服二钱，水一盏半，煎至一沸，去渣，温服，不拘时。功效：逐瘀攻下，行气活血。主治：男子伤重瘀血不散，腹肚膨胀，大小便不通，上攻心腹，闷乱欲死者。

（六）竹林寺方

佛教僧侣治疗女科疾病，可以追溯到晋朝。当时的僧医于法开曾在旅途中遇到一位妇人难产求治；他先令病人服羊肉羹，然后施以针刺，不时产妇即平安分娩。佛教寺院本是参禅礼佛的地方，但有些寺院也济世治病，有的甚至还设女科。寺院中的女科，是在一定的历史时期由于多种因素产生的。这些因素除了僧侣因学习"五明"而通医晓药外，还有僧医诊病多采用中医的诊察方法，雅而不"粗"，易为女病人接受；僧医在处方时，不仅注意有效，而且还考虑药物价廉和采集方便，以减轻病人的经济负担，有时还施舍药物以赈济贫病。更具特色与优势的是，僧医往往能利用大多数妇女因对宗教的虔诚而吐露真情的心理，获得可靠的病况信息，使治疗更为切实有效，同时还可进行精神疏导，使病人在精神上有所寄托，从而起到心理治疗的作用。因此，寺院开设女科对妇女的医疗保健做出了很大的贡献。

浙江萧山竹林寺女科就是一个典型的例子。竹林寺位于浙江省杭州市萧山区城厢镇惠济桥北堍，建于南齐年间（479—502）。传至后晋天福八年（943），寺僧高昙"得异授而兴医业"，济世治病，并设有女科。南宋绍定六年（1233），谢皇后久病不愈，延请竹林寺僧净暹诊治后，很快康复。为此，朝廷封净暹为"医王"，并赐寺名为"惠济"，赐匾2块：一曰"晓庵"，一曰"药室"。其后竹林寺女科代代相传，直至民国初年，历时近千年，医名传遐迩。清人之诗"门前车马暄，声声疗苦难"，描绘的就是当时竹林寺门庭若市的情景。寺院设有诊堂、药室，治疗女科疾病确有良效。其良方原只秘传而不外泄，直至清初才流传至民间。此后，以竹林寺僧名义刊行的女科秘方不断出现，版本众多。据不完全统计，现存的竹林寺女科医籍有130种之多，其中方剂大多有效。

红花汤：出自《竹林女科证治》卷一。组成：归尾、赤芍、桃仁（去皮、尖，捣如泥）、牛膝、延胡索、红花、苏木、紫葳花、刘寄奴（各一钱），青皮、香附（童便制，各八分），桂枝（五分）。用法：水煎，空腹服。功效：活血祛瘀，理气止痛。主治：冲任脉盛，月经以时下，过期不通，时作胀痛。

（七）少林寺方

少林寺位于河南登封的嵩山，始建于北魏太和十九年（495），是北魏孝文帝为安顿印度僧人跋陀依山辟基而建，至今已1500多年。因坐落于少室山密林之中，故名

"少林寺"。北魏孝昌三年（527），释迦牟尼的第二十八代佛徒菩提达摩历时3年到达少林寺，首传禅宗，影响极大。因此，少林寺被佛教称为"禅宗祖庭"。少林寺在此基础上迅速发展，特别是在唐初十三棍僧救李世民后得到了唐王朝的高度重视，博得了"天下第一名刹"的美誉。

少林寺作为天下闻名的佛教大寺院，在强大的经济基础上，不仅拥有自己特殊的护寺武装——少林武僧，而且在常年的实践活动中逐渐形成了别具特色的少林医药。1217年，少林寺建立了自己的医药机构——少林药局，在学术上形成了"少林伤科学派"。

少林医方对于民间来说一直是一个谜，但实际古医著中早有记载。由于寺院戒律，成药一直秘不外传。早期有百余首秘方，历经宋、元、明、清，到清末已有千余首方。其所治疾病不局限于跌打损伤，涵盖了内、外、妇、儿、骨伤、针灸等科的各种病证。加之嵩山是天赐福地，山上草药丰富且药效极好，良方配良药，使少林医方名闻遐迩。

治胸中刺痛方：出自《少林寺秘方集锦》。组成：瓜蒌、川郁金各9克，川楝子4.5克，丹参30克，木香4.5克，川厚朴2.4克，生甘草4.5克。用法：以龙潭泉水1500毫升，煎取500毫升，加入童便半杯，每日2次，连服4剂。功效：理气宽胸，活血止痛。主治：肝郁气滞，瘀血内停，络脉不通所致胸中刺痛，或兼胸闷，或时心悸。方解：方用郁金行气解郁，活血止痛；瓜蒌利气宽胸；川楝子疏肝理气止痛；木香、川厚朴行气止痛；丹参活血祛瘀；甘草调和诸药。运用：现代可用于冠心病，属气滞血瘀者。

（八）峨眉山寺庙方

相传佛教于1世纪传入峨眉山，汉末释家在此建立寺庙。他们把峨眉山作为普贤菩萨的道场，主要崇奉普贤菩萨，相信峨眉是普贤菩萨显灵和讲经说法之所。据佛经载，文殊菩萨与普贤菩萨同为释迦牟尼佛的两大胁侍，"文殊"表"智"，"普贤"表"德"。普贤菩萨广修十种行愿，因此赢得"大行普贤"的尊号。普贤菩萨身骑六牙白象之形象，即愿行广大、功德圆满的象征。普贤菩萨名声远播，广有信众，菩萨因山而兴盛，山因菩萨而扬名。相传东汉时，山上原有道教宫观，峨眉山被尊为普贤菩萨道场后，全山由道改佛。东晋时期，高僧慧持、明果禅师等先后到峨眉山住锡修持。唐宋时期，峨眉山佛、道两教并存，寺庙宫观得到很大发展。明代时，道教衰微，佛教日盛，僧众一度达1700余人，全山有大小寺院近百座。清末时峨眉山寺庙达到150

余座。峨眉山佛教属于大乘佛教，僧众多是临济宗、曹洞宗门人。峨眉山佛教医药亦丰富多彩，颇有特色。

石防风汤：出自《峨眉神效验方》。组成：峨眉石防风9～15克，羌活9克，麻黄6克。用法：水煎，日1剂，分3次温服。功效：发汗解表。主治：外感风寒，恶寒发热，头痛身痛，无汗，苔薄白，脉浮紧。

第七章　佛医诊断与疾病

一、诊断方法

佛医学的诊断体系同时具有传统中医特色和佛学特色，除望、闻、问、切四参之外，还包含测诊和悟诊，以实现更多维度的诊病辨证，因此所谓"佛医六诊"包括望诊、闻诊、问诊、切诊、测诊、悟诊六种诊断方法。

佛医医师只有进行六诊，才能探知病源、病因，确定病名、病位、病势，为接下来的治疗和善后做好前期准备。病人的神色、精神状态有哪些变化，须通过望诊得知；声音、气味的异常须通过闻诊观察判断；脉象的变化须通过切诊知晓；发病的缘由和经过，接受过哪些治疗，年龄、职业，女性的月经、生育情况须通过问诊知晓。通过以上四诊能比较全面地了解病情和患者的身体情况。

在更高层次上，还有测诊和悟诊。测诊指通过特定方法推算、揣测疾病的发生与发展，亦即对疾病做出基于某种理论的预测，预测疾病的发展，进而提前做出预防，阻断发展过程。悟诊即医者通过感悟智慧、觉悟佛理，参悟到患者的病因病机及病源之所在的诊断方法，即"悟证论治"。

（一）望诊

《佛说医喻经》云："谓先识知如是病相，以如是药，应可治疗，令得安乐。"观察患者的相貌、疾病的外在表现是诊断的第一步。《摩诃止观》卷八记载："又面无光泽，手足无汗，是肝病相。"望诊在佛医学认识疾病、判断病情过程中占有重要地位。

望诊是医者通过对人体外部征象和排泄物的观察，了解人体健康状况和探知病情的诊断方法。患者的精神状态、面部色泽、舌象表现、体态体型、五官、排泄物等均在望诊的研究范围内，因此望诊具体可分为望神、望色、望形、望肤、望舌、望五官、望排泄物几方面。

望诊时应注意：①按照顺序，自然观察，重点观察某些部位，详略得当，避免造成患者精神紧张；②在自然光线充足、温度适宜的情况下进行望诊；③充分暴露受检部位，保证望诊时患者的皮肤、肌肉处于放松状态；④与患者充分沟通，保持良好的态度和平和的心态。

（二）闻诊

闻诊包括听声音和嗅气味两方面。听声音指诊察病人呼吸、说话、咳嗽、呕吐、嗳气、呃逆、太息、打喷嚏的声音以及肠鸣音等。嗅气味指嗅病人身体发出的各种气味以及分泌物、排泄物和诊室的气味。闻诊首先要熟悉正常声音和气味，以常衡变。对于某些病声、气味，临证时不易闻得，而病人多能自觉者，可通过问诊而获得。

（三）问诊

问诊是医生了解病因、病程发展的重要诊断方法，是诊察疾病的重要一环。问诊内容包括：问患者发病缘由、年龄、籍贯、职业；问头、胸、腹、四肢的症状；问寒热虚实，饮食口味；问汗出、口渴、烦闷、睡眠情况；问五官的症状和病理反应；问大小便情况；问妇女生育、月经、妊娠情况等。佛医通过问诊除了可了解疾病的症状和发病情况、采集病史外，还可了解疾病的因果。简而言之，"二问因过寒热身，诸般症状不放过"。对于只有患者自觉症状而无客观体征的疾病、情志因素所致的身病、心病或业病，问诊显得更为重要。《素问·征四失论》云："诊病不问其始，忧患饮食之失节，起居之过度，或伤于毒，不先言此，卒持寸口，何病能中。"

问诊时，医者首先要抓住患者的主要病痛，然后围绕主要病痛进行有目的、有步骤的询问，既要抓住重点，又要全面了解；要对患者耐心细致，使用简单易懂的词汇，取得病人的信任，使病人尽可能地倾吐病情；避免以自己的主观推测暗示病人，以免误诊。通过问诊了解疾病的因果，这是佛医诊断的重要内容。

（四）切诊

切诊分脉诊和按诊，是医者通过触、摸、按压病人体表进行诊断的方法；其中脉诊是按脉搏，按诊是对病人肌肤、手足、胸腹及其他部位的触摸按压。孙思邈《备急千金要方》对四大和脉诊的重要性有这样一段描述："经说：地水火风，和合成人。凡人火气不调……然愚医不思脉道，反治其病，使脏中五行共相克切，如火炽然，重加其油，不可不慎。"这强调了"脉道"在诊病中的重要性。

疾病反映于脉象的变化，称作病脉。一般来说，除正常生理脉象以及个体特异脉象之外的，均属病脉。但由于医者切脉的体会不同，脉象之名也不一致。佛医学中的脉象之名和中医学中的有相同者，也有不同者。佛医学和中医学中的一般的脉象名称大致相同，此外佛医学中尚有奇脉、死证脉、鬼邪脉等。

《四部医典》中关于脉诊的方法和注意事项有十三项，可供参考。①事先准备：在脉诊的前一天，患者在饮食与起居方面须有所禁忌。②脉诊时间：一般是在早晨太阳刚刚升起，病人静卧在床上，空腹、未活动时，此时阴阳调和、呼吸均匀。③切脉部位：两手腕部的第一条横纹下1寸，骨头突起的内侧，寸、关、尺的部位。④切脉的手法：寸脉取于皮肤，关脉取于肌肉，尺脉取于骨。男诊左手脉，女诊右手脉。⑤脉性：健康人脉性分为阳性脉、阴性脉和中性脉。前者脉象洪而弦，次者脉象细而数，后者脉象长而缓。⑥三种健康人的脉性：男有阴性脉者寿命长；女有阳性脉者生男孩；男女右手有中性脉者寿命长，无疾病。⑦季节脉与五行：春季主肝脉，脉象犹如百灵鸟的鸣叫声，细而紧；夏季主心脉，脉象犹如杜鹃鸟的鸣叫声，洪而长；秋季主肺脉，脉象犹如雕、鹰的鸣叫声，短而涩；冬季主肾脉，脉象犹如鸥鸟的鸣叫声，滑而迟；长夏属土，主脾脉，脉象犹如麻雀的鸣叫声，短而缓。⑧七种奇脉：即家宅脉、客人脉、怨敌脉、财帛脉、邪魔脉、水火颠倒脉、妊娠脉。⑨健康人的脉搏与病脉：平脉一般是一呼一吸脉跳5次，如此跳动在100次以内，无有大小、沉浮、急缓、间歇、张弛等差异，均匀跳动者，谓之平脉。与此相反者，便是病脉。一呼一吸脉跳超过5次者，为热性疾病；少于5次者，为寒性疾病。⑩从总脉象与具体脉象辨病情：辨证时，要依赖总脉象与具体脉象，总脉象又从六种脉象分寒热，洪、浮、滑、数、紧、实等，皆是热证脉象；细、沉、弱、迟、微、虚等，皆是寒证脉象。⑪三种死证脉判断吉凶：间歇脉分为病情严重间歇、死亡间歇、鬼邪间歇三种。⑫鬼邪脉：变化多端，间歇无规律，脉跳有重叠感。⑬命脉断寿数：魂魄依附于命脉，以脉可断其寿。

按诊是用手直接触摸或按压病人的某些部位，以了解局部的异常变化，从而帮助推断疾病的性质、部位和病情的轻重等情况的一种诊断方法。按诊可在望、闻、问的基础上，更进一步深入探明疾病的部位和性质等。对于胸腹部的疼痛、肿胀、癥瘕等，可以通过按诊得到更充实明确的资料。按诊的主要内容有按肌肤、按手足、按胸腹、按腧穴等。按腧穴是按压身体的某些特定穴位，通过观察按压穴位产生的变化和反应而推断脏腑疾病。

（五）测诊

测诊指推理、推断、推算、揣测疾病发生、发展、演化的规律，进而做出科学预测的诊断方法。所谓"五测因缘推病理"。

与中医对疾病的认识不同的是，佛医学认为疾病有因果，前世（含累世）及今生的非健康的行为均可导致疾病或遗留病根。诸法因缘生，是佛学的根本思想，因此，佛医学重视各种病的因缘。测诊也是了解疾病因缘的一种诊断方法。

测诊的主要内容有三种，分别是目测、心测和神测。目测：根据前四诊的信息，凭主观直觉进行推断。上述望、闻、问、切就是目测的主要方面。推测：根据内心的综合分析，凭内心的信念做出推算，即根据四诊的信息综合分析，并借助道家的数术学（如四柱、卦爻、干支、运气等）来推断病因、病机。神测：凭借心识的作用和特殊的功力，做出与客观诊断完全一致的结论，即根据修为在定中用灵性观测。观测的主要方面包括三脉七轮与人体生物光。

以神测为例，佛医可通过坐禅入定的方法来推测病源，以禅定功夫观察三脉七轮和五脏六腑。禅定时的观想受身心健康状态的影响，如果身心健康，则禅定时观想脏腑内环境也正常，如《摩诃止观》云："心眼即见三十六物，肝如绿豆，心如赤豆，肾如乌豆，脾如粟，大小肠道更相应通，血脉灌注如江河流，内有十二物肝心痰饮等，中有十二膜肤肪膏等，外有十二发毛等。"但若身心产生问题，则会使相应的禅定及梦境产生变化，如《摩诃止观》云"若五脏病隐密难知，坐禅及梦占之。若禅及梦多见青色、青人兽、师子虎狼而生怖畏，则是肝病。若禅及梦多见赤色火起、赤人兽、赤刀仗、赤少男女亲附抱持，或父母兄弟等生喜生畏者，即是心病，下去例随色验之"，可借用中医学五色五脏之对应和部分情绪可能产生的场景，对五脏疾病进行诊断。

（六）悟诊

悟证论治是佛医诊疗的特色。悟指感悟、觉悟、参悟、证悟、体悟、了悟和彻悟，悟诊即通过捕捉微妙的灵感念头，参悟患者的病因、病机及病原之所在，正所谓"六悟心法断病根"。

体悟、了悟和彻悟是悟诊的三个不同层面，体悟是指感同身受，医者用自身去感受病人的痛楚，理解疾病给病人带来的诸多苦难。了悟是指医者能够把疾病的因缘和病理变化规律了然于心，对疾病做出合理的推测，阻断疾病进一步发展。彻悟是彻达万法，是悟诊的最高境界，达到该层次后可以迅速地把握万物现象和本质。佛医学认为，医者彻悟后会开启五眼六通，五眼是天眼、肉眼、慧眼、法眼、佛眼，六通是天眼通、天耳通、知他心通、宿命通、身如意通、漏尽通。

二、 证候诊断

中医学以经络、脏腑、阴阳、气血、八纲辨证等进行证候诊断，而佛医学较之多三脉七轮辨证、四大辨证、因果二纲等相关理论，这是佛医学的主要特色。

（一）八纲辨证

佛医学八纲，即寒、热、表、里、虚、实、因、果，不同于中医学八纲，是佛医学辨证的基础之一。通过六诊，掌握辨证资料，根据疾病的因缘、疾病的性质及盛衰、人体正气的强弱等，加以综合分析，归为八类证候，称为佛医学八纲辨证。

疾病的表现尽管非常复杂，但基本都可用八纲加以归纳。比如，根据疾病的性质，可将疾病分为寒证和热证；根据病位的深浅，可将疾病分为表证和里证；根据邪正的盛衰，可将疾病分为实证和虚证；探究疾病的因缘，可分辨疾病的因果。八纲辨证是分析疾病共性的辨证方法。八纲是辨证的总纲，八纲之间相互联系，不可分割。进行佛医八纲辨证，不仅要熟练掌握各类证候的特点，还要注意八纲之间的联系、转化、夹杂、真假等，只有这样才能全面、正确地认识疾病。其中因果辨证是佛医学辨证体系中的特色辨证方法。

因指原因，果指结果。这里的因果指的是前世及今生的非健康行为所导致的疾病或遗留的祸害。因果是辨别宿世因果所致疾病的两个纲领。因果方面的疾病，临床表现为疾病发生得怪异（有的病程迁延，有的病情恶化超出了常理），或者做噩梦，或者患有特别奇怪的遗传疾病，或者患有基因突变导致的疾病，或者有不当行为之后而迅速发生相关的病理反应。

（二）脏腑辨证

脏腑辨证，是根据脏腑的生理功能、病理表现，对疾病的证候进行分析归纳，并以此为根据判断病位、病性以及邪正盛衰情况的辨证方法。五脏五行本为中医学认识，但在天台宗相关经典中智者大师借鉴其内容，并将之融入天台宗佛医学思想中，令佛医学对人体疾病发生的认识更加完整。脏腑辨证主要诊断五脏本脏疾病和五行相克引起的疾病。

以肝胆辨证为例，肝胆互为表里，相互影响，与情志和消化功能有关。肝病的常见症状为胸胁及少腹胀痛、窜痛，烦躁易怒，头晕涨痛，肢体震颤，手足抽搐，月经不调，睾丸胀痛，面部缺少光泽，易烦躁，心忧愁不乐，手足干燥无汗，头痛，视物昏暗，脉洪直等；胆病常见口苦发黄、易受惊吓、难以决断等症。《释禅波罗蜜次第法门》卷四："从肝生患者，多喜愁忧不乐、悲思嗔恚、头痛、眼痛疼闇等，肝主眼故。"又言："眼患者，眼悬视晾晾及翳暗疼痛等。"《摩诃止观》言："若多昏昏（常神志昏聩倦怠），又面无光泽手足无汗，是肝病相……是肝中无魂。"

人体脏和腑，在生理上具有相互资生、相互制约的关系。当某一脏或某一腑发生病变时，不仅会表现出本脏或腑的证候，在一定条件下，还会影响其他脏器而出现其他脏腑的证候。凡同时见到两个以上脏腑证候的病证，即脏腑兼证。

（三）四大辨证

四大是佛医学的理论基础之一，原本是古印度的传统学说，被佛教吸收改造后别出新解。《小道地经》言："身有四病：或时地多，身不得安；或时水多，身不得安；或时火多，身不得安；或时风多，身不得安。此四得安，乃得身止。"身病主要是指四大所致之病。四大失去和合，太过或不及，就会转变成致病的因素，即"四大不调，百病丛生"。

地大，性坚硬，有保持作用，能受持万物，于人身而言，"夫发毛爪齿，皮肉筋骨，髓脑垢色，皆属乎地"。佛医学认为地大所致之病可称为沉重病、杂病、总集病。《大智度论》卷五十八言"热病有二百二，地火起故"，故地大所致之病与火大所致之病均属热病范畴。

关于地大增加所致之病的症状和体征，智者大师在《释禅波罗蜜次第法门》卷四说："地大增故，肿结沉重、身体枯瘠，如是等百一患生。"《法苑珠林》卷九十五言："如地大增则形体黪黑，肌肉青瘀，癥瘕结聚，如铁如石。"该篇又论地大减损曰："若地大亏则四肢损弱，或失半体，或偏枯残戾，或毁明失聪。"《普济方·四大奥论》则将地大增损总称为地大不和："若地大不和，则发焦毛拔，爪枯齿槁，皮缓肉脱，筋急骨痿，髓竭脑转，面垢色败，此病之源于地大者也。"

水大，其性润湿，有摄集作用，于人身而言，"唾涕脓血，津液涎沫，痰泪精气，大小便利，皆属乎水"（《普济方·四大奥论》）。佛医学认为水大所致之病可称为痰癊病，即膈中水病也，《大智度论》卷五十八言"冷病有二百二，水风起故"，即水大所致之病与风大所致之病均属冷病范畴。

关于水大增盛所致之病会出现的症状和体征，智者大师在《释禅波罗蜜次第法门》卷四云："水大增故，痰癊胀满，饮食不消，腹痛下利等百一患生。"《法苑珠林》卷九十五云："若水大增则肤肉虚满，体无华色，举身萎黄，神颜常丧，手脚潢肿膀胱胀急。"该篇又论水大减损曰："若水大损则瘦削骨立，筋现脉沉，唇舌干燥，耳鼻焦闭，五脏内煎，津液外竭，六腑消耗，不能自立。"《普济方·四大奥论》论水大不和曰："若水大不和，则多唾鼽涕，脓溃血溢，津液不收，涎沫流出，痰壅泪盈，精走气泄，大小不净，盈流于外，此病之源于水大者也。"

火大，其性燥热，有成熟作用，于人身而言，"至于暖气则归火"（《普济方·四大奥论》）。佛医学认为水大所致之病可称为黄、黄热，属热病范畴。

关于火大增盛所致之病会出现的症状和体征，智者大师在《释禅波罗蜜次第法门》卷四言："火大增故，煎寒壮热，肢节皆痛，口爽，大小行不通利等百一患生。"《法苑珠林》卷九十五言："若火大增则举体烦镬，焦热如烧，痈疔疽肿，疮痍溃澜，脓血流溢，臭秽竞充。"该篇又论火大减损曰："若火大损则四体羸瘠，腑脏如冰，瞧隔凝寒，口若含霜，夏暑重裘未尝温慰，食不消化，患常呕逆。"《普济方·四大奥论》论火大不和曰："若火大不和，为烦，为热，为焦渴，为痈疡，为狂走，为癃闭。"

风大，其性善动转，有生长作用，于人身而言，"动转则归风"（《普济方·四大奥论》）。佛医学认为风大所致之病可称为气发，属冷病范畴。

关于风大增盛所致之病会出现的症状和体征，智者大师在《释禅波罗蜜次第法门》卷四言："风大增故，虚悬战掉，疼痛转筋，呕吐嗽气急，如是等百一患生。"《法苑珠林》卷九十五云："若风大增则气满胸塞，腑胃否隔，手足缓弱，四体疼痹。"该篇又论风大减损曰："若风大损则身形羸瘠，气裁如线，动转疲乏，引息如抽，咳嗽噎哕，咽舌难急，腹厌背偻，心内若冰，颈筋喉脉奋作鼓胀。"《普济方·四大奥论》则将风大增损总称为风大不和，言："若风大不和则偏枯，随为四肢瘫痪，为口眼喎斜，为筋脉挛急，为痒，为痛，为痹，为瘴。"

四大致病不是固定的，而是相互影响的，一大病久可以引起其他三大的问题。故四大致病体现了诸多内外病因作用于人身后的综合效应。

三、 身病诊断

与传统中医学一样，佛医学对疾病和症状的区分并不十分明显，有以疾病症状来代指病名者，如《四分律》疾病类词语常常包括症状类词语。"吐"，意为恶心呕吐，本是病症表现，但在汉译佛经中，多用"吐"来指代临床症状表现为"吐"的一类疾病。又如《摩诃僧祇律》卷二十三言"汝无如是诸病：癣疥、黄烂、癞病、痈痤、痔病、不禁、黄病、疟病、咳嗽、消尽、癫狂、热病、风肿、其中水肿、腹肿"，其中水肿、咳嗽、黄烂等都是以症状为病名的。

佛医经典中所论述的内外科疾病相当丰富。以《四分律》为例，其中包括疾病类词语52个，这些疾病类词语的内容覆盖人体各个系统：在神经系统有头痛、癫狂病、狂、狂痴病；在消化系统有吐、吐下、大便道中血出、痔病、癣病；在内分泌系统有干痟病、干枯病；在循环系统有血出病、痰癃病；在呼吸系统有上气病、吐沫病；在运动系统有足下常热病、脚劈破；在泌尿生殖系统有男根病；在传染病有疟；在眼病有白翳；在寄生虫病则有虫病；在皮肤病有疮、疥疮、疥瘙、疥癞、痈、痈肿、痈疽、痈疮、癣、疱、疱痈、面疮、白癞、瘰病、浸淫疮、汗臭、大小便处两腋下病等。疾病类词语中皮肤病病名丰富，分类精细，说明僧团罹患的常见病以皮肤病居多，这与集体生活中的个人卫生及公共卫生密切相关。

对于如此繁多的疾病，佛医经典一般将之概括为四百四病，其言四百四病，一为虚指疾病种类之多，二意在与四大致病论相合。如《佛说五王经》云："人有四大，和合而成其身……一大不调，百一病生；四大不调，四百四病同时俱作。地大不调，举身沉重。水大不调，举身膖肿。火大不调，举身蒸热。风大不调，举身掘强，百节苦痛，犹被杖楚。"又《佛说佛医经》云："人身中本有四病：一者地，二者水，三者火，四者风。风增气起，火增热起，水增寒起，土增力盛。本从是四病，起四百四病。故土属身，水属口，火属眼，风属耳。火少寒多目冥。"除此之外，四大还可以对寒热进行分类，言冷热病各有202种，即《大智度论》卷五十八所言："四百四病者，四大为身常相侵害，一一大中百一病起。冷病有二百二，水风起故。热病有二百二，地火起故。火热相，地坚相。坚相故难消，难消故能起热病。"

四、 心病诊断

对心病的阐发是佛医学的主要特色。《大般涅槃经》卷第十二对心病做出定义："所谓心病，以心体灵明，虚圆湛寂，但因欢喜不胜而致踊跃，怯懦无勇而生恐怖，及忧愁苦恼，愚痴昏昧等，扰动于中，使心失去平和，故生诸病。心失平和之性是心病之因。"心失平和，就是心生烦恼，无尽的烦恼可以归纳为八万四千种，心病亦举不胜举。

关于心病的分类，《大般若经》言："心病亦四，谓贪、嗔、痴及慢等病。"《中华大藏经》云："心病亦有四种：一者踊跃，二者恐怖，三者忧愁，四者愚痴。"《增一阿含经》卷第十二云："比丘亦有此三大患。云何为三？贪欲、嗔恚、愚痴，是谓比丘三大患。"所谓贪病，就是贪爱之心所引起的恼害善心之病。所谓嗔病，就是嗔恚之心所引起的恼害慈悲之心之病。所谓痴病，就是无明所引起的诸病。

心病之因为烦恼，心病的具体表现也为各种烦恼。烦恼，是使身心失去平静，发生恼、乱、烦、惑、污等精神心理作用的种种不良心理行为、思维习惯的总称。烦恼又被叫作烦恼障。《佛地论》说："恼乱身心，令不寂静，名烦恼障。"《大般涅槃经》卷十一将烦恼障称为三种重病之一："烦恼障、业障、报障，如是三障，名为大病。而诸菩萨于无量劫修菩提时，给施一切疾病医药常作是愿：令诸众生永断如是三障重病。"烦恼障如此重大，绝大部分心病都是烦恼病。佛医学对烦恼的辨析非常细致，唯识宗分烦恼为根本烦恼、随烦恼两类，于是便有了根本烦恼病和随烦恼病的分类。

（一）根本烦恼病

根本烦恼又作本惑、根本惑，为一切烦恼、不善心所的根本，是造作能感召生死苦果之有漏业的根本。《大般涅槃经》卷十，将贪、嗔、痴、慢称为四毒箭，认为其是致病的重要因素。经上言："一切众生，有四毒箭，则为病因。何等为四？贪欲、嗔恚、愚痴、骄慢。"贪、嗔、痴、慢是根本病因，不仅会导致心病，日久心病及身，会引起严重的身病。导致根本烦恼病的根本烦恼的分类有以下几种。

1. 三根本烦恼

三根本烦恼指贪、嗔、痴。贪是贪爱，嗔是嗔恚，痴是无明。《瑜伽师地论》也说："是故虽有众多烦恼及随烦恼，然佛世尊但立三种根本烦恼，谓贪、嗔、痴。"贪、嗔、痴能摄归诸多烦恼，便成了最常用、最有代表性，也最为人所知的根本烦恼分类。

2. 四根本烦恼

四根本烦恼指第七识末那识的四种根本烦恼：我痴、我见、我慢、我爱。《成唯识论》云："我痴者，谓无明；愚于我相，迷无我理，故名我痴。我见者，谓我执；于非我法，妄计为我，故名我见。我慢者，谓倨傲；恃所执我，令心高举，故名我慢。我爱者，谓我贪；于所执我，深生耽着，故名我爱。……此四常起，扰浊内心，令外转识恒成杂染。有情由此，生死轮回不能出离，故名烦恼。"

3. 六根本烦恼

六根本烦恼指贪、嗔、痴、慢、疑、见（恶见）六种。慢，傲慢，自认为己胜他劣、己高他低，自高自大，轻蔑他人。疑，怀疑，特指对佛、法、僧三宝及因果等真理的狐疑不信。恶见，指错谬颠倒导致恶果的见解或世界观、人生观。

4. 十根本烦恼

十根本烦恼是将六根本烦恼中的"恶见"一条细化为我见（身见）、边见、邪见、取见、戒禁取见五见。"见"具有推察探求的性质，其作用猛利者称为五利使，贪、嗔、痴、慢、疑等称为五钝使。身见，于五蕴执有实常自我及属于我的东西，或执身心、社会角色、才智等为实我，或执身内有常住的灵魂、自我。边见，极端、片面、偏激之见，大略分两种：一是执身见所执自我将会断灭的"断见"；二是执我及世界或上帝、物质、道等常恒不灭的"常见"。邪见，否认佛教理论之见。取见，坚执自己所信从的各种恶见为最上真理，自是非他。戒禁取见，执着实际上并不合理的戒规禁忌及以持守这类戒规禁忌为殊胜。佛教认为，见是一切恶行的先导，为诸恶之本。《瑜伽师地论》卷十四云："由恶见故，羞耻、慈悲、离诸恶行悉皆毁坏，无有羞耻，无有慈悲，广造众恶。"

5. 九十八根本烦恼

九十八根本烦恼是将十使划分到三界之中，并配以细化的见、修所断五种烦恼而得。如《文殊师利问经》云："烦恼者，九十八使。欲界苦所断十使，习、灭七使，道谛八使，思惟四使；色界苦所断九使，习、灭六使，道七使，思惟三使；无色亦如是。"

（二）随烦恼病

随烦恼从属于根本烦恼，又称随惑。随烦恼共有二十种，分三类，即大随烦恼八种，中随烦恼两种，小随烦恼十种。这些烦恼都是随着上面几种根本烦恼而起的枝末烦恼。其中只能局限于自身作用的，名小随烦恼；能扩展到一切不善法上去的，名中随烦恼；不但能普及一切不善法，而且通及有覆无记者，名大随烦恼。

1. 大随烦恼

①不信：对三宝的实、德、能不能信受。②掉举：神魂不定，妄想纷飞。③昏沉：神志昏暗，没有足够的心力专注于所观境。④懈怠：不精进为善，不努力断恶，懒惰为性。⑤放逸：放荡纵逸，不警觉烦恼之生起，不约束自心。⑥散乱：妄想纷飞，流

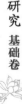

散杂乱。⑦失念：失去正念，邪念增长。⑧不正知：不知自心应安住何处，不知如何是好。

2. 中随烦恼

①无惭：不顾自尊和正理，对自己的过错大言不惭，毫无羞恶观念，谓之无惭。②无愧：指无视社会的法纪、道德、舆论等，对过失错误不知羞愧，名为无愧。

3. 小随烦恼

①忿，暴怒。②恨，怨恨。③恼，恼怒、仇恨。忿、恨、恼乃嗔心在前后三个阶段不同程度的表现。④嫉，嫉妒。嫉妒按其程度可分为嫉羡、嫉忧、嫉恨三种。⑤覆，掩饰、隐瞒过错，《瑜伽师地论》卷八十九谓："隐藏众恶，故名为覆。"⑥悭，吝啬。⑦诳，欺骗心理。⑧谄，谄曲不直，《瑜伽师地论》卷八十九云："心不正直，不明、不显，解行邪曲，故名为谄。"⑨害，损害、伤害别人的心理。⑩憍，骄傲自满。

（三）魔障所惑

佛教众多经典常将致病因素称为魔，用来比喻给人类身心带来严重危害的不良行为。如唐代澄观大师在《华严经随疏演义钞》卷二十九中，列举蕴、烦恼、业、心、死、天、善根、三昧、善知识、菩提法智十者为魔。《瑜伽师地论》卷二十九有四魔之说：五蕴能生起种种苦恼，为夺命的因缘，称为五蕴魔；能招感从生至死的烦恼，称为烦恼魔；死亡本身为死魔；障碍解脱生死者，称为天子魔，又作天魔。四魔加上罪魔，则为五魔；四魔加上无常、无乐、无我、无净四颠倒心，则为八魔。

佛医学将烦恼、疑惑、迷恋等一切能扰乱众生身心者，均称为魔，上文中讨论的烦恼就是四魔之一。由自己身心所生的障碍称为内魔，来自外界的障碍称为外魔，二者合称为二魔。

佛医学认为，由于众生的心理现象和所造恶业的错综复杂，众生身心疾病的种类无量无边。所造罪业越复杂，疾病的数量和种类也就越多。烦恼之心病，非物质性的灵丹妙药所能治疗，是深层次的疾病，所谓"心病还得心药医"是也。

五、灵病诊断

佛医学认为因果孽债，从灵而治，故有灵病一说。灵病的根本在于保存众生一切身、口、意行造作的善业、恶业、净业、无记业等的阿赖耶识。第八识阿赖耶识保存之业种，由第七识末那识不断地攀缘，配合外境六尘而不断起意造作新业，同时不断收集新业种，如是循环不已。第七识与第八识共同构成了业因的致病基础。业因导致的疾病要从灵上论治，因此诊断为灵病。

业有现世报、来生报与后生报几种形式，因此灵病的诱因可分为先天和后天两个因素。灵病的先天病因是"先世好行鞭挞、拷掠、闭系种种恶法，恼害众生"；后天病因多是今世行以上诸恶业。《四部医典》也有对灵病的划分：①今生所生的疾病；②由于前世宿业之故所生的疾病；③以上两种原因混合所致的疾病等。今生所生的疾病，系内因与外缘俱备后引起的疾病。由于前世宿业而生的疾病，虽然没有显著的内因与外缘，但范围广、痛苦大。比较常见的灵病是五恶所感和鬼病魔病。

（一）五恶所感

恶业是导致灵病的直接病因。五恶分别是杀生，偷盗，邪淫，两舌、恶口、妄语、绮语，饮酒。五恶业所感的五脏五根病是"若杀罪业，是肝眼病；饮酒罪业，是心口病；淫罪业，是肾耳病；妄语罪业，是脾舌病；若盗罪业，是肺鼻病；毁五戒业，则有五脏五根病起。业谢乃差"。五恶病不仅会导致生理上的失调与不适，还会对智慧、心理、社会人际关系有负面影响，这些即灵病的广义上的各种症状。如饮酒所致症状：颜色恶、少力、眼视不明、现嗔恚之相、坏田业资之法、增致疾病、益斗讼、恶名流布、智慧减少、死堕三恶道。

（二）鬼病魔病

智者大师将其分为两类，即鬼病和魔病。《天台智者大师禅门口诀》云："有人坐时其心念种种事，或望有所知，或欲知人吉凶，有兜醯罗鬼来入其身……有人坐时心念利养，魔即现其种种衣服、饮食、七珍杂物供养之，具应识之。"鬼、魔为宗教性质之描述，分析可知，在外界刺激下，心生幻想，如遇恐怖之事，而生恐怖之心，所致疾病便为鬼病；禅修时，观想产生杂念，如贪图身体享乐，懈怠禅定修行等，即成魔病。《摩诃止观》云："鬼但病身杀身，魔则破观心，破法身慧命。"其言明魔病与鬼病的侧重点不同，魔病在心与灵的层面起作用，而鬼病只影响身、心的层面。鬼病与魔病涉及的范围较广，与身、心、灵三类疾病相关，但主要指一些心理、灵性层面的疾病。

《四部医典》认为各种邪魅均可致病，如其列出地煞凶神病、疯癫饿鬼病（神经错乱症）、健忘饿鬼病（癔病）、星曜天煞病（羊痫风）、孽龙地煞病（麻风病）五种邪魅病，并对邪魅病的病因与病缘、本性、症状进行了讲述。

六、 疾病与诊断

（一）诸诊需合参

佛医诊断首先通过诊法来收集病情相关信息，然后根据这些信息进行病因分析、四大脏腑辨证、辨心病烦恼及辨业因灵病。各层次的诊断一明，就可以对症确定治法和处方了。身病层次需调四大脏腑，心病层次要通过修心断烦恼，灵病层次则要行善了因果；病情层次不同，治法各异。如《佛说医喻经》云："云何名为知病所起，随起用药？谓知其病，或从风起，或从癀起，或从痰起，或从癥起，或从骨节起，或积实所起。知如是等病所起处，随用药治，令得安乐。"这说明治疗时应明白疾病的起因，根据不同的病因，随证用药，以使患者安乐。

当然，不仅治身病如此，治心病、灵病亦然。如《金光明最胜王经》提出诊病时要先观察患者的形体、颜色、语言和性情，然后询问病人的梦境，再判断其疾病属于何种："干瘦少头发，其心无定住，多语梦飞行，斯人是风性。少年生白发，多汗及多嗔，聪明梦见火，斯人是热性。心定身平整，虑审头津腻，梦见水白物，是癥性应知。总集性俱有，或二或具三，随有一偏增，应知是其性。"

（二）辨病与辨因

内因多致心病烦恼，外缘多引发身病，内外相合多致灵病。如《大般涅槃经》所言身病中的所谓客病，就是外缘所致之病，其又分为四种："一者非分强作，二者忘误堕落，三者刀杖瓦石，四者鬼魅所着。"此即辨因与辨病的结合运用。但这些又非绝对，如内在的修行不当也可引起身病，外在的时令代谢失调亦可导致烦躁、郁闷等心病症状。灵病的发生仅仅有内在的业因是不够的，还得有适当的外缘的引发。虽然因缘分内外，但佛医学认为内外因缘是统一的，外缘更多地还是要通过内因起作用，如摔伤虽然有外物的磕碰为外因，但也必然先有知觉、意念的失常（如走神、昏沉等）在先。

（三）悟证与辨证

辨证，是在望、闻、问、切四诊所得的基础上进行诊断。这个思维过程是在人体整体观念、人与天地相应观念、事物变化观念等理论的指导下，抓住疾病的本质，判断出证候与疾病的名称，为论治提供可靠的依据。悟证，即在已有学识、智慧和修为的基础上，感悟、体悟、证悟、了悟和彻悟患者的证候与疾病，为论治提供科学的依据。悟证一般可以做到直求病因。辨证是综合性的逻辑思维，悟证是跳跃性的灵感思维。

悟证论治需要有一定的修为或者修炼作为基础。有特殊修为的人（如修禅打坐、觉悟真理、修为境界较高的高僧、觉者等）、有特殊禀赋的人（如天生即有特殊能力和本领的人等）、有神力加持的人（如有强大的护法加持或后天由于特殊机缘获得特殊能量的人）才可悟证论治。悟证是无形的直觉，结合有形感观之辨证就可以彻达一切证候、病因。

（四）身心灵三病

身病的诊断建立在四大五脏的理论基础之上，心病建立在八识、烦恼障的理论之上，而灵病的理论基础则是佛学的业报因果观。三者是不同层面的病因所导致的三类疾病，身病以四大说为主要指导，心病以六大中的识大为依据，两者相关联而又有区别，是并列的关系；而灵病在一定程度上是身病与心病之源。心病为外在显化的烦恼，是可以通过直接观察得知的，以末那识的我执为基础，以六识中的意识为显化；灵病则难以直接获知，可以认为它是超心理性疾病，与现世或宿世的因果有关，即阿赖耶识中的业种。

第八章　佛医治法

　　丰富多彩、卓有成效的佛医治疗手段被概括为九疗七修体系。九疗即医药、禅定、心法、饮食、真言、针灸、礼乐、瑜伽、情境九种疗法；七修则包括德明修、素明修、内明修、艺明修、花明修、诗明修、香明修。通过修道养性、饮食守法、潜心内守、勤修六艺、品味花草、诵习真言、品香悟道等方法可调整内心、修养心质。其主要特点有以下三个。

　　（1）物理疗法与心疗相互结合，以心疗为中心，身、心、灵共调。佛医重点探讨的内容与佛教本质是一致的。佛医学以佛门的三学、四大、五蕴等理论为指导，重点探讨人身、心、灵三者如何协调和全面发展，因此佛医治疗学最大的特色就在于除了采用药物疗法、针灸疗法等物理性治疗方法外，还尤其重视调心法门，着重强调心疗的临床应用，擅长心理和灵性疾病的治疗。

　　（2）重视食疗，将食疗与其他疗法相结合。佛医重视食疗，在历代佛教经籍中，可寻及诸多关于食疗的案例，其中既有以食治病、以食养生之记述，也有以食求法、以食悟道的载录。佛教经、律两藏载录了各种医案2189条，其中与食疗有关的医案近300条。在众多佛药之中，饮食所占比重甚多。《佛说佛医经》是论述饮食与健康关系的佛教经典，经中论述了四大、四季所主疾病及其饮食疗法，对饮食与健康的关系、佛教之饮食禁忌等做了阐述。《大般涅槃经》记载了以酥、乳、石蜜三种食材为药治疗儿科疾病的病案。

　　（3）多种手段和方法并用，相辅相成。《摩诃止观》卷六载："诸病苦痛，种种不同；诸药方治，种种不同；病差因缘，种种不同。汤饮、吐下、针灸、丸散，得差之缘，亦复非一。"疾病病因多元化、疾病临床症状多样、药方等治疗针对性不同，故佛医病案中记载的临床治疗法门，常常是多种治疗手段和方法相互配合，诸法并举。佛医治病之法，除有药物法、针灸法、饮食法外，还有心质法、情境法、真言法以及与佛事相关的禅修法、沐浴法等，且治病时常配合使用多种方法，以达到相得益彰的效果，正如《长阿含经》所云："为人咒病，或诵恶术，或为善咒，或为医方、针灸、药石，疗治众病。"综观佛医病案，佛门治病不拘一格，有针药结合、咒针结合、咒药结合、药物沐浴结合、禅定药物结合、情境饮食结合、针咒药结合、禅定咒语药物结合等多种形式。佛医治病根据需要灵活选取最快捷的法门，以最优组合，从根源上断绝病根，使人体身、心、灵三者全面协调发展。

一、药物疗法

药物疗法是指佛门运用物药、心药和法药等治疗身心各种疾病，使人体内外环境全面协调，身心疾病得到康复的治疗与养生法门。

（一）药物分类

佛门依据药物的有形与无形，将佛药分为物药、心药和法药。物药是有形的药物实体，而心药与法药则是从心理、灵性层面作用于疾病的无形方药。从病因角度来看，物药主要用于四大不调、三大患等人体身体疾病的治疗，而心药与法药则针对业病、邪病等心理、灵性层面的疾病进行治疗。

物药，一般是具有预防及治疗作用的有形物质。佛门物药种类较多，尤以草、木、虫、石、谷为主，正如《苏悉地羯罗经》所载："药者所谓疗疾，以五药疗其病，草、木、虫、石、谷者也。"物药的剂型种类丰富，有膏剂、洗剂、栓剂、丸剂、汤剂、油剂等。在给药方式上，物药有内用和外用两种，内用包括口服、含化等形式；外用包括涂身、熏洗、灌鼻、灌肠等形式。物药的给药形式主要取决于疾病发生的部位，这是因为佛门注重药物直达病所，强调药物直接作用于病变局部，以达到最佳的治疗效果，如《佛说不空胃索陀罗尼仪轨经》介绍了以真言生乌、麻油或醍醐滴耳的形式治疗耳鸣热风的医案；《千手千眼观世音菩萨治病合药经》记载了生蓬莱和水煮取汁内服治疗鼻大衄下欲死的医案。

在物药的组方上，佛门强调"以一草治众病，或以众草治一病"的单方和复方两种形式。单方治疗是直接针对病因而采取的以单味药物治疗的方法，药精力专。如《千手千眼观世音菩萨治病合药经》记载了使用单味药物"桃胶"治疗恶瘴的医案。复方多针对复杂疾病，治疗病种广泛，如《大佛顶广聚陀罗尼经》记载的净眼科药方，就是由苏味罗、安舍那、海水沫、雄黄、两种黄、姜、牛黄、青莲华、郁金花、荳子、石蜜组成的，用于治疗多种疾病引起的眼睛红、肿、热、痛以及视力减退、视物昏花等症状的复方。

心药与法药，指医治精神与灵魂方面的药物和方法。心药，指能救治世间疾苦思惟的佛法，包括戒、定、慧三学，正见、正思惟、正语、正业、正命、正精进、正念、正定八正道等，是通过个人的修持来治病的，主要强调个人的主观能动作用。法药，指以佛教的戒律、慈悲、忍辱、精进、智慧等为药，通过高人的加持来治病，主要强调外力的客观作用，诸如诵经、真言、法术等都属于法药的范畴。与传统医学相比，佛医学更重视心理层面的治疗，心、法之药具有常规药物所不能替代的治疗作用。

另外，佛医还有一种四药分类法。该法依据服药的时间与时限将药物分为四药，即时药、更药（时分药）、七日药和尽寿药。时药，指饭、饼、蔬菜、水果、鱼肉等。此药日日为新，由平旦至日中皆可食。更药，指诸果汁、米汁之杂浆等。此乃对病而设，系于时外服之。七日药，为疗病所用之酥油、生酥、蜜、石蜜等，限于患病后 7 日内服之。尽寿药，指根、茎、花、果等及五种盐类为药物者。此于一生中皆可服食。佛医认为四药的服用有严格的时限要求，须严格遵守，但在临床上可灵活应用之，不可拘泥。

（二）用药特色

佛医的药物治疗基于佛教的各种法门仪轨，有很多特色，比较显著的有以下几点。

1. 佛药中以食为用者居多

在四药中，时药是饭、饼、蔬菜、水果、鱼肉之类，更药是果汁、米汁之类，七日药是酥油、生酥、蜜、石蜜等，尽寿药终身可食，皆药食一体。这体现了佛医以食为药，用药平俗、方便廉价的特点。

2. 善用香药

佛家不仅用香料熏香礼拜，还常借助其芳香避秽化浊的功效，以药浴、涂身、内服等形式进行养生与治疗。香料药物的使用堪称是佛医用药的一大特色。伴随佛教传播，熏陆香、郁金香、苏合香、青木香、迷迭香等香药也传入中国，成为佛门的常用药。

3. 认为"万物皆药"

佛门"万物皆药"的用药思想，丰富了药物的品种，大大拓展了药物学的知识和治疗手段。孙思邈对此理论极为赞赏，在《千金翼方》中云："耆婆云：天下物类，皆是灵药。万物之中，无一物而非药者，斯乃大医也。"心药、法药的应用，显然区别于传统药物。佛医在动物药、酒的使用等方面，也因病制宜，认为"虽是戒禁，有患通开"，这是"万物皆药"用药思想的另一种形式。

4. 应病投药，对证施治

佛医在药物的使用上，强调依据疾病的病因、病性、临床症状选择药物，既重视整体调节，又强调局部取效。

二、针灸疗法

佛医针灸疗法是以佛医理论为指导的针灸治疗方法。佛医针灸疗法在发展过程中，不断吸收佛教本身的精华，不断借鉴其他医学如传统中医学、藏医学、古印度的吠陀医学，将禅定、气功、咒语、诵经、摄生保健习惯、瑜伽等吸收进来，大大充实了佛医宝库，是佛医治疗的重要手段之一。

（一）针疗分类

以针具的有形与否为标准，针疗包括有形佛针和无形佛针两大类。其中有形佛针依据其使用工具的来源不同，分为物针和指针两种。物针是借助外在的自然界物质作为针具材料进行针刺的手法，主要有金属针、植物针、石针、骨针等。指针则指以手指作为针具对疾病的治疗部位进行针刺的手法。指针主要与按摩联合应用，如五代僧人智广擅长指针的应用，临床常用点穴法治疗疾病。

无形佛针在针具上，有别于有形佛针，更多地融合了佛教教义，指用观想之针、意念之针等无形的针具进行针刺，或以佛法为针进行针刺，以治疗实质性或心理性创伤的手法，分为心针和法针。与心药、法药类似，心针与法针在施术者主体上有所区别。心针主要是偏重于患者个人的修行，将自身内在的修持和行为作为针具，借助意念之法，为自己进行治疗调理。法针则多依靠外在的佛法力量，通过高僧大德登堂施法、念咒驱邪、消除孽障等方式为患者进行治疗。

（二）佛针的特点

1. 针药结合，相得益彰

佛医用针与用药往往同时进行，药借针之力而抵达四肢百骸，针借药之功而通达五脏六腑，针灸和药物协同作用，使疾病快速痊愈。

2. 针咒结合，身心并治

在用针的同时施咒，以增强疗效，是佛针的特色之一。咒借针而贯注到全身，针借咒而沁于心神。

3. 针修并用，心法合一

佛医在疾病治疗中将针刺与修行有机融合，通过心针、法针的方法，从根本上消除导致疾病的因果因素。针与修并用中的修包括两层含义，即患者之修与医家之修。患者之修指医生在治疗过程中，要让患者领悟因果报应，放下贪、嗔、痴，并遵守佛家戒律，让患者做到拿得起、放得下。医家之修则主要指医者的医德和坐禅等修行。

4. 特殊针法，疗效显著

佛医在临床诊疗过程中，根据病情的需要，分别采用炎针、寒针、指针、铜针、骨针、石针等方法。

（三）灸法分类

佛教灸法是指一种借助热源达到温通作用以治疗疾病的方法。依据热源来源的不同，灸疗可分为物理灸法和灸心之法，而灸心之法又可以分为心灸和法灸。

物理灸法是通过艾叶等物质烧灼或熏烤治疗部位进行疾病治疗的方法。《针灸资生经》记载，医僧因擅长使用灸法而被称为灸狂医僧。藏医学中的《四部医典》为我们展示了丰富的艾灸疗法，记载了火灸、艾绒灸、茜草灸、霍尔灸、金针艾灸等，并专章记载了艾绒的采收，艾条的制作方法，艾灸法的适应证和禁忌证，艾灸、火灸、灸穴、火灸法、火灸的利弊等内容。灸心之法方面，心灸指以观想之火来治疗体寒之证，这同中医中所讲的气功存想类似；法灸则指高僧和佛医师以意念之火来救治众生的各种疾病，并不利用其他任何物品。

（四）灸疗的特点

1. 针灸并用，相得益彰

佛门针灸学中，针灸之法被用于治疗各种疾病。

2. 灸法治病，众法并举

在灸法的应用中，常配合其他的治疗方法。

3. 灸心之法，却病之门

灸心之法是指将患者自身对佛法的修为或者高僧大德的修行融入灸疗中，以意念之火进行治疗的方法。灸心之法不仅可以治疗肉体本身的疾病，还适用于内心孤独、凄凉等心理阴暗的疾病的治疗，是身心同灸的一种治疗方法，可将疾病从根源上扫除。

三、 饮食疗法

佛医饮食疗法，是指佛教运用物食、身食、心食和法食等治疗各种身心疾病，最终使人体内外环境全面协调、身心疾病得到康复的治疗与养生法门。饮食疗法的具体应用分为以下几种情况。

（一）调五味以疗疾

佛医学在发展中借鉴并吸收了传统中医学的五行理论，并运用五行的生克制化关系进行疾病的治疗。《摩诃止观》说："次食五味增损五脏者：酸味增肝而损脾，苦味增心而损肺，辛味增肺而损肝，咸味增肾而损心，甜味增脾而损肾。若知五脏有妨，宜禁其损而啖其增，以意斟酌。"故可通过饮食五味的关系进行疾病的调养。

（二）食调心以疗疾

佛医学认为饮食可以调心，并可通过调心达到治疗疾病的目的。《金刚萨埵说频那夜迦天成就仪轨经》卷二曰："复次成就法：用萨惹啰娑药，作频那夜迦天像，用砂糖涂彼像已……复用前像及盐，捣罗为末，以芥子油煎，所有男子女人等狂乱放逸，用前药末入于饮食内，令彼食已，即宁静，身心调柔。"这说明饮食调心可达到安神的效果。

（三）顺四时以疗疾

佛医学认为，一年之中，四季各具特点，春三月寒多、夏三月风多、秋三月热多、冬三月风寒多，容易导致与之相对应的疾病，故要因时而食，顺应自然，针对时令选择与之相适应的食物，忌食不宜食者。《佛说佛医经》记载了四季当食与不当食的食物："春三月有寒，不得食麦、豆，宜食粳米、醍醐诸热物；夏三月有风，不得食芋、豆、麦，宜食粳米、乳、酪；秋三月有热，不得食粳米、醍醐，宜食细米、䴴、蜜、稻、黍；冬三月有风寒，阳与阴合，宜食粳米、胡豆、羹、醍醐。"

（四）节饮食以疗疾

佛门强调饮食要适量，切不可过饥、过饱。《佛说佛医经》载："食取神气，不饥而已。所食愈少，心愈开，年愈益；所食愈多，心愈塞，年愈损。"食量有度方能拥有健康的体魄。唐百丈禅师指出："疾病以减食为汤药。"提到节制饮食治疗疾病，不得不提断食。佛医中也不乏关于减食、断食治疗疾病的记载。断食，即绝食，于特定期间内断绝饮食。佛门认为断食可以疗疾，认为若五体之内有病之时，应先断食物。唐代义净《南海寄归内法》记载，南海各国僧侣，凡遇疾病，先以断食为治疗之法。该书列举了断食疗法治疗宿食、热病、便秘、头痛等疾病的事情，如"若疑腹有宿食，又刺齐胸。宜须恣饮熟汤指剔喉中变吐冷尽"等。

（五）食素食以疗疾

佛教在创立之初并未对素食做出规定，而大乘佛教认为饮酒、食肉有悖于佛家五戒。中国僧侣食素的历史当从南朝梁武帝发布《断酒肉文》算起，其要求僧人断肉素食并施行严格的素食，素食自此逐渐成为佛医食疗的一大特色。《佛说佛医经》云："人能不食肉者，得不惊怖福。佛言：食有五罪，一者多睡眠，二者多病，三者多淫，四者不能讽诵经，五者多著世问。"断肉对身心健康皆有意义。这一时期佛家对素食认识观念的转变，不仅改变了僧侣的饮食观，而且潜移默化地影响了普通百姓的饮食习惯，有助于清理肠道、调节胃肠功能，有助于减少因欲望而生的烦恼，便于治疗因心理压力过大导致的疾病。

四、 禅定和瑜伽疗法

（一）禅定疗法

禅定是佛门重要的修持门径。禅定即依靠思想意志的高度集中，返观内心、消除杂念，以使自身渐臻明镜般的宁静状态。佛教强调要依靠自身的定力来消除杂念，进入无我的虚空状态，使自己的思想和智慧进入更高的境界和层次。虽然禅定的根本目的不是祛病疗疾，但其医学价值早已被佛门所认识，其被视为疗疾却病之良法。清代马齐在《养生秘旨》"却病十法"中将静坐疗法放在十法之首，由此可见禅定在疾病治疗中的重要地位。

相比传统医学治疗疾病来说，禅定疗法有诸多殊胜之处，如《摩诃止观》卷八云："夫世间医药，费财用工，又苦涩难服，多诸禁忌，将养惜命者死计将饵，今无一文之费，不废半日之功，无苦口之忧，恣意饮啖。"其较传统医药疗法简便廉效而又可避免药物口感苦涩及诸多禁忌。禅定疗法从心着手，着眼于深层次的疾病病因，可治愈一些传统医学无法治疗的疾病。如《摩诃止观》卷八记载了六大病缘："一四大不顺故病，二饮食不节故病，三坐禅不调故病，四鬼神得便，五魔所为，六业起故病。"其中的坐禅不当、鬼、魔、业因引起的疾病，不是靠药物就可以治愈的，而禅定之法对此却有奇效。

禅定不局限于坐姿禅定，只是以坐姿禅定最为适宜，故一般又称为"坐禅"。智者大师在《摩诃止观》中明确提出坐禅之法有六："一止，二气，三息，四假想，五观心，六方术。"治疗，在运用禅定六治的同时，还须具备"十法"，智者大师认为"能具十法，必有良验"。十法分别是："第一信"，对禅定治病要深信不疑，这是取效的首要条件；"第二用"，随时常用；"第三勤"，须每天专心修行；"第四恒住缘中"，禅定要持之以恒；"第五别病因起"，要深知病源，选择合适的治疗方法；"第六方便"，若不见成效，要依据疾病的病理现象，重新寻找疾病病因所在，灵活选择对治方法；"第七久行"，禅定治疗疾病未必会立刻见效，需要一定时间的累积；"第八知取舍"，益则勤用，损则舍之，微细转心调治；"第九善护"，禅定中要善于养护身体，如注意饮食得当，避免感受风寒等；"第十识遮障"，禅定治病取得疗效后不可妄语，没有取效也不可心生疑谤。

（二）瑜伽疗法

瑜伽，即依调身、调息、调心等方法，集中心念于一点，并修止观为主的观行，而与真理相应、冥合一致。作为禅定或止观的一种方法，瑜伽主要对心的活动进行控制。瑜伽疗愈的核心是围绕心来展开的，各种瑜伽的经典和修行法门，不外乎从有规律的生活方式和慈悲为怀的高尚道德情操做起，净化心灵和身体。

从生活方式方面来说，瑜伽疗愈被归纳为易筋瑜伽七事体系，所谓七事即起居、饮食、修德、调身、调息、调心、禅静。其针对有形疾病、无形疾病和禅病，各有对策。对于有形疾病，其首先调饮食、起居、睡眠；其次引导正念的道德修养；再次调身，练习量身定制的体位法，并进行疏通经络的理疗；然后调息、调心、冥想；最后修禅定状态的止观。

对于养生保健来说，易筋瑜伽七事是简单的实修体系，长期坚持练习，可以达到身心健康、祛病延年的效果。

五、真言疗法和情境疗法

（一）真言疗法

真言疗法又称咒禁疗法、咒语疗法。在佛教经籍中关于持诵真言治疗人体疾病的经书有多种，如《楞严经》《千手千眼观世音菩萨广大圆满无碍大悲心陀罗尼经》等。

《大藏经》中更是有许多以治病为主要内容的陀罗尼经，如《佛说除一切疾病陀罗尼经》《能净一切眼疾病陀罗尼经》等。

持诵真言有计数念诵、莲花念诵、唇吻念诵、金刚念诵、光明念诵、随息念诵等多种方式。此外有时还需要手印配合，做手印时需要全身放松、身体正直、双腿盘坐、头部平正、舌抵上腭、口齿微闭、鼻脐一线及双目垂帘。结手印前先两手叠放于百会穴接气，接到气后，双手沿任脉下引至丹田（即降气）；待丹田之气充实发胀后，用收腹提肛的方法将气提到尾椎，再使之沿尾椎至督脉至大椎一直到百会；另分两条气从大椎到两肩下贯掌指，此时两手才可以做出各种手印。诵念真言须掌握要领，得其精髓，这样才能发挥作用，否则毫无意义。

真言的秘诀就是寻找"定音"和"准音"两个法窍。密宗中对持诵真言的修持者有这样的要求："若但口诵真言，而不思惟其义，只可成世间义利，岂得成金刚体性乎。"即修持者要理解真言中蕴藏的真实含义，不可盲目诵念。藏传佛教中，诵念真言时，还要观想真言及一定的颜色。很多真言在不同的场所念诵会产生不同的效果，持诵真言时要选择好时间及场所。

（二）情境疗法

情境疗法是从改变生活起居环境入手，通过改变环境和气场等形式，移情别念、回归本性，进而达到预防和治疗疾病目的的一种佛医治病法门。

佛医情境疗法采用分散患者对疾病的注意力的形式，将患者的关注点从病所转移至病所之外，大致可以分为三大类：一是将关注点从身体疾病的痛苦、不适转移到内心情境的调摄；二是将关注点从心理疾病转移到身体情境上，即通过让自己有事情可做，使自己从思虑烦恼的情境中脱离；三是将关注点从身心疾病转向外界情境。

六、礼乐疗法

礼乐疗法，是用拜忏与佛乐来治疗疾病的一种佛医治疗法门。

（一）拜忏

拜忏，就是忏悔。忏，即请求他人容恕；悔，即在佛、菩萨、师长、大众面前申诉自己的罪状，诚心追悔。《六祖大师法宝坛经》是这样解释"忏悔"的："忏者，忏其前愆，从前所有恶业、愚迷、憍诳、嫉妒等罪，悉皆尽忏，永不复起，是名为忏；悔者，悔其后过，从今以后，所有恶业、愚迷、憍诳、嫉妒等罪，今已觉悟，悉皆永断，更不复作，是名为悔，故称忏悔。"

关于拜忏可以治愈疾病的记载非常丰富。治病要察病因，若病根在心，被执念蒙蔽，自我不知；那么忏悔就是最便于认识根源，认清自我，观照自我，寻找病因的方法。

（二）佛乐

在佛教中，音乐属于五明中的声明。佛乐主要包括两类：一是为法事伴奏的音乐，其表现形式是比较传统的各种仪式唱念，这样的形式更容易被僧人接受；二是表达佛教思想和佛教意境的乐曲，其表现形式是将佛乐特性和流行的旋律相结合，或者将一些古典音乐曲子与佛乐特性相结合。

佛乐的核心并非同世俗音乐一样是抒发情志、表达情感，而是规范普罗大众日常生活的各种行为习惯，不断提高人们的内在修养，进而使人身心和谐；进一步来说，其是可以促进人与自然及人与社会健康有序、安定和谐发展的。音乐随声入耳，与药一样，可以制五音以调七情，最终达到治病的效果。

七、 其他疗法

佛医治疗体系采撷佛门精华，博大精深，除了包含上述最常用的治法外，还包含一些其他疗法。这些疗法或贴近生活，或格调高雅，或古朴简捷，但均行之有效，是佛医体系的重要组成部分。

（一）沐浴疗法

古代将洗头发叫作沐，洗身体叫作浴。佛门认为沐浴有五功德，即"一者除风，二者病者得差，三者除去尘垢，四者身体轻便，五者得肥白"。这五功德皆与医学中的养生保健、预防治疗息息相关。正是由于沐浴在疾病预防、治疗中所起的作用，其引起了佛医学的重视，并被引入佛医学范畴。佛医学还将药物疗法与沐浴疗法结合应用，在沐浴时加入适当的药物，尤其是香药，进行药浴。

（二）揩齿疗法

揩齿是僧侣禅修前的必经程序之一，也是古代沙门保持口腔洁净的一个重要方法。佛医学非常注重口腔卫生，重视揩齿在疾病预防与治疗中的作用。古代揩齿的重要工具是杨枝，又名齿木。《增一阿含经》论述了杨枝的五功德，即除风、除涎唾、生藏得消、口中不臭、眼得清净，可见杨枝具有保健口腔的作用。《释氏要览》谓："《僧祇律》云：若口有热气及生疮，应嚼杨枝咽汁。"这强调了杨枝消肿止痛的功效。

（三）色彩疗法

颜色也是治疗疾病的一种方法，尤其是对心理疾病，治疗效果十分显著。藏传佛教中的七宝是绿松石、蜜蜡、砗磲、珍珠、珊瑚、金和银。七宝有七种颜色，除本身具有药物功效外，其颜色也具有治疗的作用。黄色是佛教应用最多的色彩，这从佛教的神像、雕塑、庙宇，甚至僧人的服饰都可以看出来。黄色在佛教里有神圣、素雅、超然物外的寓意，同时也代表着积极的生活态度，代表着光明、辉煌，象征着照亮黑暗的智慧之光。人们心情阴郁时，可在寺庙附近走一走，多接收黄色能量，消除心情的阴霾。当然寺院整体的祥和、安静的氛围，对疾病的治疗也有一定的效果。

（四）饮茶疗法

佛医认为茶有三德，此三德分别为饮茶后坐禅时通夜不眠；满腹时饮茶帮助消化；茶能抑制性欲，有助佛规。品茶啜饮，对人之身、心、灵的发展和协调大有裨益。茶之功效有三：提神醒脑、延年益寿、治疗疾病。佛医在治疗疾病时，运用了茶的清热泻火解毒、止痢除湿、消食化积、生津止渴等功效。

茶可作药茶、食茶、禅茶。药茶即以茶为药，借助茶对身、心、灵协调发挥功效。其可作为单方使用，亦可配伍其他药物组成复方。食茶，即以茶为食，将茶掺入其他食物之中，以供食用。禅茶，即以茶为经，将茶与禅修相互结合，以茶助禅。

（五）武术疗法

武术强身健体，佛法宁心安神，两者的本质核心就是维系生命健康。禅武合一便能修养身心，内外通达。禅武在魏晋隋唐时期就已经融合统一，互融互参，互化互益，互补互利，为生命健康探索研究的发展提供了良好的基础。

在实践中，其以少林武术为典型。习练武术需练习桩功和套路。桩功既是武术入门之功法，又是登堂入室、一生必须修炼的功法，其显著特点就是将武医禅道合而为一，桩功生万法，万法装桩功。套路招式皆是桩功串连而成的，一套拳术就是一套动桩功法。

（六）禅诗疗法

所谓"禅而无禅便是诗，诗而无诗禅俨然"，禅与诗自古便相亲近，以禅意为诗意，即禅诗。我国现存的禅诗数量众多，据粗略统计有 30000 多首，其中有许多优秀禅诗至今仍被人唱诵，如六祖惠能大师的五言禅诗《无相偈》："菩提本无树，明镜亦非台，本来无一物，何处惹尘埃。"任情思潮涌潮落，随遇而安，人们只要潜心体悟观察世间万象，看破现象世界的虚妄，不依附、不执着于外物，不为各种名相所惑，就能保持住清净无碍的本性，这其实是比简单的愉情更高一层次的追求。

禅境不可寻，而意境可觅，所以说意境是禅诗的灵魂，一首好的禅诗即使没有明述禅理佛法，也可以通过它所创造的意境通达禅境，带给人美的享受与身心的净化。叙述佛理的禅诗，因为对智慧与生命本源的探求超脱于其他诗歌，可以作为解救精神桎梏和安身立命的法宝而值得我们每个人深入思考研究。

（七）花香疗法

佛教与花和香有着深厚的因缘，佛教"十供养"（香、花、灯、涂、果、茶、食、宝、珠、衣）中以花和香最为普遍，鲜花更是供桌上必备的重要供品之一。

佛医七明中的花明，主要是指通过观花品草，回归本性来提高生命的神韵。品味花草，可以养心悦目；以花为食，可以美容养颜；以花为药，可以治病救人。将茶叶与某些花配伍饮用，可以起到美容养颜、调理身体的作用。

芳香类物质具有芳香开窍、镇静安神、驱邪避污的功效，可以使人心情愉悦、神清气爽，可以调节内分泌、提高免疫力、疗愈身心疾病，在养生保健中有重要作用。香不仅能够陶冶情操，还是众生本性的食粮，是祛疫辟秽、安神正魄的良药。香疗法是一种非常安全、简单且无毒副作用的方法，值得进一步地研究与开发。

（八）道德疗法

佛门重视道德修养在疾病治疗与预防方面的作用。道德疗法既强调佛门之人的自我疗愈作用，又强调高僧大德等的修为对患者所产生的疗愈效果。佛门认为"业起故病"，过去和今生所造的业能引起疾病。通过修行戒、定、慧三学，进行布施、持戒、忍辱、精进、禅定、智慧等六度，修四无量心，提升个人心性，可帮助消除恶业，达到预防和治疗疾病的目的。道德疗法的典型方法是布施和放生。

布施就是以自己所有，普施一切众生，心怀慈悲，给予他人福祉与利益。行此善举能得到善报。生起清净心是布施的目的，同时也是布施的基础。在大乘佛法中，布施是六度之首，可见布施在佛教修行中具有重大意义和作用。

佛教认为，放生可以消除业障，治疗疾病。佛教主张放生护生，就是要培育众生的慈悲心，消除其累世以来的业障。五戒之首便是不杀生，佛陀制定此戒就是希望众生能够"慈悲护生"，使有情生命获得解脱。

（九）心法疗法

佛医心法是指以佛医学的三学、四大、五蕴、圆觉等理论为指导，以解脱生死、利他无我为核心，重点探讨心理和灵魂的调理与诊治，以追求永恒真理涅槃为目标，最终达到人体全面协调、解脱生死的佛医学体系。心法疗法就是以佛法中的三学与八正道为药，加以慈悲之佛法，治疗贪、嗔、痴和我执的方法。

现以定法为例说明。《六祖坛经》言，定为内不动心。心不动则心神专一，内心不为外界之种种色相痴迷，利见真我。佛家修行方法戒、定、慧三学中之定学、八正道之正定都要求修行者培育自己的定心，由此可见佛家对于心定的重视程度。定学的"定"也被称为三昧、三摩提或三摩地等，释迦牟尼佛将定学作为调炼心意、使心专注一境的重要修行方法。

第九章　佛医养生与佛医心法

一、佛医养生概述

佛医除在治疗方面有体系之外，在养生方面也自有体系。佛教本身的很多法事和戒律都贯彻着养生之道，如节制饮食、禅定修行、数息止观、乐观进取、心宽自在、放下安然、礼佛拜忏、持咒念佛、行香礼拜等。佛医学不但概括了世间的医理，而且重视内心贪、嗔、痴三毒的根除，所谓心病还需心药医，唯有保持生理与心理的健康，才能真正迈向养生之道。

佛医的养生观大致分为三个层面，第一层从养生的具体方法来说，是内外平衡，身心健康，形体康健，灵性充盈，慈悲喜舍；第二层就是佛医养生的基本原则：心性高爽，灵气充盈，法不离身，定慧双修；第三层是最高的境界，即涅槃，超越生死，智慧、心性和灵性直达永恒。

佛医养生通过养心、修行、禅定和涅槃达到最终目的。其中佛医养心是佛医养生的最基本的要求。养心就是做好心性与灵性的修为与调整，让疾病不会发生或将生病的风险降到最低，归纳起来讲，养心就是持戒、慈悲、智慧、忍辱、精进、禅定、瑜伽、修行和涅槃。

佛医养生和佛法都以"出世解脱"为核心，如果没有出离生死的目标，佛医养生就等同于普通养生，这是对佛医养生的矮化、肤浅化和世俗化。只有具有一定的高度，我们才能积极入世而不被世俗所染，才能广泛利他而不被执着所缚，才能真正以佛医为径达到养生养老甚至更高的目标。

佛医养生方法可以形象地概括为物药养生、心药养生和法药养生三个方面。物药包括四药、五香、五药、五味、六味、七宝、八宝等。心药是出世之教法，包括心法、心识、心传、心印、心悟、真如等。法药指佛法世法，包括八正道、真言养生、安那般那和念身法门、消业等。结合佛医养生的主要内容，总结佛医养生的原则为：众善奉行，诸法无我，摄心为戒，出离生死。

（一）众善奉行

"诸恶莫作，众善奉行，自净其意，是诸佛教。"这是诸佛所教导的做人的总则，是佛教真正的教义，也是佛医养生的根本原则和秘诀。其中"诸恶"，包括五逆、十恶行。五逆者，一者杀父，包括打骂、轻蔑父亲；二者杀母，包括打骂、轻辱母亲；三者杀阿罗汉，阿罗汉即出世间圣人，包括志求出世解脱的实践者以及世间圣贤；四者出佛身血，包括破坏佛像、塔寺，败坏正法；五者破和合僧，即离间分裂和睦的共住僧团。十恶行：一者杀生，二者偷盗，三者邪淫，四者恶口，五者两舌，六者妄语，七者绮语，八者贪，九者嗔，十者痴。这些都可能带来巨大的因果业障，对造业者的身心和健康带来负面影响。"众善"，印光大师有十善之说："十善者：不杀生、不偷盗、不邪淫，是为身三业；不妄言、不绮语、不两舌、不恶口，是为口四业；不悭贪、不嗔恚、不邪见，是为意三业。若持而不犯，则为十善。""众善"又可归纳为五个方面：一者孝敬父母，尊重生命，恩仁不杀；二者正洁不染，透析不痴，正直之人不染他妻，能洁身自好、清净善处，不贪外缠缚，不做夫妻以外的邪淫俗染，能相互尊重自他情感、温存体贴；三者节俭不盗，远离贪婪；四者性和不欺，不嗔怒，不恶口，不搬弄是非，不狂妄，不说谎；五者志明不乱，包括不吸毒、不抽烟、不酗酒等自他伤害的行为。这些善行可以让我们身心祥和，养成健康的心态和生活习惯。"自净其意"是对自己负责的表现，也是对家庭、社会尽心尽意的表现。

（二）诸法无我

"诸行无常""诸法无我""寂静涅槃"是佛祖解脱生死苦海的三法印的核心（《中阿含经》），"我执"则是众生无始劫来的冤亲债主因缘聚合的产物，是不能出离生死轮回的根本。三界内，一切有为法、一切幻灭法、一切因果业障中的众生，寂灭的彰显需要破除万有和万法的幻动，破除我执和我所存在、我所执着的动机，破除众生欲望所附着的一切外道现象，方可谓"无我"。真正的空尽，体现在三界之内，脱离寂灭的那一刻，称为"真性妙体"。真性妙体的表现称为"真如万法"。一切万法体现万有，一切万有当中贯穿着万法，而万法的性质一定是寂灭。

（三）摄心为戒

"摄心为戒"的根本就是戒一切的贪求。心是指自身一切的感受，一切的情感、欲望，一切的幻想、执着，一切的记忆和观念。摄心则是无我、无存、不着相的心，是寂灭的、不妄动的心。所以摄去一切幻，摄去一切妄，摄去一切的虚假，可见证如来真性。这条道路，就称为真正的正法修行。佛医摄心修行就是一个不断割舍执着和欲望的过程，就是一个不断地去除着心的妄动的过程。

（四）出离生死

出离心是圆满菩提心的基础，而出离心并不是去寺院过几天清苦日子，在深山闭关几年、过清静离世的生活，真正的出离心是直面死亡，出离生死，即此刻真实、如实地面对内心深处对于死亡的恐惧。

二、佛医各宗养生

（一）禅宗养生

禅宗养生的特色有二：生活禅和打坐观心。

中国禅宗的祖师们，为了适应中国的民族性格、风俗习惯，将印度注重习定冥思的思想融入日常生活之中，而发展出中国独特的讲求作务精神的禅风。持观修定的印度禅观，是制服烦恼、观照自性真如的功夫，但是过度耽于甚深的冥思之中，思考着抽象的形而上问题，难免会产生和现实生活脱节的问题。为了排除默坐所引起的昏暗长夜，四祖道信禅师，提出"行住坐卧，无非是禅"的划时代宣言。百丈禅师更是创建丛林制度，提倡刀耕火种、服田力穑的农禅生活，把禅的精神，深深地植根于大地之中。禅的精神，并不局限于在禅堂打坐，在 24 小时之中，举手投足、扬眉瞬目，都充满了禅的妙趣；禅的消息，并不仅仅在敛目观心的禅定中，日常的着衣吃饭、走路睡觉，都透露着禅的妙机。

宋朝的如净禅师受到禅坐思想的影响，极力提倡坐禅，首先提出"只管打坐"的见解。日本的道元禅师跟随他学禅，遂将禅师的思想带到日本，而开创具有"只管打坐"的独特门风的日本曹洞宗。除了如净、道元两禅师提倡打坐之外，当时更有宏智禅师提倡"默照禅"，主张端坐内观自性，以彻见诸法本原。坐禅不是沉思冥想，更不是呆默无为；坐禅有别于诵经拜佛，坐禅的人要抛弃万尘，心无旁骛，一心以禅坐为至高无上的安乐法门，仿佛回归自己本家一般，安然地稳坐于自己的法性之座上面，遨游于法界性海之中。这便是打坐观心之法。

（二）三论宗养生

三论宗重视理论研究，其养生思想蕴含在其哲学观点中，如空不碍有和以空为乐。

三论宗的立论是破邪显正，以缘起性空，破除一切妄执，如我执、人、众生和寿者等。三论宗的性空，不是否定现象界的一切假有而说空，而是在万法常体上，观察其无自性之空。"缘起性空"，指平常人观念上所认为的有，不是真有，而是因缘和合的假有，任何事物都是依靠种种因缘的聚合而生的。

对三论宗而言，对于空理如果能坚定信念且逐渐修行，就可以次第观我空与法空，自然也就能达到养生之境。修持我空观的最好的方法是依据"四念处"法门，也就是依据观身不净、观受是苦、观心无常、观法无我四种法门，修学四念处，如此就会慢慢降低对于生命的妄执爱着，去除我爱、我慢、我见、我痴，而悟身空。

（三）华严宗养生

华严宗养生内容庞杂，其养生修持方法很多，可归纳为以下四点。

一是发四弘誓愿，即众生无边誓愿度、烦恼无尽誓愿断、法门无量誓愿学、佛道无上誓愿成。

二是修学普贤十大愿，这也是佛门中经常课诵的，即一者礼敬诸佛，二者称赞如来，三者广修供养，四者忏悔业障，五者随喜功德，六者请佛住世，七者请转法轮，八者恒顺众生，九者常随佛学，十者普皆撑向。

三是修学禅定坐法。华严禅定的坐法有六个步骤：第一个是盘腿；第二个是保持身直、眼垂、手平放正确姿势；第三个是所穿的衣衫要宽松，注意在打坐之前，身体要稍微动一下，前后左右摇晃几下，使身体各部分的血液流动，然后稍作按摩；第四个是静坐的时候，要注意呼吸，要使气息悠悠隐隐、若有若无地微细进出，且出入息要均匀；第五个是调摄本心，收摄心猿，安住不乱；第六个是要观想，观想诸佛相好，观想华严智慧。

四是从睡眠养生。第一，睡觉之前要用温水洗脚，以促进血液循环，利于睡眠；第二，睡觉右胁而卧，佛教称此为吉祥卧；第三，睡下来以后要持观想，观想光明，观想远远的地方有光明。

（四）天台宗养生

天台宗的养生思想与其三种止观和四种三昧的学说息息相关，把握了天台要旨，就能把握养生诀窍。

养生修持止观法门的方法有三种：渐次止观、不定止观和圆顿止观。渐次止观就是渐次进入禅定观心的阶次，可分为五重次第：先皈依持戒，其次修学禅定，再向上进入无漏道，脱离三界生死，又修慈悲门以行菩萨道，同时不忘更修观法，破除空假两边的执着，而证入实相无为道。不定止观则不分别阶位，有时修顿修渐，有时更前更后，有时修真修俗，互浅互深，或事或理，乃适应众生根器而开出的不定止观法门，但是其仍然以数息观为最主要的方法。圆顿止观是最高级的止观，最初以实相为止观对象，可随着解行用力，而到达始终不二、圆融的境地，其修持的次第为发大心、修大行、感大果、裂大网、归大处等。

圆顿止观中的修大行，指常坐三昧、常行三昧、半行半坐三昧和非行非坐三昧四种。三昧就是正定的意思，也就是将善心住于一处而不妄动。常坐三昧，又叫作一行三昧，以 90 天为一期，一心一意坐禅，口中称念某一尊佛的名号，心意集中一处，而观照真如法性。以其为所缘境，实践常坐三昧，能够了达迷悟不二、凡圣一如的境界。常行三昧，也是以 90 天为一期，90 天之中不可以盘坐，更不可以躺卧，只准许站立行走，每天 24 小时不停地绕室行走，不能休息。这种三昧，又叫作般舟三昧。半行半坐三昧和非行非坐三昧，都不论时间的长短，或者以 7 日或者以 20 日为一期，可以 10 人或者更多的人共同修持，是比较适合一般人修行的法门。

（五）真言养生

佛教的很多经典都记载了通过诵读真言消除业障和疾病，最终得以往生和解脱之事，如"阿弥陀佛"，被誉为万灵的阿伽陀药，又是往生解脱生死的无上真言；诵读"药师琉璃光如来"的圣号可以消除业障，消灾延寿，"乃至菩提，得不退转"。密宗主要修行的就是真言。真言又名陀罗尼或者总持，所以一句真言包含了一切的意义，也就是说，一句真言总持一切。在密宗所传授的真言当中，最普遍的是六字真言，也就是明王咒，又叫作六字大明咒，即"唵嘛呢叭咪吽"。

关于真言有五种念诵方法。第一种是莲花念诵，即有声音的念诵方法，或者念六字大明咒"唵嘛呢叭咪吽"，或者念往生咒、大悲咒等；念诵时，要吐字清晰，言语流畅。第二种念法叫作金刚念诵，就是把嘴闭起来，不出声音，在心中默念，虽然默念无声，但是字句分明，了然于心。第三种真言的念诵方法是三摩地念诵，其方法是保持口与舌头不动，心安定下来，安住在禅定之中，然后观想真言的文字。第四种的念法叫作深深念诵，先观想眼前有一朵莲花，莲花上面有一个白螺贝壳，从贝壳里发出梵音，然后跟随这音声来念诵。第五种叫作光明念诵，念诵时口中念诵"唵嘛呢叭咪吽"，观想口中长出一道光明，此光明和我们虔诚膜拜的本尊佛，也就是大日如来合为一体，意即自己的本性与本尊佛的法身同体无二。

（六）正念禅修养生

近年来兴起的正念禅修，囊括了多种养生方法，基本上包括正念瑜伽、身体扫描、禅定养生、行禅正思秘诀四个部分，其修行法门有身口意念法、观心养性法、般若心、菩提心、修波罗蜜法、数随止观还净等。

从小乘佛教经典《增支部》看来，行禅能带给禅修者五种利益：堪能远行；堪能精进；少病；善消化所食、所饮、所嚼、所尝；得定久住。《增支部注》解释五种利益云："堪能远行：走远路时能堪忍，能够忍耐。堪能精勤：堪能精进。行禅所得的定：练习行禅之人所获得的八等至中的某一定。久住：持续长久，因为住者所取得的相，坐时消失。坐时所取得的相卧时消失。练习行禅者，于移动的所缘，所取得的相，即使在住时、坐时、卧时，也不会消失。"《四分律》所说"经行有五事好：堪远行，能思惟，少病，消食饮，得定久住"，与此类似。《十诵律》云："经行有五利益：剽健，有力，不病，消食，意得坚固。是名经行五利。复有经行五利益：能行故，解劳故，除风故，消冷热病故，意得坚固。是名经行五利。"虽然五利各有不同，但皆是养生所求，可见坚持修禅对养生健体大有裨益。

（七）养生四食与六根养生

佛教认为凡能增益身心者皆为食，因此有养生四食的说法。养生四食与普通食疗是有区别的。

《长阿含经》云："佛告比丘：一切众生以四食存，何谓为四？抟（段）、细滑食为第一，触食为第二，念食为第三，识食为第四，彼彼众生所食不同。"①段食。欲界以香、味、触三尘为体，分段而饮啖，以口、鼻分分受之故称段食。段食又分粗、细二种；前者如普通食物中之饭、面、鱼、肉等，后者如酥、油、香气及诸饮料等。②触食，即以触之心所为体，对所触之境，生起喜乐之爱，而长养身者。此为有漏之根、境、识和合所生，如吟诗作画、观戏剧、听音乐等时终日不食，亦不感饥。人之衣服、洗浴等亦为触食。③思食，又作意志食、意念食，即于第六意识思所欲之境，生希望之念以滋长相续诸根者。此即《成实论》所谓以思愿活命。诸意中所念想、所思惟者，或以口说，或以体触，及诸所持之法，《大乘义》解释云："过去业思，是其命根，令命不断，说为思食。若如是者，一切众生所有寿命，皆由往思，不应言无。或当应以彼现在思想而活命者，说为思食。"如人之望梅止渴、精神食粮等。④识食。

所念食者，意之所知。梵天为首，乃至有想、无想天，以识为食，是谓识食。有漏识由段、触、思三食之势力而增长，以第八阿赖耶识为体，支持有情身命不坏者，如无色界及地狱之众生以识为食。

佛教讲的六根所主皆为食，就是指眼、耳、鼻、舌、身、意六根都有食，《增一阿含经》说："一切诸法由食而存，非食不存。眼者以眠为食，耳者以声为食，鼻者以香为食，舌者以味为食，身者以细滑为食，意者以法为食。我今亦说涅槃有食。……佛告阿那律：涅槃者以无放逸为食，乘无放逸，得至于无为。"佛医的食分为有形的和无形的，有形的为物食，无形的即心食和法食。能够解除饥渴，充盈肠胃，延续生命的统称为物食；能解除烦恼，慰藉心灵，增长智慧的心灵的食粮称为心食；能利益众生，互为济困，度脱苦海的信仰力量称为法食。物食、心食和法食三者的有机结合才是佛医养生的食疗，"六根食疗"与养生四食理论既相关联又有区别，二者互相影响和融合。

三、 佛医心法概述

"心法"语见《瑜伽师地论》《大乘阿毗达磨集论》，指心的一切法，也是心王的意思，即生命的主宰。小乘《俱舍论》认为心法就是六识心王。大乘《百法明门论》认为心法有八种，即八识。因此，相对于一切有形物质的色法而言，总和心王与心所，称为心法。心法在佛教中指一切无形的精神，是缘起法之根本。所以，佛医心法是指以佛医学的三学、四大、五蕴、圆觉等理论为指导，以解脱生死、利他无我为核心，重点探讨心理和灵魂的调理与诊治，以追求永恒真理涅槃为目标，最终达到人体全面协调、解脱生死的体系。佛医心法的大原则是：遵循四圣谛与三次第，将一切病根灭尽，达到解脱生死、寂静涅槃的安乐境界。以上三个原则是佛医心法的根本所在。

佛教里有三药，心法之药即心药与法药，由佛法中的三学与八正道构成，以心灵的甘露为引"服用"。心法之药也有多种剂型，既可以是默念佛号，也可以是修习佛法，还可以是布施放生，所谓慈悲喜舍皆可入药。心药就是三学之戒、定、慧和八正道之正见、正思惟、正语、正业、正命、正精进、正念、正定等，更注重个人的主观能动性、注重个人的修持与行为。法药指的是佛教的戒律、慈悲、忍辱、精进、智慧等，更注重客观力量的作用，十分推崇高僧与名师的开示与加持。因此，心药和法药常常合而用之，统称为佛医心法。

佛医心法认为贪、嗔、痴可引起五脏和心理疾病，而我执是一切疾病的根本。针对贪、嗔、痴和我执，总结出自心现量、利他无我、解脱生死和寂灭灭己四个佛医心法概要，对应《唯识论》总结的众生成佛是"转识成智"的过程，即八识转成四智。

（一）自心现量

经曰："三界唯心，万法唯识。"一切业皆由心生，一切因果皆由心起。觉照被六根色尘蒙蔽，才会有心，有心才会有生死我执，有我执生死，才会有身心意识，有身心意识才会有世界万物。《楞伽经》认为整个宇宙"自心现量，不断之无"，一切法的真实相实际就是自心现量，也就是慧能大师说的"何期自性，能生万法"；自心现量就是自性能生万法；万法是自性所生；能生是自己的自性，就是自己的真心。

（二）利他无我

佛教教义要求众生有"无我利他"的心态。如果有自私心理就不可能去利他，而利他又是佛教徒必须要有的一种精神，所有的修行都是围绕这个展开的，因此佛教的修行就是一种利他的过程。佛说"忘失菩提心，修诸佛法，是明魔业"，所谓菩提心就是说修行是为了利益众生才去做的，这样的修行才能有成果。

（三）解脱生死

众生的觉性被存在感、我执蒙蔽固化，形成识阴，识性折射觉性光明，所现虚空、光明、时空、世界、幻业相续，贪欲聚合所现众生，众生别名即贪欲，世界别名即无明，无明烦恼称为三界。解脱生死意味着佛医心法修行的整个过程，便是修一颗出离生死、不入轮回的解脱心的过程。要解脱之生死，尚在众生的自我爱护中，什么时候能从自我的爱护、自我的贪欲、自我的恐惧中彻底释放，从自我的保护和自我的索取中看淡和接受，什么时候就能实现对生死的真正解脱。

（四）寂灭灭己

佛教心法的四法印为"诸法无我，诸行无常，生灭灭己，寂灭为乐"。众生迷惑于心相的色尘即会展现运动的相续，相续源于心灵取舍，针对心灵取舍而说心相本质的实相是寂灭；远离觉与所觉，自性随顺妄想而无染，无生则无灭；自性圆满清净，恒常不动，远离妄想，安诸因缘，不堕诸境，是名寂灭为乐、究竟涅槃。寂灭法的彰显，唯有破除阿赖耶识的存在妄想，破除阿赖耶识最根本的念头幻想、业力习气，使妄念不生，破除存在，使万法消散、佛魔分解，得到无我、无法、无空、无相、无成就、无获得、无佛、无涅槃的地步，方可得寂灭之道。

四、佛医心法法门

佛医修炼心法立足于佛学之根本——戒、定、慧三学，以上座部的《阿毗达摩论》《三十七道品》《清净道论》为基础，贯穿大小乘经典。三部经典《阿毗达摩论》中的"阿毗"指最上，"达摩"是法，究竟真实法是佛法心学之要；《三十七道品》讲述了佛学中最系统的核心修习理论和次第，即四念处、四正勤、四如意足、五根、五力、七觉支、八正道分。这些就是对身、心进行调整和治疗的手段。《清净道论》被誉为"三藏和义疏的精要"，由戒学开始诠释，戒圆满生起定，定圆满生起慧；确定修学次第、方法核心为七清净——戒清净、心清净、见清净、度疑清净、道非道智见清净、行道智见清净、智见清净。

（一）《阿毗达摩论》心法

全面系统地学习《阿毗达摩论》思想是学习佛医心法的开始，《阿毗达摩论》思想是佛学理论中心法的核心。其分析诸法，认为所有的法中只有四法为究竟法，即心法、心所法、色法、涅槃。其意义在于系统、超越概念法和真实法，并且用二十四缘法统摄一切法。其认为世间一切现象分为名法和色法。色法指的是一切物质现象。名法指一切的精神现象。名法又分为能认知对象的心与伴随着心生起的心所。心所有 52 种，包括触、受、想、思、一境性、名命根、作意等。书中关于涅槃的内容则包括涅槃的分类和证入涅槃之道的方法。

心共有 89 种，可以分为欲界心、色界心、无色界心、出世间心四类；也可依其本性分为善、不善、果报与唯作四类；又可分为心路过程心与离心路过程心两类。心路过程是生命中心流活跃的一面；离心路过程则发生于结生、有分及死亡的时候。心路过程有 6 种，即眼门心路过程、耳门心路过程、鼻门心路过程、舌门心路过程、身门心路过程与意门心路过程；分别取色尘、声尘、香尘、味尘、触尘、法尘为所缘。前五种心路过程合称为"五门心路过程"。每一种心路过程包含一系列不同种类的心，这些心依照心法法则以适当的次第生起。若要辨识名法，必须依循心法法则的次第去照见它们。

心所法认为任何心都不能单独生起，必须和四类心所同时生起。四类心所即遍一切心心所、杂心所、不善心所、美心所。涅槃心法认为涅槃有 3 种（一是无为不死界；

二是有余依涅槃和无余依涅槃；三是贪嗔痴的空、无相、无愿），而证悟涅槃之道包括八圣道与三学、七清净与三学。

《阿毗达摩论》心法的学习和应用意义在于认识色法、心法、心所法、涅槃，认识所有法的运作机制。掌握佛教中，身心运作的机制，才能知道病、病因、去病的方法、病不再复发。

（二）《三十七道品》心法

《三十七道品》讲述了佛学中最系统的核心修习理论和次第，即四念处、四正勤、四如意足、五根、五力、七觉支、八正道分。

四念处包括身念处、受念处、心念处、法念处，意为如实观察当下身、受、心、法的展现，不去干涉和预设结论，以《大念处经》为基础，形成现代正念医学的核心来源和治疗手段。

四正勤指未生恶法令不生、已生恶法恒令灭、未生善法令出生、已生善法令增长。

四如意足包括欲如意足、精进如意足、心如意足、思惟如意足。欲如意足：希慕所修之法能如愿满足。精进如意足：于所修之法，专注一心，无有间杂，而能如愿满足。心如意足：于所修之法，记忆不忘，如愿满足。思惟如意足：心思所修之法，不令忘失，如愿满足。

五根包括信根、精进根、念根、定根、慧根。信根：笃信正道及助道法，则能生出一切无漏禅定解脱。精进根：修于正法，无间无杂。念根：于正法记忆不忘。定根：摄心不散，一心寂定。慧根：对于诸法观照明了。

五力包括信力、精进力、念力、定力、慧力。信力：信念增长，能破诸疑惑。精进力：精进念增长，能破身心懈怠。念力：念念增长，能破诸邪念，成就出世正念功德。定力：定念增长，能破诸乱想，发诸禅定。慧力：慧念增长，能遮止三界见思之惑。

七觉支是佛医心法至精微的理论之一。①念觉支：使心念集中，从散乱心而成集中心，由集中心而成统一心。②择法觉支：依智慧简择法之真伪，取真实而舍虚妄，如实简择而得道法无漏。③精进觉支：简择真实的正法，以四正断（四正勤）为着力点，专心精进不懈怠。④喜觉支：安住于真实的道法而有喜悦；精进修行之后，会产生喜悦的心。修行喜觉支，至少可得两种喜悦：听闻佛法，得法喜；修行禅定，得禅悦。⑤除觉支：又名轻安觉支，由观慧、正念、正精进的喜悦，而得除去身心的粗重，感受到身心的轻利安适。轻安，即用禅修的方法来帮助自己调整身心。⑥定觉支：心一境性名为定，定便是不昏沉、不散乱，住于四禅定相。定的进一步是禅定，即没有前念与后念，心止于一，停留在一个念头上。从初禅至四禅，四禅含摄八定，乃至进入解脱定，这是禅定的次第。⑦舍觉支：又名护觉支，是七觉支中最重要的一支。所谓舍，包括舍外境之心，舍一切所缘对象，由住于一直心，而发空慧；舍善与不善二法；舍远离、无欲、寂灭三种境界。

八正道分也就是戒、定、慧的修持次第，凭借八正道分也可以达到世俗谛中身心疗愈的目的。"道分"的意思是缺一不可。这八个道分要同时发生作用。以三学划分八正道分，正语、正业、正命属戒；正念、正定属定；正见、正精进、正思惟属慧。正见，见四谛之理而明之；正思惟，思惟四谛之理而使智慧增长；正语，不说任何非理之语；正业，祛除一切邪恶行为；正命，以正当的职业和方式生活；正精进，勤勉修习趋向涅槃之道；正念，意念正道而无邪念；正定，以真智入于无漏清净之禅定。

（三）《清净道论》心法

此论著为上座部重要经典，从戒、定、慧三学次第展开，论述修持要点，是指导佛学实践的一部重要论著。可以说这是戒、定、慧三学的具体实践指导书，一切疗法都以其为依据和指南，《清净道论》中的七清净即戒清净、心清净、见清净、度疑清净、道非道智见清净、行道智见清净、智见清净。

戒清净中，戒学是讲道德的，但其所讲的不是一般的道德，对心法修炼有支撑、保护、清净的作用，因为所有疗愈的过程都始于身、心的基本清净，所有身、心疾病发生的过程都是身、心染杂的过程。所以，调治身心疾病应首先对日常生活进行改变，对身心以及生活方式进行基本控制。众生修炼身清净、见清净是由戒清净抵达身清净，定得到培育，色法开始变化。由身清净抵达见清净，定力逐渐发展，开始正确认识名色法，心变得平和稳定。定和七觉支次第深入生起，抵达度疑清净。对法生起坚定的信念，对身、心疗愈的手段也深信不疑时，就进入稳定而快速的康复阶段，最后渐次为道非道智见清净、行道智见清净、智见清净。

《清净道论》的七清净过程，也是一个十六观智展开的过程，无论是七清净还是十六观智，皆涵盖于戒学、定学和慧学中。十六观智包括名色分别智、缘摄受智、思惟智、生灭随观智、坏灭随观智、怖畏现起智、过患随观智、厌离随观智、欲解脱智、审察随观智、行舍智、随顺智、种姓智、道智、果智、大省察智。

上座部经典心法《阿毗达摩论》《三十七道品》《清净道论》的内容是互相交叉的，也就是说是佛法理论和修持次第的不同角度的展开，全部涵盖于戒、定、慧三学中。戒、定、慧三学为佛学核心。无论哪一派别，都需要遵守戒、定、慧三学的理论和实践方法。上部座佛教所实践的次第方法和八正道分吻合，展开为三十七道品，其阐述的一切法的统摄方法为阿毗达摩心要。

（四）其他心法

《圆觉经》认为圆觉心法修行分为三个次第，这是从一个凡夫到一个觉者的次第：第一个叫奢摩他，观止；第二个叫三摩钵提，观幻；第三个叫禅那，观空。后世如果有人遍修奢摩他、三摩钵提、禅那，精进修行，那就是如来现世。所以，认识心性的方法有很多种，除了佛所说三无漏学，还有思惟修，也就是三摩钵提修行，密宗称为"大幻观"；有止观数息修法，被称为"奢摩他"；有不立文字，以心传心，见性顿悟的修法，被称为"禅那"。圆觉心法修行的最终目的直指众生自性，圆满成佛。心见诸幻，无染幻尘，为奢摩他；于幻心无取，与心尘不辩为三摩钵提；幻心无生，无生空遍，空性无证，妄心如是，为禅那。奢摩他不是果位，不是境界的标志，而是修行的方法。通过止观，见证自性，统称奢摩他。从初果罗汉可以修正到如来圆觉，奢摩他是道路，所以如来又被称为无漏大阿罗汉。奢摩他就是透过心性的幻影，直接辨认心灵本质的空明；三摩钵提是以思惟修，见证身心如幻，世界如梦的本质；禅那是见性随顺，以妙觉随顺，展现自性寂灭之圆满。这是三种修行方法。

佛医圆觉心法的修行同样遵从佛教的三法印（诸行无常印、诸法无我印、寂静涅槃印）和四依法（依法不依人、依义不依语、依了义不依不了义、依智不依识）。依法不依人的"法"指的是三法印。依义不依语的"义"指的是我们的圆觉自性，不生不灭、不来不去的如来自性。义法佛法则包括《华严经》《法华经》《楞严经》《圆觉经》《大日如来经》《楞伽经》等，其阐述的是诸行无常、诸法无我、寂静涅槃的宇宙生命究竟的真相。依智不依识的"识"就是我们的我执分别，就是我们现在的意识，包括我们心灵的分别。所以佛医圆觉心法的核心，即觉照诸行无常，深观诸法无我，能身心灵受持离相、离我的真理，明空觉性，自然清净圆觉，自然升起专注觉照，而毫无散乱造作；自性空明，犹如虚空无染片云，自然解脱妄想色尘，于心性所现之因果色相，显自性圆觉之圆满。

第十章 佛医学展望

一、 现代佛医学的兴起

佛医学虽然有着悠久的历史和丰富的内涵，但一直以来鲜有人将之作为一门医药学体系来看待。有的人认为佛医学是佛门的小法术和小技艺，不入佛学之大雅；有的人认为其是古印度传统医学在佛教经典中的体现，与佛教本身没有多大的关系；还有人认为佛医学是中医学与佛学的结合，应属于中医学的一个分支。

真正将佛医学作为一门学科提出，是在 20 世纪 80 年代。1986 年 6 月，李良松教授等人在《天津中医学院学报》上发表学术论文《大藏经中佛教医药研究》，并以此为起点展开了佛医药的全面研究。

1992 年 3 月，在福建省卫生厅和福建省南平市政府的大力支持下，全国首家全民所有制的佛医药研究机构成立了。当时，由于社会上对佛教偏见颇深，有不少人谈佛色变，认为是在搞封建迷信，佛医药研究工作非常艰难，而能够理解、赏识、支持这门学问研究的专家学者更是屈指可数。20 世纪 80 ~ 90 年代，人们的思想还没有完全从僵化的精神桎梏中解脱出来，社会还缺乏足够的包容性、开放性和多元性。

在 1995 年事情出现转机，佛医学的前景也开始变得光明。李良松教授主编《中国佛教医学丛书》之时，赵朴初、汤一介、陈可冀、李经纬、余瀛鳌、耿鉴庭、蔡景峰、俞长荣等著名专家学者欣然应允担任该丛书的学术顾问，其中北京大学著名的国学大师、佛学专家汤一介教授为该丛书写了序言，对佛医学的研究工作给予了高度的评价。此后，李良松教授陆续出版了 7 部佛医专著，发表了 20 多篇佛医论文，并无怨无悔地在这片崭新的领域里耕耘着、努力着，使辉煌灿烂的佛医药文化逐渐为人们所认识。

1996 年 8 月，"首届国际佛教医药学术大会"的召开标志着佛医药学术体系正式形成，会上明确提出了全面构建佛医学理论体系和学术框架，将佛医学作为一门独立的医药学门类的建议。与会专家认为，广义的中医学包括了佛医学，而狭义的中医学则与藏医学、蒙医学、佛医学等并列。

二、 佛医学的研究意义

中国的佛医药在 2000 多年的发展过程中，经历了 5 个发展阶段。一是萌芽阶段——汉晋时期，此时期佛教的流传尚不普遍，佛经的汉译还处在初始阶段，佛医药萌而待发。二是奠基阶段——南北朝时期，此时佛医药已传遍祖国的大江南北，寺院最多时达 3 万多所，涌现出一批佛医兼通的高僧大德，这为佛医学的形成奠定了基础。三是形成阶段——隋唐五代时期，此时佛医药日趋成熟，并形成自己独特的理论体系和临床诊疗方法。四是发展阶段——宋元明清时期，此时期佛医药在隋唐五代的基础上，不断充实和发展。五是考验阶段——近现代时期，由于西方医学的传入、近百年的战乱、现代科学技术突飞猛进的发展等的影响，佛医学受到了前所未有的冲击，曾一度陷入低潮，甚至被曲解为封建迷信而遭受批判。改革开放以来，随着人们思想的解放，佛医学也获得了新生。但如何正视佛医学，仍是摆在我们面前的一个重要课题。

佛医学有自己的理论体系、思想内涵、诊疗方法和临床经验，同时还有自己独特的方药和养生哲学。佛医学虽已成为中华医药文化的重要组成部分，但并非中医药学所能囊括和涵盖的。虽然经过 1000 多年的相互渗透、影响与糅合，佛医学和中医学有许多诊疗方法和临床方药已难以截然分开，但由于理论体系和指导思想上的差异，二者在施医诊治、处方用药等方面还是有所不同的。

佛医学的研究是具有深远意义的。

（一） 研究医药文献离不开佛医学

在 5000 多部佛教经籍中，有 453 部专论或涉及医药，有 4000 多部佛经涉及医理与养生；在 8000 多部中医药文献中，有 588 种（641 部）书名与佛学有关；历代僧医撰写的医著有 79 部；历代居士撰写的医著有 330 部；历代各种医著共涉及佛教名词术语203 个。

（二） 研究传统方药离不开佛医学

在历代的近 10 万首中医方剂中，方名直接跟佛教有关者共 2183 首，间接与佛教有关者 1600 多首；历代由寺院或僧人传出的医方共 615 首；历代居士创立的方剂有 809首；在历代中医方剂，共涉及 457 个佛教的名词术语。在 5000 种中药里，有 317 种中药与佛教直接或间接有关。

（三）研究临床各科离不开佛医学

在历代中医药文献中，现存最早的中医骨科著作为僧人所著、现存最早的眼科专论为佛教寺院所传、现存最早治疗脚气的专著为僧人所写、最早以香药治疗疾病的是僧人。可以说，中医临床各科都留下了佛医长长的身影。同时，僧人还是中外医药交流的重要使者，寺院是疾病收容与战伤救护的重要场所。

（四）研究传统养生离不开佛医学

佛教的素食、茶道、心法、禅定、瑜伽等都与养生有着密切的关系。

佛教的饮食保健方法可归纳为提倡素食养生、强调饮食节律和注重饮食禁忌。《佛说佛医经》云："春三月有寒，不得食麦、豆，宜食粳米、醍醐诸热物；夏三月有风，不得食芋、豆、麦，宜食粳米、乳、酪；秋三月有热，不得食粳米、醍醐，宜食细米、麨、蜜、稻、黍；冬三月有风寒，阳与阴合，宜食粳米、胡豆、羹、醍醐。"

我国有不少名茶最初均出自寺院。如碧螺春、黄山云雾、云南大理感通寺的"感通茶"、浙江天台山万年寺的"罗汉供茶"等。饮茶习俗与僧人的生活习惯有关。按佛教规矩，僧人午后不许进食，同时，还要坚持长时间的坐禅修行。坐禅时要盘腿正坐，不动不摇，更不能卧床睡眠，而长时间静坐会使人产生疲倦和睡眠的欲望，因此，正需要一种既符合佛教不许吃荤的戒律，又可以驱除疲劳并能补充一些营养的饮料。宋代诗人苏东坡素尚佛经，主张人有小病，只需饮茶，不必服药。他在诗中说："何须魏帝一丸药，且尽卢仝七碗茶。"卢仝是唐代以喝茶出名的文人，他在《谢孟谏议寄新茶》一诗中，对喝茶的妙处做了淋漓尽致的描写："一碗喉吻润；两碗破孤闷；三碗搜枯肠，唯有文字五千卷；四碗发轻汗，平生不平事，尽向毛孔散；五碗肌骨清；六碗通仙灵；七碗吃不得也，唯觉两腋习习清风生。"卢仝的诗道出了茶的功用：一是生津止渴，二是兴奋提神，三是助消化、解油腻，四是发汗治感冒，五是减肥轻身，六是活跃思维、增强记忆，七是延年益寿。

心法指心药与法药。心药，指能救治世间一切疾苦之佛法。佛教以出世之教法医治众生之心病，故称这些佛法为心药。众生之心原本清净，无有垢染，然以无明覆盖之故，生起种种烦恼，沉沦于世间诸苦繁生之海，故须以强调出世间法之佛法对治之。法药，见《无量寿经》、北本《大般涅槃经》。佛法能治众生之苦，故称之为法药。《灌顶经》云："使我来世十方世界，若有苦恼无救护者，我为此等摄大法药，令诸疾病皆得除愈，无复苦患，至得佛道。"《大智度论》云："佛如医王，法如良药，僧如瞻病人。"

禅为梵语禅那之略称，译曰思惟修，新译曰静虑。思惟修者，思惟所对之境而研习之；静虑者，进入心体寂静之状态。所谓禅定，就是依靠思想意志的高度集中，返观内心、消除杂念，以臻明镜般的宁静状态，并在身心上产生异乎常人的功能，以泯除主与客、现实与未来、可能与实在的对峙。坐禅入定，指专心修持禅法。定者，心定止一境而离散动之义。禅与定皆为令心专注于某一对象，而不散乱之状态。一心考物为禅，一境静念为定也。故定之名宽，一切之息虑凝心名之；禅之名狭，定之一分也。盖禅那之思惟审虑，自有定止寂静义，故得名为定，而三昧无思惟审虑之义，故得名为禅也。今总别合称而谓之禅定。

瑜伽，语见《解深密经》《瑜伽师地论》，意译作"相应"，即依调息（调呼吸）等方法，集中心念于一点，修止观（奢摩他与毗钵舍那）为主之观行，而与正理相应冥合一致。于密教，盛行三密瑜伽相应之说（又作三密相应说）。行此等瑜伽观行者，称为瑜伽师。依瑜伽师而行之境界，称作瑜伽师地。《瑜伽师地论》一书从五识身相应地说至无余依地之十七地。奉持该论之学派，称为瑜伽派。所谓止观，是指止息一切外境与妄念，而贯注于特定之对象（止），并生起正智慧，以观此一对象。

（五）研究伦理学思想离不开佛医学

佛家提倡慈悲为怀、普度众生，主张自觉觉他、自利利他、积德行善。在中国医学史上，佛教的道德风范对医学伦理学的形成和发展产生了积极的影响。堪称中医医德典范的是唐代著名医家孙思邈的《大医精诚》，其云："凡大医治病，必当安神定志，无欲无求，先发大慈恻隐之心，誓愿普救含灵之苦。若有疾厄来求救者，不得问其贵贱贫富、长幼妍蚩、怨亲善友、华夷愚智，普同一等，皆如至亲之想。亦不得瞻前顾后，自虑吉凶，护惜身命。见彼苦恼，若己有之，深心凄怆，勿避险巇，昼夜寒暑，饥渴疲劳，一心赴救，无作功夫形迹之心。如此可为苍生大医，反此则为含灵巨贼。"孙思邈还指出，不得杀生取药，损彼益己，即"虽曰贱畜贵人，至于爱命，人畜一也。……夫杀生求生，去生更远"。

明清时期的喻嘉言、程国彭也有这方面的论述。清代医家喻嘉言、程国彭均为佛门的俗家弟子，他们亦将佛学思想和佛教的道德规范引入医学领域。喻嘉言所著的《医门法律》，即以佛法和佛家的戒律来约束人们的道德行为，借以宣扬佛法、利济苍生。《医门法律·自序》云："医之为道大矣，医之为任重矣。……医以心之不明，术之不精，习为格套牢笼病者……拟定法律，为率由坦道，聊以行其佛事耳。"程氏所著《医学心悟》之书名，取自悟"如来普济之心"，按他自己的话说乃"心如明镜，笔发春花，于以拯救苍生……仰体天帝好生之心，修证菩提普救之念……存之心则为仁术，见之事则为慈祥"（见《医学心悟·序》）。医学史上有一大批医德高尚、医术精湛的佛教医林人物，他们以济世救人、普度众生为己任，不思物欲、不求报酬，在人类医学伦理学发展史上留下了光辉的一页。

（六）研究心质学思想离不开佛医学

佛教礼佛、修禅、做人、治病、养生之关键在一个"心"字。佛教信仰归根结底是为了追求无上的涅槃境界，以求得精神上的超脱。因此，佛医学十分重视精神修养。要做好精神修养，关键是要管好自己的心。佛教讲戒、定、慧三学。戒学，指佛教信徒所应遵守的戒律仪规，包括五戒、八戒和具足戒等。五戒为不杀生、不偷盗、不邪淫、不妄语、不饮酒。若再加上不眠坐高广华丽大床、不装饰打扮及观听歌舞、不食非时食，即八戒。具足戒是专为出家人制定的戒律，其中比丘遵循的有250条、比丘尼遵循的有348条。定学，即禅定之学，指通过精神集中、精勤修持获得开悟的一种思维修习活动。慧学，即智慧之学，是佛教修习的最终目的。只有获得智慧，才能断除尘俗一切烦恼，进入涅槃境界。佛教的精神修养主要表现在：一是个人素质的修养，二是对佛学义理的领悟，三是对他人的教化，以人格的力量去感化众生、启迪来者。佛医学认为，精神的调养重于药物治疗，自我调养重于外缘调节，故修禅治病、安神治病、养心治病乃佛医学的一大特色。

（七）佛医学是一门科学的医药学体系

佛教与科学并不是对立的，佛教文献具有丰富的科学思想，而科学的发展又能够进一步验证佛教宇宙观和自然观。佛医学是一门独立的医药学体系，与中医药学在疾病诊治、方药应用等方面相互影响、相互糅合，是一门科学，是治疗疾病的重要手段和方法。

三、佛医学面临的问题

在历史、文化、环境等因素的影响下，佛医学得以形成与发展。最初随着佛教和佛经的广泛传播，佛教哲学逐渐被僧医和通佛之医家用于解释生理、病理和指导临床，之后伴随着佛教传入的古印度医学和西域医学等被用于临床。随着佛教的兴盛，僧侣为了达到"普度众生"的目的，往往操医药以救治贫病之民众，这使得佛医学为民众所熟知。佛教寺院的建址也给佛医学的传播提供了条件。寺院多建在穷乡僻壤或名山大川，大都远离城市和集镇，为了自身防治疾病的需要，许多高僧大德都研习医术以"自救救人"。自古以来，寺院都主动或被动地作为疾病收容和战伤救护的重要场所，促使寺院积累了一定的诊疗技术。除此之外，历代有不少的医家居士，潜心研习佛学，并用其指导临床，丰富了佛医学和中医药学的内涵。

由于佛医学形成与发展的特殊性，现代佛医学还面临着三个层面上的问题。

（一）理论层面的问题

由于佛医学的特殊性，千年来佛医学都缺少提纲挈领的著作，和中医学相比，更缺少系统性、权威性的论述。最初随佛教传入中国的佛医学内容中的古印度医学与西域医学内容，在经过文化趋同和中国传统文化与医学的渗入之后，已经所剩无几，所以目前我们所能看到的佛医学究竟是佛医学还是中医学的发展演变这个问题存在极大的争议。除一些理论细节外，佛医学与佛学、与中医学的内在关系还需进一步厘清，尤其是对其与中医学的关系，需要做更加详尽、更加切实的论证，需要更进一步剖析现代佛医学理论系统与中医学的理论体系的异同点，切实厘清两者之间的关系。

（二）产业层面的问题

由于古代佛医学的传播多在基层，由寺院救助民众或大德高僧"普度众生"来实现，鲜有像中医学一样由国家推动发展，所以自古以来佛医学的传播就没能到达应有的高度。当下佛医学刚刚开始重新建立完整的理论架构，只是初步在临床上得到尝试与应用，尚无法得到广泛的传播与推广，还急需相关政策的支持、配套产业的形成和民众的宣传普及，这一切的发展还需一些时日。

（三）学科层面的问题

佛医学的理论构建虽然已成熟，但其学科建设还不成熟，人们对佛医学的认知尚不完全，专业教材有待完善，教师团队和后备人才需要扩充，对佛医学的普及也需要跟进，这都需要很长一段时间的努力才能做到。

这三个层面中，理论层面作为佛医学的根基尤为重要，只有突破了理论层面的困境，佛医学才能更加稳固地发展下去。

四、 佛医学的新进展——佛医心质学

"心质"一词是属于中国传统文化的一个概念，最早作为一个名词和一门学问出现

于汉代，随着时代的发展，其理论也日趋完善。心质在传统文化中通常用于形容一个人的品格、气质、道德、精神面貌、禀赋个性等方面的特征。如三国时期刘劭《人物志》云："故心质亮直，其仪劲固；心质休决，其仪进猛；心质平理，其仪安闲。"传统儒家文化所关注和讨论的一些命题（如人性的善与恶，"君子""小人""圣人"的道德标准和人格特质，"五常"论，"性三品""情三品""存天理灭人欲""知行合一""致良知"等思想）以及道家对道德心性的探讨、"性命双修"的修养观和佛教的见性论和唯识论等，都蕴含了广泛的心质思想，都是对人类心质的描述。

心质在近年来已作为一种学说被明确地提出来，我们通过对历代涉及心质理论的文献进行充分的整理和研究，归纳出了能够完整表述中国传统心质内涵的公式，即心质＝心理＋道德＋气质＋品格＋灵性。其包含了心灵质、心识质、心意质三个层面的内容。我们还将心质的概念概括为在人的完整生命过程之中，人于生命产生时便拥有的禀赋悟性与后天通过教化而获得的品德修养，以及受环境影响而产生的情感情绪等多方面综合呈现的固有特质，是人类处世行事的个性倾向与行为特征的总和。心质学说植根于我国优秀的传统文化，是一门深具本土文化特征的学问，且它相较于西方心理学，有着更加广阔精深的内涵。另外在此基础上，我们进一步运用心质理论对人类心质进行了分型，将人类心质分为阳刚型、阴柔型、内敛型、外张型、敏感型、矛盾型、滞缓型和圆融型八种，以方便分析、掌握和应用。心质学说通过文献调查法、概念分析法、系统论法、归纳演绎法、比较研究法、观察法、类比推理法等对心质的内涵和个体的心质特征进行了详尽的阐述。心质学融摄了人内在的精神层面以及其与外界关系的一切内容，是一门范围较广、系统而复杂的科学。

心质学是中国心质文化的产物，从理论上来说，它广泛吸收了传统儒释道文化乃至中医学文化的精华，建构了经典而独具特色的理论框架。心质学包含了人的心灵特质、心理认知、道德品行、情志意欲等多重内涵，在心质分型上全面而具体，对典型心质与复合心质亦展开了详细论述，可称得上是一门真正意义上的整合心理学。然而在对理论无限细化与完善的同时，我们仍须考虑到一个实践运用的问题，即运用心质学理论解决人类社会面临的种种心质困扰。

这时我们就需要对其理论进行回归。

应当主要从佛医学、佛学中寻求答案。佛教的心性论是整个心质学的核心，佛医学的心身医学思想在对治心质疾病上也独具优势。佛经讲世界万有"唯心所现，唯识所变",延伸到疾病上就形成了佛医学"百病由心造"的疾病一元论。释迦佛祖用静观正念的方式调和身、心、息,从而根治一切疾病。《摩诃止观》曰:"阿伽陀药,功兼诸药。"也就是说,心病还须心药医。佛教的心药即能断金刚之般若智慧,亦即无上正法,是对治一切心病的"万应灵丹",也是其他任何一种治疗方式都难以企及和比拟的。佛医学通过内观禅定等修行方法,以无染本性心(或称妙明真心)观照一切心病之形成、运作,从而直指人心,明心见性,勘破心病之实质和原理,达到治疗心病、优化心质境界的目的。这与西方心理学站在"问题心理"的角度来观察心病而不能根治之的固有模式存在显著的差异。佛教的正念修行在心病治疗上具有特殊的力量,正因于此,在近30多年来,其已引起西方医学界与心理学界的广泛关注,并成为推动世界心理学发展的第三次浪潮。西方成功将佛教正念禅修带入医疗、健康照护、教育等主流社会领域,欧美地区现已有400多家医疗院所和相关机构提供正念减压课程,以帮助身心疾病的患者学习运用自身的内在资源,活出更加幸福、圆满的人生。

总而言之,佛医心质学是以三学、四谛、五蕴、八识、十二因缘等佛医学理论和心质学理论为指导,以无染本心、涅槃真理为核心,以断惑消业、灭除病苦为原则,通过佛教的修行实践勘破心病的形成与运作,诠清心病的实质和原理,从而根除心病,提升心质境界,实现生命的整合,最终使人体身、心、灵内外全面协调的一门学科。

佛医心质学虽然是一门新兴的学科,然而综观我们的佛医学发展历史,无论是产生之初的古印度佛医学,还是佛教自汉东传后,与传统中医学结合形成的中国佛医学,无论是其庞大复杂的理论教义还是其神秘善巧的实践操作,均体现着它的"心教"色彩。释迦牟尼创立佛教的初衷就是帮助众生超脱疾病、死亡以及世间的诸种苦难。早期佛教的心质思想主要体现在四谛、八正道、十二因缘等原始教义中。佛教传入中国后,在中国的发展和传播常常带有一种玄秘性和神圣感,多由一些梦幻等玄冥的心身现象所引发。如东汉末年牟融的《理惑论》记载有汉明帝托梦见佛,随后派使者去西域求佛经,从大月氏抄回佛经,于白马寺建佛寺的故事。唐代的武则天也号称是佛化身的女皇。中国佛教在隋唐时期形成了著名的八大宗派,八大宗派对教义的理解和其修行方式,如天台宗"性具善恶"的心性理论,三论宗的"缘起性空"论和"中道"观,法相宗的"唯识无境",华严宗的"三界唯心",禅宗的"自性清净""明心见性"等,净土宗"是心作佛,是心是佛"的心性思想,律宗"诸法性空无我"的性空观、"诸法本相是空"的相空观以及"诸法外尘本无,实唯有识"的唯识观等,都是心质思想的高度集中体现。元代信奉喇嘛教，喇嘛教以密宗传承为主要特色，常常以摩顶、念咒的方法为人疗病，这也体现了一种显著的心质治疗特色。

可见佛医心质学源流有序，历史悠久。它代表着佛医学新领域的开拓、新方向的延伸、新思维的实践、新起点的建立，顺应了佛医学发展的时代需求。

佛医经典导读

李良松　郭洪涛　肖红艳／编释

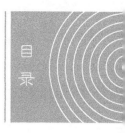

般若波罗蜜多心经

唐三藏法师玄奘　译

导读：

《般若波罗蜜多心经》，又称《摩诃般若波罗蜜多心经》，简称《般若心经》或《心经》，是般若经系列中一部言简义丰、博大精深、提纲挈领的经典，为大乘佛教徒日常背诵的佛经。《心经》，现以唐代三藏法师玄奘译本最为流行。

《心经》涵摄了大乘佛法核心的"空性"法要，是养心的智慧、证悟的法门。心，为核心、精要、心髓之义；经为路、径，引申为经典。《般若波罗蜜多心经》的经名含义就是"透过心量广大的通达智慧，而超脱世俗困苦的根本途径"，简言之即为"到达智慧彼岸的心法"。本经全文虽然只有短短的二百六十个字，却浓缩了佛教养心的大智慧、大道理，是一部纲领性的经典佛教文献。

原文：

观自在菩萨[1]，行深般若波罗蜜多[2]时，照见五蕴皆空[3]，度一切苦厄。舍利子[4]，色不异空，空不异色；色即是空，空即是色[5]。受想行识，亦复如是。舍利子，是诸法空相[6]，不生不灭，不垢不净，不增不减。是故[7]空中无色，无受想行识，无眼耳鼻舌身意[8]，无色声香味触法[9]，无眼界，乃至无意识界[10]，无无明，亦无无明尽[11]，乃至无老死[12]，亦无老死尽。无苦集灭道[13]，无智亦无得，以无所得故，菩提萨埵，依般若波罗蜜多故，心无挂碍[14]，无挂碍故，无有恐怖，远离颠倒梦想，究竟涅槃[15]。三世诸佛[16]，依般若波罗蜜多故，得阿耨多罗三藐三菩提[17]。故知般若波罗蜜多是大神咒，是大明咒，是无上咒，是无等等咒[18]，能除一切苦，真实不虚。故说般若波罗蜜多咒，即说咒曰：揭谛揭谛，波罗揭谛，波罗僧揭谛，菩提萨婆诃[19]。

注释:

[1] **观自在菩萨** 即观世音菩萨，亦即观音菩萨。自在，不受任何因素干扰，随处而安，一切随缘。菩萨，是"菩提萨埵"的简称。菩提译为"觉"，萨埵译为"有情"，菩提萨埵便是觉有情。有情是指有情爱与情性的生物。能将自己和一切众生从愚痴中解脱出来而得到彻底觉悟（自觉、觉他）的人便叫作菩萨。菩萨的地位仅次于佛。通过内观自在而成就菩萨之道，观音菩萨是一个典范，故佛陀在《心经》中将观音菩萨的修行作为一个重要案例来介绍。

[2] **深般若波罗蜜多** 深，深不可测之义；般若波罗蜜多，又作般若波罗蜜、般罗若波罗蜜，意译为慧到彼岸、智度、明度、普智度无极，或称慧波罗蜜多、智慧波罗蜜，为六波罗蜜之一、十波罗蜜之一。照了诸法实相，而穷尽一切智慧之边际，度生死此岸至涅槃彼岸之菩萨大慧，即称为般若波罗蜜。般若，为梵语音译，指通达妙智慧；波罗，为梵语音译，指到彼岸（不生不灭、不垢不净），有解脱挂碍的意思；蜜多，为梵语音译，意为无极。

[3] **五蕴皆空** 佛教用语，指外界的事物和内在的想法都是"空"，也都是"色"，人对它们不可能产生什么影响，它们对人的本性也不应该有什么影响。五蕴皆空是教导人们要放下一切，摆脱苦厄。五蕴，又译作五众、五聚，即色蕴、受蕴、想蕴、行蕴、识蕴。蕴，音译作塞犍陀，是蕴藏、积聚的意思。如色蕴，聚集了过去色、现在色、未来色、粗色、细色等统称为色之物质，因此色蕴是色的总和。色在这里相当于物质。我们对物质的认识途径不外乎其形状（形色）和颜色（显色）的色相，因而佛家称物质曰色。受蕴，受是接受、领纳的意思，受蕴是指当我们面对顺境或逆境时所产生的心灵上的变化，这有苦、乐、忧、喜、舍的不同。想蕴，想是获取、想象的意思。我们在接触环境时，必然会摄取事物的影像，然后给它安立名称。行蕴，行是对事物进行判断并诉诸行动。识蕴，识是了别义，是精神领域的统觉作用。色蕴属于物质现象范畴，受、想、行、识四蕴属于精神现象范畴。

[4] **舍利子** 人名，即舍利弗。又译为舍利弗多、舍利弗罗、奢利富多罗、舍利弗多罗、舍利补怛罗。玄奘将之译为舍利子。舍利弗意译为鹙鹭子，亦名为优婆低沙，是释迦牟尼佛的十大弟子之一，号称"智慧第一"的大阿罗汉。

[5] **色不异空……空即是色** 意思是说物质世界里的有（色）与空是不二的。"有"是缘起有，世间一切有的现象莫不是众缘所生。也就是说，任何一种有现象的存在，都是由众多条件和合而成，条件决定它的存在性，当决定它存在的条件没有时，

就成为空。空、有不对立，是一体的。色，广义言之，乃物质之总称。一切现象皆为空幻，无有实体。小乘以人为五蕴之假和合，无独立自存之实体，故说"人无我"；大乘不但认为人无我，且以为五蕴自身亦虚假不实，而说"法无我"。所谓五蕴皆空，意谓不论是物质现象（色）还是精神现象（受、想、行、识），均属因缘所生法，无固定不变之自性；若以其为实有自性，则是虚妄分别，故色之本质为空。

[6] **空相**　真空之体相，名为空相。《法藏略疏》曰："辨此空状，故云空相，或真空体相也。"相，即形象或状态之义，乃相对于性质、本体等而言者，指诸法之形象状态。

[7] **是故**　连词。意为因此、所以。

[8] **眼耳鼻舌身意**　眼、耳、鼻、舌、身、意为六根。眼是视根，耳是听根，鼻是嗅根，舌是味根，身是触根，意是念虑之根。根者，能生之义，如草木有根，能生枝干，识依根而生，有六根则能生六识。其中何根生何识，各有其界限，不相混，例如眼根只能生眼识，并不能生耳、鼻等识，余可类推。

[9] **色声香味触法**　色、声、香、味、触、法为六尘。尘者染污之义，其能染污人们清净的心灵，使真性不能显发。六尘又名六境，即六根所缘之外境。

[10] **意识界**　六识之一。六识是眼识、耳识、鼻识、舌识、身识、意识。六根加上六尘为十二入，又叫十二处；十二入加上六识，为十八界。

[11] **无无明，亦无无明尽**　意为没有无明，也没有无明灭尽。无明，为烦恼之别称，为十二因缘之一，又作无明支。十二因缘，又名十二有支或十二缘起，可说明有情生死流转的过程。十二因缘指无明（贪嗔痴等烦恼为生死的根本）、行（造作诸业）、识（业识投胎）、名色（但有胎形六根未具）、六入（胎儿长成眼等六根的人形）、触（出胎与外境接触）、受（与外境接触生起苦乐的感受）、爱（对境生爱欲）、取（追求造作）、有（成业因能招感未来果报）、生（再受未来五蕴身）、老死（未来之身又渐老而死）。以上十二支，包括三世起惑、造业、受生等一切因果，周而复始，至于无穷。尽，终了之义。

[12] **老死**　老与死之并称，又作老死支，为十二因缘之一，指众生衰变及灭坏之位。依三世两重因果之说，生支、老死支为未来二果。于现在舍命后，正在形成新生命之一刹那间所集结之五蕴，称为生支；相对于此，生起识之刹那以后，名色、六入、触、受、爱渐增，乃至总异灭位，称为老死支。其中，老是色、心之衰变，死为寿命尽而灭坏。

[13] **苦集灭道** 即四谛，又名四圣谛、四真谛等。人生是苦，真实不虚，故称为苦谛。一切可以招引苦果的种种恶因，例如无明、爱见等烦恼，叫作集谛。一切苦恼永远的消灭叫灭谛。一切能灭除苦恼的圣道叫作道谛。

[14] **挂碍** 阻碍。丁福保《佛学大辞典》云："言障于前后左右上下而进退无途也。挂为四面之障碍。"

[15] **涅槃** 意译为灭、寂灭、灭度、寂、无生，与择灭、离系、解脱等词同义。或作般涅槃（般，为梵语之音译，完全义，意译为圆寂）、大般涅槃（大，即殊胜之义。大般涅槃又作大圆寂）。涅槃原来指吹灭，或表吹灭之状态；其后转指燃烧烦恼之火灭尽，完成悟智（即菩提）之境地。简言之涅槃就是超越时空的真如境界，也是不生不灭的意思。

[16] **三世诸佛** 统指出现于三世的一切佛。过去世、现在世、未来世，称为三世。在佛教成立时，将释迦牟尼佛称为现在佛，将释迦牟尼佛以前的一切佛称为过去佛，将释迦牟尼佛以后成佛者称为未来佛。佛，梵语之音译，全称佛陀、佛驮、休屠、浮陀、浮屠、浮图、浮头、没驮、勃陀、醅陀、步他，意译觉者、知者、觉。佛即觉悟真理者，亦即具足自觉、觉他、觉行圆满，如实知见一切法之性相，成就等正觉之大圣者，乃佛教修行之最高果位。自觉、觉他、觉行圆满三者，凡夫无一具足，声闻、缘觉二乘仅具自觉，菩萨具自觉、觉他，由此更显示佛之尊贵。对佛证悟之内容，诸经论有种种说法；对佛身、佛土等，各宗派亦各有异说，但大乘则总以"至佛果"为其终极目的。

[17] **阿耨多罗三藐三菩提** 佛智名，意译无上正等正觉、无上正等觉、无上正真道、无上正遍知，乃佛陀所觉悟之智慧，含有平等、圆满之义。阿耨多罗三藐三菩提即真正平等觉知一切真理的无上智慧。阿耨多罗，意译为"无上"；三藐三菩提，意译为"正遍知"。

[18] **无等等咒** 般若波罗蜜多咒四名之一。此咒独绝无伦，故曰无等等咒。无等等者，无等无等也，即是赞叹般若法至高无上。

[19] **揭谛揭谛……菩提萨婆诃** 意思为度呀，度呀！走过所有的道路，大众一起到达彼岸，成就菩提！揭谛，度、去的意思。波罗，彼岸之义。波罗揭谛，为度到、度去的意思。僧，有众、总等之义。菩提，觉、智、无上正果义。萨婆诃，疾速的意思，表示依照此心咒，便能快速成大觉，成就无上的菩提。

佛说佛医经

吴天竺沙门竺律炎共支越　译

导读：

《佛说佛医经》共一卷，约一千六百字。本经从地、火、水、风四大导致四百四病立论，提出患病有十因缘与九因缘之说。本经从内容上可以分为两部分，前半部分主要将病因分为地、火、水、风四大类，讨论四大引发四百四病及春寒多、夏风多、秋热多、冬有风有寒的季节特点对身体的影响，并介绍相应饮食宜忌；后半部分主要阐述人得病的十种原因、命数未尽而横死的九个原因、四饭的含义、多食的五罪过。

佛学中所讲的四大，指"地、水、火、风"四大物质元素，佛学认为四大元素是组成物质世界的基本元素，是形成一切物质现象的种子，一切的物象都是由四大元素调和分配完成的。本质为坚性，有保持作用，能受持万物者，称为地大；本质为湿性，有摄集作用者，称为水大；本质为暖性，有成熟作用者，称为火大；本质为动性，有生长作用者，称为风大。当然，四大失去和合，也就是太过不及，就会转变成致病的因素，即"四大不调，百病丛生"。这与中医的"六气""六淫"是一样的。

原文：

人身中本有四病[1]：一者，地；二者，水；三者，火；四者，风。风增，气起；火增，热起；水增，寒起；土（地）增，力盛。本从是四病，起四百四病[2]。土属身，水属口，火属眼，风属耳，火少寒多目冥[3]。

春正月、二月、三月寒多，夏四月、五月、六月风多，秋七月、八月、九月热多，冬十月、十一月、十二月有风有寒。

何以故[4]春寒多？以万物皆生，为寒出，故寒多。何以故夏风多？以万物荣华[5]，阴阳合聚[6]，故风多。何以故秋热多？以万物成熟，故热多。何以故冬有风有寒？以万物终亡热去，故有风寒。

三月、四月、五月、六月、七月得卧[7]。何以故？风多，故身放。八月、九月、十月、十一月、十二月、正月、二月不得卧。何以故？寒多，故身缩。

春三月有寒，不得食麦、豆，宜食粳米、醍醐[8]诸热物。夏三月有风，不得食芋、豆、麦，宜食粳米、乳、酪。秋三月有热，不得食粳米、醍醐，宜食细米、糗[9]、蜜、稻、黍。冬三月有风寒，阳与阴合，宜食粳米、胡豆[10]、羹[11]、醍醐。

有时卧风起，有时灭；有时卧火起，有时灭；有寒起，有时灭。

人得病有十因缘[12]：一者，久坐不饭；二者，食无贷[13]；三者，忧愁；四者，疲极；五者，淫泆[14]；六者，嗔恚[15]；七者，忍大便；八者，忍小便；九者，制上风[16]；十者，制下风[17]。从是十因缘生病。

佛言：有九因缘，命未当尽为横尽。一、不应饭为饭；二、为不量饭；三、为不习饭；四、为不出生；五、为止熟；六、为不持戒；七、为近恶知识[18]；八、为入里不时、不如法行；九、为可避不避。如是九因缘，人命为横尽。

不应饭为饭，谓不可意饭，亦谓不随四时食，亦为已饭复饭，是为不应饭为饭。不量饭者，谓不知节度，多食过足，是为不量饭。不习饭者，谓不时食，若至他郡国，不知俗宜，饭食未习，不稍稍饭，是为不习饭。不出生者，谓饭物未消复上饭，若服药吐下不尽便食来，是为不出生。止熟者，谓大便、小便来时不即时行，噫吐、下风来时制，是为止熟。不持戒者，谓犯五戒，现世间盗、犯他人妇女者，便入县官[19]，或刻[20]，或死，或得栝[21]榜压死、若饿死，或得脱外从怨家得首死，或惊怖忧愁死，是为不持戒。近恶知识者，谓他人作恶便来及人。何以故？不离恶知识故，恶人不计当坐之，是为近恶知识。入里不知时、不如法行者，谓晨暮行，亦有魍魉诤斗者；若有长吏[22]追捕而不避，若入他家舍，妄视不可视、妄听不可听、妄犯不可犯、妄念不可念，是为入里不知时、不如法行。可避不避者，谓弊牛、马、猘狗[23]、蚖蛇[24]、虫[25]，水火坑阱[26]，奔车驰马，拔刀醉人、恶人，余亦若干，是为可避不避。如是九因缘，人命未尽为尽，黠人[27]当识，是当避，是已避，得两福：一者得长寿，及得闻道好语，亦得久行道。

佛言：有四饭。一为子饭；二为三百矛斫[28]饭；三为皮革虫生出饭；四为灾饭。子饭者，谓人贪味食肉时，便自校计念：是肉皆我前世时父母、兄弟、妻子、亲属，亦从是不得脱生死！已得是意便止贪，是为子饭。三百矛斫饭者，谓饭随味念复念，其殃无有数，能不念味便得脱，又矛斫人为亡身，已生念复念有若干受苦，为三百矛斫饭。皮革虫生出饭者，谓人念味，亦一切万物忧家中事，便穿人意，意作万端为出去，是为皮革虫生饭。灾饭者，谓一生死行皆为灾饭，如火烧万物，人所行皆当来恼身，剧火焚万物故言灾。所以言饭者，谓人所可意念人，故言饭也。人食肉譬如食其子，诸畜生皆为我作父母、兄弟、妻子不可数。亦有六因缘[29]不得食肉：一者，莫自杀；二者，莫教杀；三者，莫与杀同心；四者，见杀；五者，闻杀；六者，疑为我故杀。无是六意得食肉，不食有六疑。人能不食肉者，得不惊怖福。

佛言：食多有五罪。一者，多睡眠；二者，多病；三者，多淫；四者，不能讽诵经；五者，多着世间。何以故？人贪淫人知色味、嗔恚知横至味、痴人知饭食味。《律经》[30]说：人贪味，味复味得生，不得美味。

佛言：一食者为欲断生死，亦随贪不能行道，为得天眼[31]自知所从来生，去至何所。人不念死，多食、常念妇人，皆堕百四十恶，中天[32]皆用饭故。犯十恶[33]后生便失人形，堕畜生[34]中；既得作人，饥渴血出。嗔恚傍生于爱，内生于贪。佛说有大福，自饥以饭与人，令人得命，是为大福。后生饶饮食，乏嗔恚，亦无所施，施亦不得，但意恣贪淫，亦无所施，但得意恣，非我所有。一钱以上，不得取故，作贪欲空，自苦作罪。道人不有忧愁，忧随怒，愁随贪。我辈有死岁、有死月、有死日、有死时，亦不知、亦不畏、亦不行道、亦不持戒，东走西走，忧铜忧铁，忧田宅、奴婢，但益人恼、增人苦，为种畜生习。

佛言：人治生[35]，譬如蜂作蜜。采取众华，勤苦积日已成，人便攻取去。唐自苦，不得自给。人求是念是，忧有忧无，饥渴勤苦，合聚财物。未死，忧五家分，或水、火、盗贼、县官、病痛，多不如意；已死，他人得之。身当得其罪，毒痛不可言。五分者：一者，火分；二者，水分；三者，盗贼分；四者，县官分；五者，贪昆弟[36]分。何为无忧所有？人不计是五分忧，苦剧不弃，是忧苦有万端，结在腹中，离道远法。人法生贾作，得利，不当喜；不得利，亦不当忧，是皆前世宿命[37]所致。人有贪，贪便不得利。正使得一天下财物，亦不能猛自用之，亦不随人去，但益人结、但有苦恼、但种后世缘因。缘因如火，如火无所不烧。我辈不觉，是黠不敢妄摇，知为增苦种罪。不忍众生苦，不忍圣教衰，是故于此中，缘起大悲心[38]！

注释：

[1] **四病** 此处指地、水、火、风四大致病因素，与《圆觉经》等所说的"四病

（作病、任病、止病、灭病）"不同，后者系指欲求圆满觉性者之四种病态。

[2] **四百四病** 佛教所说的"四百四病"其实是一个泛数，是人类所有疾病的总称。佛教认为在构成人类身体的地、水、火、风四要素（四大）中，由风大之运转所引起的风病有一百零一种，由地大之增长而引起的黄病有一百零一种，由火大之旺盛所引起的热病有一百零一种，由水大之积聚而引起的痰病有一百零一种，以上合计为四百零四种病。风病，又称为气发；火病，又称为黄、热黄；水病，又称为痰阴；地病，又称为沉重、杂病、总集病。

[3] **目冥** 即目瞑，指眼睛昏花。《东观汉记·和熹邓皇后传》："后年五岁，太夫人为剪发，夫人年高目冥，误中后额，虽痛，忍不言，一额尽伤。"

[4] **何以故** 为什么的意思，多是提问人自问自答。

[5] **荣华** 草木茂盛、开花。《荀子·王制》："草木荣华滋硕之时，则斧斤不入山林。"

[6] **阴阳合聚** 阴阳的概念源自中国古代人民的自然观。古人观察到自然界中各种对立又相互联系的自然现象，如天地、日月、昼夜、寒暑、男女、上下等，以哲学的思想方式，归纳出"阴阳"的概念。合聚，聚集。《礼记·郊特牲》："蜡也者，索也。岁十二月，合聚万物，而索飨之也。"

[7] **卧** 睡眠之义。

[8] **醍醐** 指由牛乳精制而成最精纯之酥酪，为五味之一，即乳、酪、生酥、熟酥、醍醐五味中之第五种味，故亦称醍醐味。醍醐乃味中第一、药中第一，故常作为药物医治众病。

[9] **糗** 炒熟的米麦，亦泛指干粮，或指冷粥。

[10] **胡豆** 古时豌豆的别称。明代李时珍《本草纲目·谷之三·豌豆》："胡豆，豌豆也。"《本草纲目·谷之三·蚕豆》："此豆种亦自西胡来，虽与豌豆同名，同时种，而形性迥别。"

[11] **羹** 指煮成或蒸成的浓汁或糊状食品。

[12] **因缘** 凡一事一物之生，本身的因素叫作因，旁助的因素叫作缘。产生结果的一切原因总称为因缘。

[13] **食无贷** 食无节制，暴饮暴食。

[14] **淫泆** 淫荡，淫乱。

中国佛医学研究 基础卷

［15］**嗔恚** 愤怒怨恨。《后汉书·方术传下·华佗》："太守果大怒，令人追杀佗，不及，因嗔恚，吐黑血数升而愈。"《百喻经·人效王眼睛喻》："王闻是语，即大嗔恚，即便使人种种加害，摈令出国。"

［16］**制上风** 忍呼吸、哈欠、喷嚏等。制，限定，约束，管束。

［17］**制下风** 忍矢气，忍出虚恭。

［18］**恶知识** 教我做恶事的坏师友。知识，指相知相识的人，通常可以解释为朋友。朋友分好朋友、坏朋友，其中好朋友就是善知识、善友，坏朋友就是恶知识、恶友。

［19］**县官** 指官府。

［20］**刻** 伤害。刘安《淮南子》："山坐金，反自刻。"

［21］**桮** 同"棒"。

［22］**长吏** 指地位较高的官员。此处指官府捕快。这句话的意思是，遇到官府的差役追捕犯人而不避开，就可能被误伤。

［23］**狾狗** 狂犬。《汉书·五行志中》引《左氏传》："宋国人逐狾狗，狾狗入于华臣氏，国人从之。"

［24］**虺蛇** 蝮蛇。亦泛指毒蛇。

［25］**虫** 动物的通称。

［26］**坑阱** 犹陷阱。阱，捕野兽用的陷坑。

［27］**黠人** 狡黠之人。

［28］**斫** 大锄。引申为刀、斧等。

［29］**六因缘** 六种不得食肉的因缘。前三项是佛戒上常常提到的"若自作，若教他作，见作随喜"，即自己做坏事、教唆他人做坏事，或者看到他人做坏事而赞许之；后三项对应的是三净肉，即不见、不闻、不疑。

［30］**《律经》** 佛教戒律书。

［31］**天眼** 天上人的眼，能够看得很远，为五眼之一。天眼有两种，一种是从福报得来，如天人；一种则是从苦修得来，如阿那律所得的天眼是从苦修中得来。

［32］**中夭** 又作中殀、夭命、横死。谓定命不全，中途而亡。北本《大般涅槃经》卷二十六列举中夭九大原因：①知食不安而反食之；②多食；③宿食不消而复更食；④大小便利不随时节；⑤病时不随医教；⑥不随瞻病教敕；⑦强耐不吐；⑧夜行

遭恶鬼打；⑨房事过度。

[33] **十恶**　又名十不善，即杀生、偷盗、邪淫、妄语、恶口、两舌、贪欲、嗔恚、愚痴、邪见。

[34] **畜生**　巴利语直译作横生、傍生。如义注（解释巴利三藏的文献）说："向横拉为横生。"意谓此类有情并非如同人和天人般向高处生长，而是横向生长，故为横生。畜生为轮回流转中的苦界、恶趣之一。

[35] **治生**　意指修身养性。治，管理，经营。

[36] **昆弟**　兄弟。

[37] **宿命**　指前世的命运。佛家认为今生的命运是由前世行为的善恶决定的。

[38] **大悲心**　救苦救难普度众生的大慈大悲菩提心。《大乘起信论》所说三心之一，欲拔一切众生之苦者也。

佛说医喻经

西天译经三藏朝奉大夫试光禄卿传法大师赐紫臣施护　奉诏译

导读：

《佛说医喻经》先述世间医理，阐述了良医治病之四种情况，即识知某病应用某药、知病所起随起用药、已生诸病治令病出、断除病源令后不生，若四者皆具可得名为医王，并讨论了一些疾病的治疗方法。从中可以看出，佛陀在疾病诊疗上辨病求因，机圆法活，从而展示出他作为医王、良医的大智慧。后以佛法譬喻世间医药，佛陀宣说苦、集、灭、道的四圣谛法要，令众生断除生法，由此断除老、病、死诸苦。生理上的痛苦可经医药治愈，而生命根本问题的痛苦唯有佛法才能彻底解决。

原文：

如是我闻[1]。

一时[2]，世尊在舍卫国[3]中，与苾刍[4]众俱。是时世尊告诸苾刍言：汝等当知，如世良医[5]，知病识药，有其四种，若具足者，得名医王[6]。何等为四？一者，识知某病应用某药；二者，知病所起随起用药；三者，已生诸病治令病出；四者，断除病源令后不生，是为四种。

云何[7]名为"识知某病应用某药"？谓先识知如是病相[8]，以如是药应可治疗，令得安乐[9]。

云何名为"知病所起随起用药"？谓知其病，或从风起[10]，或从癀起[11]，或从痰起[12]，或从癃起[13]，或从骨节起，或积实[14]所起，知如是等病所起处，随用药治，令得安乐。

云何名为"已生诸病治令病出[15]"？谓知其病应从眼出，或于鼻中别别治疗而出[16]，或烟熏水灌[17]鼻而出，或从鼻窍引气而出，或吐泻出[18]，或于遍身攻汗而出[19]，乃至身分上下随应而出[20]，知如是等病可出处，善用药治，令得安乐。

云何名为"断除病源令后不生"？谓识知病源，如是相状，应如是除。当勤勇力现前作事，而善除断。即使其病后永不生，令得安乐。

如是等名为四种知病识药。如来、应供、正等正觉[21]，亦复如是，出现世间，宣说四种无上法药[22]。何等为四？谓苦圣谛、集圣谛、灭圣谛、道圣谛。如是四谛[23]，佛如实知，为众生说，而令断除生法。苦本生法断故，而老、病、死、忧悲苦恼，诸苦永灭。

如来、应供、正等正觉，为是利故，宣说如是无上法药，令诸众生得离诸苦。诸苾刍，又如转轮圣王[24]，四兵[25]具足，故得如意自在。如来、应供、正等正觉，亦复如是。佛说此经已，诸苾刍众，欢喜信受[26]。

注释：

[1] **如是我闻** 又作我闻如是、闻如是，为佛经开卷语。如是，指经中佛语。我闻，指说经者自言其亲自所闻。如是我闻，意即我是这样听说的。"如是者，举所闻之法体；我闻者，能持之人也"（《法华文句》卷一）。相传佛陀去世后，弟子结集其经、律，由阿难诵出经藏，并遵佛遗训，每部经文之首都冠此四字，以示经文是从佛处亲闻之教法。

[2] **一时** 在那一时候，有这么一个时候。佛教认为释迦牟尼所说般若经共分四处十六会，四处指佛说法的四个场所，十六会指在这四处所说的十六次法。

[3] **世尊在舍卫国** 世尊，梵语意译，音译为薄伽梵、婆伽婆，意即世间众生的尊崇者，原为婆罗门教对长者的尊称，佛教用以尊称佛祖释迦牟尼。舍卫国，古印度一国名，首都名舍卫城。舍卫国为梵语的音译，亦译为室罗伐、罗伐悉底，意译为闻者、闻物、丰德、好德等。舍卫国原名桥萨罗，后为区别于南部另一桥萨罗国，乃以城名代替国名。国中最早的寺院——祇园精舍，遗址今天尚存。据载，释迦牟尼成佛后在此居住了二十五年。

[4] **苾刍** 梵语音译，又译作比丘，意译为乞士、乞士男、薰士，即出家受具足戒的人。苾刍原是一种香草，表明比丘之戒德芬芳。

[5] **良医** 医道高明的医生。与医王义同。

[6] **医王** 医中之王，即佛。义同大医王。《无量义经》曰："医王大医王，分别病相，晓了药性，随病授药，令众乐服。"佛、菩萨善能分别病相，晓了药性，治疗众

病，故被喻称为医王或大医王。

[7] **云何** 为何，为什么。《诗经·唐风·扬之水》："既见君子，云何不乐？"

[8] **相** 表现于外而能想象于心的各种事物的相状。

[9] **安乐** 身安心乐。

[10] **风起** 指疾病由风邪引起，有外感风邪（即所谓伤风感冒）和内脏中风（脑血管意外的症候，包括脑出血）两大类症候群。

[11] **癀起** 指外科病"红、肿、热、痛"的症候，由感染细菌而引起。

[12] **痰起** 痰是某些疾病的病理产物或致病因素，痰起是指疾病由痰引起。

[13] **癴起** 指疾病由风热之痰壅塞心脏引起。癴，心病。

[14] **积实** 积是指脏腑积聚，实是指邪气充盛，积实即邪气积聚于脏腑。

[15] **治令病出** 采用适应病情的药物将病邪通过排泄器官驱逐出体外。

[16] **或于鼻中别别治疗而出** 有的从鼻部分别使用各种疗法清除病邪。别别，改变的意思，这里指采用不同的治疗方法。

[17] **烟熏水灌** 烟熏，燃点某些药品（先卷成香烟状）给病人鼻嗅而吸其药气的一种疗法。水灌，用药水灌鼻的一种疗法。

[18] **吐泻出** 指用药物催吐或用药物泻下，而把病邪从胃中吐出或将其从肠道排出体外的疗法。

[19] **遍身攻汗而出** 使用发汗的药物使病邪通过周身的汗腺排出体外，或使病人进入药物蒸汽室或燃烧药物取暖的温室中，迫使病人周身出汗，而使病邪随汗液排出体外。

[20] **身分上下随应而出** 身分上下，指区分病人的身体是上部水肿还是下肢水肿。随应而出，针对"身分上下"而言，如病人是腰部以上水肿，应当用发汗药，使病邪随汗而出；如若病人是腰部以下水肿，则应当采用利尿剂，使病邪从小便排出体外。

[21] **如来、应供、正等正觉** 如来，释迦牟尼佛十号之一。梵语意译，音译为多陀阿伽陀、答塔葛达等。如，亦名"如实"，即"真如"，意即佛陀所说的"绝对真理"。循此真如达到佛的觉悟，故名如来。如来有三：其一为应身如来，谓应机示现，后佛如先佛之来，而化众生；其二为报身如来，谓乘如实之道，来成正觉；其三为法身如来，谓"无所从来，亦无所去，故名如来"（《金刚经》）。应供，如来十号之一，

梵语阿罗诃，译曰应供，指断一切之恶，应受人天之供养者。正等正觉，旧称三藐三菩提，新译为正等正觉。诸佛无上之正智即曰正等觉。其智无邪曰正，无偏曰等。觉者，觉知诸法之智也。简而言之，正等正觉就是真正平等的觉悟的意思。

[22] **法药** 佛法如药，能医治一切众生的病痛，故名法药。

[23] **四谛** 亦称四圣谛、四真谛，乃圣者所见的真理也。《大般涅槃经》说："苦、集、灭、道，是名四圣谛。"苦谛，又称苦圣谛，指人生很苦，主要有生老病死苦、爱别离苦、怨憎会苦、求不得苦、五阴炽盛苦（即身心之苦）。集谛，又称苦集圣谛、集圣谛、苦习谛，苦的原因是人有烦恼、有对情欲的执着，所以能导致人的生死不出三界（欲界、色界、无色界）。灭谛，又称苦灭圣谛、真圣谛、苦尽谛，要灭掉苦，就应该走向寂灭（指修行圆满）。道谛，又称苦灭道圣谛、道圣谛，要圆满，就要修道，通过修道去掉对情欲的执着和各种烦恼。苦与集表示迷妄世界之果与因，而灭与道表示证悟世界之果与因，即世间有漏之果为苦谛，世间有漏之因为集谛，出世无漏之果为灭谛，出世无漏之因为道谛。

[24] **转轮圣王** 略称转轮王或轮王，为世间第一有福之人，于人寿八万四千岁时出现，统辖四天下。梵语意译为斫迦罗伐辣底遏罗阇、遮迦罗跋帝、遮加越，意译为转轮圣王、转轮圣帝、转轮王、轮王。此王身具三十二相，即位时由天感得轮宝，转其轮宝，而降服四方，故曰转轮王。

[25] **四兵** 象兵、马兵、车兵、步兵四种兵，合称为四兵。

[26] **信受** 信仰、相信并接受。《汉书·文学传下·任孝恭传》："孝恭少从萧寺云法师读经论，明佛理，至是蔬食持戒，信受甚笃。"

佛说治意经

失译人　名今附西晋录

导读：

《佛说治意经》讲的是数息观之法。数息观，又作阿那般那观、安那般那念、念安般、安般守意，意译为念入出息、念无所起、息念观、持息念，简称安般、数息。数息观乃五停心观（不净观、慈悲观、因缘观、念佛观、数息观）之一，八念（念佛、念法、念僧、念戒、念舍、念天、念出入息、念死）之一，十念［念佛、念法、念僧、念戒、念施、念天、念休息（即止息心意之想动）、念安般（数息）、念身非常、念死］之一。八念、十念有不同的说法。数息即计数入息或出息之次数，以收摄心于一境，使身、心止息。此为除散乱、入正定之修法。数息亦即先入息、后出息之调息（呼吸）法。然亦有主张"先出息、后入息"之方式，而意译为"念出入息"者。若将数息观细分，则有算数修习、悟入诸蕴修习、悟入缘起修习、悟入圣谛修习、十六胜行修习五类。简而言之，该经讲的是修炼数出入之息，停止心想散乱之观法。

原文：

佛言："安般守意具行如法已，欲次第学，如如佛说为在天下得明如阴解，月出立身立意，立坐卧亦尔[1]。已比丘立意，如是前后会有所益[2]；已前后有所益，使不复见怪意[3]；已止意亦守六衰[4]；常守莫中止，便知无为身[5]。若一切有意常守身，止不愿，亦不愿有，亦不疑有，亦不疑无有，次第行在所疑，便蚤得度生死[6]；若惊意，知定喜净[7]，时时法观[8]，能得度老病[9]。如是可病惊精进[10]。道人自意生老结能得断，今世能得苦尽[11]。已警为听，所睡为觉，警胜卧已，警无有畏[12]。已精进晓睡日夜为学[13]，已求甘露[14]，便得灭[15]苦。人有是有利从归佛[16]，为中夜[17]常意在佛，已觉得觉，佛弟子常尔。若中夜常念法，僧聚亦尔，行戒亦尔，布施亦尔，身护亦尔，行禅亦尔，不侵人亦尔，定意[18]亦尔，尔空亦尔，已觉能觉，佛弟子常尔，若中不堕思想[19]。"

问曰:"何等为便知无为身?"师曰:"泥[20]为无为身。""何等为次第行?""谓今所到,便当除、次除,是为次第行[21]。""何等为时时法观?""谓六入来时,当即时校计[22],是为时时法观。""何等为道人自意?""谓教人精进,当先自意行,身自守、意自守,自为福中,天上福未满故,自守福已满便得禅[23]。"

注释:

[1] **安般守意……立坐卧亦尔** 你已能够如法地学习入定,要继续按照次序一步一步地深入学习,正如佛所说的,天下所有的事情都如明灯照亮了黑暗,即有了寻找智慧的路,烦恼就自然有了解决之办法。每月的初一,要发愿如何做好身语意这些,行住坐卧也是如此。次第,次序,顺序。如如,佛教语,谓诸法皆平等不二的法性理体,或永恒存在的真如。隋代慧远《大乘义章》卷三:"诸法体同,故名为如……彼此皆如,故曰如如。"唐代慧能《坛经·行由品》:"万境自如如,如如之心,即是真实。"真如,真是真实不虚,如是如常不变,合真实不虚与如常不变二义,谓之真如。又真是真相,如是如此,真相如此,故名真如。解,去除,除去。月出,指每月的初一。

[2] **已比丘立意,如是前后会有所益** 已经掌握了心念观察方法的比丘,若能联系前面学习的"止"的内容一起学习,则能相得益彰。已,已经。益,利益、增进、好处之义。下几句中的"已"同此。

[3] **已前后有所益,使不复见怪意** 止观双修的时候,就不会再去执着什么。

[4] **已止意亦守六衰** 止,定的意思,禅定的别名。意,唯识学的第七末那识,汉译为意,思量之义,恒审思量第八阿赖耶识为我,有思考、辨别、判断、分析、综合等的作用。六衰,色、声、香、味、触、法六尘能衰耗人们的真性,所以叫作六衰。

[5] **便知无为身** 可以觉悟空的道理。无为,无因缘的造作,即真理的别名。身,属六根之第五根,即身根,指触觉器官及其功能。然有部(全称为圣根本说一切有部,略称有部、有部宗、有宗,又称说因部,为小乘二十部之一。约于佛灭后三百年之初自根本上座部分出。因主张三世一切法皆是实有,故称说一切有部)主张,身根乃眼所不能见之精妙物质(净色),亦即指胜义根而言。

[6] **若一切有意……便蚕得度生死** 如果一切时都能够守护着,没有念头生起,也不希望得到什么,也不怀疑有,也不怀疑无,一步一步搞清楚疑惑,就会尽快地解

脱生死。蚤，同"早"。

[7] **若惊意，知定喜净** 如果在被惊吓的时候，心还能够知道定中的喜和净。

[8] **法观** 意思是说用法来观照。

[9] **老病** 指生老病死。

[10] **病惊精进** 是说生病能够带动精进用功。精进，又叫作勤，即努力向善向上。

[11] **道人自意生老结能得断，今世能得苦尽** 修行的人自料能断开生老病死之结，今生苦的根源也就断了。道人，修行佛道者之谓，又称道者、道士。自意，自料，自认为。《史记·项羽本纪》："然不自意能先入关破秦，得复见将军于此。"

[12] **已警为听……警无有畏** 意思是说如果在睡觉的时候，还能够很警觉地知道周围发生的一切，这就是胜卧了，就可以证得无畏了。

[13] **晓睡日夜为学** 指昼夜不停地学习。

[14] **甘露** 梵语音译为阿密哩多、阿蜜栗多，意译为不死、不死液、天酒，即不死之神药、天上之灵酒。吠陀中谓苏摩酒为诸神常饮之物，饮之可不老不死，其味甘之如蜜，故称甘露。佛教亦以甘露比喻佛法之法味与妙味长养众生之身心。

[15] **灭** 指苦灭谛，即指永断无明、欲爱等一切烦恼，一切苦皆消灭之审实不谬的状态，亦即涅槃境界。

[16] **人有是有利从归佛** 很多人都是因为有所求才来皈依佛的。

[17] **中夜** 半夜。

[18] **定意** 与定心同，即修禅行而远离乱意。

[19] **若中不堕思想** 若这样做就不会堕落。

[20] **泥** 指涅槃。

[21] **便当除、次除，是为次弟行** 先来先看，次来次看，叫作次第行。

[22] **谓六入来时，当即时校计** 就是六尘入来的时候，清楚明了。六入，眼入色、耳入声、鼻入香、舌入味、身入触、意入法。六入是六根的别名，入是涉入之义，谓根境互相涉入。

[23] **谓教人精进……已满便得禅** 意思是说在教别人之前，自己先要做到。身口合一才会积福。上天没给我们很多福，所以我们可以自己累积福德，福慧双修，这就是禅了！

了本生死经

吴月氏优婆塞支谦　译

导读：

　　《了本生死经》，一卷，支谦译，收于《大正新修大藏经》第十六册。本经与《大乘舍黎娑担摩经》同本，但说人不同。本经为舍利弗对比丘进行说法，中心内容为见十二因缘，即见法见佛。僧祐著的中国现存最早的佛教文献目录著作《出三藏记集》卷六载有道安所撰《了本生死经·序》，谓本经为佛陀初转法轮时所说四谛四信之要旨，内容包括：①以内缘、外缘二缘为缘起之要素；②开示因相缚、缘相缚；③归纳内缘、外缘之起，皆需待非常、不断、不躇步、种不败亡、相象非故等五事之起；④说十二因缘等。

　　三世因果，里头包含着十二因缘法，三世包含过去、现在、未来三世，以此三世立因果业感之理。盖是以过去之业为因，招感现在之果，复由现在之业为因，招感未来之果，如是因果相续果因，再复为因果，生死无穷，此即凡界流转之相状。说一切有部更以三世两重之因果说来解释十二因缘，即以"无明、行"为过去之因，招感"识、名色、六入、触、受"等现在之五果；复以"爱、取、有"为现在之三因，招感"生、老死"等未来之两果。

原文：

　　佛说是：若比丘见缘起为见法[1]，已见法为见我。于是贤者舍利弗谓诸比丘[2]言："诸贤者！佛说若诸比丘：'见缘起为见法，已见法为见我。此谓何义？是说有缘，若见缘起无命[3]非命为见法，见法无命非命为见佛[4]，当随是慧[5]。彼有二事见外缘[6]起，有二事见内缘[7]起，合为四。何谓二事见外缘起？为因相缚、缘相缚[8]。因相缚为何等？从种根，从根叶，从叶茎，从茎节，从节怀华[9]，从华实，是为因相缚。何谓缘相缚？为地种[10]、水种、火种、风种、空种，从是因缘有种生彼。地为持种，水为润种，火为热种，风为起种，空为令种无碍[11]。如是得时节，会令种生，彼种不知我生根，根不知从种有，根不知我生叶，叶不知从根有，叶不知我生茎，茎不知从叶有节怀华，实亦不自知转相生有[12]。又地不知我生种，种亦不知地持我，水亦不知我润种，种亦不知水润我，至火风空皆不相知。

'是诸贤者！从因缘有得时会令种生，为非自作非彼作，亦非无因生。当以五事见外缘起？何谓五？一非常，二不断，三不步，四种不败亡，五相象非故。彼种已坏为非常，有根出为不断，种根分异为不躇步[13]，少种多生实为不败亡，实生如种根非种为相象非故。

'当知是二事见内缘起，因相缚、缘相缚。何谓因相缚？缘不明行缘[14]，行识缘，识名色缘，名色六入缘，六入更乐缘，更乐痛缘，痛爱缘，爱受缘，受有缘，有生缘，生老死、忧悲苦懑[15]心恼。如是，是但大苦性具成有病，彼不明不知我作行[16]；行不知从不明有[17]，行不知我作识[18]，识不知从行有；识不知我作名色[19]，名色不知从识有；六入、更乐触、痛、爱[20]、受[21]、有、生，至于老死，亦转不知。是从不明有行，从行有识，从识有名色，从名色有六入、更乐、痛、爱、受、有、生老死、忧悲苦懑心恼。如上说，是但大苦性具成有，彼若无生，则无老死忧悲苦懑心恼。

'是诸贤者！因缘起故，缘是生法；有缘起不缘生法，有缘生法不缘起，有缘起缘生法，有不缘起不缘生法。何谓缘起不缘生法？为缘不明行，缘行识，缘识名色，至于老死，大苦恼具成有。如上说，是谓缘起非缘生法。何谓缘生法非缘起？为如不明、行、识、名、色、六入、更乐、痛、爱、受、有、生、老死，是谓缘生法非缘起也。何谓缘起缘生法？若出生住不断老死之生，是出生住因缘相近，因有相近，因微[22]相近，因谛[23]相近，因如[24]相近，无异相近，不狂相近，缘起相近，以缘生如是法，有受、爱、痛、更乐、六入、名色、识、行，是谓缘起缘生法。何谓不缘起不缘生法？谓得道者，彼何谓不明为如六种，六种受若女若男。何谓六？为地种、水种、火种、风种、空种、识种。彼身得住是为地种，如持不散是为水种，饮食尝啖卧得善消，是为火种，身中出息入息是为风种，四大所不能持是为空种，随转如双箭筈[25]是为识种。如彼地种，非女非男，非人非士，非身非身所，非人生非少年，非作无作者，非住无住者，非智无智者，非众生非吾非我，非彼有无有主。水、火、风、空种亦如是。识种非女非男，非人非士，非身非身所，非人生非少年，非作无作者，非住无住者，非智无智者，非众生非吾非我，非我有无有主，如是但从六种为一想，为合想，为女想，为男想，为妄想，为身想，为自在想，为强自在，受若干种，故为不明。'"

"时，说曰：'性痴净常想、乐想、身想，疑嫌妄非上要。'佛说：'是不明，亦为染于物无慧生，妄故为不明，妄故为行，知物故为识，五性[26]故为名色，猗名色根故为六入[27]，三合故为更乐[28]，更乐行故为痛，痛而乐故为爱，爱弥广故为受，受当复有行故为有。五性具成故为生，诸种熟故为老，命根[29]嘌闭故为死，热中为忧，诳语为悲，临五识身合为五苦[30]，心识身合为懑[31]，心念劳为恼[32]，有故生有。如是见知障[33]显，是说具满大苦性足，从是受凶衰[34]，着故复生，其始不可见知，不可度量。

'又冥[35]为不明义，作成为行[36]义，知为识[37]义，缘住彼彼相倚为名色义，主亦不专为六入义，更亦合会为更乐义，从知痛义，渴欲得物如火无厌为爱义，取[38]为受义，当复有为有义，五性仰[39]为生义，熟为老义，行亏为死义，如是义说，亦为十二缘起相。

'又从不明近福德行作[40]，近罪贼行作，是谓缘不明。行有诸行故，近福不福而有识，是谓缘行识。由识作性行名色具成生，是谓缘识名色。是缘生作作辄受，是谓缘名色。六入、眼识会更乐，是谓缘六入、更乐。如更乐、痛、知亦尔，是谓缘更乐、痛、死。不知痛者为行别故，从爱象辄取，是谓缘痛爱。从爱象更吞，是谓缘爱受。有、受为三行身、口、意，是谓缘受有。有行劳，当复有具成生，是谓缘有生。五性已成故有老死，是为十二缘起。随转[41]宛转，造作田业[42]，识造种行，不明造对行，如地持种，水令种不散，火令种熟，风令种起，空令种无碍。

'行造田业亦如是，爱造润行，彼行不知我造田业，爱不知我为润行，识不知我为种行，不明不知我为对行，如地不知我持种，水、火、风、空，如上说，从有行劳，当复有具成生。

'此亦无有从是世躇步[43]者，但因缘相持，譬如镜净明朗，缘内外生面象，面亦不死此生彼，镜中从有面因缘不亏，是不死此而生彼，为有苦情因缘不亏。从是有受，如火以受不断现昼夜然其炎不步。识亦如是，不身相缚往来五道[44]，有缘故生，是法无主[45]。譬如月圆四十九由延[46]，而圆形现于下水有缘不亏，非月死彼而于此生，观生死当如是，是为因相缚。'"

"何谓缘相缚？如佛告阿难：'眼缘色生眼识，彼眼不知我作猗行，色不知我为识对，明不知我为识照，空不知我令识无碍，识不知我生此作有。眼、色、明、空、念令眼识具成生，耳、鼻、口、身、心缘法生心识，彼眼不知我为识作猗，法不知我为识作行，心不知我为识作明，空不知我令识无碍，识不知我成此因缘。是，阿难！缘心、法、明、空、念，令心识具成生，而此非自作，非彼作，非两作，非无因生，非我故，非彼故，非无因有。当以五事见内缘起。何谓五？非常[47]、不断[48]、不步、少行、多报。相象非故，彼如死际身已坏为非常；出生有身分为不断；或同去，或异去，分异故为不步；少行、多报谓行不败亡，如行报生非故家也。若见此缘起，无命非命为见法；见法无命非命为见四谛[49]。苦习尽道，譬如明人见师成画，叹其画好师妙，见四谛者亦如是。'佛一切知、一切现，从是得喜不离佛，得法众至真戒喜不离。"

注释：

[1] **缘起为见法**　缘起，众缘和合而生起，也就是各种条件和合而生的意思，一切有为法都是由众缘和合而生起的。也指事情起始的缘由。缘，狭义而言，乃指引起结果之直接原因（内因）与间接原因（外缘）；广义而言，系合因、缘两者之称。见法，谓真言行者，对于所愿成就之相，住于无染无着清净真实之心，谛观实相善通其实义也。

[2] **贤者舍利弗谓诸比丘**　贤者，修善道而未断惑证理者。舍利弗，又称舍利子，为佛十大弟子之一，以智慧第一著称。比丘，见《佛说医喻经》注释[4]。

[3] **无命**　谓无生无灭。晋代道安《了本生死经·序》："夫解空无命，则成四谛。"

[4] **见佛**　指见佛身或悟佛法。大多依念佛三昧或佛力加被所感得。见佛包括现在见佛、未来见佛、平生见佛、临终见佛。一般而言，见佛指感见佛的色身，然领悟佛心、领悟佛法，也可名为见佛。见佛者必灭罪生善，证得妙果。

[5] **慧**　睿智的意思，也就是确知诸法真相的智慧。

[6] **外缘**　外在的助缘，亦即四缘中之增上缘。四缘，包括因缘、等无间缘、所缘缘、增上缘。因缘是种子与现行，相熏习义，为生果的原因；等无间缘是前念与后念，必须次第相续而起，体用齐等，而无间断；所缘缘之第一个"缘"字是攀缘之义，心识为能缘，境界为所缘，心心所法，仗境方生，即见相二分，俱起为缘；增上缘是谓于此法，增强其力用，使其得生。在这四缘中，色法的生起但须因缘及增上缘，心法的生起，则须四缘具足。

[7] **内缘** 眼、耳、鼻、舌、身五识缘之色、声、香、味、触等外境为外缘，意识于心内分别诸法事象为内缘。

[8] **因相缚、缘相缚** 因相，为阿赖耶识三相之一。第八阿赖耶识能摄持一切种子，为万法生起之原因，故称因相。缚，烦恼的别名，因烦恼能系缚人们的身心，使不得自在。缘相，缘虑之状。《圆觉经》曰："六根四大，中外合成。妄有缘气，于中积集。似有缘相，假名为心。"

[9] **华** 俗作花，经典中多作华。指草木之花。

[10] **地种** 四大种之一。凡具有坚性的物质都属于地，因这种坚性周遍于一切物质，而且能造作一切的物质，所以叫作大种。四大种，四大是地大、水大、火大、风大，因它们周遍于一切色法，所以叫作大，又因其能生出一切的色法，所以叫作种。

[11] **空为令种无碍** 空，因缘和合而生的一切事物，究竟而无实体，叫作空；空也是假和不实的意思。参见《般若波罗蜜多心经》注释 [3]。无碍，没有障碍。

[12] **生有** 四有之一。四有，即为生有、本有、死有、中有。生有是指于诸趣中投生的一刹那；本有是在一生的过程中，除去生时一刹那、死时一刹那之后中间的寿命；死有是指死时的一刹那，其时间仅限于中有未生之前；中有是指在今世已死，后世未生中间的中阴身。以上四有，是欲界色界的众生在一度生死中所有的四种有。

[13] **蹰步** 踩踏貌。

[14] **不明行缘** 不明，即无明。无明，不明白道理，亦即愚痴的别名。行缘，以六度、四摄法等菩萨行增长众生善根，此种外缘、助缘即称为行缘。

[15] **懑** 烦闷，生气。

[16] **行** 指身口意的造作。

[17] **有** 苦果的别名，依因而有果，故果名为有，如称三界为三有。

[18] **识** 心的别名，了别之义。心对于境而了别，叫作识。

[19] **名色** 五蕴的总名。五蕴之受、想、行、识四蕴为名，色蕴为色，因受、想、行、识四蕴是心识的作用，只有名而无实体，所以叫作名。色蕴则是由一些极微物质所构成，有质碍的物体，所以叫作色。在十二因缘中，人在母胎中渐渐生长，五蕴完具的时候，叫作名色支。

[20] **爱** 又作爱支，为十二因缘之一，意为贪恋执着于一切事物。

[21] **受** 人类的感官与外界接触时所产生的感受。受有三种，即苦受、乐受、不

苦不乐受。

[22] **微** 七倍于极微者。极微又作极微尘、极细尘，旧译邻虚。物质（色法）分析至极小不可分之单位，称极微。

[23] **谛** 真实不虚妄的道理。俗事虚妄的道理，叫作俗谛，涅槃寂静的道理叫作真谛。

[24] **如** 不变易的意思。诸法的法性，极难用语言文字来形容，故借"如"字来作代表。法性即实相，实相即如，因其不二、不异、不变、不动，且万法的真面目都同一相，故名为如。

[25] **笌** 装箭的竹器。

[26] **五性** 法相宗将一切众生的根机分为五类，叫作五性。①有可修成阿罗汉果的无漏种子者，名定性声闻。②有可修成辟支佛的无漏种子者，名定性缘觉。③有可修成佛果的无漏种子者，名定性菩萨。④兼有以上二种或三种的无漏种子，则将来所证之位，遇缘成熟，并不一定证何种果者，名不定性。⑤并无以上三乘的无漏种子，但有可修成人天果的有漏种子者，名为无性。

[27] **六入** 参见《佛说治意经》注释 [22]。

[28] **三合故为更乐** 三合，指根、尘、识。根，能生的意思，增上的意思。尘，指不净和能污浊人们真性的一切事物，如四尘、五尘、六尘等。识，心的别名，了别之义。心对于境而了别，叫作识。乐，遇好缘好境而心情愉快。

[29] **命根** 即有情之寿命。俱舍宗、唯识宗以之为心不相应行法之一，亦为俱舍七十五法之一，唯识百法之一。由过去之业所引生，有情之身心在一期（从受生此世以至死亡）相续之间，维持暖（体温）与识者，其体为寿；换言之，依暖与识而维持一期之间者，即称为命根。

[30] **临五识身合为五苦** 五识，眼识、耳识、鼻识、舌识、身识，因是六识中之前五识，故名五识。在三界中，欲界的有情有六识，色界的初禅天无鼻、舌二识，二禅天以上则五识全无，唯有一意识而已。五苦，生老病死苦（人生必经的四大过程）、爱别离苦（与所爱者离别之苦）、怨憎会苦（常与憎恶者会合之苦）、求不得苦（不得所求之苦）、五阴盛苦（吾人五阴合成的身体受炽盛的痛苦）。

[31] **心识身合为溉** 心，指无形的精神作用，也就是佛教所说的八个识——眼识、耳识、鼻识、舌识、身识、意识、末那识、阿赖耶识。身，属六根之第五，即身

根，指触觉器官及其功能。然有部宗主张，身根乃眼所不能见之精妙物质（净色），亦即指胜义根而言。然通常所说身与心并称为身心，身与语（或口）、意并称身语意（或身口意）之"身"则系指身体、肉体而言。

［32］**心念劳为恼**　念，思念，讽诵。劳，尘劳，为烦恼之异称。

［33］**知障**　又称无明惑、无始无明、所知障等，为二种无明（一念无明和无始无明）之一，系指执着于所证之法而障蔽其真如根本智。对法界实相正理的无知，导致无法证知法界的真实相，无法证知一切法的根源，因此无法成就佛道，这就是所知障。其说的是对于法界实相的所知不足，所以成为佛道上的障碍，故名所知障。

［34］**凶衰**　死伤。这里指死亡。

［35］**冥**　无知的别名。

［36］**行**　指身口意的造作。

［37］**识**　音译为毗阇那、毗若南，乃分析、分类对象而后认知之义。虽至后世时，心、意、识三语汇分别使用，然于初期时皆混合使用。

［38］**取**　为烦恼之异名。汉译经典亦常译为"受"。系十二缘起之第九"取支"，谓执着于所对之境；亦即由第八支"爱支"现行引生之炽热活动，特指对淫、食、资具等之执着，以及对妄欲贪求之心等而言。

［39］**仰**　通"昂"。高。

［40］**福德行作**　福德，修人天善行所感得的福分。福德与功德不同，外修事功的有漏善是福德，内证佛性无漏智才是功德。福德、功德俱修俱足，才是出离生死苦海乃至成佛作祖之道。行，指身口意的造作。作，行为、活动的意思。

［41］**随转**　转，即转起，谓法之生起。随转，谓随彼法而生起。

［42］**造作田业**　造作，制造。《俱舍论记》卷十三云："造作名业。"即指众生的一切所作所为。田业，农业。《诗经·周颂·载芟》："其耕泽泽。"汉代郑玄笺："成王之时，万民乐治田业。"此处以种田喻礼佛。

［43］**蹉步**　参见前面注释［13］。

［44］**五道**　五种迷惑的境涯，即地狱道、饿鬼道、畜生道、人道、天道，指凡夫的迷惑与苦恼不幸的生命状态。亦称五趣。

［45］**无主**　无定实之主。

［46］**由延**　梵语的音译，即由旬。古印度所使用的长度单位，一由旬是指帝王一

天的行军里程。

[47] **非常** 犹言无常，谓世相之无常。

[48] **不断** 谓日日相续勤修而不间断，如不断念佛、不断读经。又为"非所断"之别名。非所断，三断之一，指一切之无漏法。

[49] **四谛** 参见《般若波罗蜜多心经》注释[13]。

增上心经

节选自《中阿含经》卷二十五之"中阿含因品增上心经第五"，

东晋僧伽提婆　译

导读：

《中阿含经》为原始佛教基本经典，也是北传佛教四部阿含之一，因所集各经篇幅适中，故名。全经收经二百二十二部，分为五诵十八品。经中主要包括以下三方面的内容。①详述各种修行规定之间的相互关系以及它们在达到涅槃解脱过程中的作用，如对三学（戒、定、慧）之间的关系以及它们与涅槃的关系论述较多，这是此经的重点。此外，还就如何断灭"无明"、修行取得功果等，以阐明达到涅槃的修道层次。②联系当时社会现实阐述善恶因果报应，鼓励在家信徒和俗人止恶行善。③论述四谛、八正道、缘起、十二因缘、四禅、六界、六处、十八意行等小乘佛教教义，阐发了无常、无我和一切皆苦的思想。大多数品论述的问题比较集中，多用日常生活事例和寓言故事阐发教理，以着重讲述各种学说之间的关系。后出的许多经、律多引述其内容。

《增上心经》中的"增上心"，即禅定心，系息灭恶念所得之定心，此定心具有增上力。《中阿含经》卷四十《黄芦园经》说："得第一增上心，称为初禅；得第二增上心乃至第四增上心，则次第称第二乃至第四禅。"定心就是安定其心，使心不散乱。《智度论》说："定心者，定名一心不乱。于乱心中不能得见实事，如水波荡，不得见面；如风中灯，不能得点。"《增上心经》详细论述了修定心的五种常用的方法：①注意某对象时，内心生起与贪、嗔或痴相应的恶念，要去关注与善法相应的其他对象；②关注与善法相应的其他对象时，若贪、嗔或痴的恶念又在内心生起，就要去想那些恶念会带来的危险；③想到这些恶念会带来的危险时，若贪、嗔或痴的恶念再在内心生起，就要努力忽视它们，不理睬它们；④努力忽视或不理睬那些念头时，若贪、嗔或痴的恶念还在内心生起，就要着意去除那些制造恶念的原因；⑤着意去除那些制造恶念的原因时，若内心仍然生起贪、嗔或痴的恶念，应咬紧牙关、舌抵上腭，以坚强的心志来击败、摧毁那些恶念。

原文：

我闻如是。

一时，佛游舍卫国[1]，在胜林给孤独园[2]。

尔时，世尊告诸比丘："若比丘欲得增上心者，当以数数念于五相，数念五相已，生不善念，即便得灭[3]；恶念灭已，心便常住，在内止息，一意得定[4]。

"云何为五？比丘者，念相善相应，若生不善念者，彼因此相复更念异相善相应，令不生恶不善之念[5]；彼因此相更念异相善相应已，生不善念，即便得灭[6]；恶念灭已，心便常住，在内止息，一意得定。犹木工师、木工弟子，彼持墨绳[7]，用拼于木[8]，则以利斧，斫治[9]令直。如是，比丘！因此相复更念异相善相应，令不生恶不善之念；彼因此相更念异相善相应已，生不善念，即便得灭；恶念灭已，心便常住，在内止息，一意得定。若比丘欲得增上心者，当以数数念此第一相，念此相已，生不善念，即便得灭；恶念灭已，心便常住，在内止息，一意得定。

"复次，比丘！念相善相应，若生不善念者，彼观此念恶有灾患[10]，此念不善，此念是恶，此念智者[11]所恶，此念若满具[12]者，则不得通[13]、不得觉道[14]、不得涅槃[15]，令生恶不善念故。彼如是观恶，已生不善念，即便得灭；恶念灭已，心便常住，在内止息，一意得定。犹人年少，端政[16]可爱，沐浴澡洗，着明净衣[17]，以香[18]涂身，修治须发，极令净洁，或以死蛇、死狗、死人食半青色，膖胀臭烂，不净流出，系着彼颈，彼便恶秽，不喜不乐[19]。如是，比丘！彼观此念，恶有灾患，此念不善，此念是恶，此念智者所恶，此念若满具者，则不得通、不得觉道、不得涅槃，令生恶不善念故。彼如是观恶已，生不善念，即便得灭；恶念灭已，心便常住，在内止息，一意得定。若比丘欲得增上心者，当以数数念此第二相；念此相已，生不善念，即便得灭；恶念灭已，心便常住，在内止息，一意得定。

"复次，比丘！念相善相应时，生不善念，观念恶患时，复生不善念者，彼比丘不应念此念，令生恶不善念故。彼不念此念已，生不善念，即便得灭；恶念灭已，心便常住，在内止息，一意得定。犹有目人，色在光明，而不用见，彼或闭目，或身避去，于汝等意云何？色在光明，彼人可得受色相耶[20]？答曰：'不也。'如是，比丘不应念此念，令生恶不善念故。彼不念此念已，生不善念，即便得灭；恶念灭已，心便常住，在内止息，一意得定。若比丘欲得增上心者，当以数数念此第三相，念此相已，生不善念，即便得灭；恶念灭已，心便常住，在内止息，一意得定。

"复次，比丘！念相善相应时，生不善念，观念恶患时，亦生不善念，不念念时复生不善念者，彼比丘为此念，当以思行渐减其念，令不生恶不善之念[21]。彼为此念，当以思行渐减念已，生不善念，即便得灭；恶念灭已，心便常住，在内止息，一意得定。犹人行道[22]，进路急速[23]，彼作是念：我何为速？我今宁可徐徐行耶[24]，彼即徐行。复作是念：我何为徐行？宁可住耶，彼即便住。复作是念：我何为住？宁可坐耶，彼即便坐。复作是念：我何为坐？宁可卧耶，彼即便卧。如是，彼人渐渐息身粗行[25]，当知比丘亦复如是。彼为此念，当以思行渐减其念，令不生恶不善之念；彼为此念，当以思行渐减念已，生不善念，即便得灭；恶念灭已，心便常住，在内止息，一意得定。若比丘欲得增上心者，当以数数念此第四相，念此相已，生不善念，即便得灭；恶念灭已，心便常住，在内止息，一意得定。

"复次，比丘！念相善相应时，生不善念，观念恶患时，亦生不善念，不念念时亦生不善念，当以思行渐减念时，复生不善念者，彼比丘应如是观。比丘者，因此念故，生不善念，彼比丘便齿齿相着，舌逼上腭，以心修心，受持降伏，令不生恶不善之念[26]；彼以心修心，受持降伏已[27]，生不善念，即便得灭；恶念灭已，心便常住，在内止息，一意得定。犹二力士捉一羸人[28]，受持降伏。如是，比丘！齿齿相着[29]，舌逼上腭，以心修心，受持降伏，令不生恶不善之念；彼以心修心，受持降伏已，生不善念，即便得灭；恶念灭已，心便常住，在内止息，一意得定。若比丘欲得增上心者，当以数数念此第五相，念此相已，生不善念，即便得灭；恶念灭已，心便常住，在内止息，一意得定。

"若比丘欲得增上心者，当以数数念此五相，数念五相已，生不善念，即便得灭；恶念灭已，心便常住，在内止息，一意得定。若比丘念相善相应时不生恶念，观念恶患时亦不生恶念，不念念时亦不生恶念，若以思行渐减念时亦不生恶念，以心修心，受持降伏时亦不生恶念者，便得自在。欲念则念，不念则不念，若比丘欲念则念，不欲念则不念者，是谓比丘随意诸念，自在诸念迹[30]。"

佛说如是，彼诸比丘闻佛所说，欢喜奉行！

注释：

［1］**舍卫国** 古印度国名。参见《佛说医喻经》注释［3］。

［2］**胜林给孤独园** 为佛陀说法遗迹中最著名者。全称祇树给孤独园，又称祇洹阿难邠坻阿蓝、祇园阿难邠低阿蓝、逝多林给孤独园、祇氏之树给孤独聚，略称祇洹精舍、祇园精舍、祇陀婆那、逝多饭那、耆陀精舍、祇陀园、祇陀林、祇桓寺、祇树、祇园。又译作松林、胜林。祇树，即祇陀太子所有树林之略称；给孤独园，意谓给孤独长者所献之僧园。据载，舍卫城须达长者凤怜孤独，好行布施，人誉为给孤独长者。彼皈依佛陀后，欲觅一地为佛陀建筑精舍，见祇陀太子之花园颇为清净闲旷，乃欲购之，然为太子所拒。太子为令长者却步，遂以黄金铺满花园为出售之条件，须达长者乃以象驮黄金铺地，太子为其诚心所感，遂将园中所有林木奉施佛陀，故以二人名字命名为祇树给孤独园。又太子乃桥萨罗国波斯匿王之子，因太子诞生之日，王大破敌军，故以"胜"为太子之名；以树林为太子胜所有，故称祇园为胜林、胜子林、胜子树。精舍竣工后，佛陀曾于此度过许多雨季，大多数之经典亦说于此。此园与王舍城之竹林精舍并称为佛教最早之两大精舍。

［3］**当以数数念于五相……即便得灭** 应当常常念修定心的五种方法，念数遍后，所生的不善之念便会得以消灭。数数，常常。相，万物的外在姿态、形状，谓物质或肉体的形象、状态。念，指思想意识的活动，即想法。

［4］**恶念灭已……一意得定** 摒除了恶念，心便能够向内安顿下来，变得稳定、一致和集中。定，令心专注于某一对象，从而达于不散乱之精神状态，即凝然寂静之状态。

［5］**念相善相应……令不生恶不善之念** 注意与善法相应的其他对象时，若内心生起与贪、嗔或痴相应的恶念时，就应再注意与不同善法（合理益世之法）相应的其他对象，从而阻止这些恶念的产生。

［6］**彼因此相……即便得灭** 当他将注意力转移到与善法相应的其他对象时，就能够摒除那些贪、嗔或痴的恶念，使恶念止息下去。

［7］**墨绳** 即绳墨，木工画直线用的工具。

［8］**用拼于木** 拼，同"抨"，意为弹、拉开。唐代玄应《一切经音义》："拼，古文抨同，谓弹绳墨为拼也。"这句是说在木材上弹画上墨线。"拼"又作"絣"，絣即指绳子。

［9］**斫治** 砍削。斫，斧子。治，整治，修治。

［10］**灾患** 灾难，祸害。

［11］**智者** 谓明辨事物道理、有智能的人。

［12］**满具** 圆满具备之义。

［13］**得通** 获得神通。

［14］**觉道** 指正觉之道，又作觉路。即觉证成佛之大道。

［15］**涅槃** 参见《般若波罗蜜多心经》注释［15］。

［16］**端政** 端正。政通"正"。

［17］**明净衣** 指漂亮入时的衣服。

［18］**香** 指气味芳香的香料。

［19］**或以死蛇……不喜不乐** 把死蛇、死狗或死人的尸体挂在人颈项上，人就会感到恐怖、屈辱、厌恶。食，一作"余"，即残余瘀青色的尸体。臁，古同"胖"，即"膀"，臂膀。不净，指尸体臭腐后渗出的液体。

［20］**犹有目人……彼人可得受色相耶** 一个视力正常的人，当他不想看见进入他视力范围内的事物时，就可以闭上眼睛，或转头望向他方，而你们比丘的意见如何呢？色虽在而光明，可得纳受其色相吗？意思是说人们可以对有的事物视而不见或回避，比丘们也应当有忽视、不理睬恶的念头，使心安顿下来，变得稳定、一致和集中。有目人，有眼的人，指视力正常的人。

［21］**不念念时复生……令不生恶不善之念** 不想与贪、嗔或痴相应的恶念时，若仍然产生此念的话，他应着意去除那些制造恶念的原因。当他着意去除那些制造恶念的原因时，他就能够摒除内心的贪、嗔或痴的恶念，使恶念止息下去。不念念，指不念不善（恶）念。

［22］**行道** 行路，走路。

［23］**进路急速** 走路急速。

［24］**宁可徐徐行耶** 宁可，宁愿，表示两相比较，选取一面。徐徐行，慢慢走。耶，句末语气词，相当于"呢"。

［25］**彼人渐渐息身粗行** 他逐渐地用较细致的姿势来取代较粗犷的姿势。

［26］**因此念故……令不生恶不善之念** 当他着意去除那些制造恶念的原因时，若内心仍然生起贪、嗔或痴的恶念，他应咬紧牙关、舌抵上腭，以坚强的心志来击败、

摧毁那些恶念。

[27] **彼以心修心，受持降伏已**　他咬紧牙关、舌抵上腭，以坚强的心志来击败、摧毁那些恶念。受持，指受到控制。受，遭受。持，本义为拿着，引申为掌握、控制。降伏，意为降服、制伏。

[28] **羸人**　瘦弱之人。

[29] **着**　接触，挨上。一作"著"，同"着"。

[30] **欲念则念……自在诸念迹**　意思是说该比丘可以称得上是念头的主人，他能够使自己想要的念头生起，使不想要的念头不生起。他已经断除贪爱，摆脱诸结，消除我慢，到达了苦的尽头。

佛说清净心经

西天译经三藏朝奉大夫试光禄卿传法大师赐紫沙门臣施护等　奉诏译

导读：

《佛说清净心经》讲的是如何得到"清净心"的方法。清净心主要有三层含义：无疑的信心、无垢的净心和不杂烦恼的心。本经说："所言清净心者，当知即是心解脱增语、慧解脱增语。"佛明白地告诉我们，"清净心"就是心的解脱，心解脱了，慧也解脱了。经中紧接着指出了阻碍心解脱和慧解脱的关键原因，即"由贪染污心不清净，由无明染污慧不清净"。所谓的"清净"，主要是除障。消除了妄想、烦恼、忧虑、牵挂这些障碍，心自然就可以解脱了。"慧"是"心"的作用，心不自在，就没有慧；心得自在，慧就现前。

原文：

佛世尊[1]，一时，在舍卫国祇树给孤独园[2]，与苾刍众俱。

佛告诸苾刍言："汝等谛听[3]！若诸声闻修习正行[4]，欲得清净心[5]者，当断[6]五法，修习七法[7]，而令圆满[8]。何等五法？一贪欲[9]，二嗔恚[10]，三昏沈睡眠[11]，四掉悔[12]，五疑[13]。此五盖障[14]应当除断。何等七法？一择法觉支[15]，二念觉支[16]，三精进觉支[17]，四喜觉支[18]，五轻安觉支[19]，六定觉支[20]，七舍觉支[21]。如是七法应当修习。

"诸苾刍！所言清净心者，当知即是心解脱增语[22]、慧[23]解脱增语，由贪染污心不清净，由无明[24]染污慧不清净。

"若诸苾刍断除贪染即得心解脱，断除无明即得慧解脱。

"又诸苾刍！离贪染污得心解脱者，是名身作证[25]；断除无明得慧解脱者，是名无学[26]，永离贪爱，了知真实正智[27]，现前取证自果[28]，尽苦边际[29]。诸苾刍！如是所说[30]，汝等应学[31]。"

注释：

[1] **佛世尊** 依《成实论》则佛为十号中之第九号，世尊为第十号，合曰佛世尊。依《智度论》则佛为第十号，世尊为具十号尊德之总号。世尊之梵名为薄伽梵。

[2] **舍卫国祇树给孤独园** 舍卫国，古印度国名。参见《佛说医喻经》注释 [3]。祇树给孤独园，祇陀太子的树林，给孤独长者的园地，此园在古印度舍卫国，佛陀常在那里讲经说法。参见《增上心经》注释 [2]。

[3] **谛听** 注意听，仔细听。

[4] **声闻修习正行** 声闻，音译舍罗婆迦，又意译为弟子，指听闻佛陀声教而证悟之出家弟子。正行，指不邪曲之行，即以佛之教化为基准之正当行为，与"邪行"相对。又，由直接原因而成之行称为正行，由间接原因而成之行称为助行，故正行又与杂行、助行相对。简而言之，正行就是清净之正道。

[5] **清净心** 指无疑净信之心、远离烦恼之无垢心、自性清净之心。又，《金刚经》："诸菩萨摩诃萨应如是生清净心，不应住色生心，不应住声、香、味、触、法生心。"清净心又指无执着之心。

[6] **断** 断绝。

[7] **修习七法** 修习，数数熏习之义，略称修、习；即于诸行法反复实践，数数熏习，以期达到成佛之目的。修，修学。习，实习。七法，指七觉支。七觉支，又称七等觉支、七遍觉支、七菩提分、七菩提分宝、七觉分、七觉意、七觉志、七觉支法、七觉意法，略称七觉，乃三十七道品中第六品之行法。觉，意谓菩提智慧。以七种法能助菩提智慧开展，故称觉支。七者即：①念觉支，心中明白，常念于禅定与智慧；②择法觉支，依智慧能选择真法，舍弃虚伪法；③精进觉支，精励于正法而不懈；④喜觉支，得正法而喜悦；⑤轻安觉支，又作猗觉支，指身心轻快安稳；⑥定觉支，入禅定而心不散乱；⑦舍觉支，心无偏颇，不执着而保持平衡。

[8] **圆满** 周遍充足、无所缺减之义。

[9] **贪欲** 又称贪毒，略称为贪。三毒（贪欲、嗔恚、愚痴）之一，十不善之一，十大烦恼之一，与"渴爱"同义。即对于自身所好之对境生喜乐之念，而起贪着之心及取得的欲望，与无明共为三界轮回苦的根本烦恼。

[10] **嗔恚** 能令人发激怒之情，三毒之一。

[11] **昏沈睡眠** 昏沈，昏沉。沈通"沉"，沉迷之义。睡眠，略称眠，心所（心

之作用）之名，即一种使心灵暗昧的精神作用。

[12] **掉悔**　掉举与后悔。这两种心理都能使人的心不得安宁和烦恼。

[13] **疑**　狐疑不信，是六根本烦恼之一。

[14] **盖障**　盖，覆障之义，指烦恼，因烦恼能覆障善心，故称为盖。盖有五种，即贪欲盖、嗔恚盖、昏沉睡眠盖、掉举恶作盖、疑盖，合称五盖。障，又作碍，全称障碍，覆蔽之义，指障害涅槃、菩提，遮害出离之烦恼；亦即烦恼的别名，因烦恼能障碍圣道。

[15] **择法觉支**　七觉支之一。又称择法觉分、法觉意、法解觉意。指以智慧选择分别诸法之真伪，取真舍伪，而趣入菩提。觉支，观察吾人心术的偏正叫作觉法，觉法不止一个，所以叫作支。

[16] **念觉支**　七觉支之一，三十七菩提分法之一。又作念觉分、念觉意、念等觉支。谓修道者于证悟之过程中明记三学、四圣谛、八正道等佛教教法而念兹在兹、忆持不忘之阶段。其时修道者之心，系以"念"为其体性。例如，恒常正念正知，了知身受心法之不净、苦、无常、无我等，并将此等佛教正确之世界观，忆持不忘，即是此一证悟阶段（念觉支）之具现。

[17] **精进觉支**　七觉支之一，又称精进菩提分，即以勇猛心力行正法。

[18] **喜觉支**　即得正法而欢喜。系三十七菩提分法中七觉支之一，又作喜等觉支、喜觉意、爱喜觉意。即心得善法，以喜为体而生之欣悦欢喜。

[19] **轻安觉支**　为七觉分（五根五力所显发的七种觉悟）之一的轻安菩提分，即除去身心粗重烦恼而得轻快安乐。

[20] **定觉支**　乃七觉支之第六。又作定等觉支、定觉意、惟定觉意。七觉支乃顺趣菩提之七种法，属三十七菩提分法之一科。定觉支即谓"心一境性"，系以定为体，令心安住而不散乱。修此法已，则定觉满足，灭除贪、忧，乃生舍心，进而修习舍觉支，待舍觉支满足，则可达于无畏之境界。

[21] **舍觉支**　七觉支之一。又作舍等觉支、护觉支、行护觉意。舍，为舍离之义；觉支，以近菩提之位，能成就如实之觉。舍觉支，即舍离所见念着之境时，能觉了而永不追忆虚伪不实之法，即心为平等性，以行舍为体，而住于寂静。

[22] **增语**　有语增上之义。语，乃无诠表之声，其声殊胜者谓之名，故称此名为增语。

［23］**慧** 音译般若，指推理、判断事理之精神作用，心所之名；或睿智的意思，也就是确知诸法真相的智慧。

［24］**无明** 不明白道理，亦即愚痴的别名。参见《般若波罗蜜多心经》注释［11］。

［25］**离贪染污……是名身作证** 人们远离了贪欲等诸多烦恼，心得到了解脱，自然就会身体健康、长寿、不老、不病。身作证，就是以身体来作证明的意思。

［26］**无学** 为"有学"之对称。虽已知佛教之真理，但未断迷惑，尚有所学者，称为有学；相对于此，无学指已达佛教真理之极致，无迷惑可断，亦无可学者。声闻乘四果中之前三果为有学，第四阿罗汉果为无学。可见，有学是还要上进修学的意思，无学就是学道圆满不再需要修学的意思。

［27］**永离贪爱，了知真实正智** 贪爱就是障碍正知正见的根源，彻底离开贪爱，就可以证得正知正见。了知，明白，领悟。正智，指对世间事物的正确看法，或在解脱道、菩萨道方面的正确看法或智慧，又称圣智。佛典对于正智有种种不同的定义。①指契于正理之智慧，为"邪智"之对称。②指无学位所成就之无漏尽智及无生智。系无学十支之一。③三乘人所修之无漏根本智及后得智。此处是指佛知佛见，即《法华经》上讲的"入佛知见"，也就是"正知正见"。

［28］**现前取证自果** 意思是说不要等来生，现在就证圆满之果。就是人们常讲的"破一品无明，证一分法身"。

［29］**尽苦边际** 永脱轮回，不再生死流转，超越了三界，成为法身大士。苦边际，是讲六道（天、人、阿修罗、畜生、饿鬼、地狱）轮回。《俱舍论》卷二十三云："经说预流作苦边际。依何义立苦边际名；依齐此生，后更无苦。是令后苦不相续义。或苦边际，所谓涅槃，如何涅槃可是所作？除彼得障，故说作言。"

［30］**如是所说** 是说前面所讲的如理如法，句句话真实不虚。

［31］**汝等应学** 你们应当认真学习。

寿命品论

节选自《大般涅槃经》卷二之"寿命品第一之二"，北凉天竺三藏昙无谶　译

导读：

《大般涅槃经》，亦称《大本涅槃经》或《大涅槃经》，简称《涅槃经》，北凉昙无谶译，四十卷。

全经分寿命、金刚身、名字功德、如来性、一切大众所问、现病、圣行、梵行、婴儿行、光明遍照高贵德王菩萨、狮子吼菩萨、迦叶菩萨、憍陈如十三品，主要阐述佛身常住不灭，涅槃常乐我净，一切众生悉有佛性，一阐提和声闻、辟支佛均得成佛等大乘佛教思想。

《寿命品论》这则经文写了"庸医"和"明医"（即名医、良医）的故事。庸医给人治病，不论得的是风病、冷病、热病，一律都用乳药。因为庸医仅知道乳药是一种药物，却不知道乳药的药理作用，不知道乳药是治什么病的药物。明医懂得八种医术，通晓各种方药，善于治疗各种病证。中国有句古语，叫作"上医医国，中医医人，下医医病"（《国语·晋语》）。这位名医也是这样，知道何种方法可以治国，何种方法可以治病。治病必须要审病求因，有是病，用是药，辨病施治，辨证用药，这就是庸医与名医的根本区别，就更不必说"上医医国"那样高的层次了。这则经文还告诉人们，对证的药物是治病的"甘露"——良药，不对证的药物则是害人的毒药。当然，乳药也有好的一面和坏的一面。

修习佛法也是如此，要像名医那样不但要知其然，更要知其所以然。

原文：

佛告诸比丘："善哉！善哉！汝今善能咨问是义，为自断疑[1]。譬如国王，暗钝少智[2]，有一医师性复顽嚚[3]，而王不别[4]，厚赐俸禄。疗治众病纯[5]以乳药，亦复不知病起根原[6]。虽知乳药，复不善解[7]，或有风病、冷病、热病，一切诸病悉教服乳。

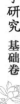

是王不别是医知乳好丑、善恶[8]。复有明医晓八种术，善疗众病，知诸方药，从远方来[9]。是时，旧医不知咨受[10]，反生贡高轻慢[11]之心。彼时，明医即便依附，请以为师，咨受医方秘奥之法[12]，语旧医言：'我今请仁以为师范，唯愿为我宣畅解说。'旧医答言：'卿今若能为我给使[13]四十八年，然后乃当教汝医法。'时，彼明医即受其教[14]：'我当如是[15]，我当如是，随我所能，当给走使[16]。'是时，旧医即将客医[17]共入见王。

"是时，客医即为王说种种医方及余伎艺[18]：'大王当知，应善分别此法如是可以治国，此法如是可以疗病。'尔时，国王闻是语已，方知旧医痴騃无智[19]，即便驱逐令出国界，然后倍复恭敬[20]客医。是时，客医作是念言：'欲教[21]王者，今正是时。'即语王言：'大王，于我实爱念者，当求一愿[22]。'王即答言：'从此右臂及余身分，随意所求，一切相与[23]。'彼客医言：'王虽许我一切身分，然我不敢多有所求。今所求者，愿王宣令一切国内[24]，从今已往不得复服旧医乳药。所以者何？是药毒害多伤损故。若故服者，当斩其首。断[25]乳药已，终更无有横死[26]之人，常处安乐，故求是愿。'时，王答言：'汝之所求，盖不足言[27]。'寻[28]为宣令：'一切国内有病之人，皆悉不听[29]以乳为药。若为药者，当斩其首。'

"尔时，客医以种种味和合众药，谓辛、苦、咸、甜、醋等味[30]。以疗众病，无不得差。其后不久，王复得病，即命是医[31]：'我今病重，困苦欲死，当云何治？'医占[32]王病，应用乳药。寻白王言：'如王所患，应当服乳。我于先时所断乳药，是大妄语[33]。今若服者最能除病，王今患热，正应服乳。'时，王语医：'汝今狂耶！为热病乎[34]，而言服乳能除此病。汝先言毒，今云何服？欲欺我耶！先医所赞[35]，汝言是毒，令我驱遣，今复言好最能除病。如汝所言，我本旧医定为胜汝[36]。'是时，客医复语王言：'王今不应作如是语。如虫食木有成字者，此虫不知是字非字，智人见之终不唱言是虫解字，亦不惊怪[37]。大王当知，旧医亦尔，不别诸病悉与[38]乳药，如彼虫道偶成于字。是先旧医不解乳药好丑、善恶。'时，王问言：'云何不解？'客医答王：'是乳药者，亦是毒害，亦是甘露。云何是乳复名甘露？若是犎牛不食酒糟、滑草、麦䴸，其犊调善，放牧之处不在高原，亦不下湿，饮以清流，不令驰走，不与特牛同共一群，饮喂调适，行住得所，如是乳者能除诸病，是则名为甘露妙药[39]。除是乳已，其余一切皆名毒害。'尔时，大王闻是语已，赞言：'大医，善哉！善哉！我从今日始知乳药善恶、好丑。'即便服之，病得除愈。寻时宣令：'一切国内，从今已往，当服乳药。'国人闻之，皆生嗔恨[40]，咸相谓言：'大王，今者为鬼所持，为狂颠耶[41]？而谁我等复令服乳。'一切人民皆怀嗔恨，悉集王所。王言：'汝等不应于我而生嗔恨，而此乳药服与不服，悉是医教，非是我咎。'尔时，大王及诸人民，踊跃欢喜，倍共恭敬供养是医。一切病者皆服乳药，病悉除愈。

"汝等比丘，当知如来[42]、应[43]、正遍知[44]、明行足[45]、善逝[46]、世间解[47]、无上士[48]、调御丈夫[49]、天人师[50]、佛世尊，亦复如是，为大医王[51]出现于世，降伏一切外道邪医。诸王众中唱如是言：'我为医王，欲伏外道。'故唱是言：'无我[52]、无人[53]、众生[54]、寿命[55]、养育[56]、知见[57]、作者[58]、受者[59]。'比丘当知，是诸外道，所言我者，如虫食木，偶成字耳[60]！是故如来于佛法中唱言无我，为调众生故[61]。为知时故，说是无我；有因缘故，亦说有我，如彼良医善知于乳是药非药，非如凡夫所计吾我[62]。凡夫愚人所计我者，或言大如拇指，或如芥子，或如微尘；如来说我悉不如是[63]。是故说言：'诸法无我，实非无我。'何者是我？若法是实[64]、是真[65]、是常[66]、是主[67]、是依[68]，性[69]不变易者，是名为我。如彼大医善解乳药，如来亦尔，为众生故，说诸法中真实有我。汝等四众[70]应当如是修习是法。"

注释：

[1] **汝今善能咨问是义，为自断疑**　你能问这个，我自然会给你解答。咨问，咨询，请教。断疑，决疑，此处指解决疑惑。

[2] **暗钝少智**　愚蠢。暗钝，愚拙。

[3] **性复顽嚚**　性格顽劣奸诈。

[4] **别**　辨别，识别。

[5] **纯**　皆，都。

[6] **病起根原**　指发病原因。

[7] **虽知乳药，复不善解**　虽然知道乳是药品，却不知道这种药品的药性药效。

[8] **是王不别是医知乳好丑、善恶**　这个国王不知道这名医生根本不懂乳药的药性药效。好丑、善恶，借指乳药药性、药效的偏颇。

[9] **复有明医……从远方来**　有一个医生懂得八种医术，通晓各种药方，善于治疗各种病，从远方来到此国。

[10] **旧医不知咨受**　旧医，指本国的那位庸医。咨受，指请教学习。

［11］**贡高轻慢** 贡高，佛教语，骄傲自大。轻慢，轻视怠慢。

［12］**明医即便依附……秘奥之法** 明医就请他当自己的老师，向他学习医术。明医，即名医、良医、大医。医方秘奥，深奥的医术。

［13］**给使** 服事，供人役使。

［14］**受其教** 指接受了向庸医学习这件事。

［15］**我当如是** 我同意这样。

［16］**当给走使** 听你驱使。走使，使唤，差遣。

［17］**客医** 指外来的医生，即经中所说的明医。

［18］**余伎艺** 我的医术。

［19］**痴騃无智** 愚蠢无知。痴騃，不慧，愚蠢。

［20］**倍复恭敬** 更加尊敬或尊重地对待。

［21］**教** 教导。

［22］**于我实爱念者，当求一愿** 如果真的爱惜我，请满足我一个要求。

［23］**从此右臂……一切相与** 我的右臂乃至身上所有，你要什么都可以。身分，指身上所有的东西。

［24］**宣令一切国内** 宣令，传达帝王的命令。一切国内，指国内所有的人。

［25］**断** 禁止。

［26］**横死** 遭遇意外而死亡。此处指误服乳药而致死。

［27］**盖不足言** 不足道。意思为明医的意愿很好满足。盖，发语词。

［28］**寻** 顷刻，不久。

［29］**不听** 不允许。《北史·魏世祖太武帝纪》："庚戌，诏自三公已下至于卿士，其子息皆诣太学……不听私立学校，违者师身死，主人门诛。"

［30］**客医以种种味……醋等味** 明医用各种药材配制药，包含了酸、苦、甘、辛、咸等味道。醋，指酸味药物。

［31］**是医** 指明医。

［32］**占** 窥察。指诊断。

［33］**妄语** 虚妄不实的话，假话。

［34］**汝今狂耶！为热病乎** 你疯了吗？还是得了热病？

［35］**所赞** 指所赞扬的乳药。

[36] **我本旧医定为胜汝** 我本来的医生一定胜过你。

[37] **如虫食木……亦不惊怪** 比如蛀虫吃木头，其行动轨迹偶然形成了文字，但这个蛀虫并不知道这是不是文字。聪明人不会说这个蛀虫识字，也不会大惊小怪。

[38] **悉与** 全部给予。

[39] **若是牸牛不食酒糟……名为甘露妙药** 如果让牛不吃酒糟、麦壳，放牛的地方不在高原也不在潮湿之地，让它喝清澈的泉水，不让它四处奔驰，不与其他的牛同群，调理饮食，让它安住，这样它产下的乳才是甘露、才能除病。牸牛，雌牛。酒糟，自谷物中蒸出酒精或酒精饮料后的残渣，用作家畜饲料。麦䴕，破碎的麦壳。

[40] **嗔恨** 愤怒怨恨。

[41] **今者为鬼所持，为狂颠耶** 现在被鬼附身了？还是疯了？

[42] **如来** 参见《佛说医喻经》注释[21]。诸经论所说的佛十号为：如来、应供、正遍知、明行足、善逝、世间解、无上士、调御丈夫、天人师、佛世尊。

[43] **应** 即应供，佛的十号之一。参见《佛说医喻经》注释[21]。

[44] **正遍知** 三藐三菩提，佛十号之一。又作三耶三佛檀、正遍智、正遍觉、正真道、正等觉、正等正觉、正觉等、正等觉者。参见《般若波罗蜜多心经》注释[17]。

[45] **明行足** 为佛十号之一。音译鞞侈遮罗那三般那。又作明善行、明行成、明行圆满、明行。北本《大般涅槃经》卷十八说："明，即阿耨多罗三藐三菩提；行足，即戒、定、慧等；佛依戒、定、慧而得阿耨多罗三藐三菩提，故称明行足。"又《大智度论》载："明，即宿命、天眼、漏尽等三明；行，即身、口二业；佛具足成就三明二业，故称明行足。"

[46] **善逝** 为佛十号之一。音译为修伽陀、苏揭多、修伽多。又作善去、善解、善说无患、好说、好去。即进入种种甚深三摩提与无量妙智慧中。"好说"之义，谓佛陀如诸法之实相而说，不着于法爱而说，并能观察弟子之智慧力，或说布施，或说涅槃，乃至说五蕴、十二因缘、四谛等诸法，而导引入于佛道。十号之中，第一为如来，第五为善逝。如来，即乘如实之道，而善来此娑婆世界之义；善逝，即如实去往彼岸，不再退没于生死海之义。此二名用以显示诸佛来往自在之德。

[47] **世间解** 音译作路迦惫，又作知世间。为佛十号之一。即佛能了知众生、非众生二种世间之一切，既了知世间之因、世间之灭，亦了知出世间之道。

[48] **无上士**　音译阿耨多罗。佛十号之一。又作无上、无上丈夫。如来之智德，于人中最胜，无有过之者，故称无上士。又涅槃法无上，佛自知之，如诸法中涅槃无上，佛于众生中亦最胜无上。此外，相对于菩萨五十二阶位中之等觉位（又称有上士），佛之妙觉位，亦称无上士。

[49] **调御丈夫**　音译富楼沙昙藐娑罗提。亦称调御士、道法御。佛十号之一。意指可化导一切丈夫之调御师。

[50] **天人师**　音译作舍多提婆摩莬舍喃。为如来十号之一。又作天人教师。谓佛陀为诸天与人类之教师，示导一切应作不应作、是善是不善，若能依教而行，不舍道法，能得解脱烦恼之报，故称天人师。又以佛陀度天、人者众，度余道者寡，故称为天人师。

[51] **大医王**　指佛、菩萨。佛、菩萨善能分别病相，晓了药性，治疗众病，故以"大医王"喻称之。《杂阿含经》（卷十五）以大医王所具有之四法成就，比喻佛菩萨之善疗众病，即：①善知病；②善知病源；③善知对治疾病之法；④善治病已，令当来更不复发。此大医王能分别病相，晓了药性，视众生之病而授与药方，使之乐服，故以大医王广喻佛、菩萨。此外，大医王又为药师如来之特称。参见《佛说医喻经》注释 [6]。

[52] **无我**　无有实我，或忘却自己。

[53] **无人**　此处系指无有实际存在的他人，或忘却他人。

[54] **众生**　音译仆呼那、禅头、社伽、萨埵。又译作有情、含识（即含有心识者）、含生、含情、含灵、群生、群萌、群类。"众生"一语，通常指迷界之有情。

[55] **寿命**　人的一期生命。

[56] **养育**　《瑜伽》卷八十三云："言养育者，谓能增长后有业故；能作一切士夫用故。"

[57] **知见**　指依自己之思虑分别而立之见解，与智慧有别。智慧乃般若之无分别智，为离思虑分别之心识。唯作佛知见、知见波罗蜜时，则知见与智慧同义。

[58] **作者**　指外道以我为天地万物之创造、能造者。系十六神我之一。如《大毗婆沙论》卷一百二十九："梵王不达作矫乱言：'苾刍当知，我是大梵，是自在者、作者、化者、生者、养者，为一切父。'"

[59] **受者**　十六知见之一，受戒及灌顶者。

［60］**是诸外道……偶成字耳** 那些外道所说的"我"，就像蛀虫吃木头偶然成字一样。外道，音译作底体迦，又作外教、外法、外学，指佛教以外之一切宗教。

［61］**是故如来……为调众生故** 所以如来在佛法中说"无我"，以来调服众生。

［62］**为知时故……凡夫所计吾我** 那个时机应该说"无我"，现在有因缘所以又说"有我"。就像那个良医知道乳药到底是药还是非药一样，"我"不是凡夫所认为的简单的"我"。

［63］**凡夫愚人所计我者……悉不如是** 凡夫愚人所说的"我"，可以说大如拇指，也可以说如芥子，还可以说如微尘，但这都不是如来说的"我"。芥子，芥菜的种子。

［64］**实** 真实不灭之义。含有永久、究极之意味。为"权"之对称，与"权"（方便权假之义）并称为"权实"。

［65］**真** 真实。乃相对于假、俗、伪等义而言。最究竟者，称为真；假则为方便、一时之义。例如，佛身分为真身与应身，相对于应化身者即称真身；又如，法门分为真谛与俗谛，相对于世俗谛者即称真谛。此外，真假与权实亦为同义语。

［66］**常** 常者，无尽期故。清净法界，无生无灭，性无变易，故说为常。

［67］**主** 君主、主人、一家之长、主宰等义。

［68］**依** 为依止、依凭之义。有能依、所依之别，二者系相对而立者。依赖、依凭者，称为能依；被依赖、依凭者，称为所依。

［69］**性** 与"相""修"相对。有不变之义。指本来具足之性质、事物之实体（即自性）、对相状而言之自体、众生之素质（种性）等，即受外界影响亦不改变之本质。

［70］**四众** 此处指出家四众，即比丘、比丘尼（出家得度，受具足戒之女性）、沙弥（已受十戒，未受具足戒，年龄在七岁以上但未满二十岁之出家男子）、沙弥尼（指初出家受持十戒而未受具足戒之女子）。

现病品论

节选自《大般涅槃经》卷十一之"现病品第六"，北凉天竺三藏昙无谶 译

导读：

《现病品论》通过迦叶菩萨与佛的对话来告诉人们，有致病之因才会生病，众生之病因为贪欲、嗔恚、愚痴、憍慢"四毒箭"，病有可治、有不可治。这些身心疾病是诸佛世尊都没有的，因为他们已经去除了生病的病因。

一切众生因为有四毒箭，所以才会得病。所谓的爱热肺病、上气吐逆、身体不适、心中闷乱、痢疾、哕噎、小便淋沥、眼耳疼痛、背满腹胀、癫狂被鬼魅所扰这种种的身心疾病，诸佛世尊都不会有。原因就是有二因缘不会有病苦，此二因缘一是怜悯一切众生，二是施予病人医药。如来往昔在无量万亿劫中修菩萨道，总是通过关爱的言行，不让众生苦恼，为患病的人布施种种医药，为众生消除烦恼障、业障、报障三障这些大病。佛世尊示疾众生是佛大慈大悲，利益众生，放大光明，晓谕众生远离"四毒箭"，永远断除"三障"重病，让众生得安稳、清凉、快乐。

原文：

尔时，迦叶菩萨[1]白佛言："世尊！如来已免一切疾病，患苦悉除，无复怖畏[2]。世尊！一切众生有四毒箭[3]则为病因。何等为四？贪欲[4]、嗔恚[5]、愚痴[6]、憍慢[7]。若有病因，则有病生，所谓：爱热肺病，上气吐逆[8]，肤体瘤瘤[9]，其心闷乱，下痢哕噎[10]，小便淋沥，眼耳疼痛，背满腹胀，癫狂，干消[11]，鬼魅所著[12]。如是种种身心诸病，诸佛世尊悉无复有，今日如来何缘顾命文殊师利而作是言[13]：'我今背痛，汝等当为大众说法。'

"有二因缘则无病苦。何等为二？一者怜愍[14]一切众生，二者给施病者医药。如来往昔已于无量万亿劫中修菩萨道[15]，常行爱语[16]，利益众生，不令苦恼，施疾病者种种医药，何缘于今自言有病？

"世尊！世有病人或坐或卧，不安处所，或索饮食，敕诫家属，修治产业[17]。何故如来默然而卧，不教弟子声闻人等尸波罗蜜、诸禅解脱、三摩跋提、修诸正勤[18]？何缘不说如是甚深大乘[19]经典？如来何故不以无量方便教大迦叶[20]、人中象王诸大人[21]等，令不退于阿耨多罗三藐三菩提[22]？何故不治诸恶比丘受畜[23]一切不净物者？世尊实无有病，云何默然右胁而卧？诸菩萨等凡所给施病者医药所得善根[24]，悉施众生而共回向一切种智[25]，为除众生诸烦恼障[26]、业障[27]、报障[28]。

"烦恼障者，贪欲、嗔恚、愚痴、忿怒、缠盖[29]、焦恼[30]、嫉妒、悭吝[31]、奸诈、谀谄[32]、无惭[33]、无愧[34]、慢[35]、慢慢、不如慢、增上慢、我慢、邪慢、憍慢[36]、放逸贡高[37]、懟恨诤讼[38]，邪命谄媚[39]，诈现异相[40]，以利求利[41]，恶求多求[42]，无有恭敬，不随教诲，亲近恶友，贪利无厌，缠缚难解，欲于恶欲，贪于恶贪，身见有见及以无见，频申喜睡，欠呿不乐，贪嗜饮食，其心蕵瞢，心缘异想，不善思惟，身口多恶，好喜多语，诸根暗钝，发言多虚，常为欲觉、恚觉、害觉之所覆盖，是名烦恼障[43]。业障者，五无间罪重恶之病[44]。报障者，生在地狱、畜生、饿鬼，诽谤正法及一阐提[45]，是名报障。如是三障，名为大病，而诸菩萨于无量劫修菩提[46]时，给施一切疾病医药，常作是愿：'令诸众生永断如是三障重病'。

"复次，世尊！菩萨摩诃萨[47]修菩提时，给施一切病者医药，常作是愿：'愿令众生永断诸病，得成如来金刚[48]之身；又愿一切无量众生作妙药王，断除一切诸恶重病[49]；愿诸众生得阿伽陀药[50]，以是药力，能除一切无量恶毒；又愿众生于阿耨多罗三藐三菩提无有退转[51]，速得成就无上佛药[52]，消除一切烦恼毒箭；又愿众生勤修精进[53]，成就如来金刚之心，作微妙药疗治众病，不令有人生诤讼想；亦愿众生作大药树[54]，疗治一切诸恶重病；又愿众生拔出毒箭，得成如来无上光明；又愿众生得入如来智慧大药微密法藏[55]。'世尊！菩萨如是已于无量百千万亿那由他劫，发是誓愿，令诸众生悉无复病，何缘如来乃于今日唱言[56]有病？

"复次，世尊！世有病人不能坐起，俯仰进止，饮食不御[57]，浆水[58]不下，亦复不能教戒诸子修治家业。尔时，父母、妻子、兄弟、亲属、知识，各于是人生必死想[59]。世尊！如来今日亦复如是，右胁而卧，无所论说，此阎浮提有诸愚人当作是念：'如来正觉必当涅槃，生灭尽想'[60]。而如来性实不毕竟入于涅槃[61]，何以故？如来常住[62]无变易故。以是因缘，不应说言我今背痛。"

注释：

[1] **迦叶菩萨** 迦叶童子菩萨的略称。《大般涅槃经》迦叶菩萨品的对告众，与摩诃迦叶不同人。

[2] **怖畏** 恐惧、害怕之义。《华严经》卷三十四载，未悟真理之众生有五种怖畏（恐怖）：①不活畏，生活不安，常积资财；②恶名畏，恐他人讥谤而名誉受损；③死畏，畏惧命之将终；④恶道畏，又作恶趣畏，恐惧堕入地狱、饿鬼等恶趣；⑤大众威德畏，又作怯众畏，无自信而怯于出现在大众之前等。远离此五怖畏，称为五离怖畏。

[3] **毒箭** 烦恼能害人，故譬以毒箭。《大般涅槃经》卷五曰："见阎浮提苦众生，无量劫中被淫怒痴烦恼毒箭，受大苦切。"经中四毒箭是比喻贪欲、嗔恚、愚痴、憍慢像四支毒箭一样伤人。

[4] **贪欲** 参见《佛说清净心经》注释[9]。

[5] **嗔恚** 参见《佛说清净心经》注释[10]。

[6] **愚痴** 又作痴、无明。即无智无明，暗愚迷惑，对事物不能做出正确判断。为六种根本烦恼之一，亦为三毒（贪、嗔、痴）之一。

[7] **憍慢** 狂妄自大，蔑视正法，即自大高傲的心理。憍，持矜，古同骄傲的"骄"。

[8] **吐逆** 谓呕吐而气逆。

[9] **瘤瘤** 痹疾，小痛。

[10] **下痢哕噎** 下痢，指腹泻一类疾病。哕，呕吐，气逆。噎，食道阻塞不畅一类病证，如噎膈等。

[11] **干消** 当指消渴病或消瘦一类病。

[12] **著** 附着。

[13] **今日如来何缘顾命文殊师利而作是言** 今日如来为什么对文殊师利这样说。文殊师利，菩萨名，即文殊菩萨，简称文殊，以大智著称，与普贤常侍于释迦如来的左右。

[14] **怜愍** 怜悯。

[15] **于无量万亿劫中修菩萨道** 无量万亿劫，极言时间之长。无量，不可计量之义。劫，为梵语劫波的音译的简称，是指很长很长的时间，中国译为时分。极长的时间，古印度叫劫波，简称为劫。一劫：世界的一"成"到一"毁"叫作一劫，劫有

小、中、大三种，一个小劫为一千六百八十万年（世上人的寿命有增减，从人寿十岁算起，每百年增加一岁，直到八万四千岁，再从此每百年减一岁，直减到十岁，如此增减时间总共为一千六百八十万年），二十个小劫合为一个中劫，八十个中劫合为一个大劫，一大劫包括"成、住、坏、空"四个时间，统称为四劫。修菩萨道，菩萨所修之道，亦即自利利他。

[16] **爱语**　使对方欢喜的温和言语。"严语"的相对词。菩萨化导法的四摄法（布施、爱语、利行、同事）之一。表示摄受的语词。

[17] **世有病人……修治产业**　世间有病的人要么坐卧不安，要么索取饮食，告诫家属修治产业。敕诫，告诫。

[18] **何故如来默然而卧……修诸正勤**　为何如来却默然而卧？不教弟子声闻等人，尸波罗蜜、诸禅解脱、三摩跋提、修行正勤。三摩跋提，又作三昧、三摩地、三摩提、三摩帝，意译为等持、正定、定意、调直定、正心行处，即远离昏沉掉举，心专住一境之精神作用。正勤，即正精进。

[19] **大乘**　梵语摩诃衍，意译为大乘，即菩萨的法门，以救世利他为宗旨，最高的果位是佛果。

[20] **大迦叶**　全名摩诃迦叶，又作迦叶波、迦摄波，意为饮光。大迦叶为佛陀十大弟子之一，付法藏第一祖，生于王舍城近郊之婆罗门家，于佛成道后第三年成为佛弟子，八日后即证入阿罗汉境地，为佛陀弟子中最无执着之念者，人格清廉，深受佛陀信赖，于佛弟子中曾受佛陀分予半座，佛陀入灭后，成为教团之统帅者，于王舍城召集第一次经典结集，直至阿难为法之继承者，始入鸡足山入定，以待弥勒出世，方行涅槃。禅宗以其为佛弟子中修无执着行之第一人，特尊为头陀第一，又以"拈花微笑"之故事，至今传诵不绝。此外，过去七佛之第六佛亦称迦叶佛。另，佛弟子中，优楼频罗迦叶、伽耶迦叶等皆有迦叶之称。

[21] **象王诸大人**　象王，譬喻佛之举止如象中之王。大人，大丈夫之人，又有大圣人之义，即转轮圣王、菩萨、佛。

[22] **阿耨多罗三藐三菩提**　参见《般若波罗蜜多心经》注释[17]。

[23] **受畜**　接受畜养。

[24] **善根**　好的根性。

[25] **悉施众生而共回向一切种智**　都布施给众生而一同回向一切种智。一切种

智，即佛了知一切种种法之智慧，略称种智。

[26] **烦恼障** 又作惑障。指妨碍至菩提之道（即圣道），而使无法证得涅槃之烦恼而言。

[27] **业障** 由前生所作的种种罪恶而生今生的种种障碍，如所作所为皆不如意，就是业障的缘故。

[28] **报障** 恶果报所造成的障碍。佛道修行的三障（烦恼障、业障、报障）之一。

[29] **缠盖** 缠与盖。缠与盖都是烦恼的别名，缠有十缠，盖有五盖。

[30] **焦恼** 焦，烦躁，着急。恼，恼怒。

[31] **悭吝** 吝啬。

[32] **谀谄** 奉承谄媚。

[33] **无惭** 没有惭愧羞耻的心。

[34] **无愧** 指做别人认为罪恶之事，而不感惭愧，亦不害怕。心所之名。与"无惭"同。

[35] **慢** 骄慢。由根本烦恼慢心所发展而来。慢有七种，具体如下。①慢：对于不如我的，我轻慢他，这叫"于劣计已胜"；对于和我相等的，我轻慢他，这叫作"于等计已等"。②过慢：对方和我相等的，我以为胜过他，这叫作"于等计已胜"。③过过慢：对方胜过我的，我不承认，反说我胜过他甚多，这叫作"于胜计已胜"。④我慢：执着于五蕴和合的身心，为我与我所，因而骄傲自大。⑤增上慢：修行者"未得言得，未证言证"。⑥卑劣慢：自甘卑劣的人，对于胜过他的人，以为："胜过我又该如何？"别人学佛修道，他以为："我不信佛，还不是照样过日子？"此为自甘卑劣之慢。⑦邪慢：于慢上起邪见，自己无德，反说："佛菩萨也不过如此。"甚至不信因果，毁谤三宝。

[36] **憍慢** 指自高傲物之心态。

[37] **放逸贡高** 放逸，放纵心思，任性妄为。贡高，自以为高人一等。

[38] **忿恨诤讼** 忿恨，怨恨。南朝梁萧子良《净住子净行法门·在家从恶门》："加以憍慢放逸，贡高忿恨，诤讼邪命，诈现异相。"诤讼，争辩，争论。诤，通"争"。

[39] **邪命谄媚** 邪命，八邪行之一，全称邪活命，指从事不正当的事业来维持生活。谄媚，卑贱地奉承，讨好别人。

［40］**诈现异相**　五邪命之一，谓诸比丘违反佛之正教，于世俗人前诈现奇特之相，令其心生敬仰。

［41］**以利求利**　《瑜伽》卷八十九云："于所得利，不生喜足；悦获他利，更求胜利；是故说名以利求利。"

［42］**恶求多求**　恶的愿望，过于贪婪。

［43］**欲于恶欲……是名烦恼障**　执着对恶欲的贪求，对恶的贪求；执着身体为实、执着实有，执着毕竟空；精神萎靡，喜欢睡觉，郁郁寡欢；贪着美食，思维混乱；异想天开，不理性；多造身口恶业，多话；诸根迟钝，说的话多数为废话；常被欲望、愤恨、害人之心所牵引。以上都叫作烦恼障。欠呿，哈欠，即人在疲倦时张口出气。呿，张口的样子。瞢瞢，看不清。暗钝，迟钝。欲觉，三恶觉之一，贪欲之知觉也。《无量寿经》卷上曰："不生欲觉、嗔觉、害觉。"害觉，又作恼觉，三觉之一，八觉之一，谓欲加害于他人之心。

［44］**五无间罪重恶之病**　五无间罪，亦称五无间业、五逆罪，为弑父、弑母、杀阿罗汉、破僧和合、恶心出佛身血。重恶，重大的恶业。

［45］**正法及一阐提**　正法，指真正之法，亦即佛陀所说之教法。又作白法、净法，或称妙法。凡契当于佛法正理之法，皆称正法，如不取不着之法门、大菩萨之法。一阐提，一阐提迦的简称，是极难成佛的意思。其有二种：起大邪见，断一切善根者，名断善阐提；大悲菩萨，发愿众生度尽，方成佛道，而众生至多，故亦成佛无期者，名大悲阐提。

［46］**菩提**　意译为觉、智、知、道。广义而言，乃断绝世间烦恼而成就涅槃之智慧，即佛、缘觉、声闻各于其果所得之觉智。此三种菩提中，以佛之菩提为无上究竟，故称阿耨多罗三藐三菩提，译作无上正等正觉、无上正遍智、无上正真道、无上菩提。

［47］**菩萨摩诃萨**　具名菩提萨埵摩诃萨埵。菩提萨埵，作道众生，新译曰觉有情。摩诃萨埵，作大众生，新译曰大有情。求道果之众生，故云道众生；求道果者通于声闻缘觉，故为简别于彼，更曰大众生也。又菩萨有中高下之诸位，但为示地上之菩萨，更曰摩诃萨。

［48］**金刚**　金刚石，其性坚利，坚故不为他物所坏。其因利故能损坏他物，故佛经常以之比喻坚利。

［49］**又愿一切……一切诸恶重病**　又愿为一切众生作妙药之王，断除一切诸恶重

病。药王，药中之为最者。

［50］**阿伽陀药**　阿伽陀，又作阿揭陀、阿竭陀，原意为健康、长生不死、无病、普去、无价，后转用作药物名称，尤指解毒药而言。阿伽陀药又称不死药、丸药。此药灵奇，价值无量，服之能普去众疾。

［51］**退转**　又作退堕、退失，略称作退。即于求佛道之中途，退失菩提心，而堕于二乘凡夫之地；或退失已证得之行位。

［52］**佛药**　即法药。佛法如药，能救治众生疾苦，故名佛药或法药。

［53］**精进**　参见《佛说治意经》注释［10］。

［54］**大药树**　《宝云经》卷七记载了一种叫"善见"的"大药树"愈病神奇之事，树之根、茎、枝、叶、花、果，可以解除病厄，就是见其色、闻其香、得其味者，也可使病痛痊愈。其实，这种大药树就是菩萨的治病之法，换言之，大药树就是菩萨之法的代名词。

［55］**法藏**　又名佛法藏，或如来藏，即法性的道理，因法性含藏无量的性德，故名。

［56］**唱言**　倡言。

［57］**饮食不御**　指不能进食。

［58］**浆水**　水或其他食物汤汁。

［59］**父母、妻子……各于是人生必死想**　他的父母、妻子、兄弟、亲属、朋友都认为此人必死。知识，此处指朋友。

［60］**此阎浮提……生灭尽想**　此阎浮提的愚人自然认为如来正觉必当涅槃，认为灭尽。阎浮提，意译为赡部洲。阎浮是树名，译为赡部，此洲的中心有阎浮树的森林，依此树的缘故，此洲称为赡部洲。阎浮提原本系指古印度之地，后则泛指人间世界。

［61］**性实不毕竟入于涅槃**　性实，谓自性定实，三论宗多用此语。即于因缘假名上执着有确定之生、灭等。盖因缘所生之法，无自性，当体即空，而于世谛唯有假名而已。然外道、凡夫等无法了知法之真相，故于诸法之上认为有所确定的生、灭等之自性。毕竟，终归、到底、究竟等，表示追根究底，最终所得的结果或最后所达到的状态。毕，终止、结束的意思；竟，完毕、终于的意思。

［62］**常住**　略称常。为"无常"之对称。意指绵亘过去、现在、未来三世，恒常存在，永不生灭变易。

佛论心中心法

节选自《佛心经》之"佛心中心印品中卷下（法别）"，三藏菩提流志　奉诏译

导读：

《佛心经》，又名《佛心经品亦通大随求陀罗尼》，收在《大正藏》第十九册。全经旨在说明大随求陀罗尼的心中心咒功力广大，以及此咒印契所存有的不思议力。本书卷上采用较为端整的记述法，卷下则展现阿难尊者被引入密教的过程，并陈述阿难及释尊的问答。

"心中心法"属上上乘密法，为密宗最高之第四真如门，其修法以明心见性为首要目的，成就无相悉地。此法不取于相，亦不离于相，三分之二靠佛力，三分之一为自力；先从第八识起修，首破无明，后降盖障，于短时间内可使行者打开本来，证得根本。以法而论属于密部，唯可使行者直证心源而又通乎禅净，破一切法见至极究竟地，所以堪称总括诸宗之大法。其法仪轨简单，既不必修加行和各种前行，又不必陈设种种供养，不分男女老幼、贫富贵贱，只要肯发无上道心，每日能坐二小时者，即可修习。所以，佛学界认为心中心法是当今末法时代之明心见性、证成佛智、离苦得乐、解脱生死最为当机之法。本篇主要节选的是"心中心法"的十二项基本内容，十二心分别为大悲心、不动心、平等心、念佛心、护法心、六度心、菩提心、清净心、质直心、深信心、觉照心、对治心。

原文：

佛告阿难："我与汝说心中心相貌[1]，不离一切众生。有十二种心，是佛心中心事。何者是耶？

"一者，自身相苦而不辞苦，自心处苦而见一切众生受非苦时，念念称说大悲愍，生决定心，自身不见苦，于法无所得，能见众生苦，救护以命，彻到得出离者[2]，是名第一心。

"二者，观一切苦[3]，如现前想而不动转。观一切苦作不定想[4]；自身有苦如入三昧[5]想；有诸恼乱来相及者，作入四禅[6]想；一切怨家来，作父母想；欲救诸苦，观此苦人如孝顺子向父母想。是名第二心。

"三者，将自心事同他心行，将他心事同自心行。乃至一切身分与己身分等；一切所欲与己所欲等；一切邪心与正相等；世间一切法宝重如己命等；世间三光如己眼光等；乃至所有饮食妙药差身病等[7]。是名第三心。

"四者，于佛念处[8]作成佛想。我当住持[9]常不放舍，如毗沙门王[10]掌舍利塔；如十金刚藏[11]共持一金刚珠；如十世界跋折罗神共持一跋折罗杵[12]；如十世界[13]观一日光；亦如十方众生同一世界。是名第四。

"五者，能于诸佛一一言句辩论、一一说法、一一法树、一一印契、一一神通及大小力用，而叹己身于法堪作下劣想[14]。一一思惟，不入睡眠[15]，决定生心[16]。为大千界[17]，是信非信[18]，但无所损。是名第五心。若能如是者，即得五眼清净，明见世界[19]。

"六者，于六度[20]中摄诸心，入慈定门[21]，摄毗那夜迦为六种善知识[22]。第一毗那夜迦名为无喜，此人来时，令人心中喜怒不定，多行杀法，师即以羼提波罗蜜[23]，摄入慈忍定[24]作慈忍王。第二毗那夜迦名为幻惑[25]，此人来时，心所动乱，令人不定，于众法中亦不印受[26]，于动乱时即以禅波罗蜜[27]摄入，号为不动智[28]。第三毗那夜迦名为妄说，此人来时多喜，于绮言中生决定心[29]，于诳语中生直信[30]，于清净中生贪欲心，生染污心，令人颠倒[31]，即以尸罗波罗蜜[32]摄入，号为善巧方便[33]主，即令此人无所能为。第四毗那夜迦名为执缚[34]，此人来时即令行者翻礼魔王[35]，其此毗那夜迦常与一切魔王共为伴侣，所以现魔大身[36]，令归依[37]，摄入信心，转动惑乱。既觉知已，即以毗梨耶波罗蜜[38]摄，号名为大方便[39]王。第五毗那夜迦名为可意[40]，此人来时，令人悕望心[41]成就，专行劫剥[42]，广求财物，将为粗用[43]。先以财心，后乃方施其人，常与饿鬼[44]王居野，令此人常无厌足，无厌足已，此一切法力[45]俱失。即以檀波罗蜜[46]所摄，号为大施主[47]王，从此摄已贪心亦尽。第六毗那夜迦名为作伪[48]，其人来时，纯辨非法[49]，不得正智，多见过患，妄生法相[50]，无利求利，广行异说[51]，为众导首[52]，于正法中起谤法心。即以般若波罗蜜[53]所摄，号为智慧藏[54]王；复有毗那夜迦名为断修[55]，此人来时，一切念心，俱时都尽惛惛[56]重睡，复生众病，发动外魔[57]，为作内障[58]，令人怖惧，多起妄见[59]，念异法想。如是诸想，即以无畏[60]所摄，但行大悲愿[61]为眷属，其人即自臣伏[62]。得臣伏已，物非呵责[63]。是为第六心。

"七者，于七菩提分[64]，我常勤求，所修功德，常施一切，摄一切众生苦，我身待受，令一切得见闻觉知，令一切众生去离魔境[65]。是名第七心。

"八者，于八圣道[66]中，常无厌足[67]，常生十信[68]，存十善[69]行，不说非人过[70]，不自赞，不毁他，无想施[71]，不望报，常行施誓，持法无疲厌[72]，如愿教行[73]不失本心。是名第八心。

"九者，不欺众，不嫌法，不我慢[74]，不增上[75]，不执着[76]，不诳他，常行质直[77]，所修行愿[78]，一一记持。佛及僧宝，接足承事[79]，所礼尊像，不轻慢礼，一一如法。是名第九心。

"十者，须存十信具足[80]：一者信[81]佛常住在世，有大神通；二者信法深远，具大方便力，有决定[82]力；三者信佛慈愍[83]，广施法要[84]，拔济[85]众苦；五者知佛于五垢中常现慈光[86]；六者信佛于六贼[87]中如父母；七者信佛于七孔[88]常出佛音；八者信佛于六十二见[89]无爱憎想；九者信佛于五浊[90]世常度众生，说无碍[91]心无有边际；十者信佛菩萨及诸金刚常现神力，能化众生一一成佛。若如是者名第十心。

"第十一心者，于诸法中一切言论义辨慎勿自赞，不赞己善，不近豪贵，不舍众善。深观菩萨如在目前，一切怖惧渐自降摄，章[92]诸佛菩萨自然除尽。是名第十一心。

"第十二心者，深观自身，若有少慢，自当加持；若有怠惰，自当舍身；若有粗横，舍豪贵友；若有多慢，自须调伏[93]；若有多诳，观利刀境；若有多贪，执火而居；若有多欲，当观臭肉；若行污秽，先观牢狱。若能如是者，是佛心中心法决定，佛心更无疑也。是名第十二心。"

注释：

[1] **心中心相貌** 心中心，即心中心法，详见本篇"导读"。相貌，《佛教哲学大词典》释为"面貌、样子、脸形"，此处系指"心中心法"的基本内容。

[2] **自身相苦……彻到得出离者** 菩萨自身受苦，而不作自私想，更见一切众生受彼种种痛苦，故而生慈悲心，决定不停拯救众生，使之离苦得乐。悲愍，同"悲悯"，意为顾念，怜悯。

[3] **苦** 音译作豆佉、诺佉、纳佉。泛指逼迫身心处于苦恼之状态。苦与乐乃相

对性之存在，若心向着如意之对象，则感受到乐；若心向着不如意之对象，则感受到苦。

[4] **观一切苦作不定想** 观一切苦恼皆无常、不定，无得久停，一切心行，念念生灭，故得心无动转。

[5] **三昧** 也称三摩地，意译为正定。又译"等持"，即持心平等，不昏沉，不掉举，专心保持平衡，安定而专注于一境。佛经中说，佛将说法、说咒或现神通时，每每先入定。其实佛无时不在定境之中，无论是起居、衣食、行走，还是说法度生，佛的心境都已安住在定中。一切功德智慧，确都由定中流出。现在药师如来所入的三摩地，名称叫作"除灭一切众生苦恼定"。参见《现病品论》注释 [18]。

[6] **四禅** 又作四禅定、四静虑。指用以治惑、生诸功德之四种根本禅定，亦即指色界中之初禅、第二禅、第三禅、第四禅，故又称色界定。禅，禅那之略称，意译为静虑，即由寂静，善能审虑，而如实了知之义，故四禅又称四静虑、四定静虑。此四禅之体为"心一境性"，其用为"能审虑"，特点为已离欲界之感受，而与色界之观想、感受相应。自初禅至第四禅，心理活动逐次发展，形成不同之精神世界。或谓自修证过程而言，前三禅乃方便之阶梯，仅第四禅为真实之禅（真禅）。

[7] **将自心事……差身病等** 言菩萨入世应推己及人，设身处地，将心比心，能观自心等他心，观自身等他身，观自欲等他欲，等等，所谓人同此心，心同此理。体现了儒家"己所不欲，勿施于人"的思想。法宝，指佛、法、僧三宝中之法宝，即佛所说之三藏十二部等一切教法。世间三光，即日、月、星光，此句喻学人应法眼洞明，如日、月、星光之亮照。差，同"瘥"。

[8] **念处** 所观念之处，亦即以智慧去观察的境界。有四念处（身念处、受念处、心念处、法念处）、六念处（佛、法、僧、戒、施、天）等。

[9] **住持** 为久住护持佛法之义，佛于此教导学人应久住护持佛法而不放舍。

[10] **毗沙门王** 即北方多闻天王，其相作披甲胄、着冠相，右手持宝棒，左手仰擎舍利塔。

[11] **金刚藏** 金刚藏王菩萨之略称。为密教贤劫十六尊之一。位居金刚界曼荼罗微细会、供养会等外院方坛北方四尊中之第三位。

[12] **跋折罗神共持一跋折罗杵** 跋折罗神，即金刚神。跋折罗杵，即三股金刚杵。

［13］**十世界**　十方世界。四正（东、西、南、北）、四维（东南、西南、东北、西北）、上下，十方有情世界无量无边，故曰十方世界。

［14］**能于诸佛一一言句……作下劣想**　是说佛所说的辩论、说法、印契、神通、力用等，一一都是功德智慧，教导学人要克服自认是凡俗的自卑之感，令其生起敢于成当是佛之自尊心。言句，为佛说法之言语和文句。法树，为佛法之譬喻，佛法能获涅槃之果实，故以树譬之。印契，印是印相、标志之义；契是契约、不改之义。神通，音译作旬，又作神通力、神力、通力、通等，即依修禅定而得的无碍自在、超人间的、不可思议之作用。力用，力的作用、功能与活动。

［15］**不入睡眠**　指一日之中毫不懈怠。

［16］**决定生心**　指对佛法生起决定信心，毫不动摇。《胜鬘经》宝窟上末曰："决定谓信也。"

［17］**大千界**　三千大千世界。

［18］**是信非信**　有信心者和无信心者。

［19］**得五眼清净，明见世界**　在三千大千世界中，能无所不见，无所不闻，乃至闻见互用，无所思惟，一切皆了而证佛果。五眼，即因位之肉眼、天眼、慧眼、法眼，另加果位之佛眼。

［20］**六度**　六种行之可以从生死苦恼此岸得度到涅槃安乐彼岸的法门，即布施、持戒、忍辱、精进、禅定、般若。布施能度悭贪，持戒能度毁犯，忍辱能度嗔恚，精进能度懈怠，禅定能度散乱，般若能度愚痴。

［21］**慈定门**　即慈心定，如窥基大士《阿弥陀经疏》曰："或言弥勒，此言慈氏。由彼多修慈心，多入慈定，故言慈氏，修慈最胜，名无能胜。"

［22］**摄毗那夜迦为六种善知识**　毗那夜迦，又作毗那耶迦、毗那也迦、频那夜迦、毗那耶怛迦、毗那吒迦、吠那野怛迦。译作常随魔、障碍神。善知识，能教众生远离恶法修行善法的人。参见《佛说佛医经》注释［18］。

［23］**羼提波罗蜜**　菩萨修行的六波罗蜜之一。羼提是梵语的音译，亦称忍辱波罗蜜、忍波罗蜜，即能忍受一切有情、非情所带来的迫害或苦难等。波罗蜜是到彼岸之义，指菩萨的佛道修行。

［24］**慈忍定**　慈忍，慈悲与忍辱。定，令心专注于一对象，而达于不散乱之精神作用，或指其凝然寂静之状态；反之，心散乱不止之状态，则称为散。二者合称定散。

［25］**幻惑** 惑体虚妄无实，故谓之幻。

［26］**不印受** 不能信受。

［27］**禅波罗蜜** 六波罗蜜之一，即禅定波罗蜜。谓禅定乃渡生死海，到涅槃岸之行法。

［28］**不动智** 不动，不动摇之义。智，深明事理的智慧。

［29］**于绮言中生决定心** 绮言，即绮语，十恶之一，指一切淫意不正之言辞。决定心，指决断安定而不动摇之心。

［30］**于诳语中生直信** 诳语，十恶之一，指以恶心故欺他人之言语。直信，正直诚实。

［31］**颠倒** 略作倒。谓违背常道、正理，如以无常为常，以苦为乐等反于本真事理之妄见。

［32］**尸罗波罗蜜** 亦称持戒波罗蜜、戒度无极，乃六波罗蜜之一。尸罗是梵语音译，即戒律，谓受持种种戒，能对治恶业，使身心清凉。

［33］**善巧方便** 又作方便善巧、善权方便、权巧方便、善方便、巧方便、权方便，或单称为善巧、善权、巧便、方便。即随顺机宜而施设的巧妙智用。善巧，善良巧妙之义，指佛菩萨教化众生之方法巧妙，又作善权。佛菩萨为顺应众生之能力素质，而运用种种方便（化他之说法方法），巧妙摄取教化众生，称为善巧摄化。为适应众生而巧妙运用种种方法以救度之，则称善巧方便。

［34］**执缚** 犹约束，束缚。

［35］**魔王** 魔中之王，即欲界第六天他化自在天的天主，他的名字叫作波旬，时常率领其眷属向人界的修道者作种种的障碍和干扰。

［36］**大身** 指佛周遍虚空的真身。

［37］**令归依** 归依，同"皈依"。令归依，指令学人皈依。

［38］**毗梨耶波罗蜜** 六波罗蜜之一。毗梨耶，意译为精进。摄心通达于正法，称为"精"。促行助长于向前，称为"进"。修行的人勤苦地修习善法，身心不懈怠，能逐渐地增强增盛，能通向正法解脱之地，这些都叫作精进。故毗梨耶波罗蜜又可以称为精进波罗蜜。

［39］**大方便** 佛菩萨广大之方便也，善巧之教化谓之方便。

［40］**可意** 适意。

［41］**悕望心**　指心愿。悕，意念，心愿。

［42］**劫剥**　掠夺。

［43］**粗用**　挥霍浪费。

［44］**饿鬼**　饿鬼六道之一，即时常遭受饥饿的鬼类。

［45］**法力**　佛法的力量。

［46］**檀波罗蜜**　六波罗蜜之一。檀为檀那之略，译曰布施或施主，即从事布施，以成就佛道的修行。

［47］**大施主**　实行大布施的人。

［48］**作伪**　弄虚作假。

［49］**纯辨非法**　热衷于辩论不是如来正法一类问题。辨，通"辩"。非法，指非如来正法。

［50］**法相**　指诸法的差别相，即事物的差别相、特征，如事物的相状、名称、概念等。

［51］**异说**　即邪说。

［52］**导首**　前导，领头。《百喻经·蛇头尾共争在前喻》："言师者老，每恒在前，我诸年少，应为导首。"唐代王维《西方变画赞》："愿以西方为导首，往生极乐性自在。"

［53］**般若波罗蜜**　又作般若波罗蜜多、般罗若波罗蜜。意译为慧到彼岸、智度、明度、普智度无极。或称慧波罗蜜多、智慧波罗蜜。为六波罗蜜之一、十波罗蜜之一。照了诸法实相，而穷尽一切智慧之边际，度生死此岸至涅槃彼岸之菩萨大慧，称为般若波罗蜜。般若波罗蜜为六波罗蜜之根本，一切善法之渊源，故又称诸佛之母。

［54］**智慧藏**　智慧，智与慧。明白一切事相叫作智，了解一切事理叫作慧。藏，蕴积的意思，经典能蕴积教义，所以叫作藏。

［55］**断修**　指阻断修习善法。

［56］**惛惛**　精神昏暗，神志不清。

［57］**外魔**　即外来之魔障。魔有四种，即五阴魔、烦恼魔、死魔、天魔。前三魔属于内魔，系由自己身心所起之障碍，如贪、嗔、痴等烦恼。天魔则属外魔，乃外界所加诸之障碍。天魔之全称为他化自在天子魔，魔王与其眷属居于欲界第六天。彼等时时妨碍人之胜善、憎嫉贤圣之法，扰乱修行人成就出世之善根。

［58］**内障** 指吾人心内之障碍，即贪欲、嗔恚、愚痴等诸烦恼。《往生要集》卷上言："或有依内障不得食鬼，谓口如针孔，腹如大山，纵逢饮食，无由啖之。"

［59］**妄见** 虚妄的见解，如我见、边见等。

［60］**无畏** 又作无所畏。系无所怖畏之义。谓佛、菩萨说法时具有无所怖畏之自信，而勇猛安稳。佛、菩萨之无畏皆有四种，称四无畏、四无所畏。佛之四无畏即诸法现等觉无畏、一切漏尽无畏、障法不虚决定授记无畏、为证一切具足出道如性无畏。

［61］**大悲愿** 指佛菩萨为济度众生而发之誓愿，如诸佛因悲心而发之种种别愿皆是。又阿弥陀佛所发之四十八愿，乃于"因位"时所发之誓愿，愿愿皆以悲心导引诸有情，故有"无上大悲愿"之称。

［62］**臣伏** 即臣服，指屈服称臣。

［63］**呵责** 叱责，责骂。于佛教是惩罚犯罪僧尼的七种法之一，即在僧众面前予以叱责，剥夺其三十五种的权利。

［64］**七菩提分** 即七觉支，乃三十七道品中第六品之行法。觉，意谓菩提智慧；以七种法能助菩提智慧开展，故称觉支。七者即：①念觉支，心中明白，常念于禅定与智慧；②择法觉支，依智慧能选择真法，舍弃虚伪法；③精进觉支，精励于正法而不懈；④喜觉支，得正法而喜悦；⑤轻安觉支，又作猗觉支，指身心轻快安稳；⑥定觉支，入禅定而心不散乱；⑦舍觉支，心无偏颇，不执着而保持平衡。参见《佛说清净心经》注释［7］以及［15］～［21］。

［65］**所修功德……去离魔境** 愿所修功德常施一切众生，并愿摄持一切众生痛苦，由我身待受，愿令一切众生得见闻觉知如来正法，愿一切众生去离魔境，究竟解脱。见闻，指人的感觉作用和认识能力。佛教认为，人有"六识"。"见"是眼识的作用，"闻"是耳识的作用，"觉"是鼻识、舌识和身识的作用，"知"是意识的作用。觉知，察觉得知。此处指透过五官而感知外界的事物、事相。去离，离开。去，离开。魔境，魔障之境地，即引起种种现象，妨碍成就佛道的境界。

［66］**八圣道** 即八正道，八种求趣涅槃之正道。又作八支正道、八圣道分、八道行、八直行、八正、八道、八支、八法、八路。八正道乃三十七道品中最能代表佛教之实践法门。释尊转法轮时，所说离乐欲及苦行之二边，趋向中道者，即指此八正道。八正道如下。①正见，又作谛见。即见苦是苦，集是集，灭是灭，道是道，有善恶业，有善恶业报，有此世彼世，有父母，世有真人往至善处，去善向善，于此世彼世自觉

自证成就。②正思惟，又作正志、正分别、正觉或谛念。即谓无欲觉、恚觉及害觉。③正语，又作正言、谛语。即离妄言、两舌、恶口、绮语等。④正业，又作正行、谛行。即离杀生、不与取等。⑤正命，又作谛受。即舍咒术等邪命，如法求衣服、饮食、床榻、汤药等诸生活之具。⑥正精进，又作正方便、正治、谛法、谛治。发愿已生之恶法令断，未生之恶法令不起，未生之善法令生，已生之善法令增长满具。即谓能求方便精勤。⑦正念，又作谛意。即以自共相观身、受、心、法等四者。⑧正定，又作谛定。即离欲恶不善之法，成就初禅乃至第四禅。

[67] **常无厌足** 意为永不满足。

[68] **十信** 为菩萨修行的五十二阶位中最初十位应修之十种心。此十种心在信位，能助成信行，全称十信心。依诸经典所举，其名称与顺序略异。《菩萨璎珞本业经》卷上《贤圣名字品》所列之十种，即：①信心，一心决定，乐欲成就；②念心，常修六念，念佛、法、僧、戒、施及天；③精进心，闻菩萨藏，精勤修习无间善业；④定心，于事于义系心安住，远离一切虚伪、轻躁、忆想分别；⑤慧心，闻菩萨藏，思量观察，知一切法无我无人，自性空寂；⑥戒心，受持菩萨清净律仪，身口意净，不犯诸过，有犯悔除；⑦回向心，所修善根，回向菩提，不愿诸有；回施众生，不专为己；回求实际，不着名相；⑧护法心，防护己心，不起烦恼，更修默护、念护、智护、息心护、他护等五种护行；⑨舍心，不惜身财，所得能舍；⑩愿心，随时修习种种净愿。又鸠摩罗什译之《仁王经》卷上菩萨教化品所列之十种为：信心、精进心、念心、慧心、定心、施心、戒心、护心、愿心、回向心，以之为习种性十心。《梵网经》卷上所列之十种为：舍心、戒心、忍心、进心、定心、慧心、愿心、护心、喜心、顶心，以之名坚信忍中之十发趣心。《楞严经》卷八称之为十心住，即：信心住、念心住、精进心、慧心住、定心住、不退心、护法心、回向心、戒心住、愿心住。

[69] **十善** 即不杀生、不偷盗、不邪淫、不妄语、不两舌、不恶口、不绮语、不贪、不嗔、不痴。

[70] **不说非人过** 不应说他人好恶长短。

[71] **无想施** 指应作无相布施。

[72] **常行施誓，持法无疲厌** 利誓守持正法，殚精竭虑，而不倦怠厌烦。

[73] **如愿教行** 应践行誓愿，奉教行持。

[74] **我慢** 即视"我"为一已之中心，由此所执之"我"而形成憍慢心。

［75］**增上**　即增上慢，指对于教理或修行境地尚未有所得、有所悟，却起高傲自大之心。如经论中常举示的未得谓得、未获谓获、未触谓触、未证谓证等，均属修行人生起增上慢之例。

［76］**执着**　即由虚妄分别心封执坚着我及法等。执有常一自我的实体，叫作我执。执诸法皆有实体，叫作法执。

［77］**常行质直**　质直为正直无诐曲之心。《集异门论》卷二云："质直云何？答：心不刚性，心不强性，心不硬性，心纯质性，心正直性，心润滑性，心柔软性，心调顺性，是谓质直。"

［78］**行愿**　指修行与誓愿。依据智顗的《释禅波罗蜜次第法门》卷一上所载，若有愿而无行，则犹如一人要度到彼岸，而不肯预备船筏一般，当知此人必常在此岸，而终不得度；菩萨虽发四弘誓愿，若不修四行，亦复如是。此即言修行与誓愿犹如鸟之二翼，若不能兼备，即不能到达所期之境。

［79］**接足承事**　接足，接足作礼之略称，全称头面接足作礼，又作稽首接足、头面礼足、顶礼双足。即行礼者伸两手掌承接受礼者之双足，并以头面接之。此乃五体投地之礼法，于印度表示最尊敬之礼法。人身中，头为最尊，足为最卑，以头礼足，表示恭敬之至。承事，治事，受事，这里指长期念修，如使所修（如本尊）接近，承事本尊之修法。

［80］**具足**　具备满足之略称。

［81］**信**　一作"知"。

［82］**决定**　一定、必定之义，"不定"的相对词，略称定。

［83］**慈愍**　亦作"慈悯"。仁慈怜悯。

［84］**法要**　佛法的要义，亦即简约而枢要的法义。

［85］**拔济**　拔苦济难。

［86］**于五垢中常现慈光**　五垢，《央掘魔罗经》称"贪欲、嗔恚、睡眠、掉、疑"为五垢，其言："云何五垢为本，诸烦恼围绕？所谓贪欲、嗔恚、睡眠、掉、疑。此五垢坏心，欲净除五垢本及诸烦恼者，当勤方便自性清净心力，当勤方便及未谤修多罗未成一阐提，当勤方便修习自度。"慈光，佛菩萨伟大慈悲的光辉。

［87］**六贼**　色、声、香、味、触、法、六尘，以眼、耳、鼻、舌、身、意六根为媒，能劫夺一切善法，故喻之为贼。有道之士，眼不视色，耳不听声，鼻不嗅香，舌

不味味，身离细滑，意不妄念，以避六贼。

［88］**七孔**　指人面部之耳、目、口、鼻的七个孔穴。

［89］**六十二见**　是外道的邪见，以五蕴为起见的对象，以色法和心法为根本。此六十二见是以色、受、想、行、识五蕴法为对象，起常、无常、亦常亦无常、非常非无常等见，如是五四共成二十见；以色、受、想、行、识五蕴为对象，起有边际、无边际、亦有边际亦无边际、非有边际非无边际等见，如是二十见，连上面共成四十见；以色、受、想、行、识五蕴为对象，起有去来、无去来、亦有去来亦无去来、非有去来非无去来等见，如是二十见，连上面共成六十见；此六十见又加上根本的色、心二见，共成六十二见。

［90］**五浊**　又名五滓，五浑。佛教认为现实世界充满烦恼痛苦，故现实世界为"五浊"恶世。五浊为：寿浊，众生因作恶业，寿命极短；烦恼浊，众生俱有贪、嗔、痴等烦恼；众生浊，众生不信善恶报应，不持禁戒，而受众苦；劫浊，整个世代灾难不断；见浊，众生持邪恶或错误的见解，佛教正法日益衰替。

［91］**无碍**　又作无阂、无碍、无障碍、无挂碍、无所挂碍。谓无障碍。无碍有心无碍、色无碍、解无碍、辩无碍等区别。

［92］**章**　同"障"。

［93］**调伏**　指调伏身、口、意三业而制伏诸恶行。

法华药草品论

选自《正法华经》卷三之"正法华经药草品第五"，西晋月氏国三藏竺法护　译

导读：

《正法华经》十卷，是一部早期大乘佛教经典，西晋竺法护于太康七年（286）译于长安。经中宣扬佛陀设教化以普度众生，使人人得以成佛，并宣说了一个大慈大悲、救苦救难的观世音（又译作光世音）的种种事迹，极大地鼓励了当时处在战乱浩劫中的广大民众。

《法华药草品论》通过佛与迦叶的问答，表明了佛拯救天下众生苦难、使人人成佛的伟大心愿，同时也表现了佛普度众生的无私慈悲心肠。在这则品论之中，佛用同样材质制作的陶器可以盛放不一样的物品，来比喻人们的佛性有高下、大小之差异。佛更进一步用事例为喻来加以论证说明，人们只要一心向佛，就能摆脱病魔，脱离苦海。比如说一人生而盲，后经过治疗得见光明，从不知外界万物之形状、颜色，到对此了然于心，并且认为自己已经无所不见，无所不知；再经仙人点化，方知自己的见闻仅限于眼前小小的范围，远远不能达到"通达"；后照仙人指点，终于证得佛果，达到涅槃之境地。

原文：

佛复告大迦叶[1]："如来所教等化无偏，譬如日明[2]广照天下，光无所择照与不照，高下深浅好恶香臭，等无差特。佛亦如是，以智慧光普照一切，五道[3]、生死[4]、菩萨、缘觉[5]、声闻[6]，慧[7]无增减，随心所解，各得其所，本无三乘[8]，缘行致之。"

迦叶白佛："设无三乘，何故得有菩萨、缘觉、声闻？"

佛言："譬如陶家埏埴作器[9]，或盛甘露[10]、蜜，或盛酪、苏、麻油，或盛本醸[11]、饮食，泥本一等，作器别异[12]，所受不同，本际[13]亦尔，一等[14]无异，各随所行，成上中下。"

迦叶又问：“纵使别异，究竟合不？”

告曰：“当合明[15]者解之，譬若有人从生而盲不见日月五色[16]十方，则谓天下无日月五色八方上下，有对说者，其人不信。若有良医观人本病，何故无目？本罪所种，离明眼冥[17]，体瘦[18]重病。何谓重病？风寒热癖是则四病。便心念言，斯人之疾，凡药疗之，终不能愈，雪山[19]有药，能疗四病，一曰显、二曰良、三曰明、四曰安，是药四名。于时良医愍伤病人，为设方便即入雪山，采四品药[20]，哺咀捣合[21]，以疗其盲，目便见明，又加针灸消息补写[22]，斯人目睛内外通彻[23]，睹日月光五色十方。尔乃取信寻自克责[24]，我之盲冥，无所见闻，自以为达，今眼得视，乃自知本愚蔽[25]之甚也，今睹远近高下无喻我者。时有五通闲居仙人[26]，洞视彻听，身能飞行，心能知人所念，自知所从来生死本末[27]。而具语曰：‘卿莫矜高[28]自以为达，仁[29]在屋里自闭不出，不知外事，人念卿善恶，尚不能见十里五里，语言之音或二十里，击鼓之音声犹不能闻，近一二里自不躇步[30]亦不能至，自观未生胚胎所忆，亦不能识[31]，有何通达[32]？称无不见乎！今吾察卿身，冥中为明，明中为冥。’其人问曰：‘作何方术得斯圣通[33]？愿垂慧诲[34]。’仙人答曰：‘当入深山，闲居独处，除诸情欲，尔乃有获。’即遵所训，舍家岩燕[35]，一心专精，无所慕乐，则得神通，尔乃自觉，察本所见，不足言名。今得五通，无所罣[36]碍，甫自知本所见蔽暗[37]。”

佛言：“如是当解此喻，人在生死五道阴盖[38]，不了本无则名曰痴[39]，从痴致行[40]，从行致识，从识致名色，从名色致六入，从六入致更[41]，从更致痛，从痛致爱，从爱致受，从受致有，从有致生，从生致老、病死、忧恼、苦患，罪应集会故谓盲冥。是以世尊愍伤其人，升降三界轮转[42]无际，不能自拔，观于众生心之根原，病有轻重，垢有厚薄[43]，解有难易，睹见远近，便见三乘，发菩萨心，至不退转，无所从生径得至佛，犹如有目得为神仙。其良医者，谓如来也。不发大意，谓生盲也。贪淫嗔恚愚痴六十二见[44]，谓四病也。空无想无愿向泥洹门[45]，谓四药也。药行病愈则无有痴，名色、六入所更痛爱，受、有、生、老、病死、忧恼、苦患，皆悉除矣。”

注释：

[1] **大迦叶**　参见《现病品论》注释［20］。

[2] **日明**　指日光。

[3] **五道**　五种迷惑的境涯。谓地狱道、饿鬼道、畜生道、人道、天道。指凡夫

的迷惑与苦恼不幸的生命状态。

[4] **生死** 音译作缮摩末剌諵、阇提末剌諵，又作轮回。谓依业因而于天、人、阿修罗、饿鬼、畜生、地狱等六道迷界中生死相续、永无穷尽之义。

[5] **缘觉** 音译钵剌医迦佛陀、毕勒支底迦佛、辟支迦佛、贝支迦佛、辟支佛，又作独觉、缘一觉、因缘觉。为二乘之一、三乘之一。指独自悟道之修行者。即于现在身中，不禀佛教，无师独悟，性乐寂静而不事说法教化之圣者。声闻与缘觉，称为二乘；若共菩萨，则为三乘。

[6] **声闻** 参见《佛说清净心经》注释［4］。

[7] **慧** 参见《了本生死经》注释［5］。

[8] **三乘** 乘是交通工具的意思，三乘即三种交通工具，比喻运载众生渡越生死之流，到涅槃彼岸的三种法门。就众生根机之不同，佛应之而说声闻乘、缘觉乘、菩萨乘三种教法。第一，声闻乘，闻佛声教而得悟道，故称声闻。其知苦断集、慕灭修道，以此四谛为乘。第二，缘觉乘，又作辟支佛乘、独觉乘。观十二因缘觉真谛理，故称缘觉。始观无明乃至老死，次观无明灭乃至老死灭，由此因缘生灭，即悟非生非灭，乃以此十二因缘为乘。第三，菩萨乘，又作大乘、佛乘，求无上菩提，愿度一切众生，修六度万行，以此六度为乘。前二乘唯自利，无利他，故总称小乘，菩萨乘自利利他具足，故为大乘。

[9] **陶家埏埴作器** 陶家，烧制陶器的人。唐代刘恂《岭表录异》卷上："广州陶家皆作土锅镬，烧熟，以土油之，其洁净则愈于铁器，尤宜煮药。"埏埴，和泥制作陶器。《老子》："埏埴以为器，当其无，有器之用。"河上公注："埏，和也；埴，土也。谓和土以为器也。"作器，制作成器皿、器具。

[10] **甘露** 即不死之神药，天上之灵酒。吠陀中谓苏摩酒为诸神常饮之物，饮之可不老不死，其味甘之如蜜，故称甘露。参见《佛说治意经》注释［14］。

[11] **醲** 味浓烈的酒。

[12] **别异** 不相同。

[13] **本际** 指根本究竟之边际。即绝对平等之理体，多指涅槃而言。又作真际、真如、实际。

[14] **一等** 乃一样、平等、无差别心之义。与"无别""无异"同义。《无量寿经》卷上有云："乃至百千由旬，纵广深浅，各皆一等。"

[15] **合明** 合，因明用语，为古因明五支作法之第四支。即借同喻（由正面说明之例证）与异喻（由反面说明之例证），将宗（命题）与因（理由）从正面和反面联系起来之作法。为命题肯定后之应用。以其仅具类比推理之功用，证明力极薄弱，故陈那（440—520，古印度中期大乘佛教瑜伽行派论师，佛教新因明学创始人）于新因明三支作法中将合支改为普遍原则，纳入喻（譬喻）支中，令其发挥演绎推理之功用，以增强喻支之证明力。明，智慧的别名。

[16] **五色** 指青、黄、赤、白、黑五种正色（基本色）。又名五正色、五大色。

[17] **离明眼冥** 离明，喻指明察。眼冥，喻指目盲。冥，昏暗。

[18] **㜍** 同"婴"，患。

[19] **雪山** 亦称雪岭、冬王山、大雪山，即印度半岛北境之喜马拉雅山脉的总称。以四时皆为雪所覆盖，故称。印度视此山为神圣山脉，是神话及传说之题材。

[20] **四品药** 四类药，四种药。品，种类。

[21] **哺咀捣合** 哺咀，指将药材制碎。哺，口中含嚼的食物。咀，嚼咀。哺咀，又作"㕮咀"。今人研究认为，"㕮咀"是"父且"的后起别字，也是通假字，"父""且"分别为"斧""俎"的初文（甲骨文中"父"为手持斧形，"且"是"俎"的古文）。"父且"的本义是指用刀斧及砧板将药物砸、切细碎，以便煎制。捣合，指将药物捣碎，合在一起。

[22] **消息补写** 针灸，以针刺艾灸防治疾病的方法。消息补写，意为酌情使用补虚泻实的治疗方法。消息，消长，增减。补写，亦作"补泻"，补益与疏泄。补，主要用于治疗虚证；泻，主要用于治疗实证。

[23] **通彻** 通晓，贯通，看得清楚。借指眼睛视力恢复正常。

[24] **克责** 责备。

[25] **愚蔽** 愚钝，不通事理。

[26] **五通闲居仙人** 虚指能力非凡的神人。五通，又名五神通，或五神变，即天眼通、天耳通、他心通、宿命通、如意通。天眼通是指修得与色界天人同等的眼根，有了天眼通的人，不论远近内外昼夜，都能得见；天耳通是指修得与色界天人同等的耳根，有了天耳通的人，一切声音都可以听得到；他心通是能够知道他人一切心思的神通，有了他心通的人，便不愁遭受他人的暗算；宿命通就是能够知道自己在六道之中的过去生死，并知道六道众生在六道之中的过去生死，有了宿命通的人，过去生中的

事，都能回忆，了如指掌；如意通又名神境通，或神足通，有了如意通的人，凡事都能随心所欲，诸如钻天入地、移山倒海、撒豆成兵、呼风唤雨、腾云驾雾，都不成问题。

[27] **本末**　起源与最后，即开始与结束。

[28] **矜高**　高傲自大。

[29] **仁**　又作"仁者"，你的尊称。

[30] **蹢步**　踩踏貌。

[31] **识**　心的别名，了别之义。心对于境而了别，叫作识。

[32] **通达**　畅通无阻。明白，领悟。

[33] **圣通**　圣明通达。

[34] **慧诲**　慧，睿智的意思，也就是确知诸法真相的智慧。诲，教诲。

[35] **岩燕**　怡然自得地住在山洞里。岩，山洞，指岩居。燕，假借为"安"，指安逸、安乐。

[36] **罣**　同"挂"。

[37] **甫自知本所见蔽暗**　甫，才。蔽暗，犹昏昧。

[38] **阴盖**　即为盖障之义。除佛教八大菩萨之一的盖障菩萨摩诃萨，又名弃诸阴盖菩萨。阴，荫覆之义，指色声等之有为法荫覆真理；或积聚之义，谓色声等之有为法积聚生死之苦果。盖，覆障之义，指烦恼，因烦恼可覆障善心，故称为盖。

[39] **不了本无则名曰痴**　无，意谓非存在。佛教认为所谓有或无之二边（即"偏有"或"偏无"之一方）皆为谬误，唯有超越有与无之相对性，始属绝对之真如。于原始佛教经典中，如《杂阿含经》卷七、《相应部》经典卷二十四之五、《大毗婆沙论》卷七十六等，所显现"无"之观念，系相对于"有"之"无"，亦即为相对于"存在"之"非存在"。《大乘佛教经论》更进一步揭示其义，如中论卷一观六种品谓，一切有与无，本即不存在，若见有、见无之相，即是浅智之见。同论卷四、《大智度论》卷六等，则借超越相对性之有无，泯绝诸法之假实断常等，而以"无"为"一切皆空"之同义语。盖以诸法皆由因缘和合所生，故本性即是无（空无自性）；复以有空义之故，遂得成一切法。《大般若经》卷四更借"无"之彻底否定，而对五蕴、六界、十二处，乃至四果、独觉、菩萨、佛等佛道修行各阶段之人格发展予以"一无所执"之精辟阐论云："色不异空，空不异色；色即是空，空即是色。受、想、行、识不异空，空不异受、想、行、识；受、想、行、识即是空，空即是受、想、行、识。……

如是空中无色，无受、想、行、识；无地界，无水、火、风、空、识界；无眼处，无耳、鼻、舌、身、意处；无色处，无声、香、味、触、法处。……无预流，无预流果；无一来，无一来果；无不还，无不还果；无阿罗汉，无阿罗汉果；无独觉，无独觉菩提；无菩萨，无菩萨行；无佛，无佛菩提。舍利子！修行般若波罗蜜多菩萨摩诃萨，与如是等法相应故，当言与般若波罗蜜多相应。"痴，又名无明，不明白事理的意思，为三毒之一。

[40] **行** 行及以下之识、名色、六入、痛、爱、有、生等为十二因缘内容，参见《了本生死经》相关注释。

[41] **更** 指更乐。

[42] **三界轮转** 三界，欲界、色界、无色界。轮转，轮回。

[43] **垢有厚薄** 垢，为烦恼之异名，指污秽心之垢物。因贪、嗔、痴为三垢，故有烦恼垢、尘垢、垢秽、惑垢、染垢等名词。此外，烦恼垢系由根本烦恼所流出，其相污且粗，故亦以"心魔贼"喻称之，谓其能贼害世间及出世间之一切善法。据《俱舍论》卷二十一载，垢属于小烦恼地法之一，恼、害、恨、谄、诳、憍合称六烦恼垢，略称六垢。《舍利弗阿毗昙论》卷十四举出：欲贪、嗔恚、昏眠、掉悔、疑五盖为烦恼之垢腻，称作心垢。同论卷二十复举出：疑、不思惟、怖、悲、恶、睡眠、过精进、软精进、无能、若干想、着色，称为十一心垢；希望、嗔恚、睡眠、掉悔、疑、恼害、常念怨嫌、怀恨、燋热、嫉妒、悭惜、诡诈、奸欺、无惭、无愧、矜高、诤讼、自高、放逸、慢、增上慢，称为二十一心垢。厚薄，犹大小、多少。

[44] **六十二见** 参见《佛论心中心法》注释[89]。

[45] **空无想无愿向泥洹门** 空，因缘和合而生的一切事物，究竟而无实体，叫作空，也是假和不实的意思。无想，指全无想念之状态，或指入灭尽定，证得无想果者，或为无想天之略称。无愿，《显扬》卷二云："无愿亦有二种。一，所知；二，智。所知者：谓由无智故，颠倒所起诸行相貌。智者：谓缘彼境，伏恶了知。"空无想无愿，指三三昧，三种的三昧，即空三昧、无相三昧、无愿三昧。三昧是定的意思。空三昧是指世间的一切法都是缘生的，也都是虚妄不实的；无相三昧是指世间的一切形相都是虚妄假有；无愿三昧又名无作三昧，即观一切法幻有，而无所愿求。泥洹，又作泥曰，同涅槃。

解脱境界品论

选自《大方广佛华严经》卷十一之"入不思议解脱境界普贤行愿品"，
罽宾国三藏般若　奉诏译

导读：

　　《大方广佛华严经》，又称《华严经》《杂华经》，乃大乘佛教要典之一。我国华严宗即依据本经，立法界缘起、事事无碍等妙义为宗旨。兹就本经之经题而论，《大方广佛华严经》，系"法喻因果"并举、"理智人法"兼备之名称，一经之要旨，皆在此中。大，即包含之义；方，即轨范之义；广，即周遍之义。亦即总说一心法界之体用，广大而无边，称为大方广。佛，即证入大方广无尽法界者；华，即成就万德圆备之果体的因行譬喻。故开演因位之万行，以严饰佛果之深义，则称为佛华严。总之，大方广佛华严系所诠之义理，而"经"则为能诠之言教。

　　在我国，《华严经》共有三个版本，分别是六十卷本、八十卷本和四十卷本。四十卷本是其中最晚在中国出现翻译本的，它相当于八十卷本中的最后一品《入法界品》，即关于善财童子五十三参的故事。本书所选的《解脱境界品论》就是从四十卷本《华严经》中选取的。在这则故事中，佛陀阐述了"四大"致病因素，致发四百四种疾病，所谓"一大不调，百一病起"，以及针对具体疾病的治疗方法或方药，并且说明了学习世间的医学与学菩萨行、修菩萨道之间的内在联系。故事的字里行间处处都闪烁着佛陀的智慧光芒，处处都表现出佛陀济世救苦、度人涅槃的菩萨情怀，也浓缩了佛法修证的精髓。

原文：

　　长者[1]告言："善哉，善哉！善男子[2]！汝已能发阿耨多罗三藐三菩提心。善男子！我昔曾于文殊师利童子所[3]，修学了知病起根本[4]，殊妙医方，诸香[5]要法，因此了知一切众生种种病缘悉能救疗。所谓风黄[6]、痰热、鬼魅、蛊毒[7]，乃至水火之

佛医经典导读

所伤害；如是一切内外诸疾品类无边，我悉能于一念之中，以种种方药，如法疗治，咸令除差，施其安乐。如是法门[8]，汝应修学。"

善财复言："圣者！我问菩萨所修妙行，云何说此世俗医方[9]？"

长者告言："善男子！菩萨初学修菩提时，当知病为最大障碍。若诸众生，身有疾病，心则不安，岂能修习诸波罗蜜[10]？是故，菩萨修菩提时，先应疗治身所有疾。菩萨复观一切世界所有众生，营辨事业，受于欲乐，乃至出家精勤修习得圣道[11]果，皆因国王王之理化[12]，要因无病。何以故？以诸人王是诸众生安乐本故[13]。菩萨起化[14]，先疗国王，次治众生，令无患苦，然后说法，调伏[15]其心。善男子！菩萨若欲治诸病者，先当审观诸病因起[16]，品类[17]、增损[18]无量无边，我今为汝说其少分[19]。善男子！一切众生，因四大种和合为身，从四大身，能生四病。所谓身病、心病、客病及俱有病[20]。言身病者，风黄、痰热而为其主；言心病者，癫狂心乱而为其主；言客病者，刀杖所伤、动作过劳以为其主；俱有病者，饥渴、寒热、苦乐、忧喜而为其主。其余品类，展转相因[21]，能令众生受身心苦。善男子！如是众病，贫贱人少，多劳役故；富贵人多，过优乐故[22]。善男子！一切众生，皆以无量极微大种[23]聚集成身，犹如大海众微水滴；如是人身毛及毛孔各三俱胝[24]，三俱胝虫之所依住。以是谛观[25]，皮肤穿漏[26]、两眼睛内、手足掌中、脂膏[27]集处，毛虫不生；其余身分，间无空缺。善男子！又观此身，唯五大[28]性。何等为五？所谓坚、湿、暖、动及虚空性。所言坚者，所谓身骨三百六十及诸坚鞭[29]皆地大性；凡诸湿润，皆水大性；一切暖触，皆火大性；所有动摇，皆风大性；凡诸窍隙，皆空大性；然彼四大，皆多极微。于空界中，互相依住；极微自性，微细难知，除佛菩萨，余无能见。善男子！如是五大和合成身，如世仓篅[30]，终归败散。如是身器，由业所持，非自在天之所能作，亦非自性及时方等；譬如陶师埏埴成器，内盛臭秽，彩画严饰，诳惑愚夫[31]。又如四蛇置之一箧，如是四大和合为身，一大不调，百一病起[32]。是故智者应观此身如养毒蛇，如持坏器[33]。善男子！汝复应知内身、外器，皆四大成。从始至终，五时流变[34]。云何外器五时[35]流变？谓尽虚空十方世界众生所感、妄业所持。劫初成时，人寿无量，自然化生；无我[36]，我所[37]，次食[38]、段食[39]，贪等现行。次由我所共立田主[40]，以为统御。次寿渐减，乃至十年。由恶业故，起小三灾[41]，至第五时，世界将坏。火灾既起，梵世[42]皆空，水灾、风灾相续亦尔。善男子！是名外器五时流变。云何内身五时流变？谓婴孩位，心无分别；如劫初时，人无我所。次童幼位，能辨是非；如第二时，立自他别。次壮年位，纵贪嗔痴；如第三时，共立田主。次衰老位，众病所侵；如第四时，寿等损减。次至死位，身坏命终；如第五时，世界坏灭[43]。是名内身五时流变。"

善财白言："圣者！如是五时，因何而起？"

普眼告言："善男子！时无自体，分别所成，随妄业轮，循环无际[44]。如人睡觉，则名初时，从初刹那及恒刹那[45]。次名腊缚[46]、牟呼栗多[47]，昼夜年劫，时多差别。或约一岁分为六时[48]，所谓春时、热时、雨时、秋时、寒时、雪时。是故智者，知病增损，善达方域，所有诸时。谓春雪时，痰癊[49]病动；于热雨际，风病发生；于秋寒时，黄热增长；总集病者，随时增长。善男子！我今为汝已说诸病随时增长，如是身病，从宿食[50]生。若诸众生能于饮食知量，知足，量其老少，气力强弱，时节寒热，风雨燥湿；身之劳逸，应自审察，无失其宜。能令众病，无因得起。善男子！我此住处常有十方[51]一切众生诸病苦者，来至我所而求救疗。我以智力[52]，观其因起，随病所宜，授与方药，平等疗治，普令除差[53]。复以种种香汤沐浴，上服名衣、璎珞庄严，施诸饮食及诸财宝、珍玩、资具，皆悉与之，咸令充足[54]。然后各为如应说法，令其永断心病烦恼。"

注释：

[1] **长者** 指普眼长者。普眼，普遍观察一切众生的眼，亦即观世音的慈眼。

[2] **善男子** 佛称呼信佛的男子为善男子。此处指善财童子或略称善财。善财童子是印度觉城的年轻佛教徒，由于前生善因缘的果报，其初住母胎之时，家里就自然而有七大宝藏，出生之时，又有五百宝器出现，因此他父母替他取名为"善财"。据《华严经》所载，他曾在过去诸佛处广修供养，深种善根而常乐清净；喜欢亲近善知识，修习菩萨行。当善财长大之后的某一年，文殊菩萨正在觉城弘法。由于受到文殊菩萨的教导与启发，他沿着南方而下，历访各处的善知识。其所参访的对象有菩萨、比丘、比丘尼、优婆塞、优婆夷、童子、童女、天女、婆罗门、国王、王妃、仙人、医师等类，共计有五十五位善知识。如果扣除其中重复的文殊菩萨以及同在一处的德生童子与有德童女，则为五十三位。因此，我国都称之为"五十三参"。善财童子的参访事例为后世佛教徒提供了一个学佛的最佳典范。它启示我们在学佛的历程里，不只要谦冲自牧、到处求法，而且所学的对象也不必固定为一师一处。只要其人有任何长

处，则即使是外道，也不妨前往虚心学习。这种心态，确实是一种开放、宽广的求学胸怀，值得后人效法。

[3] **文殊师利童子所**　文殊师利，菩萨名，以大智著称，与普贤常侍于释迦如来的左右。简称文殊，又作曼殊室利、满祖室哩，意译为妙德、妙吉祥、妙乐、法王子、文殊师利童真、孺童文殊菩萨、文殊菩萨。为我国佛教四大菩萨之一。文殊师利童子，即指文殊菩萨。所，住处。

[4] **了知病起根本**　了知，明知，领悟。《百喻经·三重楼喻》："愚人见其垒墼作舍，犹怀疑惑，不能了知。"病起根本，疾病发生原因。

[5] **诸香**　指由富含香气的树皮、树脂、木片、根、叶、花果等所制成的香料，依原料的不同，可分为旃檀香、沉水香、丁子香、郁金香、龙脑香（以上称五香），以及熏陆香、安息香等类，故称诸香。由于印度气候酷热，人体易生体垢、恶臭，故为消除体臭，自古当地人将当地盛产的香木制成香料涂抹于身，称为涂香；或焚香料熏室内及衣服，名为烧香或熏香。其中涂香所用的香料有香水、香油、香药等；烧香所用的香料有丸香、散香、抹香、练香、线香等。此外，据《大智度论》卷三十所载，烧香仅能行于寒天时，而涂香在寒、热天皆可行之。寒天时杂以沉水香，热天时则杂以旃檀香。佛教将涂香、烧香作为供养佛及众僧的方法之一，摄属六种供养、十种供养，但戒律禁止僧众涂香。在密教之中，依三部、五部之区别，所用之香亦有不同。即佛部用沉香，金刚部用丁子香，莲华部用白檀香，宝部用龙脑香，羯磨部用熏陆香。又经论中将香比喻为佛法之功德者颇多，如《增一阿含经》卷十三所说的戒香、闻香、施香三种；《诸经要集》卷五、《集诸经礼忏仪》卷上所述的戒香、定香、慧香、解脱香、解脱知见香等五分香，即为其例。

[6] **风黄**　即风湿病、黄疸病。

[7] **蛊毒**　蛊虫之毒。蛊虫，传说中的一种人工培育的毒虫。《宋书·顾觊之传》："时沛郡相县唐赐，往比村朱起母彭家饮酒，还，因得病，吐蛊虫十余枚。"明代李时珍《本草纲目·虫四·蛊虫》之"集解"引陈藏器曰："凡蛊虫疗蛊，是知蛊名即可治之。如蛇蛊用蜈蚣蛊虫，蜈蚣蛊用虾蟇蛊虫，虾蟇蛊用蛇蛊虫之类，是相伏者，乃可治之。"

[8] **法门**　即佛法、教法。佛所说而为世之准则者，称为法。此法既为众圣入道之通处，复为如来圣者游履之处，故称为门。

[9] **我问菩萨……世俗医方** 此句是说善财不明白世间的医学与学菩萨行、修菩萨道有什么关系。妙行，殊妙之行法。

[10] **波罗蜜** 即自生死迷界之此岸而至涅槃解脱之彼岸。又作波罗蜜多、波啰弭多。意译为到彼岸、度无极、度、事究竟。通常指菩萨之修行。菩萨之大行能究竟一切自行化他之事，故称事究竟；乘此大行能由生死之此岸到达涅槃之彼岸，故称到彼岸；此大行能度诸法之广远，故称度无极。

[11] **圣道** 圣正之道。与"俗道"相对。即无漏智所行之正道，与"出世道"同义。

[12] **理化** 治理与教化。此处指治国大政方针。

[13] **以诸人王是诸众生安乐本故** 因为国王是广大众生安乐之根本。

[14] **起化** 改变社会风尚。此处指菩萨治疗国王的疾病，后再治疗民众的疾病。

[15] **调伏** 指内在之调和、控御身口意三业，制伏诸恶行。

[16] **因起** 指起因，即发病的原因。

[17] **品类** 指类别，此处指病因的种类。

[18] **增损** 增加减少，这里指变化。

[19] **少分** 大体上区分。分，区别。

[20] **所谓身病……客病及俱有病** 身病，大体相当于外感六淫所致之疾病；心病，则相当于内伤七情所致之疾病；客病，相当于中医的不内外因所致之疾病；俱有病，系指以上两种原因或三种原因互感所致之一类疾病。

[21] **展转相因** 展转，反复，变化。相因，相关，相互依托。

[22] **过优乐故** 太过于安逸享乐的缘故。

[23] **大种** 此处指五大，即构成人体的地、水、火、风、空五大要素。参见本篇注释[28]。

[24] **俱胝** 又作拘胝、俱致、拘梨。意译为亿，乃印度数量之名。《玄应音义》卷五载："俱致，或称俱胝，即中土所称之'千万'，或'亿'。"圆测之《解深密经疏》卷六云："俱胝，传释有三，一者十万，二者百万，三者千万。"可见历代所译之殊异。

[25] **谛观** 明见，审视。

[26] **穿漏** 穿透。

[27] **脂膏** 油脂。指人体内的脂肪。

[28] **五大** 指体性广大，能生成万法之五种要素。又称五大种。即地、水、火、风四大及空大。五大之性质为坚、湿、暖、动、无碍，作用为持、摄、熟、长、不障。盖佛教有四大、五大、六大、七大诸说，俱舍、唯识等宗概取四大之说，以四大造作一切色法，故称四大种，或称能造四大。密教则专用五大、六大（地、水、火、风、空、识）之说，谓四大等不离心大，心色虽异，其性无二，而以六大能生四法身、三世间，为法界之体性，即如来之三摩耶身。五大之种子分别为㫊（a，阿）、鍐（va，缚）、啰（ra，啰）、诃（ha，诃）、佉（kha，佉）；字义为本不生、离言说、离尘垢、离因缘、等虚空。后佛复以五大配于五方（位）、五色、五佛、五门、五智等。以形色而言，地大为方形黄色，水大为圆形白色，火大为三角形赤色，风大为半月形黑色，空大为宝珠形青色，即为大日如来三昧耶形之五轮窣堵婆。

[29] **鞭** 古同"硬"，意为坚。

[30] **仓篅** 竹制的盛粮食的圆囤。篅，竹制圆形仓囤。

[31] **如是身器……诳惑愚夫** 此身由自己业力系持，不是天神所控制，也不是自性及时间、方位等所操纵；此身如陶师制作之器，内盛臭秽外画彩，诳惑愚夫。陶师，烧制陶器的人。埏埴，和泥制作陶器。参见《法华药草品论》注释[9]。

[32] **又如四蛇……百一病起** 这四大和合为身，又如四条蛇放入一箱，一大不协调，百种病即起。

[33] **坏器** 土制之器物。

[34] **流变** 变迁，变化。

[35] **五时** 指释尊之五时说法。有一首偈说明五时说法的过程：华严最初三七日，阿含十二方等八，二十二年般若谈，法华涅槃共八载。

[36] **无我** 又作非身、非我。佛教认为，从心从色，从内从外，从头至尾，从皮至髓，六腑五脏，骨肉皮脉等，一切诸物，乃至所有种种心识，一一推求，众生所执的常一主宰自在的实我，毕竟皆无，故云无我。参见《寿命品论》注释[52]。

[37] **我所** 指为我所有之观念。全称我所有。即我之所有、我之所属之义。以自身为我，谓自身以外之物皆为我所有。于佛教中，我与我所被认为系一切世俗分别之基本分别，故为破除之对象。又我所分为相应我所、随转我所、不离我所，若执之，则称为我所见（执我所有之偏见）。凡我所见所执着之五取蕴法，皆源于此"我所"

观念，故《集异门足论》卷十二谓："于五取蕴等，随观见我或我所，从此起忍欲慧观见。"

[38] **食**　牵引、长养、持续之义。即牵引、养育众生之肉身或圣者之法身，而使之存在，并永远保持其状态以及精神作用（心、心所）之饮食。三界中能长养肉身之食物，称作世间食；长养悟智（法身）之食物，称出世间食。

[39] **段食**　四食（指长养有情生命之段、触、思、识等四种食物）之一，即以香、味、触三尘为体，用鼻舌分分段段而食。我们的食即属此种。段食又分粗、细二种，前者如普通食物中之饭、面、鱼、肉等，后者如酥、油、香气及诸饮料等。

[40] **田主**　田地的所有人，地主。依古印度神话的语源解释，田主一词起源于刹帝利。此说为佛典采用，可见于长部经典等。

[41] **小三灾**　饥馑灾、瘟疫灾、刀兵灾。据佛经说，我们的世界每过一小劫的时间，即有小三灾的发生。当每一小劫的人寿减至三十岁时，即有饥馑灾，七年不雨，草木不生，人类多数都受饥饿的逼迫而死亡；人寿减至二十岁时，即有瘟疫灾，人类又病死一半；人寿减至十岁时，即有刀兵灾，这时一草一木都变成了杀人的凶器，人类互相嗔恨，互相杀害，直至人类所存无几才止。

[42] **梵世**　又作梵色界、梵世天、梵世界、梵界，乃色界诸天的总称，为出离淫欲的梵天住处，故有此称。

[43] **云何内身五时流变……世界坏灭**　意思是说内身中的五时流变是：初婴孩位，心无分别，如劫初时人无我所；次童幼位，能辨是非，如第二时别立自他；次壮年位，纵贪嗔痴，如第三时共立田主；次衰老位，众病所侵，如第四时寿等损减；次至死位，身坏命终，如第五时世界坏灭。

[44] **时无自体……循环无际**　时间无自体，由心识分别所成，继随妄业循环无际。业轮，善恶之业，能载人使轮转于六趣，故譬以车轮。

[45] **刹那**　梵语的音译。古印度最小的计时单位，本指妇女纺绩一寻线所用的时间，但一般用来表示时间之极短者，如一瞬间。《法华经·提婆达多品》："深入禅定，了达诸法，于刹那间，发菩提心。"南朝梁武帝《游钟山大爱敬寺诗》："生住无停相，刹那即徂迁。"唐代玄奘《大唐西域记·印度总述》："时极短者，谓刹那也，百二十刹那为一怛刹那。"古印度《摩诃僧祇律》记载："须臾者，二十念名一瞬顷，二十瞬名一弹指，二十弹指名一罗豫，二十罗豫名一须臾。日极长时有十八须臾，夜极短时

有十二须臾。夜极长时有十八须臾，日极短时有十二须臾。"意思是二十四个小时有三十个须臾，一万二千个弹指，二十四万个瞬间，四百八十万个刹那。推知"一刹那"是零点零一八秒。又据《大毗婆沙论》记载："百二十刹那成一怛刹那。六十怛刹那成一腊缚，此有七千二百刹那。三十腊缚成一牟呼栗多，此有二百一十六千刹那。三十牟呼栗多成一昼夜"。一日一夜有三十个牟呼栗多，九百个腊缚，五万四千个怛刹那，六十四万八千个刹那，一刹那的时间长度是七十五分之一秒（约为零点零一三秒）。

[46] **腊缚** 梵语音译词。古印度计时单位。也译作"罗婆"。

[47] **牟呼栗多** 梵语音译。计时单位名。三十个"牟呼栗多"为一昼夜。

[48] **六时** 古印度将一年分为六时，即渐热、盛热、雨时、茂时、渐寒、盛寒。另外，还指昼夜六时，即晨朝、日中、日没（以上三时为昼）、初夜、中夜、后夜（以上三时为夜），此六时分别又作平旦、日正中、日入、人定、夜半、鸡鸣。又，时解脱阿罗汉要入定及得解脱时所需的六时，即《大毗婆沙论》卷一百零一所说的得好衣、得好食、得好卧具、得好处所、得好说法、得好补特伽罗（即同学）。

[49] **痰癖** 唐代释慧琳《一切经音义》云："痰癖、胸膈中气病也。津液因气凝结不散，如筋胶引挽不断，名为痰癖。"《肘后方·卷三》有治"痰癖"诸方，"痰癖"即痰饮，乃津液为病之总称。

[50] **宿食** 本指隔夜之食物。依戒律有比丘禁食宿食之戒，称为食残宿戒。《十诵律》卷四言："啖宿食、不受食、不受残食法，广问如上种种恶不净事。"又前一日剩余之冷饭，称为宿冷饭。此处系指往日的饮食不当（如不洁、不节等）。

[51] **十方** 指十方众生，或十方一切众生。参见《佛论心中心法》注释 [13]。

[52] **智力** 正智与神通力，又正智之力用。

[53] **差** 病愈。后作"瘥"。

[54] **复以种种香汤沐浴……咸令充足** 再让他们用种种香热水洗浴，换上名衣，佩戴璎珞，又普施饮食及财宝珍玩资具，使他们全部得到满足。璎珞，古代用珠玉串成的装饰品，多用为颈饰。

药师琉璃光如来本愿功德经

大唐三藏法师玄奘　奉诏译

导读：

《药师琉璃光如来本愿功德经》，简称《药师经》。经名开宗明义地告诉我们，此经阐述的是药师如来在未成佛的本因位上，发大愿、立大志所成就的功勋德业。经名亦告诉人们，这部经的作者是修行成功、已成为"药师琉璃光如来"的药师佛。《药师琉璃光如来本愿功德经》是以人法立名的。"药师琉璃光如来"是佛的名号，"本愿功德"是佛法。佛名号中的"琉璃光"是比喻，故此经亦可看作人、法、喻皆具备满足的立名。《药师经》在我国有五种译本，此处我们所选的是由唐代玄奘翻译的，也是在我国最为流行的一种版本。

药师琉璃光如来，又称药师琉璃光王佛、消灾延寿药师佛、大医王佛、药师佛等，为东方净琉璃世界之佛，与其左右胁侍日光遍照菩萨、月光遍照菩萨合号为"东方三圣"或"药师三尊"，与释迦牟尼佛、西方阿弥陀佛又合号为"三方佛"。世间众生在生理上有老病死苦，在心理上有贪嗔痴苦，佛法不仅能解除人们生理之苦，尤能消除人们心灵之苦，所以佛是最了不起的医生，被称作"大医王"，能治愈人们身心一切疾患。施法药之师就叫药师，《法华经》中称为"药王"。药王以琉璃光为佛名，显现佛德，比喻药师佛纯粹光明、洞彻表里的智慧之光。药师佛曾发下十二大愿，主要以治病、延命、消灾为主。《药师经》为研究佛医药的一部重要的经典。

原文：

如是我闻。

一时[1]，薄伽梵游化诸国[2]，至广严城[3]，住乐音树[4]下。与大比丘众八千人俱，菩萨摩诃萨三万六千，及国王、大臣、婆罗门、居士、天龙八部、人、非人等，无量大众，恭敬围绕，而为说法[5]。

尔时[6]，曼殊室利法王子[7]，承佛威神，从座而起，偏袒一肩，右膝著地，向薄伽梵，曲躬合掌[8]。白言："世尊！惟愿演说如是相类诸佛名号，及本大愿殊胜功德，令诸闻者业障消除[9]，为欲利乐像法转时诸有情故[10]。"

尔时，世尊赞曼殊室利童子[11]言："善哉！善哉！曼殊室利！汝以大悲，劝请我说诸佛名号、本愿功德[12]，为拔业障所缠有情，利益安乐像法转时诸有情故。汝今谛听[13]！极善思惟！当为汝说。"曼殊室利言："唯然[14]，愿说！我等乐闻！"

佛告曼殊室利："东方去此，过十殑伽沙等佛土[15]，有世界名净琉璃[16]，佛号药师琉璃光如来、应、正等觉、明行圆满、善逝、世间解、无上士、调御丈夫、天人师、佛、薄伽梵[17]。曼殊室利！彼世尊药师琉璃光如来本行菩萨道[18]时，发十二大愿，令诸有情，所求皆得。

"第一大愿：愿我来世得阿耨多罗三藐三菩提[19]时，自身光明[20]，炽然照耀无量无尽无边世界[21]，以三十二大丈夫相[22]、八十随形[23]，庄严其身；令一切有情，如我无异。

"第二大愿：愿我来世得菩提时，身如琉璃[24]，内外明澈，净无瑕秽，光明广大，功德巍巍，身善安住，焰网庄严[25]，过于日月；幽冥[26]众生，悉蒙开晓，随意所趣，作诸事业。

"第三大愿：愿我来世得菩提时，以无量无边智慧方便[27]，令诸有情皆得无尽所受用物，莫令众生有所乏少。

"第四大愿：愿我来世得菩提时，若诸有情行邪道[28]者，悉令安住菩提道中；若行声闻[29]、独觉乘者[30]，皆以大乘[31]而安立之。

"第五大愿：愿我来世得菩提时，若有无量无边有情，于我法中修行梵行[32]，一切皆令得不缺戒[33]，具三聚戒[34]；设有毁犯，闻我名已还得清净，不堕恶趣[35]！

"第六大愿：愿我来世得菩提时，若诸有情，其身下劣，诸根不具，丑陋、顽愚、盲聋喑哑、挛躄[36]、背偻[37]、白癞[38]、癫狂、种种病苦；闻我名已，一切皆得端正黠慧[39]，诸根完具[40]，无诸疾苦。

"第七大愿：愿我来世得菩提时，若诸有情，众病逼切[41]，无救无归，无医无药，无亲无家，贫穷多苦；我之名号一经其耳，众病悉除，身心安乐，家属资具悉皆丰足，乃至证得无上菩提[42]。

"第八大愿：愿我来世得菩提时，若有女人为女百恶之所逼恼[43]，极生厌离[44]，愿舍女身；闻我名已，一切皆得转女成男[45]，具丈夫相，乃至证得无上菩提。

"第九大愿：愿我来世得菩提时，令诸有情出魔罥网[46]，解脱一切外道缠缚；若堕种种恶见稠林[47]，皆当引摄置于正见[48]，渐令修习诸菩萨行[49]，速证无上正等菩提[50]！

"第十大愿：愿我来世得菩提时，若诸有情王法所录，绳缚鞭挞，系闭牢狱[51]，或当刑戮[52]，及余无量灾难凌辱，悲愁煎逼，身心受苦；若闻我名，以我福德威神力[53]故，皆得解脱一切忧苦！

"第十一大愿：愿我来世得菩提时，若诸有情饥渴所恼，为求食故造诸恶业；得闻我名，专念受持，我当先以上妙饮食饱足其身，后以法味毕竟安乐而建立之[54]。

"第十二大愿：愿我来世得菩提时，若诸有情贫无衣服，蚊虻寒热，昼夜逼恼；若闻我名，专念受持，如其所好即得种种上妙衣服，亦得一切宝庄严具[55]，华鬘涂香[56]，鼓乐众伎，随心所玩，皆令满足。

"曼殊室利！是为彼世尊药师琉璃光如来、应、正等觉行菩萨道时，所发十二微妙上愿。

"复次[57]，曼殊室利！彼世尊药师琉璃光如来行菩萨道时，所发大愿，及彼佛土[58]功德庄严，我若一劫[59]、若一劫余，说不能尽。然彼佛土，一向清净[60]，无有女人，亦无恶趣，及苦音声；琉璃为地，金绳界道[61]，城阙、宫阁、轩窗、罗网[62]，皆七宝[63]成；亦如西方极乐世界[64]，功德庄严，等无差别。于其国中，有二菩萨摩诃萨：一名日光遍照[65]，二名月光遍照[66]。是彼无量无数菩萨众之上首，次补佛处[67]，悉能持彼世尊药师琉璃光如来正法宝藏[68]。是故曼殊室利！诸有信心善男子、善女人[69]，应当愿生彼佛世界。"

尔时，世尊复告曼殊室利童子言："曼殊室利！有诸众生，不识善恶[70]，惟怀贪吝[71]，不知布施及施果报，愚痴无智，阙于信根[72]，多聚财宝，勤加守护；见乞者来，其心不喜，设不获已而行施时，如割身肉，深生痛惜。复有无量坚贪有情，积集资财，于其自身尚不受用，何况能与父母、妻子、奴婢、作使及来乞者？彼诸有情，从此命终，生饿鬼界[73]，或傍生趣[74]。由昔人间[75]，曾得暂闻药师琉璃光如来名故，今在恶趣，暂得忆念彼如来名，即于念时从彼处没，还生人中；得宿命念[76]，畏恶趣苦，不乐欲乐，好行惠施，赞叹施者，一切所有悉无贪惜，渐次尚能以头目手足血肉身分施来求者[77]，况余财物！

"复次，曼殊室利！若诸有情，虽于如来受诸学处[78]，而破尸罗[79]；有虽不破尸罗而破轨则[80]；有于尸罗、轨则，虽则不坏，然毁正见[81]；有虽不毁正见，而弃多闻[82]，于佛所说契经深义不能解了；有虽多闻而增上慢[83]，由增上慢覆蔽心故，自是非他，嫌谤正法[84]，为魔伴党。如是愚人，自行邪见，复令无量俱胝[85]有情，堕大险坑。此诸有情，应于地狱、傍生、鬼趣流转无穷。若得闻此药师琉璃光如来名号，便舍恶行，修诸善法，不堕恶趣；设有不能舍诸恶行、修行善法，堕恶趣者，以彼如来本愿威力令其现前，暂闻名号，从彼命终还生人趣，得正见精进[86]，善调意乐[87]，便能舍家趣于非家，如来法[88]中，受持学处无有毁犯，正见多闻，解甚深义，离增上慢，不谤正法，不为魔伴，渐次修行诸菩萨行，速得圆满[89]。

"复次，曼殊室利！若诸有情悭贪嫉妒[90]，自赞毁他，当堕三恶趣中，无量千岁受诸剧苦；受剧苦已，从彼命终，来生人间，作牛、马、驼、驴，恒被鞭挞，饥渴逼恼，又常负重随路而行。或得为人，生居下贱，作人奴婢，受他驱役，恒不自在[91]。若昔人中，曾闻世尊药师琉璃光如来名号，由此善因，今复忆念，至心皈依[92]。以佛神力，众苦解脱，诸根聪利，智慧多闻，恒求胜法，常遇善友，永断魔胃[93]，破无明㲉[94]，竭烦恼河[95]，解脱一切生老病死忧悲苦恼。

"复次，曼殊利室！若诸有情好喜乖离[96]，更相斗讼[97]，恼乱自他，以身语意，造作增长种种恶业，展转常为不饶益事，互相谋害。告召山林树冢等神[98]；杀诸众生，取其血肉祭祀药叉[99]、罗刹婆[100]等；书怨人名，作其形象，以恶咒术而咒诅之；厌魅蛊道[101]，咒起尸鬼，令断彼命，及坏其身。是诸有情，若得闻此药师琉璃光如来名号，彼诸恶事悉不能害，一切展转皆起慈心，利益安乐，无损恼意及嫌恨心，各各欢悦，于自所受，生于喜足，不相侵凌，互为饶益[102]。

"复次，曼殊室利！若有四众[103]：苾刍、苾刍尼、邬波索迦[104]、邬波斯迦[105]，及余净信善男子、善女人等，有能受持八分斋戒[106]，或经一年、或复三月受持学处，以此善根，愿生西方极乐世界无量寿佛所，听闻正法而未定者，若闻世尊药师琉璃光如来名号，临命终时，有八大菩萨[107]，其名曰：南无文殊师利菩萨，南无观世音菩萨，南无得大势菩萨，南无无尽意菩萨，南无宝檀华菩萨，南无药王菩萨，南无药上菩萨，南无弥勒菩萨。是八大菩萨乘空而来，示其道路，即于彼界种种杂色众宝华[108]中，自然化生。或有因此，生于天上[109]，虽生天上，而本善根，亦未穷尽，不复更生诸余恶趣。天上寿尽，还生人间，或为轮王[110]，统摄四洲[111]，威德自在，安立无量百千有情于十善道[112]；或生刹帝利[113]、婆罗门、居士大家[114]，多饶财宝，仓库盈溢，形相端严，眷属具足，聪明智慧，勇健威猛，如大力士。若是女人，得闻世尊药师琉璃光如来名号，至心受持，于后不复更受女身。

"复次，曼殊室利！彼药师琉璃光如来得菩提时，由本愿力，观诸有情，遇众病苦瘦挛、干消、黄热[115]等病；或被魇魅、蛊毒[116]所中；或复短命，或时横死[117]；欲令是等病苦消除所求愿满。时，彼世尊，入三摩地[118]，名曰除灭一切众生苦恼。既入定已，于肉髻中出大光明[119]，光中演说，大陀罗尼[120]曰：'南无薄伽伐帝[121]，鞞杀社窭噜[122]，薜琉璃钵剌婆喝啰阇也[123]，怛陀揭多耶[124]，阿啰诃帝[125]，三藐三勃陀耶[126]。怛侄他[127]：唵[128]，鞞杀逝[129]，鞞杀逝，鞞杀社[130]，三没揭谛莎诃[131]！'尔时，光中说此咒已，大地震动，放大光明，一切众生病苦皆除，受安隐[132]乐。

"曼殊室利！若见男子、女人有病苦者，应当一心为彼病人，常清净澡漱，或食，或药，或无虫水[133]，咒一百八遍[134]，与彼服食，所有病苦悉皆消灭。若有所求，至心念诵，皆得如是无病延年；命终之后，生彼世界，得不退转[135]，乃至菩提。是故曼殊室利！若有男子、女人，于彼药师琉璃光如来，至心殷重，恭敬供养者，常持此咒，勿令废忘。

"复次，曼殊室利！若有净信男子、女人，得闻药师琉璃光如来应正等觉所有名号，闻已诵持。晨嚼齿木[136]，澡漱清净，以诸香花，烧香、涂香[137]，作众伎乐，供养形象[138]。于此经典，若自书，若教人书，一心受持，听闻其义。于彼法师[139]，应修供养：一切所有资身之具，悉皆施与，勿令乏少。如是便蒙诸佛护念，所求愿满，乃至菩提尔。"

尔时，曼殊室利童子白佛言："世尊！我当誓于像法转时，以种种方便，令诸净信善男子、善女人等，得闻世尊药师琉璃光如来名号，乃至睡中亦以佛名觉悟其耳[140]。世尊！若于此经受持读诵[141]，或复为他演说开示[142]；若自书、若教人书；恭敬尊重，以种种华香、涂香、末香[143]、烧香[144]、花鬘、璎珞[145]、幡盖[146]、伎乐[147]，而为供养；以五色彩作囊盛之[148]；扫洒净处，敷设高座[149]，而用安处。尔时，四大天王[150]与其眷属，及余无量百千天众，皆诣其所，供养守护。世尊！若此经宝[151]流行之处，有能受持，以彼世尊药师琉璃光如来本愿功德，及闻名号，当知是处无复横死；亦复不为诸恶鬼神夺其精气[152]，设已夺者，还得如故，身心安乐。"

佛告曼殊室利："如是！如是！如汝所说。曼殊室利！若有净信善男子、善女人等，欲供养彼世尊药师琉璃光如来者，应先造立彼佛形象，敷清净座而安处之。散种种花，烧种种香，以种种幢幡[153]庄严其处。七日七夜，受八分斋戒[154]，食清净食[155]，澡浴香洁，著清净衣，应生无垢浊心[156]，无怒害心[157]，于一切有情起利益安乐，慈悲喜舍[158]平等之心，鼓乐歌赞，右绕佛像。复应念彼如来本愿功德，读诵此经，思惟其义，演说开示。随所乐求，一切皆遂：求长寿得长寿，求富饶得富饶，求官位得官位，求男女得男女。

"若复有人，忽得恶梦，见诸恶相；或怪鸟来集；或于住处百怪出现。此人若以众妙资具，恭敬供养彼世尊药师琉璃光如来者，恶梦、恶相诸不吉祥，皆悉隐没，不能为患。或有水、火、刀、毒、悬险、恶象、狮子、虎、狼、熊、黑、毒蛇、恶蝎[159]、蜈蚣、蚰蜒[160]、蚊、虻[161]等怖；若能至心忆念彼佛，恭敬供养，一切怖畏皆得解脱。若他国侵扰，盗贼反乱，忆念恭敬彼如来者，亦皆解脱。

"复次，曼殊室利！若有净信善男子、善女人等，乃至尽形不事余天[162]，唯当一心，归佛法僧，受持禁戒[163]：若五戒、十戒，菩萨四百戒，苾刍二百五十戒，苾刍尼五百戒。于所受中或有毁犯，怖堕恶趣，若能专念彼佛名号，恭敬供养者，必定不受三恶趣生。或有女人，临当产时，受于极苦；若能志心称名礼赞，恭敬供养彼如来者，众苦皆除。所生之子，身分具足，形色[164]端正，见者欢喜，利根[165]聪明，安隐少病，无有非人，夺其精气。"

尔时，世尊告阿难[166]言："如我称扬彼世尊药师琉璃光如来所有功德，此是诸佛甚深行处，难可解了，汝为信不？"

阿难白言："大德[167]世尊！我于如来所说契经[168]，不生疑惑，所以者何？一切如来身、语、意业无不清净。世尊！此日月轮[169]可令堕落，妙高山王[170]可使倾动，诸佛所言无有异也。世尊！有诸众生，信根[171]不具，闻说诸佛甚深行处，作是思惟：'云何但念药师琉璃光如来一佛名号，便获尔所功德胜利？'由此不信，返生诽谤。彼于长夜[172]失大利乐，堕诸恶趣，流转无穷！"

佛告阿难："是诸有情若闻世尊药师琉璃光如来名号，至心受持，不生疑惑，堕恶趣者无有是处。阿难！此是诸佛甚深所行，难可信解；汝今能受，当知皆是如来威力。阿难！一切声闻、独觉及未登地诸菩萨[173]等，皆悉不能如实信解，唯除一生所系菩萨[174]。阿难！人身难得；于三宝中，信敬尊重，亦难可得；闻世尊药师琉璃光如来名号，复难于是。阿难！彼药师琉璃光如来，无量菩萨行，无量善巧方便，无量广大愿；

我若一劫，若一劫余而广说者，劫可速尽，彼佛行愿，善巧方便无有尽也！"

尔时，众中有一菩萨摩诃萨，名曰救脱[175]，即从座起，偏袒一肩，右膝著地，曲躬合掌而白佛言："大德世尊！像法转时，有诸众生为种种患之所困厄，长病羸瘦，不能饮食，喉唇干燥，见诸方暗，死相[176]现前，父母、亲属、朋友、知识啼泣围绕。然彼自身，卧在本处，见琰魔使[177]，引其神识[178]至于琰魔法王之前。然诸有情，有俱生神[179]，随其所作若罪若福，皆具书之，尽持授与琰魔法王。尔时，彼王推问其人，计算所作，随其罪福而处断之。时，彼病人亲属、知识，若能为彼归依世尊药师琉璃光如来，请诸众僧，转读此经，燃七层之灯[180]，悬五色续命神幡[181]，或有是处彼识得还，如在梦中明了自见。或经七日，或二十一日，或三十五日，或四十九日，彼识还时，如从梦觉，皆自忆知善不善业所得果报；由自证见业果报故，乃至命难，亦不造作诸恶之业。是故净信善男子、善女人等，皆应受持药师琉璃光如来名号，随力所能，恭敬供养。"

尔时，阿难问救脱菩萨曰："善男子！应云何恭敬供养彼世尊药师琉璃光如来？续命幡灯复云何造？"救脱菩萨言："大德！若有病人，欲脱病苦，当为其人，七日七夜受持八分斋戒。应以饮食及余资具，随力所办，供养苾刍僧。昼夜六时[182]，礼拜供养彼世尊药师琉璃光如来。读诵此经四十九遍，燃四十九灯；造彼如来形象七躯，一一像前各置七灯，一一灯量大如车轮，乃至四十九日光明不绝。造五色彩幡，长四十九搩手[183]，应放杂类众生[184]至四十九，可得过度危厄之难，不为诸横[185]恶鬼所持。

"复次，阿难！若刹帝利、灌顶王[186]等，灾难起时，所谓：人众疾疫难，他国侵逼难，自界叛逆难，星宿[187]变怪难，日月薄蚀难，非时风雨难，过时不雨难。彼刹帝利、灌顶王等，尔时应于一切有情起慈悲心，赦诸系闭。依前所说供养之法，供养彼世尊药师琉璃光如来。由此善根及彼如来本愿力故，令其国界即得安隐，风雨顺时，谷稼成熟，一切有情无病欢乐。于其国中，无有暴恶药叉等神恼有情者，一切恶相皆即隐没；而刹帝利、灌顶王等寿命色力，无病自在，皆得增益。阿难！若帝后、妃主，储君[188]、王子，大臣、辅相，中宫[189]、彩女，百官、黎庶[190]，为病所苦，及余厄难；亦应造立五色神幡，燃灯续明，放诸生命，散杂色花，烧众名香；病得除愈，众难解脱。"

尔时，阿难问救脱菩萨言："善男子！云何已尽之命而可增益？"救脱菩萨言："大德！汝岂不闻如来说有九横死耶？是故劝造续命幡灯，修诸福德，以修福故，尽其寿命不经苦患。"阿难问言："九横云何？"救脱菩萨言："若诸有情，得病虽轻，然无医药及看病者，设复遇医，授以非药，实不应死而便横死。又信世间邪魔、外道、妖孽之师妄说祸福，便生恐动，心不自正，卜问觅祸，杀种种众生，解奏神明，呼诸魍魉，请乞福祐，欲冀延年，终不能得。愚痴迷惑，信邪倒见，遂令横死，入于地狱，无有出期，是名初横[191]。二者，横被王法之所诛戮。三者，畋猎嬉戏，耽淫嗜酒，放逸无度，横为非人夺其精气。四者，横为火焚。五者，横为水溺。六者，横为种种恶兽所啖。七者，横堕山崖。八者，横为毒药、厌祷、咒诅、起尸鬼等之所中害。九者，饥渴所困，不得饮食而便横死。是为如来略说横死，有此九种，其余复有无量诸横，难可具说！

"复次，阿难！彼琰魔王主领世间名籍之记，若诸有情，不孝五逆[192]，破辱三宝，坏君臣法，毁于性戒[193]，琰魔法王随罪轻重，考而罚之。是故我今劝诸有情，燃灯造幡，放生修福，令度苦厄，不遭众难。"

尔时，众中有十二药叉大将[194]，俱在会坐，所谓宫毗罗大将、伐折罗大将、迷企罗大将、安底罗大将、頞你罗大将、珊底罗大将、因达罗大将、波夷罗大将、摩虎罗大将、真达罗大将、招杜罗大将、毗羯罗大将。此十二药叉大将，一一各有七千药叉[195]，以为眷属，同时举声白佛言："世尊！我等今者蒙佛威力，得闻世尊药师琉璃光如来名号，不复更有恶趣之怖。我等相率，皆同一心，乃至尽形归佛法僧，誓当荷负一切有情，为作义利，饶益安乐。随于何等村城国邑，空闲林中，若有流布此经，或复受持药师琉璃光如来名号恭敬供养者，我等眷属卫护是人，皆使解脱一切苦难，诸有愿求悉令满足。或有疾厄求度脱者，亦应读诵此经，以五色缕[196]，结我名字[197]，得如愿已，然后解结。"

尔时，世尊赞诸药叉大将言："善哉！善哉！大药叉将！汝等念报世尊药师琉璃光如来恩德者，常应如是利益安乐一切有情。"

尔时，阿难白佛言："世尊！当何名此法门[198]？我等云何奉持？"佛告阿难："此法门名说药师琉璃光如来本愿功德；亦名说十二神将饶益有情结愿神咒；亦名拔除一切业障；应如是持！"

时，薄伽梵，说是语已，诸菩萨摩诃萨，及大声闻、国王、大臣、婆罗门、居士、天龙、药叉、健达缚[199]、阿素洛[200]、揭路茶[201]、紧捺洛[202]、莫呼洛伽[203]、人、非人等一切大众，闻佛所说，皆大欢喜，信受奉行[204]。

注释:

［1］**一时** 指说法的时间,亦即举佛说法时以证信。意为某一时间。

［2］**薄伽梵游化诸国** 薄伽梵,为佛陀十号之一,诸佛通号之一。又作婆伽婆、婆伽梵、婆哦缚帝。意译为有德、能破、世尊、尊贵,即有德而为世所尊重者之义。薄伽梵在印度多为有德之神或圣者之敬称,具有自在、正义、离欲、吉祥、名称、解脱等六种意义;在佛教中则为佛之尊称,又因佛陀具有德、能分别、受众人尊敬、能破除烦恼等众德,故亦具有有德、巧分别、有名声、能破等四种意义。另据《佛地经论》卷一载,薄伽梵具有自在、炽盛、端严、名称、吉祥、尊贵六种意义。此外,亦有将佛与薄伽梵并称为“佛薄伽梵”者。游化,到处游行和教化世人。

［3］**广严城** 音译为毗耶离城。是印度恒河边的一个城市,在王舍城对面。

［4］**乐音树** 不是真能奏音乐的树,而是指其树成林,当微风吹动树枝、树叶时,会不时地发出种种自然的声音,听起来好像是在奏音乐。

［5］**与大比丘……而为说法** 有八千位大比丘,三万六千位大菩萨,以及国王、大臣、婆罗门、居士、天龙八部、人、非人等无量大众恭敬地围绕佛陀,谛听佛陀为他们说法。菩萨摩诃萨,即菩萨,是梵语菩提萨埵的简称,意译为觉有情,是指修持大乘六度,求无上菩提(大觉),利益众生,于未来成就佛果的修行者。婆罗门,婆罗贺摩拏的简称,为印度四姓之一,意译为外意、净行、净志、静志等,是奉事大梵天王而修净行的种族,被称为“人间之神”,是古印度一切知识之垄断者。居士,印度社会的第三阶级叫作吠舍,也就是一种自由民,其中富有的、有地位的绅士,称为居士;中国一般将在家学佛者称为居士。天龙八部,是八类众生的统称,他们分别是天、龙、夜叉、干闼婆、阿修罗、迦楼罗、紧那罗、摩睺罗迦。这八类众生各有部属,所以叫八部。八部中以天、龙二部为首,所以用天、龙作八部的代表。天,意为光明、自在、最胜,是居于天界的一类众生,乃六趣众生之一,他们享受人间以上的胜妙果报。龙,是以身长、无足、有鳞、大力为特点的一类众生。龙有神力,能变化云雨,得一滴之水,可散六虚以为洪流,得少水可以降大雨。人、非人,人与非人之并称,即指人与鬼神而言。

［6］**尔时** 那时。即大众环绕世尊而听法的时候。

［7］**曼殊室利法王子** 曼殊室利,即文殊师利菩萨,过去早已成佛,名龙种上尊王佛。参见《现病品论》注释［13］。法王子,此处指文殊师利菩萨。

[8] **偏袒一肩……曲躬合掌** 比丘平时所披的袈裟是将两肩盖覆着的，到了将要礼佛的时候，为表示对佛致以最高的敬意，特将右肩偏袒出来，亦即露出右臂，再将右边膝盖靠着地面下跪，面向薄伽梵，弯着腰像鞠躬似的，并且双手合掌。这是当时印度大众集合向佛请法时所常用的一种隆重的礼节。曼殊室利菩萨为利益众生，向佛诚恳地请法，故依循此礼节而行。

[9] **惟愿演说如是……业障消除** 请你为我们开示如此相类诸佛的名号，以及诸佛因地修行时的殊胜功德行愿，使听到的人得以消除业障。

[10] **为欲利乐像法转时诸有情故** 像法，像法即为像法时之略称，为三时之第二时，以其乃相似于正法时之教法，故谓之像。佛陀入灭后，依其教法之运行状况，可区分为正法、像法、末法三时。此时期仅有教说与修行者，而欠缺证果者。有情，也称众生，指有情识的生物，包括人和一切大小动物。

[11] **曼殊室利童子** 即文殊菩萨的化身。

[12] **本愿功德** 本愿指药师佛在成佛以前、处于菩萨修行的本因之位时发下的誓愿。愿力是成功的动力，在愿力作用下成就的功勋德业就叫本愿功德。本愿功德是指在寺院里所做之佛事。功是功力，如行六度；德是即得，本经将修行得来成绩，名为功德。

[13] **谛听** 即仔细地、认真地听。

[14] **唯然** 即"是的""好的"的意思。

[15] **过十殑伽沙等佛土** 经过十个恒河沙等数量的佛土，极言其多。殑伽沙，恒河的沙。此处以恒河沙比喻数量之多。殑伽，梵语音译，意译为印度的恒河。

[16] **净琉璃** 指在我们这个世界的东边、距离十恒河沙远的地方。药师如来之净土，又称药师净土。盖此世界以琉璃为地，或以此世界及其教主本身皆清净如琉璃，故有此称。

[17] **佛号药师琉璃光……薄伽梵** 药师琉璃光如来，参见本经导读。如来，诸经论所说的佛十号之一。佛十号即如来、应供、正知、明行足、善逝、世间解、无上士、调御丈夫、天人师、佛世尊。参见《佛说医喻经》注释[21]。

应：佛的十号之一，即应供。参见《佛说医喻经》注释[21]。

正等觉：三藐三佛陀，佛十号之一。又作三耶三佛檀、正遍智、正遍知、正知、正遍觉、正真道、正等正觉、正觉等、正等觉者。参见《般若波罗蜜多心经》注释

[17]。

明行圆满：为佛十号之一。音译为鞞侈遮罗那三般那。又作明善行、明行成、明行足、明行。参见《寿命品论》注释［45］。

善逝：为佛十号之一。音译为修伽陀、苏揭多、修伽多。又作善去、善解、善说无患、好说、好去。意即进入种种甚深三摩提与无量妙智慧中。参见《寿命品论》注释［46］。

世间解：音译为路迦惫，又作知世间。为佛十号之一。参见《寿命品论》注释［47］。

无上士：音译为阿耨多罗。佛十号之一。又作无上、无上丈夫。参见《寿命品论》注释［48］。

调御丈夫：亦称调御士、道法御。佛十号之一。参见《寿命品论》注释［49］。

天人师：为如来十号之一。又作天人教师。参见《寿命品论》注释［50］。

［18］**菩萨道**　即菩萨所修之道。菩萨修行圆满，自他二利，自未得度先度人者，名菩萨道。参见《现病品论》注释［15］。

［19］**阿耨多罗三藐三菩提**　意译为无上正等正觉。参见《般若波罗蜜多心经》注释［17］。

［20］**自身光明**　谓佛自身发出光明。

［21］**炽然照耀无量无尽无边世界**　炽然，明亮貌。明代宋濂《跋〈金刚经〉篆书后》："随写随空，不见有迹，光明炽然，遍覆大千。"无量无尽无边世界，形容世界极为广大。

［22］**三十二大丈夫相**　简称三十二相。指转轮圣王或佛之应化身所具有的三十二种殊胜容貌和微妙形象。

［23］**八十随形**　指身体某部位美好的仪容有八十种。释尊当时即因德相庄严，每次出游教化时还不曾说法，便有很多人要求皈依。

［24］**身如琉璃**　意谓身如青色宝琉璃一样，内外明澈，净无瑕秽。

［25］**焰网庄严**　焰，火焰；网，指帝释天之网；焰网庄严，乃比喻佛之光明重重交彻而无尽际，犹如帝释天之网。

［26］**幽冥**　原意是虽为有理，但幽远非常识所及之处。这里指三恶道中无真理之光处。

［27］**无量无边智慧方便**　无量是指智慧深湛，坚澈真如；无边是指智慧广大，横穷法界；智是证真，慧是达俗；度众生可以方便圆通，即随方应便。

［28］**邪道**　谓非理之行法。指除了如来的戒、定、慧为正觉道外，其他六师外道等都属于邪道。

［29］**声闻**　即声闻乘，二乘或三乘之一。凡是闻听佛音声与修四谛法门而悟道的人，都称为声闻。参见《佛说清净心经》注释［4］。

［30］**独觉乘者**　独觉，又名缘觉、辟支佛，即缘觉乘，二乘或三乘之一。于佛在世时听佛说十二因缘之理而悟道者，名为缘觉。若生于无佛之世，观诸法生灭因缘而自行悟道者，名为独觉。乘，音译为衍那，有乘物、运载、运度等义，指能乘载众生、运至彼岸者，亦指佛陀之教法。乘有大乘、小乘、一乘、二乘、三乘、五乘等。真实之教称正乘；为导至真实教法所假设之方便教法，称为方便乘。又令转方便乘而修正乘者，称为救济乘。

［31］**大乘**　古印度公元一世纪左右形成的佛教派别，亦称大乘佛教。

［32］**梵行**　清净的行为，也就是断绝淫欲的行为。修梵行的人死后可生于梵天。

［33］**缺戒**　指所受的戒能够做到完全无犯，犯了所受的戒，就是有了缺漏。船漏了就不能渡过河，唯有戒行无缺，方能登佛地。

［34］**三聚戒**　大乘菩萨戒之一。聚，集也。戒，禁戒也。此三种戒能摄一切大乘诸戒，故名三聚戒，其内容为摄律仪戒（不作诸恶）、摄善法戒（行一切善）、饶益有情戒（利益众生）。

［35］**恶趣**　即地狱、饿鬼、畜生三恶趣。

［36］**挛躄**　跛足。

［37］**背偻**　驼背。

［38］**白癞**　病名。诸麻风病之一种。《诸病源候论》卷二："凡癞病，语声嘶破，目视不明，四肢顽痹，肢节火燃，心里懊热，手脚俱缓，……手足隐疹起，往往正白在肉里，鼻有息肉，目生白珠，当瞳子，视物无所见。此名白癞。"

［39］**黠慧**　聪敏灵慧。

［40］**诸根完具**　谓众生眼、耳、鼻、舌、身、意六根完全具足，没有任何缺陷。

［41］**逼切**　逼迫。

［42］**无上菩提**　即佛菩提。

［43］**逼恼**　烦恼。佛教语。

［44］**极生厌离**　产生厌离之心。厌离，于物生厌而舍去之义。

［45］**转女成男**　指可以将女性转成男性。

［46］**魔胃网**　出离恶魔的网。胃，捕取鸟兽的网。

［47］**恶见稠林**　恶见，即邪见、不正见，指对诸法真理起不正见解。稠林，即茂密之森林；佛教比喻众生邪见烦恼，交络繁茂，有如稠林。

［48］**引摄置于正见**　引摄，引导摄受。正见，指正确的知见，即能解知世间和出世间因果，如实审虑诸法性相之有漏、无漏的般若智慧。

［49］**菩萨行**　谓上求佛道，下化而生，即求自利利他、圆满佛果之菩萨大行。具体来说是行四摄六度。四摄，指布施摄、爱语摄、利益摄、同事摄，菩萨以此四事摄化众生。六度，六种行之可以从生死苦恼此岸得度到涅槃安乐彼岸的法门，即布施、持戒、忍辱、精进、禅定、般若。布施能度悭贪，持戒能度毁犯，忍辱能度嗔恚，精进能度懈怠，禅定能度散乱，般若能度愚痴。

［50］**无上正等菩提**　即无上正等正觉。菩提即是觉。

［51］**绳缚鞭挞，系闭牢狱**　用绳子系缚，用鞭子抽打，然后关到牢狱之中去。

［52］**刑戮**　刑罚或处死。

［53］**福德威神力**　福德，一切善行所得之福利功德。威神力，威势勇猛不可测度的神通之力。

［54］**得闻我名……毕竟安乐而建立之**　此人若是听到药师如来的名号，专心忆念，信受奉持，那么我当以美食佳肴令其饱足，然后再以无上的佛法滋润濡养，除其烦恼，令其安住于究竟解脱的法喜之中。妙饮食，指美食佳肴。谓对于衣食无着落的人群，为了不使因求衣、食而造罪，药师佛即以上妙饮食饱足其身，解除他为饥渴所迫的苦恼。法味，即妙法之滋味，形容领悟佛法而产生的快乐如同咀嚼美味一样。

［55］**宝庄严具**　即用珍宝庄严的饰具。

［56］**华鬘涂香**　华鬘，即花鬘，乃古印度人用作身首饰物的花串，亦指用各种宝物雕刻成花形并连缀而成之物。《新唐书·南蛮传下·骠》：" （乐工）冠金冠，左右珥珰，条贯花鬘，珥双簪，散以毳。初奏乐，有赞者一人先导乐意，其舞容随曲。"涂香，即以香涂于身手以供养佛。

［57］**复次**　再次、又一次的意思。

［58］**佛土**　指一佛所住的国土或一佛所教化的国土。

［59］**劫**　梵语劫簸的简称，译为时分或大时，即通常年月日所不能计算的极长时间。参见《现病品论》注释［15］。

［60］**一向清净**　意谓自始至终都是清净的。

［61］**金绳界道**　即用金绳作为境界、道路。

［62］**城阙、宫阁、轩窗、罗网**　城，即城垣；阙，城门上的楼屋；宫，高深广大的宫殿；阁，楼阁，即宫内之楼；轩，屋上的飞檐，屋檐间的横室也叫轩，类似于今日的阳台所改成的有窗的小屋；罗网，金银丝、珍宝丝结成的网，可以覆盖在宫殿楼阁的屋顶上，使之显得更为庄严。这都是形容东方琉璃世界的富丽堂皇和雄伟庄严。

［63］**七宝**　即金、银、琉璃、珊瑚、琥珀、砗磲、玛瑙七种珍宝。

［64］**西方极乐世界**　音译为苏诃缚帝、须摩提、须阿提。即指阿弥陀佛之净土。又称极乐净土、极乐国土、西方净土、西方、安养净土、安养世界、安乐国。自此世间向西而去，经过十万亿佛土之彼方即为极乐净土。关于该净土之情况，《阿弥陀经》中有详细之解说，而阿弥陀佛今仍在彼处说法。据《无量寿经》等所载，往生于该佛土者身受诸种快乐，例如，身上有如佛之三十二相，且具神通，五官之对境非常微妙，心中舒畅清凉，在心中闻法，供养佛陀，即得开悟。然在该净土中，有所谓边地、疑城、胎宫等处，乃为怀疑阿弥陀佛之救度者之往生地。

［65］**日光遍照**　菩萨名，又作日曜菩萨、日光遍照菩萨。日光破暗以照尽，比喻这位菩萨的威力周遍法界，胜过一切。其为药师佛左侍，身呈赤红色，左掌安日轮，右手执蔓朱赤花。

［66］**月光遍照**　菩萨名，又称月净菩萨、月光遍照菩萨。月光清凉以照夜，比喻这位菩萨的威力和日光菩萨一样周遍法界，胜过一切。其为药师佛右侍，身呈白色，乘于鹅座，手持月轮。

［67］**次补佛处**　即依次延补佛的处所。补处，即一生补处，原为"最后之轮回者"之义，谓经过此生，来生定能够在世间成佛，也就是说菩萨修行到最高位即等觉位，渐近佛位，将依次延补佛位而成佛。

［68］**正法宝藏**　藏的原意是库藏，一切钱财珍宝，不用时可以放进去，要用时就拿出来，故名为藏。一切清净微妙的功德法财也都从此正法而流出，一切无边的功德法门也都含藏于此，所以名为正法宝藏。

［69］**善男子、善女人**　是指闻佛法而信受的男女。此处统称缁素，即在家、出家的二众，所有修持佛法者。凡和六道中有缘的众生都可称为善男子、善女人。

［70］**不识善恶**　指那些否认善恶、抹煞因果、抹煞道德观念的人不肯行善，专做恶事。

［71］**贪吝**　即贪着、吝啬的意思。

［72］**阙于信根**　意思是不信佛法的基本义理，缺少信奉佛法的根本基础。信根，三十七道品中的五根之一。信为入理之根本，根者坚固不动之义，此系以信心坚固不动摇比喻草木之根。据《释摩诃衍论》卷一载，信有十义，即澄净、决定、欢喜、无厌、随喜、尊重、随顺、赞叹、不坏、爱乐。根亦有十义，即下转、隐密、出生、坚固、相续、出离、集成、茂叶、具足、高胜。

［73］**饿鬼界**　又称饿鬼趣或饿鬼道。十界之一，即饿鬼之世界。乃遭受不得饮食及受苦无尽之生存境地。

［74］**傍生趣**　即畜生趣。五趣之一。傍生，即畜生。傍者，不正之义，言其因行不正，故得不正能之生。

［75］**由昔人间**　由于过去在人间的时候。

［76］**宿命念**　宿命，过去世之命运，又称宿住。宿命念即总称过去一生、无量生中之受报差别、善恶苦乐等情状。宿命念与宿命通含义相仿，意谓能知宿世之生命。

［77］**头目手足血肉身分施来求者**　即以自己的头目、手足、血肉等施舍于人。

［78］**诸学处**　此处指学戒之处。学处，意谓所学之处。一般指学习戒律。比丘、比丘尼学习戒律时所遵循之戒条，如五戒、八戒、十戒等，称为学处。南传佛教称戒、定、慧三学为三学处。另据《菩萨地持经》卷一所载，菩萨有七学处，即：自利、利他、真实义、力、成熟众生、自熟佛法、无上菩提。

［79］**破尸罗**　是持戒修行中的愚人邪见之一。尸罗，意译为"性善"，引申为戒律。毁坏根本重戒称"破尸罗"。

［80］**破轨则**　持戒修行中的愚人邪见之一，即违犯戒律，不守轨则。

［81］**毁正见**　持戒修行中的愚人邪见之一，即对佛之说法加以否定或歪曲。

［82］**弃多闻**　持戒修行中的愚人邪见之一，即向小背大、强调片面、不能圆融的见解。

［83］**增上慢**　持戒修行中的愚人邪见之一，就是抬高自己，妄自傲慢，未得智慧

却说已经得到了，未证佛果却说已经证得了。

[84] **嫌谤正法** 持戒修行中的愚人邪见之一，即恶意毁谤佛法，甚至呵佛骂祖，毁教排禅。

[85] **俱胝** 意译为亿，乃印度数量之名，代表极大的数目。参见《解脱境界品论》注释 [24]。

[86] **正见精进** 正见，指深信佛法。精进，指修善断恶，去染转净。

[87] **善调意乐** 指自己心中制恶持戒学佛，身心清净、法喜充满和愉快。

[88] **如来法** 即出世间法，指佛陀所说的教法，亦即佛法，内容为佛教三藏经典。

[89] **速得圆满** 指超直人修证了义，很快得到圆满。

[90] **悭贪嫉妒** 惜己物是悭，恋求他物是贪。《成实论》说："悭有五种，财悭、法悭、家悭、处悭、赞悭。"害贤为嫉，忌善为妒。这些都是恶业，都有各自的恶报。其中悭贪是身恶业，嫉妒是意恶业，自赞毁他是口恶业。

[91] **不自在** 即不能进退无碍、自由自在。

[92] **至心皈依** 意为以至诚恳切之心，把身心性命皈依佛陀。皈依，皈向、依靠、救度之义。皈依佛、皈依法、皈依僧，叫作皈依三宝，也叫作三皈依。

[93] **魔罥** 魔，指魔王，以贪欲为业。以八万四千尘劳，网罗众生，叫作魔罥，意为罗网。

[94] **无明縠** 无明，是一种比喻，如小鸡在未孵出之时闭在蛋壳内，是黑暗、闭塞而不自由的。无明即是愚痴，是生死烦恼的根本。众生在无明烦恼的蒙蔽中，愚痴暗昧，不得解脱自在，也如小鸡在蛋壳里一样，所以叫作无明。縠，即卵壳。

[95] **烦恼河** 人的妄心不断流注，欲念一个接着一个，如同滔滔河流里的波浪此起彼落，此落彼起，没有休止，使得人在生老病死中受尽烦恼苦楚，所以叫作烦恼河。

[96] **乖离** 乖，即乖僻，远背常理；离，即离间。乖离是指与人格格不入、喜欢找茬的人。属于真恶意业。

[97] **斗讼** 斗，指对殴，争吵打架，属身业。讼，指打官司，《易经》说："讼则凶。"属嗔恶的口业。

[98] **告召山林树冢等神** 告召，祷告、召请的意思，与下面所讲的祭祀、咒诅、厌祷、虫事、起尸等为同一含义，是相对上文的乖离斗讼而说的，都是用秘密方法、

邪魔外道伤害他人的恶果。树冢，树木和坟墓。

[99] **药叉** 即"夜叉"。梵语的音译。意译为勇健、捷疾鬼、能啖鬼。原本是树神等古印度的民间信仰之神。其为形貌丑怪而凶恶的鬼神，与天、龙、干闼婆、阿修罗、迦楼罗、紧那罗、摩睺罗伽等并列为八部众。又为毗沙门天的眷属，守护《法华经》行者。参见本文注释〔194〕。

[100] **罗刹婆** 即罗刹，乃恶鬼之名。又作罗剎娑（罗刹婆为误写）、罗叉娑、罗乞察娑、阿落刹娑。意译为可畏、速疾鬼、护者。女则称罗刹女、罗叉私（又作罗刹斯）。罗刹婆乃古印度神话中之恶魔，最早见于《梨俱吠陀》。相传罗刹婆原为古印度土著之名称，在雅利安人征服古印度后，遂成为恶人之代名词，演变为恶鬼之总名。男罗刹为黑身、朱发、绿眼，女罗刹则如绝美妇人，富有魅人之力，专食人之血肉。相传在楞伽岛（即锡兰岛）中即有罗刹女国，此于《佛本行集经》卷四十九、《根本说一切有部毗奈耶杂事》卷四十七、《慧琳音义》卷七等均有记载。又，罗刹具神通力，可于空际疾飞，或地面速行，为暴恶可畏之鬼。此外，罗刹亦为地狱之狱卒，职司呵责罪人，又称阿傍、阿傍罗刹、阿防等。其形状有多种，或牛头人手，或具有牛蹄，力气甚大，或为鹿头、羊头、兔头等。以上各类恶鬼性质之罗刹，于诸经中偶亦转变成佛教之守护神，称为罗刹天，乃十二天之一。彼等呈神王形，身披甲胄，手上持刀，跨骑白狮。又如，十罗刹女即《法华经·陀罗尼品》所说之守护神。

[101] **厌魅蛊道** 厌魅，指以咒语咒死，使其杀害怨敌。蛊道，蛊为一种由人工培养的毒虫，能害人致死。将毒虫偷偷放入仇人的衣服或食物中以毒害人，即名蛊道。

[102] **彼诸恶事悉不能害……互为饶益** 可以仰仗药师如来本愿功德之力，使恶鬼、恶事皆不相害，并可转令恶鬼、恶人生起慈悲之心，互相饶益安乐，彼此间不再存有嫌恨之心，大家和睦相处，对自己所受的果报，也能安贫知足，生喜足心，不再相互侵害，而是相互合作，使众生共同受益。侵凌，侵犯欺凌。饶益，使人受益。

[103] **四众** 佛教徒的四种类别，也称作四部弟子、四部众，即比丘、比丘尼、优婆塞、优婆夷，前两类是出家众，后两类是在家众。

[104] **邬波索迦** 即优婆塞，又作乌波索迦、优波娑迦、伊蒲塞。意译为近事男、近善男、信士、信男、清信士，即在家亲近奉事三宝、受持五戒之男居士。为在家二众之一、四众之一、七众之一，与优婆夷同系在家之信仰佛法者。

[105] **邬波斯迦** 即优婆夷，又作优婆私诃、优婆斯、优波赐迦。意译为清信女、

近善女、近事女、近宿女、信女，即亲近三宝、受三归、持五戒、施行善法之女众。

[106] **八分斋戒** 亦称八关斋戒、八斋戒，简称八戒。指佛教为在家的男女教徒制定的八条戒条，即不杀盗、不邪淫、不妄语、不饮酒、不眠坐高广大床、不装饰打扮、不视听歌舞、不非时食（即过午不食，只吃早、中二餐）。前七项是戒，后一项是斋，合称为八分斋戒。此戒有的常年受持，有的在一年中的正月、五月、九月三个月内受持。

[107] **八大菩萨** 指位居等觉、已近佛位的大菩萨。

南无文殊师利菩萨：南无，意译归命、敬礼、皈依、救我、度我等义，是众生向佛至心皈依信顺的话；文殊师利菩萨，参见《解脱境界品论》注释 [3]。

观世音菩萨：以慈悲救济众生为本愿之菩萨，又作光世音菩萨、观自在菩萨、观世自在菩萨、观世音自在菩萨、现音声菩萨、窥音菩萨，略称观音菩萨，别称救世菩萨、莲华手菩萨、圆通大士。凡遇难众生诵念观世音菩萨之名号，菩萨即观其音声前往拯救，故称观世音菩萨。又因其于理事无碍之境，观达自在，故称观自在菩萨。

得大势菩萨：即大势至菩萨。此菩萨住于密教胎藏现图曼荼罗观音院，得观世音大悲之势（势，即位之义），给予众生菩提心种子，与观世音菩萨同为阿弥陀佛之胁侍。此菩萨左手持莲华，或成合掌等种种相。

无尽意菩萨：又作无尽慧菩萨、无量意菩萨。贤劫十六尊之一。为密教金刚界曼荼罗三昧耶会外坛北方五尊中西端之菩萨。此菩萨因观一切事象之因缘果报皆为无尽，而发心上求无尽之诸佛功德，下度无尽之众生，故称无尽意菩萨。

宝檀华菩萨：此菩萨事迹不详。据《药师经疏钞摘要》载："宝檀华者，有旃檀树，百宝合成，花叶垂布，香气普熏，比喻菩萨万行因华，庄严菩提树果，大行士也。表情近觉，勤修万行故。"

药王菩萨：为施予良药，救治众生身、心两种病苦之菩萨。为阿弥陀佛二十五菩萨之一。据《佛说观药王药上二菩萨经》载，过去无量无边阿僧只劫，有佛号琉璃光照如来，其国名悬胜幡。彼佛涅槃后，于像法中有日藏比丘，聪明多智，为大众广说大乘如来之无上清净平等大慧。时众中有星宿光长者，闻说大乘平等大慧，心生欢喜，以雪山之良药，供养日藏比丘及众僧，并发愿以此功德回向无上菩提，若有众生闻己名者，愿其得灭除三种病苦。时长者之弟电光明，亦随兄持诸醍醐良药供养日藏及诸僧众，亦发大菩提心，愿得成佛。其时，大众赞叹星宿光长者为药王，电光明为药上，后即为药王、药上二位菩萨。同经并载此二菩萨久修梵行，诸愿已满。药王菩萨于未来世成佛，号净眼如来；药上菩萨亦成佛，号净藏如来。

药上菩萨：与药王菩萨同施良药予众生，以治彼等身心病苦的菩萨。

弥勒菩萨：即弥勒，又称梅呾丽耶菩萨、末怛㘑耶菩萨、迷底屦菩萨、弥帝礼菩萨。意译为慈氏。依《弥勒上生经》《弥勒下生经》所载，弥勒出生于婆罗门家庭，后为佛弟子，先佛入灭，以菩萨身为天人说法，住于兜率天。据传此菩萨欲成熟诸众生，由初发心即不食肉，以此因缘而名为慈氏。

[108] **宝华** 指佛界的莲花。该莲花有色有香，光明净妙，又能结果，故称宝华。

[109] **天上** 泛指欲界之六欲天和色界、无色界诸天。六欲天为四天王天、忉利天、夜魔天、兜率天、乐变化天、他化自在天。色界有十八天，无色界有四天。从佛法来说，生于天上还不是根本解脱，因为天神也有寿命终时，还有可能坠落人间，只有往生西方净土和东方琉璃世界才是最终目标，才能根本解脱生死。

[110] **轮王** 指世间的转轮圣王，为第一有福之人。其于人寿八万四千岁时出现，统辖四天下。转轮王出现时天下太平，人民安乐，没有天灾和人祸。

[111] **四洲** 即南瞻部洲、东胜神洲、西牛贺洲、北俱芦洲。

[112] **十善道** 亦称十善业，包括不杀生、不偷盗、不邪淫（以上三个为三身业）、不妄言、不两舌、不绮语、不恶口（以上四个为四口业）、不贪欲、不嗔恚、不邪见（以上三个为三意业）。

[113] **刹帝利** 古印度社会四种种姓阶级（婆罗门、刹帝利、吠舍、首陀罗）中的一种，掌握军政的国王和武士。

[114] **大家** 巨室，古指卿大夫之家。此指大家族。

[115] **瘦挛、干消、黄热** 瘦挛，指足拘缩弯曲，一作"瘦疟"；干消，指消渴病；黄热，指黄疸引起的肿胀之症和热性传染病。这些疾病都会给人们带来痛苦。

[116] **魇魅、蛊毒** 魇魅，犹魇昧，指用法术使人受祸或使之神志迷糊。《云笈七签》卷四十六云："常能诵之，则终身不被魇昧。"蛊毒，参见《解脱境界品论》注释[7]。

[117] **横死** 指寿命未尽，无病不该死亡，但突然遭遇横祸而死。

[118] **三摩地** 又作三昧、三摩提、三摩帝。意译为等持、定、正定、定意、调直定、正心行处等，即将心定于一处（或一境）的一种安定状态。参见《佛论心中心

法》[5]。

[119] **于肉髻中出大光明** 头顶上的肉髻，为佛的三十二相之一，名无见顶相、放大光明。髻是古代的结发方式，谓把头发绾起来束在头顶上的形状。

[120] **大陀罗尼** 译为总持。总持即是总摄一切法，持无量义。梵语陀罗尼即咒，又名"真言"。其中咒语多者，云为大；又美其功德，云为大。

[121] **薄伽伐帝** 为薄伽梵的异译，即世尊。

[122] **鞞杀社窭噜** 合译为药师。鞞杀社，意思是药。窭噜，意思是师。

[123] **薜琉璃钵剌婆喝啰阇也** 薜琉璃，即琉璃。钵剌婆，指光。喝啰阇也：意为王。

[124] **怛陀揭多耶** 意思是如来。

[125] **阿啰诃帝** 意思是应（供）。

[126] **三藐三勃陀耶** 意是等正觉。此句与上几句连起来的意思是：皈命药师琉璃光如来、应、正等觉。

[127] **怛侄陀** 是"即说咒曰"的意思。

[128] **唵** 应读作"嗡"音，为冠于咒文最初之祈祷语。意义有很多，一皈依义，即集中身心皈向三宝；二警觉义，即提起注意的意思，指把精神集中起来，注意一个地方。

[129] **鞞杀逝** 意思是药。

[130] **鞞杀社** 含义与"鞞杀逝"同，意谓药。

[131] **三没揭谛娑诃** 三没揭谛，意为普度，即普遍救度世界一切众生之义。娑诃，也作娑婆诃，意思是速得成就。

[132] **隐** 安定。义同"稳"。

[133] **无虫水** 即无虫的洁净之水。

[134] **咒一百八遍** 烦恼有一百零八种，所以特地用一百零八遍的咒力破除一百零八种烦恼。

[135] **得不退转** 不退转，指所修行之功德善根只会向前，不会再退后和转变。

[136] **齿木** 又作杨枝，是用来磨齿刮舌以清除口内污物的木片。此木作药用，可以除口臭。通过咀嚼杨枝漱刷清洁口腔是古印度人的卫生习惯。这里是讲恭敬供食药师琉璃佛，必须清净身和口。

[137] **涂香** 以香涂身，以消除体臭和烦热。古印度人常将栴檀木或种种杂香捣磨为粉末，用以涂身、熏衣或涂地面、墙壁。此处专指涂香于身和手以供佛。

[138] **供养形象** 指以香花、明灯、饮食、资财等物供奉三宝。香花表示万行，烧香表示智观，涂香表示戒品，伎表示四摄（布施、爱语、利行、同事）。

[139] **法师** 指通晓佛法又能引导众生修行之人。又作说法师、大法师。广义之法师，通指佛陀及其弟子；狭义之法师则专指一般通晓经或律之行者，又称为经师或律师。据北本《大般涅槃经》卷十八载："佛菩萨及其大弟子等，皆知深妙之法，又知众生根机之利钝而为之演说，故称大法师。"

[140] **亦以佛名觉悟其耳** 意即修行人在睡梦中亦能闻佛名号而得到觉悟。

[141] **受持读诵** 即领受、忆持、阅读、背诵。受，指信力领纳。持，指念力坚持。

[142] **开示** 开，为开发之义，即破除众生之无明，开如来藏，见实相之理。示，为显示之义，谓惑障既除，则知见体显，法界万德显示分明，意即佛菩萨以佛教道理晓喻修行者。

[143] **末香** 犹如现在所烧的檀香粉。古印度则是将檀香粉直接撒在佛菩萨身上。

[144] **烧香** 犹如现在的线香，一支一支的；或如盘香，一盘圈成好几圈。

[145] **璎珞** 系用各种珠宝贯串起来的装饰品。

[146] **幡盖** 指幢幡和宝盖。悬挂在佛菩萨像前之长竿，竿柱高秀，头安宝珠，以种种彩帛装饰之，称为幢；长帛下坠者，称为幡；以宝玉装饰起来悬挂于菩萨所坐的高座上的伞盖，称为宝盖。幢幡则表示禅定。

[147] **伎乐** 指用琵琶、铜钹、琴、瑟、箜篌等乐器所演奏的音乐。又，歌颂赞唱佛德的佛赞，也称伎乐。

[148] **以五色彩作囊盛之** 即用五种不同色织成采缎，做成经囊，以盛放《药师经》和《药师神咒》。此为恭敬、尊重之义。

[149] **敷设高座** 即设置高座，用以安放经典。

[150] **四大天王** 也称护世四天王。古代神话传说称须弥山腹有四天王天，后为佛教所沿用。四天王天是四大天王和其眷属居住之处。须弥山的山腰有一小山，名犍陀罗山，山有四个山峰，各有一天王居住，各护一天下。中国民间称其为四大金刚。寺院的天王殿塑有四大天王像，其中东方持国天王塑像白色，怀抱琵琶；南方增长天

王身青色，手持宝剑；西方广目天王身红色，右掌托宝塔，左手缠绕一条龙；北方多闻天王身绿色，右手持伞，左手握银貂。他们手中的法器都是吉祥的意义，宝剑舞动生风，琵琶协音可调，宝伞可以挡雨，龙被降伏变顺，四方合起来就是风调雨顺，以保国泰民安。

[151] **经宝**　意即此经为法宝。此经宝最为吉祥，所以不会有横死及诸恶鬼神夺其精气等许多灾患。

[152] **夺其精气**　即夺去人的性命。

[153] **幢幡**　幢幡皆为旌旗之属，用以庄严佛菩萨及道场。竿柱高秀，头安宝珠，以种种之彩帛庄严之者叫幢；长帛下垂者叫幡。

[154] **八分斋戒**　乃佛陀为在家弟子所制定暂时出家之学处。受者须一日一夜离开家庭，赴僧团居住，以学习出家人之生活。又作长养律仪、近住律仪、八戒、八支斋戒、八关斋戒、八戒斋、八斋戒、八禁、八所应离。"八"指持八种戒，"戒"有防非止恶之作用。能持八戒，可防止身、口、意三业之恶行，便可关闭恶道之门。八戒中前七支为戒，后一支不非时食为斋，合之称为八分斋戒。此八法，佛陀制定于每月六斋日受持，即每月八日、十四日、十五日、二十三日、二十九日、三十日（如以中国农历算，小月可改作二十八日及二十九日）。佛教虽有出家与在家弟子，但佛法以出世解脱为目的，更以出家为上，受持八分斋戒，令在家学佛者熏习长养出世善根，故称长养律仪。又因受此八戒，一日一夜远离家居，近于僧伽或阿罗汉而住，故又称近住律仪。又，受八分斋戒者，因一日一夜持不淫戒，故得称为净行优婆塞或净行优婆夷。参见本文注释 [106]。

[155] **食清净食**　即受用各种饮食，都得如法清净，绝对不可沾染五荤及鱼肉等。另外，既受八分斋戒，晚上就不能吃任何食物，如果过午还吃食物，即名为不清净食。

[156] **无垢浊心**　垢浊心即垢心和浊心。垢心即是贪心，浊心即是痴心。

[157] **无怒害心**　怒害心是嗔心，而贪、嗔、痴是烦恼中的三毒，也是佛门三忌。这里是讲没有贪、嗔、痴三毒之心。

[158] **慈悲喜舍**　即四无量心。慈是予人以快乐之心；悲是拔人痛苦之心；喜是见人离苦得乐而生庆悦之心；舍是舍弃一切，对任何人都无憎无爱，一视同仁，即平等对待之心。

[159] **恶蝎**　蝎尾部有毒钩刺，有剧毒，可刺人使之中毒，故称恶蝎。

[160] **蚰蜒** 节肢动物，像蜈蚣而略小，体色黄褐，有细长的脚十五对，生活在阴湿地方，捕食小虫，有益农事。

[161] **虻** 虻科的各种大而强壮、飞行迅速的双翅蝇。成虫像蝇，生活在草丛，吮吸人、兽的血液。分为牛虻、食虫虻等。

[162] **不事余天** 即不事奉其余诸天，如外道天、魔王天和凡夫天。佛教认为只有皈依三宝，依教修行，才能达到无漏的无余涅槃。

[163] **禁戒** 亦称净戒。禁，是禁止身、口、意三恶业；戒，是戒诸恶行。

[164] **形色** 即形体与色相，如人之长短、方圆、高下、正不正等形相，可见于眼者。

[165] **利根** 即具备锐利五根的众生，又指其五根。"钝根"的相对词。利是锋利、锐利之义。根是理解佛法的机根，谓信根、精进根、念根、定根、慧根的五根，或谓六根中除外意根的眼、耳、鼻、舌、身五根。依上述各根的锐利、迟钝区别为利根和钝根。譬如释尊的弟子修利槃特，可说是钝根的代表，文殊、普贤、弥勒、舍利弗等是利根的菩萨、声闻代表。

[166] **阿难** 为佛陀十大弟子之一，又名阿难陀。

[167] **大德** 音译婆坛陀。在印度，此为对佛菩萨或高僧之敬称。又，比丘中之长老，亦称大德。另于诸部律中，凡比丘众皆称"大德僧"，比丘尼众则称"大姊僧"。在我国，不以"大德"一词称佛菩萨，而将之看作对高僧之敬称。然于隋唐时代，凡从事译经事业者，特称大德。《大慈恩寺三藏法师传》卷六记载：贞观十九年（645）六月玄奘于弘福寺译经时，另有证义大德十二人、缀文大德九人、字学大德一人、证梵语梵文大德一人等。《贞元释教目录》卷十六亦举出临坛大德、百座大德、三学大德、讲论大德、义学大德、翻经大德、译语大德等名称。此外，统领僧尼之僧官，亦称大德。据《续高僧传》卷十一吉藏传载，唐武德初年，因僧众过繁，乃置十大德以纲维法务；《大宋僧史略》卷下德号条亦列出临坛大德、引驾大德等名称。然至近代以来，"大德"一词已广泛使用，凡对有德有行之人，不论其出家、在家，均以"大德"尊称之；或不限于具足德行与否，而成为佛教界一般性之礼称。简而言之，大德指的是很有道德自律而且精通佛法的人。

[168] **契经** 契合众生的根机而且契合真理的经文，即佛经。

[169] **日月轮** 即日轮和月轮。日轮即日宫，是日天子所居之宫殿，一般称太阳。

月轮即月宫，是月天子所居之宫殿，一般称月亮。

[170] **妙高山王**　指佛经上所说的须弥山。其山高大无比，为众山之王，故称为妙高山王。

[171] **信根**　五根之一。指信三宝、四谛，是对佛法信仰的基础或对佛法信仰的根本。

[172] **长夜**　谓凡夫流转生死，无明昏暗，犹如长夜。

[173] **未登地诸菩萨**　指尚未登十地位的一切菩萨。菩萨行共有五十一阶果位，由浅入深即十信位、十住位、十行位、十回向位、十地伴及等觉菩萨位，合为五十一果位。其中十住、十行、十回向的三阶位称为三贤位，因尚未登十地，未入圣位，故称为未登地菩萨。

[174] **一生所系菩萨**　即一生补处菩萨，亦称等觉菩萨。大乘阶位五十一位中最后一位之菩萨称等觉，其是即佛位的一位补处大菩萨，是系属于一生补处的，故称一生所系菩萨。

[175] **救脱**　菩萨名。此菩萨以救人病苦、脱离灾难而得名。此菩萨身呈红色，坐莲花座，右手执持妙法藏供养，左拳按胯。

[176] **死相**　即人临死时显示出来的种种外相，如瞳孔散大、体温渐降、呼吸缓慢、只呼不吸、心跳微弱、脉象似停、人气将断、神识欲去。

[177] **琰魔使**　琰魔，即琰魔法王，又名阎摩王，即民间俗称的阎罗王。是冥界之王，对善恶赏罚、祸福升降法有操纵权，故名法王。琰魔使，即琰魔法王的使卒，又称鬼差、无常等，又叫勾魂使，名目繁多。

[178] **神识**　即一般世间所说之灵魂。

[179] **俱生神**　指常随于各人身侧并记录其人所行善恶业的神祇。佛经载，此神常骑在人之双肩，在人死后即向阎摩王报告该人之出生与善恶。有男女二神：女神名同生，通常坐于人之右肩，记录该人所做之恶事；男神名同名，通常坐于人之左肩，记录该人所做之善事。

[180] **七层之灯**　为对治身三口四之七支恶业而燃点之七层智慧明灯。恶业有七支，其中身三（杀生、偷盗、邪淫），口四（妄言、绮语、两舌、恶口）。七层智慧明灯照出七菩提路，以防止七恶业，故称七层之灯。

[181] **五色续命神幡**　续命神幡，又作寿命幡，乃延寿祈命之神幡。此幡有五种

颜色，即青、黄、赤、白、黑，故名五色续命神幡。

[182] **六时** 古印度将一日一夜分为昼三时和夜三时，合计六时。昼三时为早晨、中日、日没，夜三时为初夜、中夜、后夜。

[183] **搩手** 即张开手指。从大拇指端到中指（或食指）端的距离叫一搩手。古代印度多以搩手量物。

[184] **放杂类众生** 即佛教所说的放生。杂类，指家禽、家畜、水族、爬虫之类。放生就是解脱这些生物的灾难，使之延长生命，由此可获得消灾延寿的功德。

[185] **诸横** 为一切横死的简称。横死指非因往世之业果致死，而系遭受意外灾祸而死亡。如得病无医、王法诛戮、非人（恶鬼、夜叉等）夺精气、火焚、水溺、恶兽啖、坠崖、毒药咒诅、饥渴所困等，均属于横死。

[186] **灌顶王** 古印度国王的太子即位时，由国师取四大海之水盛金瓶中，灌洒太子头顶，表示祝福。此为古印度帝王即位的仪式，灌顶以后就称灌顶王。

[187] **星宿** 中国古时指星座，共分二十八宿。这里指星象。

[188] **储君** 即王储，太子。

[189] **中宫** 即太监。

[190] **黎庶** 即平民百姓。

[191] **初横** 指第一种横死，即生了病本来可以医治好，不当死而死亡的。信世间邪魔外道、妖孽之师妄说祸福等而横死，入于地狱，无有出期的。

[192] **五逆** 即杀父、杀母、杀阿罗汉、出佛身之血、破和合僧（破坏僧团）。

[193] **性戒** 二戒之一。乃针对性罪而立之禁戒。又作性罪戒、性重戒、主戒、旧戒。与"遮戒"相对。此类戒律从犯罪之果报而言，属于本质之罪恶行为，如五戒中之杀生、偷盗、邪淫、妄语等四波罗夷，不待佛之制戒，亦不论在家、出家与受戒、不受戒，若犯之，未来必定受报；因其自性就是罪行，为业报之正因，系社会普遍承认之罪恶，并有法规制止之，故称性戒。反之，遮戒则依佛陀之遮制而设，如酒戒即是。

[194] **十二药叉大将** 药叉又名夜叉、阅叉、夜乞叉等，意译勇健、轻捷、捷疾鬼等。药叉多住天上，或深山窍谷，或偏僻海岛，游离虚空，行迹不定。夜叉受四天王中的毗沙门天王统领。夜叉有善有恶，有的以威势恼害人，有的则守护正法。十二药叉大将，即药叉中的十二位大将。本经中十二位药叉大将都是誓言卫护《药师经》

之受持者的善药叉。

宫毗罗：又作金毗罗，意译为极畏。身呈黄色，手持宝杵。

伐折罗：又作跋折罗、和耆罗，意译为金刚。身呈白色，手持宝剑。

迷企罗：又作弥去罗，意译为执严。身呈黄色，手执宝棒或独钻。

安底罗：又作额你罗、安奈罗、安陀罗，意译为执星。身呈绿色，手持宝珠。

頞你罗：又作额尔罗、末尔罗、摩尼罗，意译为执风。身呈红色，手持宝叉或矢。

珊底罗：又作娑你罗、素蓝罗，意译为居处。身呈烟色，手持宝剑或螺贝。

因达罗：又作因陀罗，意译为执力。身呈红色，手持宝棍。

波夷罗：又作婆耶罗，意译为执饮。身呈红色，手持弓矢。

摩虎罗：又作薄呼罗、摩休罗，意译为执言。身呈白色，手持宝斧。

真达罗：又作真持罗，意译为执想。身呈黄色，手持绢索或宝棒。

招杜罗：又作朱杜罗、照头罗，意译为执动。身呈青色，手持宝锤。

毗羯罗：又作毗伽罗，意译为圆作。身呈红色，手执宝轮或三钴。

[195] **七千药叉** 为十二药叉大将的部下眷属。每一位药叉大将的部下各有七千药叉，合计为八万四千药叉。八万四千药叉是用以对付八万四千尘劳的。

[196] **五色缕** 亦作五色线、五色绳、五色铤。系用青、黄、赤、白、黑五色之线系为一根线缕。

[197] **结我名字** 即结十二药叉大将的名字。这有两种说法：一说为用五色系丝线结十二药叉大将名字；另一说为称念一位药叉大将的名字就用五色丝线打一个结，如次称念十二药叉大将，打十二个结。

[198] **法门** 即佛所说的法。这里是指释迦牟尼佛所说的《药师经》。参见《解脱境界品论》注释[8]。

[199] **健达缚** 即干闼婆，意译香神，为天龙八部众之一。不食酒肉，唯求香以资阴身，又自其阴身出香，故有香神之称。为奉侍帝释天而司奏伎乐者。

[200] **阿素洛** 即阿修罗，意译为无酒、飞天等。为天龙八部众之一。常与帝释天战斗之神。

[201] **揭路荼** 即迦楼罗。鸟名，亦名金翅鸟、妙翅鸟等。为天龙八部众之一。居四天下之大树，取龙为食。

[202] **紧捺洛** 即紧那罗，意译为歌神。为天龙八部众之一。能作歌舞。

［203］**莫呼洛伽** 即摩睺罗伽。为天龙八部众之一。是大蟒神，其形人身而蛇首。

［204］**信受奉行** 佛经文末用语。信，即深信无疑；受，即完全领受；奉，即尊奉佛的教导；行，即学习修行。信受如来所说之法而奉行之，即称"信受奉行"。

佛说柰女耆婆经

后汉安世高　译

导读：

　　《佛说柰女耆婆经》一卷，与《佛说柰女耆域因缘经》同本，均为后汉安世高所译，而《佛说柰女耆婆经》稍略。《佛说柰女耆婆经》记述了柰女及其子耆婆的前世因缘，以及耆婆学医、行医的故事。耆婆，又作耆婆伽、时缚迦、祇婆、耆域、祇域等，意为固活、能活、活命等。耆婆与佛陀同时代，他是摩揭陀国频婆娑罗王的庶子、阿阇世王的庶兄。耆婆十岁时将太子之位让给弟弟阿阇世，之后寻访到名医宾迦罗并随之学医，七年学成出师，从此开始了行医生涯。耆婆皈依佛教后，屡次治愈佛弟子之病。耆婆不但精通医道，还善于劝阻恶行。如经中关于治疗罗阅祇国国王的一则医案，就记载了他在佛陀的指导下，凭借医术治愈该恶王的痼疾，并说服他皈依向佛的故事。

　　耆婆是佛教医学中很重要的代表人物，不但医术高超，而且医德高尚。他抛弃王位，立志学习医学，从而为天下人治病，帮助人们解除病痛。经中迦罗越家女之父说："耆婆生而把持针药，弃国尊位，行作医师，但为一切人命故耳，此乃天之医王，岂当妄耶！"耆婆与佛陀过去生曾经一起发过愿要救度众生的疾病，只是耆婆治疗的是身病，佛陀治疗的是心病。故经中说道："佛告耆婆：'汝宿命时，与我约誓，俱当救护天下人病。我治内病，汝治外病。今我得佛，故如本愿，会生我前。'"因为生生世世行医救世的功德，耆婆去世后，感生忉利天，成为释提桓因左右的十大天子之一。

　　综观此经，耆婆的医术与医德实在是与《扁鹊传》中的扁鹊不相上下。扁鹊喝了上池之水便有了透视人体五脏六腑的异能，而耆婆是用药王树来透视人体的五脏六腑。耆婆对中医学确有一定影响。经中所载耆婆医案多近乎神话，但也体现了医学的至理。药王孙思邈将耆婆医论阐述为："天下物类，皆是灵药，万物之中，无一物而非药者，斯乃大医也。"他在《备急千金要方》中曾多次提及耆婆，并录有十一首"耆婆医方"。研究耆婆对研究古印度医学，特别是佛教医学，具有非常重要的意义；研究耆婆也有助于比较古印度医学和中医的异同，或者说有助于比较佛医学和中医学的异同。

原文：

佛在世时，维耶离国王苑[1]中，自然生一柰树[2]，枝叶繁茂，实又加大，既有光色，香美非凡。王实爱此柰，自非宫中尊贵美人[3]，不得啖此柰果。其国中有梵志居士[4]，财富无数，一国无双，又聪明博达[5]，才智超群，王重爱之，用为大臣。王请梵志，饭食毕，以一柰赏与之。梵志见柰香美非凡，乃问王曰："此柰树下宁有小栽，可得乞不[6]。"王曰："大多小栽，吾恐妨其大树，辄除去之，卿若欲得，今当相与，即以一柰栽与[7]。"

梵志得归种之，朝夕灌溉，日日长大，枝条茂好[8]，三年生实，光彩大小如王家柰[9]。梵志大喜自念："我家资财无数，不减于王，唯无此柰，以为不如，今已得之，为无减王[10]。"即取食之，而大苦涩，了[11]不可食。梵志更大愁恼，乃退思惟，当是土无肥润[12]故耳。乃捉取百牛之乳，以饮一牛，复取一牛乳，煎为醍醐，以灌柰根[13]。日日灌之，到至明年，实乃甘美，如王家柰。而树边忽复生一瘤节，大如手拳，日日增长，梵志心念："忽有此瘤节，恐妨其实。"适欲斫去，复恐伤树，连日思惟，迟回未决。而节中忽生一枝，正指上向，洪直调好[14]，高出树头，去地七丈。其杪乃分作诸枝，周围傍出，形如偃盖[15]，华叶茂好胜于本树。梵志怪之，不知枝上当何所有。乃作栈阁[16]，登而视之。见枝上偃盖之中乃有池水，既清且香。又如众华，彩色鲜明，披视华下[17]，有一女儿，在池水中，梵志抱取，归长养之，名曰柰女。

至年十五，颜色端正，天下无双。宣闻远国[18]，有七国王，同时俱来，诣梵志所，求娉柰女以为夫人。梵志大恐怖，不知当以与谁。乃于园中，架一高楼，以柰女着上，出谓诸王曰："此女非我所生，自出于柰树之上。亦不知是天龙鬼神女耶，鬼魅之物。今七王俱来求之，我设与一王，六王当怒，不敢爱惜也。女今在园中楼上，诸王便自共议。有应得者，便自取去，非我所制也[19]。"于是七王，口共诤之，纷纭未决。至其夕夜，萍沙王从伏窦中入[20]，登楼就之共宿，明晨当去。柰女白曰："大王幸枉威尊[21]，接近于我，今复相舍而去，若其有子，则是王种，当何所付[22]？"王曰："若是男儿，当以还我。若是女儿，便以与汝。"王即脱手金镮之印，以付柰女，以是为信[23]。便出语群臣曰："我已得柰女，与共一宿，亦无奇异，故如凡人，故不取耳。"

萍沙军中皆称万岁，曰："我王已得奈女。"六王闻之，便各还去。

奈女后生得男儿，儿生之时手中抱持针药囊[24]出。梵志曰："此国王之子，而执持医器，必是医王。"名曰耆婆，至年八岁，聪明高才，学问书疏，越殊伦匹[25]。与比邻[26]小儿游戏，心常轻诸小儿，以不如己。诸小儿共骂之曰："无父之子，淫女所生，何敢轻我！"耆婆愕然，默而不答。便归问母曰："我视子曹[27]，皆不如我，而反骂我言：'无父之子'，我父今者为在何许[28]？"母曰："汝父者正萍沙王是也。"耆婆曰："萍沙王乃在罗阅祇国，去此五百里，何缘生我。若如母言，何以为证？"母即出印镮示之曰："此则汝父镮也。"

耆婆省[29]之，见有萍沙王印文，便奉持此镮，往到罗阅祇国。径入宫门，门无诃者[30]。即到王前，为王作礼。长跪白王言："我是王子，奈女所生，今年八岁，始知是大王种类[31]，故持指镮印信，远来归家。"王见印文，忆昔日之誓，知是其子，怅然怜之[32]，以为太子。涉历二年后，阿阇世王生[33]。耆婆因白王曰："我初生时手持针药囊，是应当为医也。王虽以我为太子，非我所乐。王今自有嫡子生矣，应袭尊嗣，我愿得行学医术。"王即听[34]之。王曰："汝不为太子者，不得空食王禄，应学医道。"王即命敕国中诸上手医[35]，尽术教之。而耆婆但行嬉戏，未曾受学。诸师责谓之曰："医术鄙陋诚非太子至尊所宜当学，然大王之命，不可违废，受敕以来积有日月，而太子初不受半言之方[36]，王若问我，我当何对？"耆婆曰："我生而有医证[37]在手，故白大王，捐弃荣豪。求学医术，岂复懈怠，须师督促，直以诸师之道无足学者故耳。"便取本草药方针脉诸经，具难问师，师穷无以答。皆下为耆婆作礼，长跪叉手曰："今日密知太子神圣，实非我等所及也。向所问诸事，皆是我师历世疑义，所不能通。愿太子具悉说之，开解我等生年之结[38]。"耆婆便为解说其义。诸医欢喜，皆悉更起，头面作礼，承受其法。于是耆婆便行治病，所治辄愈，国内知名，后欲入宫。于宫门前，逢一小儿担樵[39]。耆婆望视，悉见此儿五脏肠胃缕悉分明[40]。耆婆心念，本草经说："有药王树[41]，从外照内见人腹脏。此儿樵中，得无有药王耶？"即往问儿："卖樵几钱？"儿曰："十钱。"便雇儿十钱[42]。儿下樵置地，则更暗冥不复见其腹中[43]。耆婆心更思惟，不知束中[44]何者为是药王？便解两束，一一取之，以着儿腹上，无所照见，辄复更取，如是尽两束樵，最后有一小枝裁长尺余，试取以照，即复具见腹内。耆婆大喜，知此小枝定是药王，悉还儿樵。儿即已得钱，樵又如故，欢喜而去[45]。

尔时，国中有迦罗越[46]家女年十五，临当嫁日，忽头痛而死。耆婆闻之，往至其家问女父："此女常有何病，乃至致死。"父曰："女小有头痛疾，日月增甚，今朝发作尤甚于常，以致绝命。"耆婆便进，以药王照视头中，见有刺虫[47]，大小相生，乃数百头，钻食其脑[48]，脑尽故死。便以金刀劙[49]破其头，悉出诸虫，封著罂[50]中。以三种神膏涂疮，一种者补虫所食骨间之伤，一种生脑，一种治外刀疮[51]。告女父曰："好令安静，慎莫使惊，七日当愈，平复如故。到其日，我当复来。"耆婆适去。女母便啼哭曰："我子为再死也，岂有劙破头医脑当复活者？父何忍命他人取子那尔[52]。"父止之曰："耆婆生而把持针药，弃国尊位，行作医师，但为一切人命故耳！此乃天之医王，岂当妄耶[53]！嘱语汝言，慎莫使惊，而汝今反啼哭，以惊动之，将令此儿不复得生耶！"母闻父言，止不复哭。供养护之，寂静七日，七日晨明，女便吹气而寤，如从卧觉[54]，曰："我今者了不复头痛，身体皆安，谁护我者，使得如是？"父曰："汝前已死，医王耆婆，故来护汝。破头出虫，以得更生[55]。"便开罂出虫示之，女见便大惊怖，深自侥幸，曰："耆婆神乃如是，我以何报其恩？"父曰："耆婆与我期言[56]，今日当来。"于是须臾，耆婆便来，女大欢喜，出门奉迎，头面礼足[57]，长跪叉手曰："愿为耆婆作婢，终身供养，以报更生之恩。"耆婆曰："我为医师，周行治病，居无常处，何用婢为？汝必欲报恩者，与我五百两金。我亦不用此金，所以求者，凡人学道，法当谢师。师虽无以教我，我现曾为弟子，今得汝金当以与之。"女便奉五百两金，以上耆婆。耆婆便受以与师，因白王，暂归省母，到维耶离国。

国中复有迦罗越家男儿好学武事，作一木马，高七尺余，日日习学，骗上初学，适得上马，久久益习，忽过去失踞，躄地而死[58]。耆婆闻之，便往以药王照视腹中，见其肝反戾向后，气结不通故死[59]。复以金刀破腹，手探料理，还肝向前毕，以三种神膏涂之，其一种补手所攫持之处，一种通利气息，一种主合刀疮[60]。毕，嘱语其父曰："慎莫令惊，三日当愈。"父承教敕[61]，寂静养视，至于三日，儿便吐气而寤，状如卧觉，即便起坐。须臾耆婆亦来，儿欢喜出门迎，头面作礼，长跪白言："愿为耆婆作奴，终身供养，以报再活之恩。"耆婆曰："我为医师，周行治病，病者之家，争为我使[62]，何用奴为？我母养我勤苦，我未有供养之恩报母，卿[63]若欲谢我恩者，可与我五百两金，以报我母恩。"于是取金以上柰女，还归罗阅祇国。

耆婆活此两人，驰名天下，莫不闻知。又南方有大国，去[64]罗阅祇八千里，萍沙及诸小国皆臣属之。其王疾病，积年不瘥，恒苦嗔恚，瞋眦杀人[65]。人举目视之亦杀，低头不仰亦杀；使人行迟亦杀，疾走亦杀。左右侍人，不知当何措手足。医师合药，辄嫌有毒亦杀之。前后所杀，宫女傍臣[66]，及医师之辈，不可称数。病日增甚，毒热攻心，烦满短气，如火烧身。闻有耆婆名，即为下书，敕萍沙王，征召耆婆。耆婆闻此王多杀医师，大以恐怖。萍沙又怜其年小恐为所杀，适欲不遣，畏见诛伐。父子相守，昼夜忧愁，不知何计。尔时，萍沙王乃将耆婆，俱往问佛。佛告耆婆："汝宿命时[67]，与我约誓，俱当救护天下人病。我治内病，汝治外病。今我得佛，故如本愿，会生我前。此王病笃，远来迎汝，如何不往，急往救护之。好作方便，令病必愈，王不杀汝。"

　耆婆便承佛威神[68]，往到王所。诊省脉理，及以药王照之，见王五脏及百脉之中血气扰扰，悉是蛇蚕之毒，周匝身体[69]。耆婆白王："王病可治，治之保愈，然宜得入见于太后，咨议合药。若不见太后，药终不成。"王闻此语，不解其故。意甚欲怒，然患身病，宿闻耆婆之名，故远迎之，冀必有益[70]。且是小儿，知无他奸，忍而听之。即遣青衣黄门，将入见太后[71]。耆婆白太后："王病可治，今当合药。宜密启其方，不得宣露[72]，宜愿屏左右[73]。"太后即遣青衣黄门去。耆婆因问太后："向省王病，见王身中血气悉是蛇蚕之毒，似非人类，王为定是谁子[74]？太后以实语我，我今能治，若不语我，我则不治，病不得愈。"太后曰："我昔曾于金柱殿中昼卧，忽有物来压我身上。我时恍惚若梦若觉，状如魇梦，遂与情通，忽然而寤，见有大蚕长三尺余从我上去，则觉有胎，王实是此蚕子也。我羞耻此，未曾出口。童子今乃觉之，何若神妙。若病可治，愿以王命，委嘱童子[75]。今者治之，当用何药？"耆婆曰："唯有醍醐[76]耳。"太后曰："咄[77]！童子慎莫道此醍醐，而王大恶闻醍醐之气，又恶闻醍醐之名，前后坐口道醍醐而死者[78]数百千人。汝今道此必当杀汝，以此饮王，终不得下，愿更用他药。"耆婆曰："醍醐治毒，毒病恶闻醍醐是也。王病若微，及是他毒，为有余药可以愈之。蚕毒既重，又已匝王身体，自非醍醐终不能消。今当煎炼化令成水，无气无味，王意不觉，自当饮之，药下必愈，无可忧也。"便出见王曰："向入见太后，已启药方，今当合之，十五日当成。今我有五愿，王若听我，病即可愈，若不听我，病不得愈。"王问："五愿尽何等事？"耆婆曰："一者愿得王甲藏中新衣未历躯者与我着之；二者愿令我得独自出入宫门，门无诃者；三者愿得日日独入见太后及王皇后，莫禁诃我；四者愿王饮药，当一时令尽，莫得中息；五者愿得王八千里白象与我乘之[79]。"王闻大怒曰："鼠子何敢求是五愿，促具解之，若不能解，今打杀汝[80]！汝何故求我新衣？为欲杀我便着我衣，诈作我身耶？"耆婆曰："合药宜当精洁斋戒，而

中国佛医学研究 基础卷

我来日经久，衣服皆被尘垢，固欲得王衣着之以合药也。"意便解曰："如此大佳。汝何故，复欲自出入宫门令无禁诃，欲因此将兵来攻杀我耶？"耆婆曰："王前后使诸医师，皆嫌疑之，无所委信[81]，又诛杀之，不服其药，群臣大小，皆言王当复杀我，而王病已甚，恐外人生心作乱。若令我自出入不见禁诃，外人大小，皆知王信我，必服我药，病必当愈，则不敢生逆乱之心也。"王曰："大佳。汝何故欲日日独入见我母及见我妇，欲作淫乱耶？"耆婆曰："王前后杀人甚多，臣下大小各怀恐怖，皆不愿王之安隐[82]，无可信者。今共合药，因我顾睐[83]之间，便投于毒药。我所不觉，即非小事。因思惟天下可信者，恩情无二，唯有母与妇。固欲入见太后皇后，与共合药当煎。十五日乃成，固欲日日得入伺候火剂耳[84]。"王曰："大佳。汝何故使我饮药一时令尽，不得中息，为欲内毒恐我觉耶[85]？"耆婆曰："药有剂数，气味宜当相及。若其中息，则气不相继[86]。"王曰："大佳。汝何故欲得我白象乘之？此象是我国宝，一日行八千里。我所以威伏诸国，正怙[87]此象。汝欲乘之，为欲盗以归家，与汝父攻我国耶？"耆婆曰："乃南界山中有神妙药草，去此四千里，王服药宜当即得此草，重复服之。固欲乘此白象诣往采之，朝去暮还，令药味相及也[88]。"王意大解，皆悉听之。

于是耆婆煎炼醍醐，十五日成。化如清水，凡得五升，便与太后、皇后，俱捧药出，白王："可服。愿鞍白象，预置殿前[89]。"王即听之。王见药但如清水，初无气味，不知是醍醐。又太后、皇后身自临合[90]，信其非毒，便如本约，一服而尽。

耆婆便乘象，径归其本国。适行[91]三千里，耆婆年小力势尚微，不堪疾迅[92]，头眩疲极，便止[93]山间卧息。到日过中，王噫气[94]出，闻醍醐臭，便大怒曰："小鼠子，以醍醐中我，我怪鼠子所以求我白象，正欲以叛去耳[95]！"王有勇士之臣，名曰为乌。唯乌神足步行，能及此象。即呼乌曰："汝急往逐取鼠来，生将以还，我自目前捶杀之。汝性常不能廉，贪于饮食故名为乌。此医师辈，多喜行毒，若鼠为汝设食，慎莫食之[96]。"乌受敕便行，及之于山中。乌曰："汝何故以醍醐中王，而言是药，王故令我追呼汝还，汝急随我还，陈谢自首，庶可望活，汝若欲走，今必杀汝，终不得脱。"耆婆自念："我虽作方便[97]求此白象，复不得脱。今当复作方便，何可随去。"乃谓乌曰："我朝来未食，还必当死。宁可假我须臾，得于山间啖果饮水饱而就死乎[98]。"乌见耆婆小儿畏死惧怖，言辞辛苦[99]，矜而听之[100]曰："促食[101]当去，不得久留。"耆婆乃取一梨，啮食其半，以毒药着爪甲中，以分余半[102]，便置于地。又取一杯水，先饮其半，又行爪下毒于余水中，复置于地。乃叹曰："此水及梨，皆是天药，既清香且美，其饮食此者，令人身安，百病皆愈，气力兼倍。恨其不在国都之下，百姓当共得之，而在深山之中，人不知也。"便进入山，索求他木果。乌性既贪，不能忍于饥渴。又闻耆婆叹为神药，亦见耆婆已饮食之，谓必无毒，便取余梨啖，尽饮余水。即便下痢[103]，痢如注水。躄地而卧，起辄眩倒，不能复动。耆婆往语之曰："王服我药，病必当愈。然今药力未行，余毒未尽，我今往者必当杀我，汝无所知。起欲得我，以解身负，固使汝病。病自无苦，慎莫动摇，三日当瘥。若遂起逐我，必死不疑[104]。"便上象而去。耆婆则过墟聚[105]，语伍长[106]曰："此是大国王使，今忽得病，汝等急往舁[107]取归家，好养护之，厚其床席，给与麋粥[108]，慎莫令死，若令死者，王灭汝国。"语毕便去，遂归本国。

伍长承敕[109]，迎取养护，三日毒歇下绝[110]。乌便归见王，叩头自陈曰："我实愚痴，违负王教，信耆婆言，饮食其余果水，为毒所中，下痢三日，始今旦瘥，自知当死。"比乌还三日之中，王病已瘥。王自追念，悔遣乌行，见乌来还，且悲且喜曰："赖卿不即将儿还，当我恚时，必当捶杀，我得其恩，命得生活，而反杀之，逆庆罪不细也[111]。"即悔前后所枉杀者，悉更厚葬，复其家门赐与钱财；思见耆婆欲报其恩，即遣使者奉迎耆婆。

耆婆虽知王病已瘥，犹怀余怖，不欲复往，耆婆复诣佛所。接足顶礼[112]，白佛言："世尊，彼土遣使来唤。可往不？"佛告耆婆："汝本宿命，已有弘誓，当成功德，何得中止，今应更往。汝已治其外病，我亦复当治其内病。"耆婆便随使者去，王见耆婆，而大欢喜，引与同坐。把持其臂曰："赖蒙仁者之恩，今得更生，当何以报？当分国土，以半相与[113]，宫内婇女，库藏宝物，悉当分半，幸愿仁者受之。"耆婆曰："我本为太子，虽是小国，亦有人民，珍宝具足。不乐治国，故求为医，当行治病。当用土地、婇女、宝物，为皆所不用[114]。王前听我五愿，外病得愈；若重复听我一愿，内病可复除愈。"王曰："唯听仁教[115]，请复闻一愿之事。"耆婆曰："愿王请佛，从受明法[116]。"便为王说佛之功德，巍巍特尊[117]。王闻大喜曰："今欲遣乌臣白象迎佛，可得致不[118]？"耆婆曰："不用白象也，佛解一切，遥知人心所念，但宿斋戒清净，供具烧香，遥请向佛作礼，长跪白请，佛必自来。"王如其言，佛明日与千二百五十比丘俱来，饮食已毕。为王说经，王意开解，便发无上正真道[119]心。举国大小，皆受五戒[120]。各各恭敬，作礼而去。

又柰女生既奇异，长又聪明。从父学问，博知经道星历诸术，殊胜于父，加达声乐，音如梵天[121]。诸迦罗越，及梵志家女，合五百人，皆往从学，以为大师。柰女常从五百弟子讲受经术，或相与游戏园池，及作音乐。国人不解其故，便生谤议，呼为淫女；五百弟子，皆号淫党。

又柰女生时，国中复有须曼女及波昙女，亦同时俱生。须曼女者，生于须曼华[122]中。国有迦罗越家，常笮须曼，以为香膏，笮膏石边，忽作瘤节，大如弹丸。日日长大，至如手拳，石便爆破。见石节之中，耿耿如萤火，光射出堕地。三日而生须曼，又三日成华，华舒中有小女儿[123]。迦罗越取养之，名曰须曼女。长大姝好[124]，才明智慧，亚次柰女。时，又有梵志家，浴池中自然生青莲华。华特加大[125]，日日益长，如五斗瓶。华舒见中有女儿，梵志取养之，名曰波昙女。长大又好，才明智慧[126]，如须曼女。诸国王闻此二女颜容绝世，交来求娉之。二女曰："我生不由胞胎，乃出草华之中，是与凡人不同。岂宜当随世人乃复嫁耶[127]？"闻柰女聪明世无与等，又生与我同体，皆辞父母，往事柰女，求作弟子，明智博达[128]，皆胜五百人。

佛时游维耶离国，柰女便将弟子五百，出城迎佛，头面作礼，长跪白言："愿佛明日到我园中饭食。"佛默然受之。柰女还归供具[129]。佛进入城，国王又出宫迎佛，礼毕长跪请佛，愿佛明日到宫。佛言："柰女向已前请，王候之矣。"王曰："我为国王，至心请佛，必望哀许[130]，柰女但是[131]淫女，日日将从五百淫弟子，行作不轨，佛何为舍我而应其请？"佛言："此女非淫，其宿命有大功德。已供养三亿佛[132]，昔柰女又常与须曼、波昙，俱为姊妹，柰女最大，须曼次之，波昙最小。生于大姓家，财宝饶富，姊妹相率。共供养五百比丘尼，日日施设饮食，及作衣服，随所乏无[133]，皆悉供之，尽其寿命。三人常誓言，愿我后世逢佛，得自然化生。不由胞胎，远离垢秽。今如本愿，生值我时。又昔虽供养比丘尼，然其豪富家儿，言语憍逸[134]，时时[135]或戏比丘尼曰：'诸道人于邑日久，必当欲嫁也，迫有我等供养捡押，不得放恣情意耳[136]。'故今者受此余殃，虽日读经行道，而虚被诽谤，生此五百弟子，时亦并力，相助供养，同心欢喜，今故会此，果复相随[137]。耆婆时为贫家作子，见柰女供养，意甚慕乐，而无资财，乃常为比丘尼扫除，洁净已辄发念言：'令我能扫除天下人身病秽，如是快耶[138]！'柰女矜其贫穷，又加勤力，常呼为子[139]。其比丘尼有疾病，常使耆婆迎医，及合汤药，曰：'令汝后世与我共获是福。'耆婆迎医，所治悉愈[140]。乃誓曰：'愿我后世为大医王，常治一切人身四大之病，所向皆愈。'宿日因缘，今故为柰女作子，皆如其本愿[141]。"王闻佛言，乃长跪悔过，却期[142]后日。佛明日便与诸比丘到奈女园，具为说本愿功德，三女闻经开解，并五百弟子，同时欢喜，皆得阿罗汉道。

佛告阿难："汝当受持为四众说，莫令断绝。一切众生，慎身口意，勿生憍慢放逸。奈女往昔时调戏比丘尼故，今被淫谤，汝当修行身口意业，恒发善愿。闻者随喜信乐受持，莫生诽谤，堕于地狱，余报畜生，经百千劫，后报为人，贫穷下贱，不闻正法[143]。邪见家生，恒值恶王，身不具足，汝当修行，受持读诵，尽未来际，常使不绝[144]。"

注释：

[1] **维耶离国王苑** 维耶离国，古印度王国名。王苑，国王的林苑。

[2] **奈树** 即沙果树。沙果，又叫文林果、花红果、林檎、五色来、联珠果等。沙果，即后文说的"奈果"，有止渴生津、消食化滞、涩精的作用。

[3] **自非宫中尊贵美人** 自非，倘若不是。《左传·成公十六年》："唯圣人能外内无忧；自非圣人，外宁必有内忧。"美人，此处指国王的嫔妃。

[4] **梵志居士** 佛教以外的宗教徒。

[5] **博达** 博学通达。

[6] **此奈树下宁有小栽，可得乞不** 这棵奈树下不知还有没有小奈树，我可否向国王讨一棵？宁，可曾。小栽，小树栽。

[7] **大多小栽……即以一奈栽与** 奈树下多有小树栽，我恐怕它们妨碍大树的生长，就把它们除去了。你若是想要的话，现在就给你。

[8] **茂好** 十分茂盛。

[9] **光彩大小如王家奈** 奈果的光泽、色彩、大小和国王的一样。

[10] **为无减王** 就没有什么少于国王的了。为，就。无，没有。减王，比国王少。前句"减于王"义同此。

[11] **了** 副词，完全、全然之义。

[12] **肥润** 肥沃滋润。

[13] **乃捉取百牛之乳……以灌奈根** 于是他捉来一百头牛，提取它们的乳汁；又将这些牛乳集中喂一头牛；再从这头牛身上提取牛乳，并将它煎成醍醐状，以此醍醐灌溉奈树的根。

[14] **洪直调好** 指树枝长得挺直、粗大、匀称。

[15] **其杪乃分作诸枝……形如偃盖** 这树枝的树梢处又分叉成诸多树枝，沿着周围长出，形状如同倒立的树冠。杪，树枝的细梢。偃盖，此处形容柰树枝叶横垂，张大如伞盖之状。

[16] **栈阁** 此处指用竹木搭成的阁台。

[17] **披视华下** 披视，拨开来看。华，古同"花"。

[18] **宣闻远国** 柰女的名声被宣扬，遍及远方各国。宣，广泛传播。

[19] **有应得者……非我所制也** 应是哪位大王该得的，哪位大王便自己去取，我不会勉强设限制。

[20] **萍沙王从伏窦中入** 萍沙王从暗沟中潜入了园中。伏，潜藏，隐藏。窦，水沟，阴沟。

[21] **幸枉威尊** 委屈自己的威严及尊贵身份。

[22] **当何所付** 当如何交给大王呢？

[23] **王即脱手……以是为信** 大王拿出金印，交付给柰女作为信物。金镮，金制的环，或作信物，或作饰品。镮，古同"环"，泛指圆圈形物。

[24] **抱持针药囊** 抱着装针药的袋子。

[25] **学问书疏，越殊伦匹** 文章典籍无一不通，当世少有。书疏，奏疏，信札。

[26] **比邻** 乡邻，邻居。

[27] **子曹** 指邻居的小孩子们。

[28] **何许** 哪里。

[29] **省** 检查，核查。

[30] **门无诃者** 守门人没有一个呵斥他的。诃，同"呵"。

[31] **种类** 犹种族。此处指后代、后人。

[32] **怅然怜之** 怅然，失意不乐貌。怜，怜恤。

[33] **涉历二年后，阿阇世王生** 耆婆当上太子历经二年之后，阿阇世王出生了。

[34] **听** 接受，采纳。

[35] **上手医** 指能医、名医。

[36] **而太子初不受半言之方** 然而太子却丝毫不接受半句医方。初，全。

[37] **医证** 医术证物。指耆婆伴针药囊而生一事。

[38] **开解我等生年之结** 解开我们有生之年难解之结。

[39] **担樵** 挑着柴木。

[40] **缕悉分明** 全都能看得清楚。

[41] **药王树** 又作药树王。草木中可以治病者，称为药草、药树，其中最胜者，称为药王。若人立于树前，其五脏六腑等悉见分明。

[42] **便雇儿十钱** 便付给了小孩十钱。雇，给价，付报酬。

[43] **儿下樵置地……不复见其腹中** 小孩将柴木放在地上，原本看清的内脏随即暗去，腹中之物不能再看见。

[44] **束中** 指捆柴中。

[45] **耆婆大喜……欢喜而去** 耆婆很高兴，知道这根小枝定是药王，就将柴木全都还给了小孩。小孩儿既然已得了钱，柴木又如先前，便欢喜地离去了。

[46] **迦罗越** 有族者之义。意译居士。《翻译名义集》："《大品经》中'居士是也。'《楞严》云：'爱谈名言，清净自居。'《普门疏》：'以多积财货，居业丰盈，谓之居士。'郑康成云：'道艺处士。'"

[47] **刺虫** 脑中的寄生虫。

[48] **钻食其脑** 刺虫钻进了少女的脑中，蚕食着她的脑髓。

[49] **剚** 割开。

[50] **罂** 泛指小口大腹的瓶。

[51] **以三种神膏涂疮……一种治外刀疮** 又以三种神膏涂抹在疮伤上。一种神膏用以弥补被虫蚕食的骨间伤处，一种神膏用以生出脑髓，一种神膏用以治疗刀伤。

[52] **我子为再死也……命他人取子那尔** 我的孩子等于再次地死去了。哪有割开别人的头来医治脑髓病，还会使之复活的？孩子父亲如何忍心叫人来这搬弄孩子？

[53] **此乃天之医王，岂当妄耶** 这是上天降下来的医王，怎会不真实呢？

[54] **如从卧觉** 如同从睡眠中醒来一样。

[55] **更生** 再生。

[56] **期言** 约定的意思。

[57] **头面礼足** 向耆婆的脚、头面礼敬。

[58] **骗上初学……躄地而死** 他抬起腿，开始学习上马。刚刚能够上马，就长时间的练习。男孩忽然从马上翻下来，摔在地上死了。骗，一条腿抬起跨上去。躄，仆倒。

[59] **见其肝……气结不通故死** 只见男孩的肝被撞到后侧，气郁结不通畅，所以导致了死亡。反戾，反常。

[60] **其一种补手所攫持之处……一种主合刀疮** 一种神膏用以补治被手碰伤处，一种神膏用于通顺气息，一种神膏主要用以愈合金刀留下的疮疤。攫，攫取，抓取。指耆婆用手给病人复位肝脏时所造成的触碰伤。

[61] **父承教敕** 孩子父亲领受耆婆的吩咐。

[62] **争为我使** 争着让我去治疗。

[63] **卿** 古代对人之敬称。

[64] **去** 距离。

[65] **其王疾病……瞋眦杀人** 那国的国王得了疾病，多年不愈。他因为长期遭受病痛折磨，所以变得恼怒无常，经常瞪着眼睛要杀人。瞋恚，恼怒。瞋眦，发怒时瞪眼睛。

[66] **傍臣** 指身边的近臣。

[67] **汝宿命时** 你在前世时。

[68] **承佛威神** 承蒙佛的威神力。

[69] **诊省脉理……周匝身体** 诊察脉象，并用药王照视，只见那国王的五脏以及百脉之中血气相扰，蛇蝎之毒充满全身。脉理，脉搏的状态。虿，古书上说的蝎子一类的毒虫。

[70] **冀必有益** 期望这必定对自己有好处。

[71] **即遣青衣黄门，将入见太后** 就差遣宫女和宦官带着耆婆入后宫面见太后。青衣，穿青衣或黑衣的人，此处指侍女、宫女。黄门，宦官、太监。

[72] **宣露** 泄露，透露。

[73] **宜愿屏左右** 愿请太后退避左右侍从。

[74] **王为定是谁子** 大王到底是谁的孩子。

[75] **愿以王命，委嘱童子** 我愿将大王的命托付给你。童子，指耆婆。

[76] **醍醐** 经过多次炼制的乳酪，被誉为味中第一，也可作药物用来医治众病。参见《佛说佛医经》注释［8］。

[77] **咄** 哎呀。表示惊怪。

[78] **前后坐口道醍醐而死者** 前前后后因为口中提到醍醐而死的人。坐，因为。

口道，嘴里说道。

[79] **一者愿得……白象与我乘之** 一，但愿能够得到大王藏有的那些没被穿过的新衣服而穿在身上；二，但愿大王令我可以独自出入宫门，门卫无人可呵责我；三，但愿大王让我每天独自入宫，觐见太后和皇后，莫要禁止或呵责我；四，但愿大王饮药时一口气全部饮尽，莫要中途停息；五，但愿大王将八千里白象给我骑。

[80] **鼠子何敢求是五愿……今打杀汝** 鼠辈小子，你怎么敢跟我求这五个愿望？速速给我一一解释。若不能解释的话，现在就打杀你。鼠子，詈词，谓卑微不足称道的人。

[81] **无所委信** 没有人可被大王信任。

[82] **安隐** 安稳。

[83] **顾眄** 回视，环视。

[84] **固欲日日得入伺候火剂耳** 所以我要日日入宫，掌握火候，熬炼药剂。

[85] **为欲内毒恐我觉耶** 是否想在药里下毒，又怕被我察觉？

[86] **药有剂数……则气不相继** 药方的配制讲究剂量，各味药物之间也要气味匹配得当，煎好的药要一口气喝下去才能达到治疗效果。如果中途停息的话，那么气就不相续了。

[87] **怙** 依靠，仗恃。

[88] **乃南界山中……令药味相及也** 只有在南界山中才有这神妙药草，而那山离这里有四千里远。大王之病需要此草，且需反复服用。所以我要乘坐这头白象前去采药，早晨去，傍晚回来，令药味相续。乃，只，仅仅。

[89] **愿鞍白象，预置殿前** 愿请白象用的鞍座，预置在殿前。鞍，同"鞴"，把鞍辔等套在马身上，此处指象身上的鞍座。

[90] **身自临合** 太后、皇后亲自在场合药。

[91] **适行** 谓适宜施行。

[92] **不堪疾迅** 不堪忍受如此疾速地赶路。

[93] **止** 止步，停止行进。

[94] **噫气** 嗳气。

[95] **小鼠子……正欲以叛去耳** 小鼠崽子，你竟然以醍醐来陷害我。我就奇怪，那小鼠崽子为何要向我求白象，原来正是想叛我而去。中，受到，遭受。

[96] **汝急往逐取鼠来……慎莫食之**　你赶紧前去，把那小鼠崽子给我活擒来。我要亲自看着他被捶杀。你的本性是常起贪心，因为贪于饮食，所以名叫"乌"，而此等医师之辈多喜好投毒，若那小鼠崽子为你摆设食物，千万当心不要去食用。鼠，此处指耆婆，下同。捶，棒打，同"锤"。

[97] **方便**　指巧妙方法。下同。

[98] **宁可假我须臾，得于山间啖果饮水饱而就死乎**　可否给我片刻时间，好到山间去吃些瓜果，饮些泉水，然后再回去受死呢？

[99] **言辞辛苦**　言辞中带着辛酸和痛苦。

[100] **矜而听之**　便心生怜悯，同意了。

[101] **促食**　快去进食。

[102] **以分余半**　耆婆把藏在指甲中的一半毒药放进他吃剩的梨中。

[103] **下痢**　此指腹泻。

[104] **起欲得我……必死不疑**　你起身想要取我的解药，以解身上所中的毒，必定使病发作。这病自身并无苦痛，你千万不要动，三日即将痊愈。你若是起身追我的话，就必死无疑。固，一定，必。

[105] **墟聚**　指村落。

[106] **伍长**　古代军制以五人为伍，户籍以五家为伍，每伍有一人为长，称为"伍长"。

[107] **舁**　抬。

[108] **糜粥**　粥。糜，通"糜"。

[109] **承敕**　奉命。

[110] **毒歇下绝**　毒消失殆尽，腹泻痊愈。

[111] **逆戾罪不细也**　这忤逆乖戾的罪孽真是难以详述啊。

[112] **接足顶礼**　即接足作礼，全称头面接足作礼。又作稽首接足、头面礼足、顶礼双足。即行礼者伸两手掌承接受礼者之双足，并以头面接之。于古印度为表示最尊敬之礼法，此乃行五体投地之礼法。人身中头为最尊，足为最卑，以头礼足表示恭敬之至。

[113] **以半相与**　将一半国土分给你。以，拿，把，将。

[114] **当用土地……皆所不用**　大王赐予我的土地、宫女、宝物，都没有什么

用处。

[115] **仁教** 仁者的教导。

[116] **明法** 明者真言。此处指佛法。

[117] **巍巍特尊** 巍巍，崇高伟大。特尊，特别尊贵的意思，是佛的尊号。因佛独超九界，与众不同。

[118] **可得致不** 可以吗。

[119] **无上正真道** 阿耨多罗三藐三菩提。

[120] **五戒** 不杀生、不偷盗、不邪淫、不妄语、不饮酒。不杀生是不杀伤生命；不偷盗是不盗取别人的财物；不邪淫是不做夫妇房室以外的淫事；不妄语是不说欺诳骗人的话；不饮酒是不吸食含有麻醉性质的酒类及毒品。

[121] **从父学问……音如梵天** 她从父亲那里学习知识，博知经道、星历诸多方术，并胜过父亲。她演奏的加达声乐，音色如梵天界发出的乐声一般。学问，学习和询问（知识、技能等）。星历，天文历法。加达声乐，未详，有人认为可能是名叫加达的乐器所演奏出的声乐，待考。

[122] **须曼华** 须曼花。华，同"花"。后文青莲华，即青莲花。

[123] **国有迦罗越家……华舒中有小女儿** 国中有个迦罗越，常压榨须曼，做成香膏。笮膏用的石头边忽然生出一个瘤，大如弹丸。瘤日日长大，以致如同拳头一般大小，并爆裂破开。只见石节之中有光照如同萤火，萤光射出，照耀在地上，三日便长出了须曼。又过了三日，结出了花朵，花朵绽放后，里面有一小女婴。笮，压榨。耿耿，明亮貌。华舒，指花朵开放。

[124] **姝好** 美女。又作美好，美丽。

[125] **华特加大** 花朵开得特别大。

[126] **才明智慧** 才明，即才智。《后汉书·何皇后纪》："美人丰姿色，聪明有才明。"智慧，聪明才智。

[127] **岂宜当随世人乃复嫁耶** 岂能跟随世人那样，再去嫁人呢？

[128] **明智博达** 智慧聪明，学问博学通达。

[129] **还归供具** 回去后设置供具。

[130] **哀许** 哀，同情，怜悯。许，应允。

[131] **但是** 只是。用在后半句话里表示转折。

[132] **已供养三亿佛**　曾经供养过三亿尊佛。

[133] **随所乏无**　随应所需，无所缺乏。

[134] **憍逸**　骄横淫逸。

[135] **时时**　常常。

[136] **诸道人于邑日久……不得放恣情意耳**　诸位女道人在这里时日已久，肯定也想嫁人了吧？只是迫于我们的供养和监管，所以不得放纵情意。捡押，约束，监管。

[137] **今故会此，果复相随**　所以今世她们又一次地相会了，因果又再次地相随啊。

[138] **如是快耶**　若能这般便称我的心意了。

[139] **奈女矜其贫穷……常呼为子**　奈女当时瞧不起耆婆贫穷，加上耆婆很勤快，便常称呼他为儿子。

[140] **耆婆迎医，所治悉愈**　凡是耆婆请来的医生所治疗的疾病，都能痊愈。

[141] **宿日因缘……皆如其本愿**　因为前世中的因缘，所以现在成了奈女的儿子。一切都如其本愿。

[142] **却期**　推辞日期。

[143] **闻者随喜信乐受持……不闻正法**　令听闻的人随喜、相信、乐于受持。你们不要口出诽谤。众生一旦堕落在地狱中，即使出离，缘于余留的果报，也被投生为畜生身，如此历经百千劫才后报为人，即使成为人也贫穷下贱，听不到正法。

[144] **邪见家生……常使不绝**　生长在邪见之家，又恒常值遇恶王，身形不具足。你们应当修行、受持、读诵，直到穷极未来际，也要常使不绝啊！值，遇到，逢着。

佛说大安般守意经（节选）

后汉安息三藏安世高　译

导读：

《佛说大安般守意经》的译本，诸家经录所记颇不一致，表明当时流行的抄本甚多。其底本只有两个：一为安世高的原译本，即东晋道安法师所说的《小安般经》；二为《佑录》所说的《大安般经》。唐朝长安西崇福寺沙门智升撰于唐开元十八年（730）的《开元录》，始将这两个本子合而为一，并定名为《佛说大安般守意经》，这就是我们今天见到的版本。

《佛说大安般守意经》主要论述的是对意识活动的控制，即不净观和数息观修炼。这两种禅法在中国佛教中流通最早，被并称为"二甘露门"。不净观的一项主要功能是亲证四谛中苦谛的理论内容，着重解决对人身的认识和贪爱问题，所以广泛地表现在种种经典和种种修持中；数息观的观想对象是呼吸，其功能在于引导人的心理趋向绝对的宁静，控制注意力的方向，是导向"禅"的门径，禅的意味最足，所以需要专门的诠释。可见，《佛说大安般守意经》对研究中国的禅法本源，探讨佛教禅法同道家的呼吸吐纳以及医学的养生气功之历史渊源关系而言，都是不可或缺的一部经典。

原文：

（一）

佛在越祇国[1]、舍羁瘦国[2]，亦说一名遮匿迦罗国。时，佛坐行安般守意[3]九十日，佛复独坐九十日者，思惟校计[4]，欲度脱十方人及蜎飞蠕动[5]之类。复言："我行安般守意九十日者，安般守意得自在慈念意[6]，还安般守意已，复收意行念也。

安为身，般为息，守意为道。守者为禁，亦谓不犯戒。禁者亦为护，护者遍护一切，无所犯。意者，息意，亦为道也。安为生，般为灭，意为因缘，守者为道也。安为数[7]，般为相随[8]，守意为止[9]也。安为念道，般为解结，守意为不堕罪也。安为避罪，般为不入罪，守意为道也。安为定，般为莫使动摇，守意莫乱意也。安般守意名为御意，至得无为[10]也。安为有，般为无。意念有不得道，意念无不得道；亦不念有，亦不念无，是应空定，意随道行。有者，谓万物；无者，谓疑[11]，亦为空也。安为本因缘，般为无处所。道人知本无所从来，亦知灭无处所，是为守意也。

安为清，般为净，守为无，意名为，是清净无为也。无者谓活，为者谓生；不复得苦，故为活也。安为未，般为起，已未起，便为守意；若已意起，便为守意。若已起意，便走，为不守当还。故佛说安般守意也。安为受五阴[12]，般为除五阴，守意为觉因缘，不随身口意也。守意者，无所著为守意；有所著不为守意。何以故？意起复灭故，意不复起为道，是为守意。守意莫令意生。生因有死，为不守意，莫令意死。有死因有生，意亦不死，是为道也。

安般守意有十黠[13]，谓数息、相随、止、观[14]、还[15]、净[16]、四谛，是为十黠成。谓合《三十七品经》[17]为行成也。守意譬如灯火，有两因缘：一者坏冥，二者见明。守意，一者坏痴，二者见黠也[18]。守意，意从因缘生，当缘因缘；莫着，是为守意也[19]。守意有三辈[20]，一者守令不得生；二者已生当疾灭；三者事已行，当从后悔。计亿万劫不复作也。守与意各自异，护十方，一切觉对不犯，是为守意。觉彼无为是为意，是守意也。守意中有四乐：一者知要乐，二者知法乐，三者为知止乐，四者为知可乐。是为四乐。法为行，得为道。守意六事[21]，为有内外。数、随、止是为外，观、还、净是为内。随道也。何以故？念息相随，止、观、还、净，欲习意近道故。离是六事，便随世间也。数息为遮意，相随为敛意，止为定意，观为离意，还为一意，净为守意[22]。用人不能制意，故行此六事耳。何以故数息？用意乱故。何以故不得？用不识故。何以故不得禅？用不弃习尽，证行道故也。数息为地，相随为犁，止为轭[23]，观为种，还为雨，净为行，如是六事乃随道也。数息断外，相随断内，止为止罪，行观却意，不受世间为还，念断为净也。意乱当数息，意定当相随，意断当行止，得道意当观，不向五阴当还，无所有当为净也。多事当数息，少事当相随，家中意尽当行止，畏世间当观，不欲世间为还，念断为净也[24]。何以故数息？不欲随五阴故。何以故相随？欲知五阴故。何以故止？欲观五阴故。何以故观阴？欲知身本故。何以故知身本？欲弃苦故。何以故为还？厌生死故。何以故为净？分别五阴不受故。便随黠慧[25]八种道，得薪[26]，为得所愿也。行息时为随数，相随时为随念，止时为随定，观时为随净，还时为随意，净时为随道，亦为随行[27]也。

数息为四意止[28]，相随为四意断[29]，止为四神足[30]念，观为五根[31]、五力[32]，还为七觉意[33]，净为八行[34]也。得息不相随，不为守意；得相随不止，不为守意；得止不观，不为守意；得观不还，不为守意；得还不净，不为守意；得净复净，乃为守意也。已念息，恶不生。复数者，为共遮意，不随六衰故[35]。行相随，为欲离六衰；行止，为欲却六衰[36]；行观，为欲断六衰；行还，为欲不受六衰；行净，为欲灭六衰。已灭尽，便随道也。数息欲遮意，息中有长短，当复遮是长短意也。何以故？守意欲止恶故。恶亦可守，亦不可守。何以故？恶已尽不当复守也。

数息有三事：一者当坐行；二者见色当念非常、不净；三者当晓嗔恚、疑、嫉，念过去也[37]。数息乱者，当识因缘所从起，当知是内意。一息乱者，是外意过，息从外入故；二息乱者，是内意过，息从中出故。三、五、七、九属外意，四、六、八、十属内意[38]。嫉、嗔、恚、疑，是三意在内；杀、盗、淫、两舌、恶口、妄言、绮语，是七意及余事属外也[39]。得息为外，不得息为内，息从意生，念息合为一数。息至尽数为一，亦非一，意在外息未尽故。譬如数钱，意在五数为一[40]也。数息所以先数入者，外有七恶，内有三恶。用少不能胜多，故先数入也。

数息不得者，失其本意故[41]。本意谓非常、苦、空、非身[42]；失是意堕颠倒故，亦为失师[43]。师者初坐时，第一入息[44]得身安，便次第行。为失其本意，故不得息也。数息意常当念非常、苦、空、非身，计息出亦灭，入亦灭，已知是得道疾当持非常恐意[45]，得是意即得息也。

入息、出息所以异者，出息为生死阴，入息为思想阴；有时出息为痛痒阴，入息为识阴。用是为异，道人当分别是意也。入息者为不受罪，出息者为除罪，守意者为离罪，入息者为受因缘，出息者为到因缘，守意者为不离因缘也[46]。数息不得，有三因缘：一者罪到，二者行不互，三者不精进也。入息短，出息长，无所从念为道意，有所念为罪。罪恶在外，不在内也。数息时，有离意，为喘息[47]长，得息为喘息短。不安行为长，定为短。念万物为长息，无所念为短息。未至十息坏[48]，复更数为长息，得十息为短息。得息为短，何以故？止不复数故。得息亦为长，何以故？息不休故为长也。喘息长自知，喘息短自知。谓意所在，为自知长短。意觉长短为自知，意不觉长短为不自知也。

道人行安般守意，欲止意[49]。当何因缘得止意？听说安般守意。何等为安？何等为般？安名为入息，般名为出息，念息不离是名为安般。守意者，欲得止意。在行者、新学者[50]，有四种安般守意行。除两恶、十六胜即时自知[51]，乃安般守意行，令得止意。何等为四种？一为数，二为相随，三为止，四为观。何等为两恶？莫过十息，莫减十数[52]。何等为十六胜即时自知？喘息长即自知；喘息短即自知；喘息动身即自知；喘息微即自知；喘息快即自知；喘息不快即自知；喘息止即自知；喘息不止即自知；喘息欢心即自知；喘息不欢心即自知；内心念万物已去，不可复得，喘息自知；内无所复思喘息自知；弃捐所思喘息自知；不弃捐所思喘息自知；放弃躯命喘息自知；不放弃躯命喘息自知。是为十六即时自知也。

问：何等为莫过十数，莫减十数？报：息已尽未数是为过，息未尽便数是为减。失数亦恶，不及亦恶，是为两恶[53]。

至二息乱为短息，至九息乱为长息，得十息为快息，相随为微；意在长，便转意：我何以故念长？意在短即时觉不得令意止，止为着。放弃躯命者，谓行息，得道意，便放弃躯命。未得道意，常爱身故，不放弃躯命也。息细微为道，长为生死，短息动为生死[54]。长于道为短，何以故？不得道意，无知见，故为短也。

数息为单，相随为复，止为一意，观为知意，还为行道，净为入道也[55]。数时为念，至十息为持，是为外禅；念身不净，随空，是为内禅也。禅法恶来不受，是名为弃。闭口数息，随气出入，知气发何所、灭何所。意有所念，不得数；息有迟疾大，小亦不得数；耳闻声乱，亦不得数也。数息意在息数，为不工。行意在意，乃为止。数息意但在息，是为不工，当知意所从起，气所灭，是乃应数[56]。因缘尽便得定意也。

守意者，念出入息，已念息不生恶故，为守意。息见因缘生，无因缘灭，因缘断，息止也。数息为至诚，息不乱为忍辱。数息气微，不复觉出入，如是当守一念，止也。息在身，亦在外，得因缘息生，罪未尽，故有息；断因缘，息不复生也[57]。

数息以为随第二禅[58]。何以故？用不待念[59]故为随第二禅也。数息为不守意，念息乃为守意。息从外入，息未尽，息在入意，在尽识在数也。十息有十意，为十绊。相随有二意，为二绊[60]；止为一意，为一绊。不得息数为恶，意不可绊，恶意止，乃得数，是为和调，可意绊也。已得息，弃息；已得相随，弃相随；已得止，弃止；已得观，弃观，莫复还。莫复还者，莫复数[61]。息亦使意，意亦使息也[62]。有所念为息使意，无所念为意使息也。息有四事：一为风，二为气，三为息，四为喘。有声为风，无声为气，出入为息，气出入不尽为喘也。

数息断外[63]，相随断内[64]。数从外入为断外，亦欲离外因缘；数从中出，为欲离内因缘。外为身离，内为意离。身离、意离是为相随，出入息是为二事也。数息为欲断内外因缘，何等为内外？谓眼、耳、鼻、口、身、意为内，色、声、香、味、细滑[65]、念为外也。行息为使意向空，但欲止余意[66]。何以为向空？息中无所为故也。数息意走不即时觉者，罪重意轻[67]。罪引意去疾故，不觉也。行道已得息，自厌息，意欲转不复欲数，如是为得息，相随止观亦尔也。知出入息灭，灭为得息相；知生死不复用，为得生死相。已，得四禅，但念空为种道栽[68]。

行息已得定，不复觉气出入，便可观[69]。一当观五十五事[70]，二当观身中十二因缘[71]也。

问：息出入宁有处不？报[72]：息入时是其处，出息时是其处。数息身坐，痛痒、思想、生死、识止不行，是为坐也。念息得道，复校计者，用息无所知故。

问：念息得道，何以为无所知？报：意知息，息不知意，是为无所知。人不能得校计意，便令数息，欲令意定；虽数息，但不生恶，无有黠智[73]。当何等行得黠慧[74]？从一至十，分别定乱，识对行药已，得定意，便随黠慧，得校计，为堕观也。

问：何等为数？报：数者，谓事。譬如人有事更求，是为数罪；道人数福[75]。何以故？正为十，一意起为一，二意起为二，数终于十，至十为竟，故言十数为福。复有罪者，用不能坏息故为罪。亦谓意生死不灭，堕世间已，不断世间事，为罪也[76]。六情为六事，痛痒、思想、生死、识，合为十事，应内十息；杀、盗、淫、两舌、恶口、妄言、绮语、嫉妒、嗔恚、痴，应外十息，谓止不行也。

问：何等为十六事？报：十六事者，谓数至十；六者，谓数、相随、止、观、还、净。是为十六事，为行不离，为堕道也[77]。

问：数息念风为堕色，何以应道[78]？报：行意在数不念色，气尽便灭，堕非常，知非常为道也。道人欲得道，要当知坐行二事：一者为坐，二者为行。

问：坐与行，为同不同？报：有时同有时不同。数息、相随、止、观、还、净，此六事有时为坐，有时为行。何以故？数息意定，是为坐；意随法，是为行。已起意不离为行，亦为坐也。

坐禅法，一不数二，二不数一。一数二者，谓数一息未竟便言二，是为一数二。如是为过精进。二数一者，谓息已入二甫言一，是为二数一。如是为不及精进。从三至四，五至六，七至八，九至十。各自有分部，当分别所属，在一数一，在二数二，是为法行便堕精进也[79]。

有三坐堕道[80]：一为数息坐，二为诵经坐，三为闻经喜坐。是为三也。坐有三品[81]：一为味合坐，二为净坐，三为无有结[82]坐。何等为味合坐？谓意着行不离，是为味合坐。何谓为净坐？谓不念为净坐。何等为无有结坐？谓结已尽，为无有结坐也。

息有三辈[83]：一为杂息，二为净息，三为道息。不行道，是为杂息。数至十息不乱，是为净息。已得道，是为道息也。息有三辈：有大息，有中息，有微息。口有所语，谓大息止；念道，中息止；得四禅，微息止也。

问：佛何以教人数息守意？报：有四因缘：一者用不欲痛故；二者用避乱意[84]故；三者用闭[85]因缘，不欲与生死会故；四者用欲得泥洹道[86]故也。譬喻说日无光明者有四因缘：一者用有云故，二者用有尘故，三者用有大风故，四者用有烟故。数息不得，亦有四因缘：一者用念生死校计故，二者用饮食多故，三者用疲极故，四者用坐不得更罪地[87]故。此四事来皆有相[88]：坐数息忽念他事，失息意，是为念校计相；骨节尽痛，不能久坐，是为食多相；身重意瞪瞢[89]，但欲睡眠，是为疲极相；四面坐不得一息，是为罪地相。以知罪，当经行，若读经文坐，意不习罪，亦祸消也。

道人行道，当念本。何等为本？谓心、意、识是为本。是三事皆不见，已生便灭，本意不复生，得是意为道[90]。意本意已灭，无为痛更因缘，生便断也。定意日胜，日胜为定意[91]。有时从息得定意，有时从相随得定意，有时从止得定意，有时从观得定意，随得定因缘直行也。行息亦堕贪，何以故？意以定便喜故。便当计出息入息念灭时，息生身生，息灭身灭，尚未脱生死苦[92]。何以故？喜已计，如是便贪止也。

数息欲疾，相随欲迟。有时数息当安徐[93]，相随时当为疾。何以故？数息意不乱当安徐，数乱当为疾。相随亦同如是也。第一数亦相随，所念异，虽数息，当知气出入，意着在数也[94]。

数息复行相随、止、观者，谓不得息[95]。前世有习在相随、止、观，虽得相随、止、观，当还从数息起也。数息意不离是为法，离为非法。数息意不堕罪，意在世间，便堕罪也。数息为不欲乱意，故意以不乱，复行相随者，证上次意知为止。止与观同，还与净同也。行道得微意当倒意者，谓当更数息。若读经已，乃复行禅微意者，谓不数息及行相随也[96]。

（二）

出息入息自觉，出息入息自知，当时为觉，以后为知。觉者，谓觉息长短；知者，谓知息生灭、粗细、迟疾也。出息入息觉尽止者，谓觉出入息欲报时为尽，亦计万物身生复灭；止者，谓意止也[97]。见观空者，行道得观，不复见身，便堕空无所有者，谓意无所着[98]。意有所著，因为有。断六入，便得贤明。贤谓身，明谓道也。知出何所，灭何所者，譬如念石出石，入木石便灭。五阴亦尔，出色入痛痒，出痛痒入思想，出思想入生死，出生死入识，已分别是，乃堕《三十七品经》也。

问：何等为思惟无为道？报：思为校计，惟为听，无谓不念万物，为者如说行道；为得故，言思惟无为道也[99]。思为念，惟为分别白黑；黑为生死，白为道，道无所有；已分别无所有，便无所为，故言思惟无为道。若计有所为、所著，为非思惟。思亦为物，惟为解意，解意便知十二因缘事，亦谓思为念，惟为计也。

断生死得神足[100]，谓意有所念为生，无所念为死。得神足者，能飞行故，言生死当断也。

得神足有五意：一者喜，二者信，三者精进，四者定，五者通[101]也。四神足念不尽力得五通[102]，尽力自在向六通[103]。为道人四神足，得五通，尽意可得六通尽意。谓万物意不欲也。一信，二精进，三意，四定，五黠，是五事[104]为四神足念。为力[105]者，凡六事也，从信为属，四神足念。从喜、从念、精进、从定、从黠，是为属五根也。从喜定谓信道，从力定谓精进，从意定谓意念定，从施定谓行道也。为种故有根。有为之事，皆为恶，便生想不能得胜，谓得禅是因为力。亦谓恶不能胜。善意灭复起故为力，力定者，恶意欲来不能坏善意，故为力定也[106]。

道人行道未得观，当校计得观，在所观意不复转[107]。为得观，止恶一法；为坐禅，观二法：有时观身，有时观意，有时观喘息，有时观有，有时观无，在所因缘当分别观也。止恶一法，观二法，恶已尽止观者，为观道。恶未尽不见道，恶已尽乃得观道也。止恶一法为知恶，一切能制，不着意为止。亦为得息想随止。得息想随止，是为止恶一法；恶已止便得观故，为观二法。

为得四谛，为行净[108]，当复作净者。识苦弃习，知尽行道，如日出时，净转出十二门故，经言：从道得脱也[109]。去冥见明，如日出时，譬如日出多所见，为弃诸冥，冥为苦。何以知为苦？多所里碍[110]，故知为苦。何等为弃习？谓不作事。何等为尽证[111]？谓无所有。道者明识苦、断习、尽证、念道[112]。识从苦生，不得苦亦无有识，是为苦也。尽证者，谓知人尽当老病死。证者知万物皆当灭，是为尽证也。譬如日出作四事：一坏冥，谓慧能坏痴；二见明，谓痴除独慧在；三见色万物，为见身诸所有恶露[113]；四成熟万物，设无日月，万物不熟，人无有慧，痴意亦不熟也[114]。

上头行俱行者，所行事已行，不分别说，谓行五直声，身心并得行也[115]。

从谛念法，意着法中；从谛念法，意着所念，是便生是[116]。求生死，得生死，求道得道。内外随所起意，是为念法，意着法中者。从四谛自知意，生是当得是，不生是不得是，便却意畏不敢犯。所行所念常在道，是为意着法中也。是名为法正，从谛本起，本着意[117]。法正者，谓道法[118]；从谛，谓四谛。

本起着意者，谓所向生死万事，皆本从意起，便着意，便有五阴[119]。所起意当断，断本[120]，五阴便断。有时自断，不念。意自起为罪，复不定在道，为罪未尽故也。意着法中者，谛意念万物，为堕外法中；意不念万物，为堕道法中。五阴为生死法，《三十七品经》为道法。意着法中者，谓制五阴不犯，亦谓常念道不离，是为意着法中也。

所本正者，所在外为物本，为福所在。内总为《三十七品经》，行道非一时端故[121]。言所本者，谓行《三十七品经》法，如次第随行；意不入邪为正，故名为所本正。所本正各自异行：以无为对本，以不求为对正，以无为为对无为，以不常为对道，以无有为对亦无有所，亦无有本，亦无有正，为无所有也。

定觉受身[122]。如是法道，说谓法定。道说者，谓说所从因缘得道。见阴受者，为受五阴。有入者，为入五阴中。因有生死阴者，为受正；正者，道自正[123]。但当为自正心耳[124]。

人行安般守意，得数、得相随、得止，便欢喜。是四种，譬如钻火见烟，不能熟物。得何等喜？用未得出要故[125]也。

安般守意有十八恼，令人不随[126]道。一为爱欲，二为嗔恚，三为痴，四为戏乐[127]，五为慢，六为疑，七为不受行相[128]，八为受他人相，九为不念，十为他念，十一为不满念，十二为过精进，十三为不及精进，十四为惊怖，十五为强制意，十六为忧，十七为匆匆[129]，十八为不度意行爱，是为十八恼。不护是十八因缘不得道[130]，以护便得道也。

不受行相者，谓不观三十二物[131]，不念《三十七品经》，是为不受行相。受他人相者，谓未得十息便行相随，是为受他人相。他念者，入息时念出息，出息时念入息，是为他念。不满念者，谓未得一禅便念二禅，是为不满念。强制意者，谓坐乱意不得息，当经行读经，以乱不起，是为强制意也。精进，为黠走[132]是六事中，谓数息、相随、止、观、还、净，是为六也。

何等为喘，何等为息，何等为气，何等为力，何等为风？喘者为意；息为命；守为气，为视听；风为能言语，从道屈伸；力为能举重瞋恚也[133]。要从守意得道，何缘得守意？从数转得息，息转得相随；止、观、还、净亦尔也。

行道欲得止意，当知三事：一者先观，念身本何从来？但从五阴行有，断五阴不复生，譬如寄托，须臾耳[134]。意不解，念九道以自证[135]。二者自当内视心中，随息出入。三者出息入息念灭时，息出小轻念灭时。何等为知无所有？意定便知空，知空便知无所有[136]。何以故？息不报便死，知身但气所作，气灭为空，觉空堕道也[137]。故行道有三事：一者观身，二者念一心[138]，三者念出入息。复有三事：一者止身痛痒，二者止口声，三者止意念行。是六事，疾[139]得息也。要经言，一念谓一心，近念谓计身，多念谓一心，不离念谓不离念[140]。身行是四事，便疾得息也。

坐禅数息即时定意，是为今福，遂安隐不乱，是为未来福，益久续复安定，是为过去福也[141]。坐禅数息不得定意，是为今罪；遂不安隐乱意起，是为当来罪；坐禅益久遂不安定，是为过去罪也。亦有身、过意过，身直[142]数息不得，是为意过；身曲[143]数息不得，是为身过也。坐禅自觉得定意，意喜为乱意，不喜为道意。坐禅念息已止便观，观止复行息，人行道，当以是为常法也[144]。

注释：

[1] **越祇国** 或为月氏国的古译。本经出时，可能在月氏的极盛期间。译者安世高是安息人，月氏势力曾进入安息领域，同时占领印度地区。

[2] **舍羁瘦国** 或为舍卫国的古译。

[3] **安般守意** 是安那般那守意的略称。安那般那为梵语音译，意译为入出息，即呼吸。安那略作安，指入息（吸）；般那略作般，指出息（呼）。守意，指控制思惟意念活动，即扫除各种思想障碍以使内心不乱，与后来译为"念"的含义相近。所以安般守意就是念安般、持息念、数息观等的古译，是在中国传播时间最长、范围最广的禅法之一。

[4] **思惟校计** 思惟，即思考。校计，计较筹算，指缜密细致的思考。

[5] **蜎飞蠕动** 原出道家典籍，指飞虫蛆蛹等弱小动物。此处泛指除人之外的一切有情生类。

[6] **慈念意** 此处念即是义，或慈念之义。慈念众生、仁爱万有是慈悲喜舍所谓

四无量心之首。

[7] **数** 安般禅的第一步，全称数息，默数自己的呼吸次数，即反复地从一至十数呼吸，由此获得数定，由专注于数而得定。

[8] **相随** 安般禅的第二步，令意念随从自己的呼吸运转，也就是顺随呼吸出入，将注意力集中在呼吸运行之上。

[9] **止** 安般禅的第三步，注意力转向止于不动的鼻头，使人不受一切外物的干扰。

[10] **无为** 道家术语，泛指一切无生灭现象，包括佛教所说的真如、法性以及菩提、涅槃等。此处特指"涅槃"。

[11] **疑**（nǐ） 安定，止息。此处指一种心理非常宁静的状态。

[12] **五阴** 指色、受、想、行、识五类物理和心理现象。佛教认为众生是五阴的和合，感受五阴之报，始有人生。

[13] **黠** 即慧、智慧。

[14] **观** 观五阴而悟"非常、苦、空、无我"。

[15] **还** 弃身七恶、还五阴，以断除人生的贪与爱。七恶为杀生、偷盗、邪淫、妄言、两舌（搬弄是非）、恶口（新译曰粗恶语，即以口伤人）、绮语（淫意不正之言辞）。参见《药师琉璃光如来本愿功德经》注释[180]。

[16] **净** 即无为（安世高以格义法译涅槃为无为），无欲无想，不受五阴之境。

[17] **《三十七品经》** 即《佛说禅行三十七品经》或《禅行三十七品经》，一卷，后汉安世高译。

[18] **守意譬如灯火……二者见黠也** 守意譬如灯火，有两种功能，一是坏灭黑暗，二是现显光明；守意的功能，一是坏灭痴暗，二是现显明智。

[19] **守意……是为守意也** 所谓守意，即意从种种因缘条件生起，应当把这些因缘条件作为观察的对象而不执着，此即是守意。

[20] **三辈** 指三种人。

[21] **守意六事** "守意"的法门分别为数息、相随、止、观、还、净。又称为六妙门，达至涅槃之法。

[22] **数息为遮意……净为守意** 数息，为的是遮止意的躁乱；相随，为的是聚敛意于专注；止，是令意定住于一境；观，为的是脱离世间意识的支配；还，为了回转

唯一的"道意";"净",为的是坚守"道意"不动摇。离意的"意",此处指与禅定相反的"散心",或泛指世俗意识。意与守意有两种解释:一谓心不散失,即深入禅定;二谓专注于正确的佛教观念,相当于菩提心或求菩提之心,与道意同。

[23] 轭　驾车时搁在牛马颈上的曲木。

[24] 多事当数息……念断为净也　意念事多,应当修"数息";意念事少,应当修"相随";要灭尽三界意念,应当修"止";畏惧世间应当修"观";不希求世间是"还";念想全断是"净"。多事、少事,指心理思虑事情的多少及焦虑的程度轻重。家,泛指世间三界,特指家庭、家族。

[25] 黠慧　聪明,智慧。

[26] 莂　古人把写在竹简帛上的契约从中剖开,双方各执一半,用作凭证。莂即契约合同,是"授记"一词的古译。此处指必得所希望的结果。

[27] 行　此处指八正道。下文即称八正道为"八行"。

[28] 四意止　亦译作四念处、四念住等。即身念处、受念处、心念处、法念处。身念处是观身不净;受念处是观受是苦;心念处是观心无常;法念处是观法无我。此四念处的四种观法都是以智慧为体,以慧观的力量把心安住在道法上,使之正而不邪。

[29] 四意断　也译作四意念断、四正勤、四正断等。三十七道品之一,是用以止恶修善的禅法。一般来说,指已生恶令永断,未生恶令不生,来生善令生,已生善令增长。但本经的解释不同,前后文也有差别。

[30] 四神足　亦译作四如意足。三十七道品之一。据说是能引发神通,达到随意而行的一种禅定。一般按追求神通的禅观性质分为欲、勤、心、观。本经则按得神的部位分为身、口、意、道。

[31] 五根　指信根、进根(能根)、念根(识根)、定根、慧根(黠根),通称五根。此五种法具有令信等增长的意义,所以称为信等的根。三十七道品之一。

[32] 五力　由五根增长出来的五种力量,即信力、进力、念力、定力、慧力,合称五力。被认为是推动佛教信仰不断巩固、发展的动力。三十七道品之一。

[33] 七觉意　亦译作七菩提分、七觉支,三十七道品之一。据安世高译《阴持入经》(上),七觉意的名称顺序是念、法、精进、爱可、猗、定、护。后亦译作念、择法、精进、喜、轻安、定、舍。参见《佛说清净心经》注释 [7]。

[34] 八行　亦称八直行,后译为八正道、八圣道等,指正见、正思惟、正语、正

业、正命、正精进、正念、正定。三十七道品之一。参见《佛论心中心法》注释[66]。

[35] **复数者……不随六衰故** 其所以还要数，为的是共同防止意随逐色、声、香、味、触、法等六衰运转。

[36] **六衰** 指六识的对象，即色、声、香、味、触、法。佛教认为此六种境能驱使众生随逐，令善性衰灭，故名。参见《佛说治意经》注释[4]。

[37] **三者当晓……念过去也** 第三，应当通晓愤怒、犹豫、嫉妒等心理，诸多错误的想法要去除掉。嗔恚，愤怒、憎恨。疑，怀疑、犹豫不决，后文十恶中亦作痴。痴即无明，指缺乏智慧、愚暗。嫉，对他人成功的妒忌。此三者均属烦恼范围，是佛教修持需要断灭的心理情绪。

[38] **三、五、七、九属外意，四、六、八、十属内意** 是说在十次数息中，三、五、七、九息属于外意，四、六、八、十息属于内意。

[39] **杀、盗、淫……是七意及余事属外也** 杀，指杀生。盗，指偷盗，亦名不与取。淫，即男女的交合，在五戒里有正淫和邪淫的分别，正淫是指夫妇之淫，邪淫是指夫妇以外之淫；但在八戒里淫无正邪的分别，一切淫事都在严禁之列。两舌，亦名离间语，即挑拨离间的话。恶口，亦名粗恶语，下流的语言。妄言，亦名虚诳语，虚妄的谎言。绮语，亦名杂秽语，指邪淫的语言。此七项加上嗔恚、疑、嫉，被称为十恶、十恶业、十恶道、十不善等。据说行此十恶者，当堕入地狱等诸恶趣中。反其道而行之名十善，能得世间人天等诸善果报。

[40] **五数为一** 指汉武帝至隋唐发行的五铢钱，其以五铢作为一个货币单位。数息则以十次呼吸为一个单位。

[41] **数息不得者，失其本意故** 数息达不到预期的效果，是因为失其本意。

[42] **非常、苦、空、非身** 是四谛中的苦谛内容，也是一般佛教对世间人生的基本观念。非常，亦作无常，指生灭迅速，人生苦短，不能常在。苦，是对人生本性的判断。空，指人生毕竟无所有。非身，指身无所主，非我所有，后译无我。

[43] **失是意堕颠倒故，亦为失师** "失"指所行之意与此根本观念相颠倒，也是失却师教。

[44] **入息** 吸气到呼气之间的短暂休息的身心状态。

[45] **持非常恐意** 安般禅的功能之一，在于证知人身脆弱而受损害，人命系于呼

吸间，故上文说"计息出亦灭，入亦灭"，是人生非常的见证。由此能产生恐惧的危机感，以促进对于修习"出世间道"的必要性和紧迫性的认识。

[46] **入息、出息所以异者……不离因缘也** 入息和出息之所以有差异，在于出息属五阴中的生死阴（行阴），入息属五阴中的思想阴（想阴）；有时出息属五阴中的痛痒阴（受阴），入息属五阴中的识阴。因此，入息出息有差异，行道的人应当分别这些观念。又，所谓入息，为的是不接受罪；所谓出息，为的是除灭罪；所谓守意，为的是远离罪。入息是领受佛说因缘观，出息是掌握因缘观，守意是不离因缘观。出息，呼气到吸气之间的短暂休息的身心状态。生死阴、思想阴、痛痒阴，依次是五阴中的行阴、想阴、受阴的古译。行阴之行，主要含义是意识的造作与迁流功能，造作属业，流转属报，业报是生死的特征，故译行为生死。想阴之想，主要含义为取相与施设名言，相当于表象和概念。佛教一般把思作为行的一种功能，与想不同。受阴之受，指带有伦理性质的主观感受，即所谓苦、乐、不苦不乐等；痛、痒等更偏重于生理方面的感受。

[47] **喘息** 禅定时，呼出吸进的气很粗。后文的"喘"亦为此义。

[48] **坏** 坏乱。

[49] **欲止意** 指修行安般守意的目的在于止意。

[50] **行者、新学者** 现行者和新学者。

[51] **十六胜即时自知** 十六胜，通称十六特胜，又译作十六胜行，为数息观中最为殊胜之十六种观法，是对六妙门的详细解说，是反映数息念中由数息引生的心理专注、生理变化、观想活动以及它们之间的相互作用同体验某些佛理的一系列运作过程，分十六个次第。但有关这十六胜的具体内容佛教各家说法不尽相同。本经强调在数息全过程中都要"即时自知"。表明它把这一禅定过程始终置于觉察明晰的心理状态。

[52] **何等为两恶……莫减十数** 什么是两恶？呼吸计数不要超过十次，也不要少于十次。恶，不合于情理的思想行为。

[53] **息已尽未数……是为两恶** 数呼吸十次完毕而尚未再数，是为过；数呼吸尚未十次完毕而再数，是为减。忘记计数是恶，数而不到也是恶，这就是两恶。

[54] **息细微为道……短息动为生死** 息出入微细是道，息长则是生死，息短躁动也是生死。

[55] **数息为单……净为入道也** 数息是单一，相随是复合，止是唯有一意，观是

认识意，还是行道，净是入道。

[56] **数息意但在息……是乃应数** 数息时若意只专注于息，则为不工巧，还应当知道意从何处生起，气灭于何所，此乃是息数相应。

[57] **息在身……息不复生也** 息在身内，也在身外，获得因缘息即发生，罪未灭尽，所以有息；断灭因缘，息即不复再生。

[58] **数息以为随第二禅** 数息为的是进入第二禅。

[59] **用不待念** 指不必依赖念想的功能。

[60] **绊** 系缚。

[61] **莫复还者，莫复数** 所谓莫复还，就是不要再回头数息。

[62] **息亦使意，意亦使息也** 息可支使意念，意念也可支使息。

[63] **断外** 指身离因缘。

[64] **断内** 指意离因缘。

[65] **细滑** 指微细柔滑之触境。

[66] **行息为使意向空，但欲止余意** 行息是为了令意念趋向于空，目的仅在于制止其余的意念活动。

[67] **数息意走……罪重意轻** 数息时意念走离而不即时觉察，乃是罪重意轻。

[68] **得四禅，但念空为种道栽** 达到四禅，但念想空，为道栽种。四禅，又作四禅定、四静虑，指用以治惑、生诸功德的四种根本禅定；亦指色界中的初禅、第二禅、第三禅、第四禅，故又称色界定。此处指后者。

[69] **行息已得定……便可观** 由行息达到心定，不再觉知气息的出入，便可进入观察。

[70] **五十五事** 出自安世高译《道地经·五十五观章》："行道者，当为五十五因缘自观身，是身为譬，如沫不能捉；是身为譬，如大海不厌不足五乐。"指观身五十五事，以认知身之不净、非常、苦、空等。

[71] **十二因缘** 参见《般若波罗蜜多心经》注释 [11]。

[72] **报** 回答。

[73] **黠智** 智慧。

[74] **当何等行得黠慧** 应当怎样修行以获得智慧。

[75] **数者……道人数福** 所谓数，就是办事。譬如人有事便去求索就是数罪，人

修道就是数福。

[76] **正为十……为罪也** 正确的数是十，第一意念生起为一，第二意念生起为二，以此类推，数终了于十，至十为完毕，所以说十数是福。另外，所谓有罪，是因为不能将息坏灭，所以是罪。也就是说，意念生死而不坏灭，堕于世间，而且不断世间事，即为罪。

[77] **是为十六事……为堕道也** 此十六事行而不离，那就近于道了。

[78] **数息念风为堕色，何以应道** 数息的意念在风，念风当堕于色中，如何能相应于道？数息念风为堕色，息指呼吸之气息，在佛教分类中属于风；风为地、水、火、风四大之一，属于色法，所以念风相当于念色。

[79] **是为法行便堕精进也** 这便是进入精进的范围了。

[80] **坐堕道** 坐，四威仪之一，即端身正坐的仪相。堕道，随顺于道。

[81] **三品** 三种品类。

[82] **结** 烦恼的异名之一，起系缚作用。令不得解脱的烦恼，特名为结。

[83] **辈** 类。

[84] **避乱意** 避免意念躁乱。

[85] **用闭** 指闭塞。

[86] **泥洹道** 涅槃之道。

[87] **坐不得更罪地** 坐非其地，不便于除罪。

[88] **此四事来皆有相** 此四因导致的结果都有相状。

[89] **瞪瞢** 亦作"瞪瞢"。睁眼愣视貌。

[90] **是三事皆不见……得是意为道** 此三事都不明显，已生执着，立即灭除，令本的意念不再发生。达到这种程度的意，就是道意。

[91] **定意日胜，日胜为定意** 定意日益胜进，日益胜进了定意。定意，与定心同。《无量寿经》曰："不失定意。"

[92] **便当计出息……尚未脱生死苦** 由此便当思察出入息和念灭时，息生身即生，息灭身即灭，尚未解脱生死之苦。

[93] **安徐** 安详从容。《管子·势》："故贤者安徐正静，柔节先定。"

[94] **第一数亦相随……意着在数也** 第一数息也相随，但所念有差别。虽然数息，当知气息的出入，意念系于数。

［95］**数息复行相随……谓不得息**　数息还要再行相随、止、观，是因为不得息。

［96］**行道得微意……及行相随也**　行道若已达到微细的意念，当再行倒意。意思是说，当重新数息。如果读经已毕，仍然行禅达到微细的意念，乃是不数息反而修行相随了。

［97］**出息入息觉尽止者……谓意止也**　所谓出息、入息觉尽止，是指觉察出息、入息即将转换的时刻名尽，计较万物诸身生而复灭也是"尽"；所谓"止"，是"意止"的意思。

［98］**见观空者……谓意无所着**　见观空是说行道获得的观念，不再见到有身，便悟入空无所有，就是说意无有执着。

［99］**思为校计……言思惟无为道也**　思指比较会筹划，惟指听受，无指不念想万物，为指依佛说行道。为的是得道，所以说为思惟无为道。

［100］**神足**　神足通，佛教五通、六通之一，四神足之一。指游涉往来非常自在的神通力量。晋代法显《佛国记》："我是女人，何由得先见佛？即以神足，化作转轮圣王，最前礼佛。"此处特指三十七道品中的四神足。

［101］**通**　神通之略称。

［102］**四神足念不尽力得五通**　四神足，后出经典多指由欲、勤、心、观所成之禅定，本经另有解释。五通，指五种神通，即如意通、天眼通、天耳通、宿命通、他心通，被认为是凡圣离欲而行四禅均可获得的神通。

［103］**六通**　即上述五通增加漏尽通。被认为是唯有离凡的圣者或佛才能获得的神通。

［104］**五事**　此五事后称五根，指令善法增长的心理条件。

［105］**为力**　力指令五根增长的努力，为力即努力促进信、精进、念、定、慧的坚定增长。本经将此力作为独立的心理要素运用。

［106］**有为之事……故为力定也**　生灭变化等有为之事都属于恶，据此可产生观想，令恶不能得胜。意思是说，获得禅定是因为有"力"，也可以说令恶不能胜，因为善意既灭能令之复起，故名之为"力"。所谓从"力"得"定"，就是恶意欲来而不能毁坏"善意"，所以说为"力定"。

［107］**道人行道未得观……在所观意不复转**　行道的人行道尚未达到观时，应当筹划谋算达到观，凡于所观，意念不复转移。

［108］**净** 此指三静虑（味、净、无漏）中净禅的略称。谓与有漏善心相应而起的禅定。

［109］**识苦弃习……从道得脱也** 认识世间人生的本质是苦，捐弃造成诸苦的习性，知道灭尽诸苦和习性的归宿，修行达到此一归宿的道德，则如日出时洁净转而由眼耳、色声等十二门中出离，所以佛经说：从道得解脱。句中苦、习、尽、道即上述之四谛。习后译为集，尽后译为灭。苦、习指世间因果，用以说明三界流转及其性质；尽、道指出世因果，用以说明解脱之道和最后的归宿。此说体现了佛教的基础教理和实践。十二门，此处指眼、耳、鼻、舌、身、意六根和色、声、香、味、触、法六境。一般称作十二入或十二处。

［110］**罣碍** 谓凡心因迷成障，未能悟脱。罣，同"挂"。《般若波罗蜜多心经》："菩提萨埵，依般若波罗蜜多故，心无罣碍；无罣碍故，无有恐怖。"参见《般若波罗蜜多心经》注释［14］。

［111］**尽证** 指证得灭谛。

［112］**念道** 指认识和实行四谛。

［113］**恶露** 吾人身体中不净的津液，如脓血、大小便等。与中医学之"恶露"有别。

［114］**人无有慧，痴意亦不熟也** 人若没有智慧，破坏愚痴的意也不会成熟。

［115］**上头行俱行者……身心并得行也** 所谓上头行俱行，指所当行与事已行不能分开讲，就是说修行信念等五根是从头到尾说下来的，身心并得修行。五直声，指信根、精进根、念根、定根、慧根五根。

［116］**从谛念法……是便生是** 专注于念想诸法，意便着于诸法中；专注于念想诸法，意便着于所念的对象，是什么便产生什么。

［117］**是名为法正……本着意** 此名为法正。从谛这一根本生起意想，根本即着于意中。法正，礼法规矩。

［118］**道法** 实践的方法。

［119］**本起着意者……便有五阴** 所谓本起着意，意思是说面对的生死万事皆本于意而起，执着于意，便有五阴。

［120］**断本** 断灭根本。

［121］**所本正者……行道非一时端故** 所谓所本正，是说在外处处为万物之本，

是福之所在，内则总揽《三十七品经》，因为行道不是一时之事。

[122] **定觉受身** 由禅定觉察所受之身。

[123] **因有生死阴者……道自正** 所谓因有生死阴，指受纳正。所谓正，指道自身是正。

[124] **但当为自正心耳** 但是应当为自身正心。

[125] **用未得出要故** 意思是说还没有得到出离的要点。

[126] **随** 顺从。

[127] **戏乐** 娱乐。

[128] **行相** 指心及心所所具有的认识作用。心、心所以各自的性能游履于所缘境相上，即为行相。

[129] **匆匆** 匆忙。

[130] **不护是十八因缘不得道** 不护持自己而受十八因缘干扰，就不能得道。

[131] **三十二物** 指身中的三十二种不净物。

[132] **黠走** 黠，黠慧，亦即世俗之智慧。走，走进，进入。

[133] **风为能言语……力为能举重嗔恚也** 风能言语，从属于道而有屈伸；力为能举重，令嗔恚移去。

[134] **譬如寄托，须臾耳** 譬如寄托，是暂住之物。

[135] **意不解，念九道以自证** 意若有所不解，当念想身之九窍以自证。九道，后译为九孔、九漏、九窍等，指五官七窍加大小便二道。佛教以此九处为人身不净的根据之一。

[136] **何等为知无所有……知空便知无所有** 什么是知无所有？意安定便知道空，知道空便知无所有。

[137] **息不报便死……觉空堕道也** 因为息不回报便是死，由此知身是气所造作，气灭就是空，觉悟空便堕于道中。

[138] **一心** 指真如的理体独一无二。

[139] **疾** 快，迅速。

[140] **要经言……不离念谓不离念** 总结佛经言论观点，一念指一心，近念指算计身，多念指一心，不离念指不离念于身。

[141] **坐禅数息……是为过去福也** 坐禅数息，即时令意安定，此为今福；从此

安稳不散乱，此为未来福；更加长久持续安定，此为过去福。安隐，安稳。参见《佛说㮈女耆婆经》注释［82］。

［142］**身直**　身体强直。

［143］**身曲**　身体弯曲。

［144］**坐禅念息……当以是为常法也**　坐禅念系于息已经停止，便当观想，观想停止，还当系念于息。人们行道，应当以此为常法。

小道地经

后汉天竺三藏支曜　译

导读：

《小道地经》共一卷，论述的内容有数息观修炼、四病，以及过去念、现在念、未来念等内容。数息观是通过对意识活动的控制，达到心不散乱、专心一念、守住六根的目的，是非常重要的一种修行法门。本经不仅论述了地、水、火、风"四大"引起的"身病"，还论述了痴、嗔恚、淫、疑"四多"导致的"意病"和求、念、欢喜、喘"四多"诱发的"息病"，以及相应的对治方法。引起"身病"的"四大"属于外因（外来致病因素），导致"意病"和"息病"的"四多"均属于内因（内部致病因素），与中医学的六淫外感和七情内伤之病因学说相近或相似。

过去、现在、未来三世，指一个人出生以前生存之前世、现在生存之现世及命终以后生存之来世；又有以现在之一刹那为中心，称现在及其前后为三世者；或以劫为单位，将贤劫作为现在，以此而建立三世者。本经中的过去念、现在念、未来念系指以现在之一刹那为中心，以现在及其前后为三世，其主旨主要是告诫人们如何去"罪"和求"福"，以证修炼之正果。

原文：

道人求息[1]，所以不得息者有四因缘。何等为四？一者，怙[2]其善，不晓护戒，自欲身[3]；二者，以不护戒便黠意[4]不生，以黠意不生便不知身，以不知身，意便惑；三者，不解经，以不解经便不了了[5]，以不了了，意便疑；四者，不数校计[6]命福日尽，心自可。用是四因缘，故不得息。

道人求息，欲得者，要当知坐行[7]二事：一者，喘[8]；二者，息。亦在二因缘：一者，为生；二者，为死。何等为喘？何等为息？所起意生为喘，意止为息。何等为生？何等为死？意灭为生，意起为死。要当先知是因缘，当那得分别。知因缘所从起尽，事在四对[9]。何等为四？一者，不知食多食，不学不制[10]，贪味过足；二者，意随色[11]，不谛[12]校计，多求自欲，为种苦本[13]；三者，警意盖[14]起，多睡眠，失本念耶，向梦中种栽；四者，疑惑，便恶日增，便两舌堕[15]，非妄嗔恚，身口不相应。为是故，不堕禅弃，当那得近禅常数思惟喘息？生灭起尽，当持何等意思惟分别？亦在四因缘：一者，近善知识；二者，识受语不妄；三者，贪诵经晨夜习意；四者，守戒莫离，法息易得。

身有四病：或时地多[16]，身不得安；或时水多，身不得安；或时火多，身不得安；或时风多，身不得安。此四得安，乃得身止。

意有四病：一者，痴多，意不得止；二者，嗔恚多，意不得止；三者，淫多，意不得止；四者，疑多，意不得止。四事不安，意不得止。

息亦有四病：或时多求，息不得止；或时念多，息不得止；或时欢喜多，息不得止；或时喘多，息不得止。道人行道，离是因缘[17]，便得定意。

若身臃肿，疥疮肥盛[18]，欲坐，身不得安。或时食多，便火起，身不得安。或时饮多，便水起，身重目涩，身不得安。或时食多已，复食，贪味过足，不学不制，便风起，不得安。亦谓少食[19]。

若痴多，不宜数入[20]众人群聚，当先诵经，不宜多闻，好自守。若嗔恚多，不宜居家，若少所有。若淫多，不宜观伎乐及诸好色[21]。若疑多，不宜数闻好言善语，常自守思惟责对。若求[22]多，常当念不常坐起着意[23]。若念多，常当行证我所念皆为苦本[24]。若欢喜多，计不得久[25]，苦在后当病制。若喘欷[26]多，常当和心[27]，不宜数出粗语坐作罪[28]。道人行道，不识是因缘，终不近道。当能制此，黠意稍增，道易得。

道人求向道[29]，要当知过去念，事以[30]过去，莫复念。何以故？复知为种故。譬如种谷[31]，种稻便念当收稻，种豆便念当收豆。何以故？为生故。念亦如是，以种念，便生一切聚，在十方待殃福[32]当受，要不得脱苦。堕杀便种杀，栽盗为种盗，栽淫为种淫，栽两舌为种两舌，栽恶口为种恶口，栽妄言为种妄言，栽绮语为种绮语，栽嫉为种嫉，栽嗔恚为种嗔恚，栽疑为种疑。栽为是故，数数[33]为念，复增念，难得离苦。当持何离是众苦？要当禅弃，为不复种是十恶故。虽有余种[34]，会当尽。何以故？譬如种谷，虽多得收，不复种种[35]，但稍稍[36]饭，虽久饭不止，会有尽时。禅弃亦尔。何以故？不复种故。以堕禅弃，罪稍稍灭。何以故？稍稍禅弃为福，福以生，万恶皆竟。但种道栽念，道以生便有黠，以有黠便能活人，亦能自活。

道人求向佛道，今世欲晓了知行意[37]者，要在三念。有过去念、未来念、现在念，有福念、有罪念。或时若读经行禅，忽念久[38]事曾为人所辱，若侵入堕好色，便因念生意，为作头足[39]，复增罪，不能自制；从是因缘得罪，为苦本，是为过去罪念。或时从禅中若读经，忽生善念，念素所行苦乐，思惟知不常[40]，是为过去福念。或时安静，忽乱念生，念作非常，便失本念；贪淫多求，便作不死念，是为未来罪念。或时若得安静，便善念念栽，当从是因缘增黠，是为未来福念。端[41]在家居自守持戒，便邪念生，当作是念，多畜六畜，更增忧失戒，是为现在罪念。以自家居自守持戒，复增善念，常欲离，是为现在福念。求向佛道，当先晓是罪福，乃可增黠。若求罗汉一切断[42]，是为求向佛道。但欲增福多黠，求罗汉。但欲堕禅灭恶，其黠在后。求佛增福，要当多闻[43]。黠要当讽经[44]。欲知其要，在护戒。护戒便能解经，便能福人，亦能自福。

　　道人求向佛道，今世欲解菩萨行意者，要当复知是三戒：第一，当知持戒亦守戒；第二，当知不犯戒亦能戒；第三，当知戒、晓戒、能戒，亦护戒。第一，当知持戒者，若人有妻子[45]，居家常斋不失，是为持戒；一身无妻子，自守不邪向，是为守戒。第二，当知不犯戒者，若人眼视耳听，能不堕声色，亦余一切，是为不犯戒；为道寒苦，复为人所辱，能不失本念，是为耐戒，亦应忍辱。第三，当知戒者，知某人持某戒，是为知戒；晓戒者，知某人乐道，为父母、宗亲、知识所非嫉，不数数于众人中晓说戒；能戒者，当知人能应何业，随力所任授与，能使不失，若增若减，应病与药。是为能戒；护戒者，一切当护附顺，当得其意，离恶知识当有护意，欲说十方人非人，若在伎乐，若在淫色，能教多少，说善言，能不乱意，复令有福，是为护戒。求向佛道菩萨行业者，要当知是，乃能脱人[46]，亦能自脱[47]。复能业人[48]，亦能自业[49]。

注释：

　　[1] **道人求息**　道人，修行佛道的人。参见《佛说治意经》注释 [11]。息，指数息观。

　　[2] **怙**　依靠，仗恃。

　　[3] **自欲身**　指放纵自身。

　　[4] **黠意**　智慧。

　　[5] **了了**　明白，清楚。

　　[6] **校计**　缜密细致的思考。参见《佛说大安般守意经（节选）》注释 [4]。

[7] **坐行** 为行、住、坐、卧四威仪之一。四威仪为比丘、比丘尼所必须遵守之仪则，亦即日常之起居动作须谨慎，禁放逸与懈怠，以保持严肃与庄重。此处指修炼数息之姿态仪相。

　　[8] **喘** 指禅定时呼出吸进的气很粗。参见《佛说大安般守意经（节选）》注释[47]。

　　[9] **对** 对立，相对。

　　[10] **制** 节制。

　　[11] **色** 指一切有形象和占有空间的物质。色可分为内色、外色、显色、表色、形色五种。内色是指眼、耳、鼻、舌、身之五根，因属于内身，故名内色；外色是指色、声、香、味、触之五境，因属于外境，故名外色；显色是指我们常见的各种颜色，如青、黄、赤、白等；表色是指有情众生色身的各种动作，如取、舍、伸、屈等；形色是指物体的形状，如长、短、方、圆等。

　　[12] **谛** 详细，仔细。

　　[13] **为种苦本** 是种下苦难的根本。

　　[14] **盖** 覆障，覆盖。

　　[15] **两舌堕** 两舌，十恶业之一，即搬弄是非，离间他人。堕，随顺。

　　[16] **或时地多** 或时，有时。地多，地大太过。多，过分。

　　[17] **离是因缘** 指脱离了上述这些原因。

　　[18] **疥疮肥盛** 疥疮，又称疥癣，是由疥虫引起的传染性皮肤病，多发生于手腕、指缝、臀、腹等部位。症状是局部起丘疹和水疱，非常刺痒。肥盛，谓肥壮盛多。此处借指疥疮长满全身，病情严重。

　　[19] **亦谓少食** 吃不饱、经常饥饿的人也会罹患"风起，不得安"之病。

　　[20] **数入** 多次进入。数，屡次。

　　[21] **伎乐及诸好色** 伎乐，指歌舞或擅长歌舞之女艺人。好色，美好的容颜，美色。

　　[22] **求** 希求、冀望之义。

　　[23] **着意** 集中注意力，用心，执着。

　　[24] **行证我所念皆为苦本** 行证，即修行与证悟。苦本，痛苦的根本，即贪欲。

　　[25] **计不得久** 要思虑到欢喜不会长久。计，谋划。

　　[26] **喘歇** 喘，此处指急促地呼吸。歇，叹息。

　　[27] **和心** 使心境平和。

[28] **不宜数出粗语坐作罪** 不应该犯多次说粗俗、蛮横的话，还自以为是的这种罪过。粗语，粗俗、蛮横的言辞。未尽其意、粗杂的言论，未说明真理、真实教义的言论皆称为粗语。坐作，安然而为。

[29] **向道** 向，趋向，亲近。道，修行的方法。

[30] **以** 同"已"，已经。

[31] **谷** 庄稼和粮食的总称，如五谷、百谷。

[32] **殃福** 祸福。

[33] **数数** 屡次，常常。

[34] **种** 种子。

[35] **种种** 播种种子。

[36] **稍稍** 全，都。

[37] **知行意** 知，了了自觉。行，指身口意的造作。意，意谓"思量"，即周遍思惟之心理作用。

[38] **久** 同"旧"，意为从前的、先前的。

[39] **头足** 头和脚。比喻根据。

[40] **不常** 坏灭之法，自身刹那迁流，变异不住。

[41] **端** 事物的起始。此处指正在。

[42] **若求罗汉一切断** 罗汉，阿罗汉的简称，为声闻乘中的最高果位名，含有杀贼、无生、应供等义。杀贼是杀尽烦恼之贼，无生是解脱生死不受后有，应供是应受天上人间的供养。一切断，即断一切之烦恼。

[43] **多闻** 听闻佛的甚多教示，且坚持决不忘失。

[44] **讽经** 调音声而讽诵经文也。此指念经。

[45] **妻子** 妻子和子女。

[46] **脱人** 脱，用于度脱、得脱、解脱等，乃脱离生死苦海，得成佛境地之义。脱人，使他人解脱。

[47] **自脱** 使自己解脱。

[48] **业人** 业，我们的一切善恶思想行为都叫作业，好的思想、好的行为叫作善业，坏的思想、坏的行为叫作恶业。业人，此处指自己的思想行为可以影响他人。

[49] **自业** 此处指自己的思想意识直接影响自己的行为。

治禅病秘要法（节选）

选自《治禅病秘要法》卷上之"治阿练若乱心病七十二种法"，宋居士沮渠京声　译

导读：

《治禅病秘要法》二卷，北凉安阳侯沮渠京声译。沮渠京声先祖为甘肃天水临城县胡人（匈奴族人）。沮渠，复姓，原为匈奴官名，后遂以为姓氏。本经又名《治禅病秘要经》《禅要秘密治病经》《治禅病秘要法经》《治禅病秘要》，收录于《大正藏》第十五册。

本经主要阐说行者于阿练若处修禅定时身心发生种种问题时的对治法。共有十二法：①治阿练若乱心病之七十二种法；②治噎法；③治行者贪淫患法；④治利养疮法；⑤治犯戒法；⑥治乐音乐法；⑦治好歌呗偈赞法；⑧治水大猛盛，因是得下法；⑨治因火大，头痛眼痛耳聋法；⑩治入地三昧，见不祥事，惊怖失心法；⑪治风大法；⑫治初学坐者鬼魅所著，种种不安，不能得定治之法。

本经节选了"治阿练若乱心病七十二种法"中的部分内容，主要包括治乱倒心法、柔软治四大内风法、治火大三昧法、治地大法、治水大法、治内风大法数法。另外，经中"此药滴滴，从毛孔入""持赤色药，散于发间，及遍身体，一切毛孔，使赤色药从薄皮入"是关于药物外治疗法的记载。

原文：

如是我闻。

一时，佛在舍卫国祇树给孤独园[1]，与千二百五十比丘俱。夏五月十五日，五百释子[2]比丘在竹林[3]下行阿练若[4]法，修心十二，于安那般那[5]，入毗琉璃三昧[6]。

时，波斯匿王有一太子名毗琉璃[7]，与五百长者子[8]乘大香象[9]，在祇洹[10]边作那罗[11]戏。复醉诸象，作斗象戏。有一行莲华黑象，其声可恶，状如霹雳。中间细声，如猫子吼。释子比丘、禅难提[12]、优波难提[13]等，心惊毛竖[14]，于风大观[15]，发狂

中国佛医学研究　基础卷

痴想[16]。从禅定[17]起，如醉象[18]奔，不可禁制[19]。尊者阿难敕[20]诸比丘："坚闭房户，我诸释子，今者发狂，脱能伤坏[21]。"诸比丘僧即往舍利弗[22]所，白言："大德！大德！所知智慧无障，如天帝释第一胜幢[23]，所至无畏，唯愿慈哀[24]，救诸释子狂乱之苦。"

尔时，舍利弗即从坐起，牵阿难手，往诣佛所。绕佛三匝[25]，为佛作礼，长跪合掌[26]，白佛言："世尊，唯愿天尊[27]，慈悲一切，为未来世诸阿练若比丘[28]，因五种事发狂者：一者，因乱声；二者，因恶名；三者，因利养[29]；四者，因外风；五者，因内风。此五种病，当云何治？唯愿天尊，为我解说。"

尔时，世尊即便[30]微笑。有五色光[31]，从佛口出，绕佛七匝，还从顶入。告舍利弗："谛听[32]，谛听，善思念之，吾当为汝分别解说。若有行者行阿练若，修心[33]十二，于阿那般那[34]，因外恶声，触内心根，四百四脉[35]，持心急故，一时动乱。风力强故，最初发狂。心脉动转，五风[36]入咽，先作恶口[37]，应当教是行者[38]，服食酥蜜及阿梨勒[39]，系心一处。先想作一颇梨[40]色镜，自观己身在彼镜中作诸狂事。见此事已，复当更观，而作是言：'汝于明镜，自见汝身，作狂痴事，父母宗亲，皆见汝作不祥之事。'我今教汝，离狂痴[41]法。汝当忆知，先教除声。除声法者，举舌向腭，想二摩尼珠[42]在两耳根中，如意珠端，犹如乳滴。滴滴之中，流出醍醐，润于耳根，使不受声。设有大声，如膏油润，终不动摇。此想成已，次想一九重金刚盖[43]，从如意珠王[44]出，覆行者身。下有金刚华[45]，行者坐上。有金刚山[46]，四面周匝[47]，绕彼行者。其间密致[48]，静绝外声。一一山中，有七佛[49]坐，为于行者，说四念处[50]。尔时，寂然不闻外声，随于佛教。此名除乱法门，去恶声想。"告舍利弗："汝等行者，宜当修习，慎莫忘失。"（是名治乱倒心法）

"复次，舍利弗，既去外声已，当去内声。内声者，因于外声，动六情根[51]，心脉颠倒。五种恶风[52]，从心脉入。风动心故，或歌或舞，作种种变。汝当教洗心观[53]。洗心观者，先自观心，令渐渐明。犹如火珠[54]，四百四脉，如毗琉璃，黄金芭蕉，直至心边。火珠出气，不冷不热，不粗不细，用熏诸脉想[55]。一梵王持摩尼镜[56]，照行者胸。尔时，行者自观胸如如意珠王，明净可爱，火珠为心。大梵天王掌中，有转轮印[57]，转轮印中有白莲花，白莲花上有天童子[58]，手擎乳潬[59]，从如意珠王出，以灌诸脉。乳渐渐下，至于心端。童子手持二针，一黄金色，二青色。从心两边安二金花，以针钻之。七钻之后，心还柔软。如前复以乳还洗于心。乳滴流注，入大肠中。大肠满已，入小肠中。小肠满已，流出诸乳，滴滴不绝，入八万户虫[60]口中。诸虫饱满，遍于身内。流注诸骨三百三十六节，皆令周遍。然后想一乳池，有白莲花，在乳池中生。行者坐上，以乳澡浴。想兜罗绵[61]，如白莲华，绕身七匝[62]，行者处中。梵王自执己身乳，令行者嗽。行者嗽已，梵王执盖，覆行者上。于梵王盖，普见一切诸胜境界[63]。还得本心，无有错乱。"

佛说此语时，五百释子比丘，随顺佛语，一一行之，心即清凉。观色、受、想、行、识[64]，无常、苦、空、无我。不贪世间，达解空法[65]，豁然还得本心，破八十亿洞然之结[66]，成须陀洹[67]。渐渐修学，得阿罗汉[68]。三明六通[69]，具八解脱[70]。时诸比丘，闻佛所说，欢喜奉行。（此名柔软治四大内风法）

"复次，舍利弗，若行者欲行禅定，宜当善观四大[71]境界，随时增损。春时应入火三昧[72]，以温身体。火光猛盛，身体蒸热，宜当治之。想诸火光，作如意珠，从毛孔出。焰焰[73]之间，作金莲华[74]。化佛坐上，说治病法。以三种珠，一者，月精摩尼[75]；二者，星光摩尼，犹如天星光白身青；三者，水精摩尼。想此三珠，一照头上，一照左肩，一照右肩。见三珠已，想身毛孔出三珠光[76]，极为清凉，身心柔软，入火三昧，不为所坏。（是名治火大三昧法）

"复次，舍利弗，秋时应当入地三昧。入地三昧，见此地相[77]。百千石山、铁山、铁围山[78]、金刚山，从头至足，三百三十六节，各为百千山，山神岩嶝[79]。尔时，应当疾疾治之，治地大法想。此诸山一一谛观[80]，犹若芭蕉。如是次第，如经十譬[81]，一一谛观。尔时，但见十方大地，如白琉璃，有白宝花。见舍利弗、目连[82]、迦叶[83]、迦旃延[84]，坐白金刚窟，履地如水，为行者说五破五合，说地无常。行者见已，身心柔软，还得本心。（是名治地大法）

"复次，舍利弗，行者入水三昧者，自见己身，如大涌泉[85]。三百三十六节，随水流去。见十方[86]地，满中青水[87]。或白或赤，宜当急治。治水法者，先当观身作摩尼珠，吉祥之瓶，金花覆上。使十方水，流入瓶中。此吉祥瓶，涌出七花，七茎分明。一一茎间，有七泉水。一一泉中，有七金花。一一华上，有一佛坐，说七觉支[88]。（是名治水大法）

"复次，舍利弗，若行者入风三昧，自见己身，作一九头龙[89]。一一龙头，有九百耳无量[90]口，身毛孔，耳及口，如大溪谷，皆出猛风，宜急治之。治之法者，当教行者自观己身，作金刚座。从于四面，想四金刚轮[91]，以持此风。金轮复生七金刚华，华上化佛，手捉澡灌。澡灌中，有一六头龙，动身吸风，令十方风恬静不动。尔时，行者复见七佛，四大声闻[92]，重为解说七觉支，渐入八圣道分[93]。（是名治内风大法也）

"拥酥观柔软，四大渐入圣分尔焰[94]境界。复次，舍利弗，若有行者，四大粗涩，或嗔，或喜，或悲，或笑，或复腹行，或放下风[95]。如是诸病，当教急治。治之法者，先观薄皮，从半节起，见于薄皮[96]，九十九重，犹如泡气。次观厚皮，九十九重，犹如芭蕉。次复观膜，如眼上翳[97]，九十九重，溃溃[98]欲穿。次复观肉，亦九十九重，如芭蕉叶，中间有虫，细于秋毫，虫各四头四口，九十九尾。次当观骨，见骨皎白[99]，如白琉璃，九十八重。四百四脉，入其骨间，流注上下，犹如芭蕉。次当观髓，九十八重，如虫网丝[100]。观诸节已，次观头骨，一一[101]发下，有四百四脉，直入脑中。其余薄皮、厚皮、骨与身无异，唯有脑膜十四重。脑为四分[102]，九十八重。四百四脉，流注入心、大肠、小肠、脾、肾、肝、肺、心胆[103]、喉咙、肺腴[104]、生熟二藏[105]，八万户虫，一一谛观，皆使空虚皎然白净[106]，皮皮相裹，中间明净，如白琉璃。如是一一半节谛观，使三百三十六节皆悉明了，令心停住。复更反复，一千九百九十九遍。然后当聚气一处，数息令调。想一梵王手持梵瓶，与诸梵众，至行者前，捉金刚刀[107]，授与行者。既得刀已，自剜[108]头骨，大如马珂[109]，置左膝上。于梵瓶中，生白莲花，九节九茎九重。有一童子，随梵王后，从初莲华出。其身白色，如白玉人，手执白瓶，瓶内醍醐[110]。梵王髻[111]上，如意珠中，出众色药[112]，置醍醐中，童子灌之，从顶而入，入于脑脉，直下流注，至于左脚大拇指半节。半节满已，津润具足，乃至薄皮，复至一节。如是渐渐，遍满半身。满半身已，复满全身。满全身已，四百四脉，众药流注。观身三百三十六节，皆悉盈满。尔时行者，还取头骨，安置头上。童子复以青色之药，布其头上。此药滴滴，从毛孔入。恐外风入，梵王复教作雪山酥[113]，皆令鲜白。醍醐流注，如颇梨壁。持用拥身[114]，七七四十九遍。复更广大作醍醐池，白酥为华。行者坐上，酥盖酥窟，梵王慈药，布散酥间。如是谛观，九百九十九遍。

"然后，复当想第二节，莲华中有一红色童子，持赤色药，散于发间，及遍身体，一切毛孔，使赤色药从薄皮入，乃至于髓，使心下明，遍体渐渐软。

"第三节中，莲华复敷金色童子，持黄色药，散于发间，及遍身体，一切毛孔，使黄色药从薄皮入，乃至于髓，使心下青，遍体渐渐增长，复更增长软。

"第四节毗琉璃童子，持青色药，右手持之，散于发间，及遍身体，一切毛孔，使青色药从薄皮入，乃至于髓，使心下赤。一一毛孔，各下一针[115]，从于足下，上刺二针。心上作三莲花，三花之中，有三火珠，放赤色光，光照于心，令心下渐渐暖。然后两掌诸节，各下三针。随脉上下，调和诸气，生四百四脉，不触大肠，肾脉增长。复以五针，刺左肠脉。如是童子，调和诸针，以不思议熏[116]，不思议修[117]，挽出[118]诸针，置五爪[119]下，以手摩触[120]，遍行者身。

"第五节绿色童子，手捉玉瓶，从于粪门[121]灌绿色药，遍大小肠五藏诸脉。还从粪门流出此水，杂秽诸虫[122]，随水而流，不损醍醐，虫止水尽。复散绿色干药，从于发间及遍身体，一切毛孔，使绿色干药从薄皮入，乃至于髓，使心下白，遍体渐增柔软。

"第六节紫色童子，捉玫瑰珠瓶，盛玫瑰水，遍洗诸脉，令玫瑰水从一切毛孔出，毛下诸虫，皆从水出。复以一琥珀色干药，散于发间，及遍身体一切毛孔，使琥珀色干药从薄皮入，乃至于髓，使心下转明，如白雪光，遍体渐增柔软。

"第七节黄色童子，捉金刚钻，钻两脚下，钻两掌，钻心两边。然后持如意珠王，摩拭六根诸根，开受最上禅味乐[123]，诸皮脉间，如涂白膏，一切柔软。

"第八节金刚色童子，手持二瓶，以金刚色药，灌两耳中，及一切毛孔。如按摩法，停调诸节，身如钩锁[124]，游诸节间。

"第九节摩尼珠色童子，从瓶口出，至行者所，内[125]五指，置行者口中。其五指端，流五色药。行者饮已，观身及心，乃至诸脉，净若明镜，颇梨、摩尼色不得譬。童子授莲花茎，令行者唼。唼时，如唼藕法，滴滴之中，流注甘露。食此茎已，唯九华在。一一华中，有一梵王，持梵王床。授与行者，令行者坐。坐此床已，七宝大盖[126]，覆行者上。梵王各各说慈法门[127]，以教行者。梵王力[128]故，十方诸佛，住行者前，为说慈悲喜舍，随根[129]授药，柔软四大。"

告舍利弗："汝好持此柔软四大，伏九十八使[130]，身内身外，一切诸病，梵王灌顶[131]拥酥灌法，为四众说。"

尔时，舍利弗、尊者阿难等闻佛所说，欢喜奉行。

注释：

[1] **舍卫国祇树给孤独园**　舍卫国，古印度国名。参见《佛说医喻经》注释

［3］。祇树给孤独园，祇陀太子的树林，给孤独长者的园地，此园在古印度舍卫国。参见《佛说清净心经》注释［2］和《增上心经》注释［2］。

［2］**释子** 释迦佛之弟子。从释迦师之教化而出生，故名释子。

［3］**竹林** 竹林精舍，又名竹园，为频婆娑罗王建筑以供佛说法的道场，在王舍城，也是佛教史上的第一座寺庙。

［4］**阿练若** 又称阿兰若、阿兰那、阿兰攘、阿兰若迦、阿兰拏、阿练茹，译为无诤声、无声所、远离处、意乐处、无诤行、闲静、寂静处、空寂、无诤、空家等。意为山林、原野等，即离开人烟、不近亦不远、适合比丘修行的闲静场所。一般是指远离人烟的山寺、寺院等，或指在此种场所说法的比丘（被称为阿兰若比丘）。

［5］**安那般那** 旧称安般、阿那般那；新称阿那波那、阿那阿波那。意译为入出息、呼吸。即数息观，数出息入息镇心之观法名。安那略作安，指入息（吸）；般那略作般，指出息（呼）。参见《佛说大安般守意经（节选）》注释［3］。

［6］**毗琉璃三昧** 毗琉璃，七宝之一。意译为青色宝、远山宝、不远山宝。又作流璃、琉璃、吠努璃野、吠琉璃耶、鞞稠利夜、吠琉璃、筏琉璃、毗头梨、鞞头梨。为猫眼石之一种。种类有青、白、赤、黑、绿等各种颜色。其最大特色乃是具有"同化"之性质，亦即任何接近琉璃之物，皆被琉璃之色所同化。相传虚空之颜色（青色）即是由须弥山南方之琉璃宝所映现者。三十三观音中之琉璃观音，即表琉璃同化之德而应现于世，摄化众生。三昧，又作三摩地、三摩提、三摩帝。意译为等持、正定、定意、调直定、正心行处等。即将心定于一处（或一境）的一种安定状态。参见《现病品论》注释［18］。

［7］**波斯匿王有一太子名毗琉璃** 波斯匿王，又作钵逻犀那恃多王、钵啰洗曩喻那王。意译为胜军王、胜光王、和悦王、月光王、明光王。为中印度憍萨罗国国王，约与释尊同时，住舍卫城，为释尊教团之大外护者，兼领有迦尸国。迦尸国与摩揭陀国并列为大强国。据《增一阿含经》卷二十六载，如来成道未久，波斯匿王即位，欲娶释种之女，释迦族之摩诃男乃选婢女之女妻之，王立为第一夫人，生子名毗流勒（或译毗琉勒）。王初暴恶无信，归佛后，屡蒙佛陀教化，笃信佛法，曾与其夫人摩利迦（即末利夫人）问答，得"人皆深爱自己"之结论，其后，请教释尊。二者之对话迄今仍知名于世。其世寿八十。《增一阿含经》卷二十六谓王随寿在世，命终之后，毗流勒为王。然《根本说一切有部毗奈耶杂事》卷八等所记与此不同，谓王乃因太子毗

流勒篡位，于逃亡途中饿死。毗琉璃，当为毗琉勒。

[8] **五百长者子** 指长者之子五百人，常见于经典之中。依《维摩经·佛国品》所载，维耶离国长者之子五百人与宝积童子共诣佛所，持七宝盖供养于佛。又《观佛三昧经》卷三谓，五百释子见佛之端严身相如见炭人，亦如羸瘦婆罗门，佛乃为说本生因缘。盖毗婆尸如来应供正遍知般涅槃后，于像法中有一长者名为日月德，其不信佛法之五百子即此五百释子之前生。

[9] **香象** 佛经中指诸象之一，其身青色，有香气。《杂宝藏经·迦尸国王白香象养盲父母并和二国缘》："比提醯王有大香象，以香象力，摧伏迦尸王军。"

[10] **祇洹** 祇洹精舍，即祇树给孤独园。

[11] **那罗** 译曰力，伎戏。《法华文句记》卷九曰："那罗，此云力。即是捔力戏，亦是设筋力戏也。"《名义集》卷二曰："那罗，翻上伎戏。"

[12] **禅难提** 即难提，意译为喜，为佛陀弟子之一。佛曾为说难提释经，指示常信以舍不信，修清净行以舍不清净行，常乐于布施以舍悭贪等。另据《经律异相》卷十九载，难提比丘心常念定，故又称禅难提。《增一阿含经》卷三："乞食耐辱，不避寒暑，所谓难提比丘是。"

[13] **优波难提** 未详。疑为佛陀弟子之一优波离。

[14] **心惊毛竖** 心惊胆战，汗毛都竖起来了。极言恐惧。

[15] **大观** 景象盛大壮观。

[16] **痴想** 幻想。

[17] **禅定** 梵语三摩地、三昧。即等持，心专注一境而不散乱。佛教以此作为取得正确认识、达到出世成佛的修养方法。此有两种：一谓"坐定"，即人们与生俱来的一种精神功能；一谓"修定"，指专为获得佛教智慧、功德或神通而修习所生者。本处指坐禅。

[18] **醉象** 佛教语，意为疯狂如醉的恶象。比喻为害极大的迷乱之心。《正法念处经·观天品》："若有人常起，色姓财富慢，是人如醉象，不见险恶岸。"

[19] **禁制** 控制，约束。

[20] **敕** 告诫。

[21] **脱能伤坏** 脱，指失去控制。伤坏，受伤。《百喻经·为熊所啮喻》："父见其子身体伤坏，怪问之言：'汝今何故被此疮害？'"

［22］**舍利弗** 释迦牟尼佛的十大弟子之一，号称"智慧第一"的大阿罗汉。参见《般若波罗蜜多心经》注释［4］。

［23］**天帝释第一胜幢** 天帝释，忉利天之主，姓释迦，名天帝释，又云帝释天。天表示众神，帝表示帝王，天帝释即众神的帝王。胜幢，胜战之幢旗。

［24］**慈哀** 慈，仁爱，和善。哀，同情，怜悯。

［25］**三匝** 又作三市。指右旋三周。乃敬礼之一种，源自印度仪式。即对尊者或佛塔，向右旋绕三周，以表仰望之诚。有绕一周，复绕三周者；还有因宿愿、别请，而随顶礼者之意数绕之者。至后世禅宗公案中，参诣者每于问答后即礼拜宗师，绕三匝而行。

［26］**长跪合掌** 长跪，为礼法之一。两足屈膝着地，以示礼敬。亦有称为胡跪者，即齐两膝而着地，两胫空翘，两足之趾拄地，上身挺立。合掌，又名合十，即对合左右双掌及十指，以表示自心专一不敢散乱的一种敬礼。

［27］**天尊** 佛之异名。《大般涅槃经》谓："天有五种，佛为第一义天，是天中之最尊者，故云天尊。"

［28］**阿练若比丘** 指在闲静场所修行的比丘。

［29］**利养** 以利益保养身体。

［30］**即便** 立即。

［31］**五色光** 青、黄、赤、白、黑的五种光彩。

［32］**谛听** 认真听。参见《佛说清净心经》注释［3］。

［33］**修心** 即修炼心志，修养心性。《大毗婆沙论》卷一百二十三云："云何修心？答：若于心已离贪欲润喜渴，又无间道，能尽无色贪，彼于此道，已修已安。"

［34］**阿那般那** 即安那般那。参见本文注释［5］。

［35］**四百四脉** 当指诸血脉。《治禅病秘要法》有多处言及，如卷上云："有四百四脉，直入脑中。……四百四脉，流注入心、大肠、小肠。"《释禅波罗蜜次第法门》卷八："从头至足四百四脉，内悉有风气血流相注。此脉血之内亦有诸细微之虫依脉而住。"

［36］**五风** 指存于人体内之五种气息。据《金七十论》卷中之说，五风乃诸根共通者。五风即：①波那风，此风由口、鼻摄取外尘，动十三根，又称呼吸风；②阿波那风，此风见可畏之事物即缩避之，致人怯弱，又称缩避风；③优陀那风，此风令人高

慢，以己独胜，他人皆不及我，又称胜他风；④婆那风，此风遍满全身，其极至则渐离人体，离尽而卒，又称遍满风；⑤娑摩那风，此风住于心处，摄持身心，又称摄持风。此五风之消长，能左右人之行动作为乃至其一生之荣枯。

[37] **恶口** 以恶毒的话骂人，是十恶之一。参见《佛说佛医经》注释[33]。

[38] **行者** 此处泛指一般佛道之修行者。

[39] **阿梨勒** 果名。

[40] **颇梨** 为七宝之一。意译为水玉、白珠、水精。又作玻璃、颇胝、颇置迦、破置迦、萨颇胝迦、娑婆致迦、塞颇致迦、窣坡致迦。其质莹净通明，有紫、白、红、碧等多种颜色，其中以红色、碧色最珍贵，紫色、白色次之。据《增广本草纲目》卷八载："玻璃本作颇梨，光莹如水，坚实如玉，故又称水玉。"

[41] **狂痴** 癫狂呆痴。

[42] **摩尼珠** 此云"无垢光"，又云"离垢"，又云"增长"。论云："摩尼珠多在龙脑中，有福众生自然得之，亦名如意珠。常出一切宝物、衣服、饮食，随意皆得。得此珠者毒不能害，火不能烧。或是帝释天所执金刚与修罗斗时碎落阎浮提，变成此珠。"又云："过去久远佛舍利，法既灭尽，变成此珠，以为利益。"摩尼珠是传说中最稀有的宝物，出自龙王或摩竭鱼的脑中，或是由佛的舍利所变成，一旦着手，即能消除百病，诸事如意。

[43] **一九重金刚盖** 一九重，一九层，言多。金刚，在印度被列为转轮圣王的七宝之一，其体坚固，任何物质都不能破坏，但能破坏一切物。经论中常常以金刚作为譬喻。参见《现病品论》注释[48]。盖，为遮日防雨所用的一种伞，又称伞盖、笠盖、宝盖、圆盖、花盖、天盖。

[44] **如意珠王** 于如意珠中为最胜者，故云王。《观无量寿经》曰："其宝柔软，从如意珠王生。"

[45] **金刚华** 可能指金刚华菩萨，又称金刚散华菩萨、金刚妙华菩萨、金刚觉花侍女菩萨。

[46] **金刚山** 又曰金刚围山、金刚轮山。亦即须弥山，乃环绕世界的铁围山。

[47] **周匝** 周围。

[48] **密致** 严密。

[49] **七佛** 又称过去七佛。指释迦佛及其出世前所出现之佛，共有七位，即：毗

婆尸佛、尸弃佛、毗舍浮佛、拘留孙佛、拘那含牟尼佛、迦叶佛与释迦牟尼佛。

[50] **四念处** 又名四念住，即身念处、受念处、心念处、法念处。身念处是观身不净；受念处是观受是苦；心念处是观心无常；法念处是观法无我。此四念处的四种观法都是以智慧为体，以慧观的力量，把心安住在道法上，使之正而不邪。参见《佛论心中心法》注释[8]。

[51] **六情根** 即六情、六根。旧译经论多将六根译为六情。因眼、耳、鼻、舌、身、意六根皆具有情识，故称六情。参见《般若波罗蜜多心经》注释[8]。

[52] **恶风** 厉风。《圣济总录》卷十八："恶风者，皆五风厉气所致也。"

[53] **洗心观** 洗心，洗涤心胸，比喻除去恶念或杂念。观，以正慧观察事理的意思。

[54] **火珠** 指塔顶饰物。于塔顶九轮之上置一宝珠形之饰物，其周围以火焰图案装饰之，称为火珠。此外，火珠有时亦指收纳于佛塔中如火一般光彩绚烂的宝石，或如凸透镜般可以生火的珠子。

[55] **想** 即思索、希望、推测。谓心中思念对象。

[56] **梵王持摩尼镜** 梵王，大梵天王的简称，又总称色界之诸天。摩尼镜，装饰有宝珠的镜子。摩尼，意译为珠、宝珠，亦称摩尼宝、摩尼珠（参见本文注释[42]），为宝珠的总称。

[57] **转轮印** 即转法轮印，为象征转法轮之印相。此印表以法轮摧破烦恼，使身心清净。又作法轮印、金刚轮印、说法印、胜愿吉祥法轮印。即二手相背，左右八指互相勾结，缚左拇指入右掌中，以右拇指之指端相拄。

[58] **天童子** 此处当指菩萨，是说白莲花上有一尊小菩萨像。天童子，当借金天童子故事。金天童子为舍卫国长者之子，身体金色，字曰金天。此儿福德，生日家中出一井水，井中复出种种珍宝。儿长大，容貌无比，才艺博通。时阁波国长者生一女，名金光明女，身体金色，端正无比，生日亦有自然井水，出种种珍宝。二长者相谋以为夫妻，时金天家设供请佛，佛来说法，开解其心。金天夫妻及父母皆生信解而得道果。佛还祇洹说其往昔之因缘。后面还有"童子"一词。其实经中常称菩萨为童子，一因菩萨是法王之真子，二因无淫欲之念者犹如世间之童子，并非指年幼者为童子。

[59] **乳湩** 乳汁。《列子·力命》："女始则胎气不足，乳湩有余。"张湛注："乳汁也。"

[60] **八万户虫** 虫，包括人体内的各种寄生虫。户，一家称一户，量词，用以计户数。八万户，形容虫数极多。

[61] **兜罗绵** 又作"兜罗棉"。兜罗是梵语音译，木绵之义，译为绵、细绵。兜罗棉即棉布，又指柳花的棉花等植物性纤维。

[62] **匝** 周，绕一圈。

[63] **境界** 指与心相对的外境。境随心转，人因心情不同而境界亦异。

[64] **色、受、想、行、识** 五蕴。

[65] **达解空法** 达解，通达事物的本质，理解一切。空法，观我空、法空、有为空、无为空等空理之法。

[66] **八十亿炯然之结** 八十亿，极言数量之多。炯，火貌。

[67] **须陀洹** 旧译为入流，新译为预流，是声闻乘四果中的初果名。入流是初入圣人之流的意思，预流是预入圣者之流的意思。

[68] **阿罗汉** 声闻乘中的最高果位名。参见《小道地经》注释[42]。

[69] **三明六通** 三明与六通。阿罗汉所具之德。三明，即宿命明、天眼明、漏尽明。宿命明是明白自己或他人一切宿世的事；天眼明是明白自己或他人一切未来世的事；漏尽明是以圣智断尽一切的烦恼。以上三者在阿罗汉叫作三明，在佛却叫作三达。参见《寿命品论》注释[45]。六通，指三乘圣者所得到的神通，一共有六种，即天眼通、天耳通、他心通、宿命通、如意通、漏尽通。参见《佛说大安般守意经（节选）》注释[103]。

[70] **八解脱** 又名八背舍，即八种背弃舍除三界烦恼的系缚的禅定。①内有色想观外色解脱，谓心中若有色（物质）的想念，就会引起贪心来，应该观想到外面种种的不清净，以使贪心无从生起，故叫解脱。②内无色想观外色解脱，即心中虽然没有想念色的贪心，但是要使不起贪心的想念更加坚定，就还要观想外面种种的不清净，以使贪心永远无从生起，所以叫解脱。③净解脱身作证具足住，一心观想光明、清净、奇妙、珍宝的色，叫净解脱。观想这种净色的时候能够不起贪心，则可以证明其心性已是解脱，所以叫身作证；又他的观想已经完全圆满，能够安住于定之中了，所以叫具足住。④空无边处解脱。⑤识无边处解脱。⑥无所有处解脱。⑦非想非非想处解脱。此四种解脱都是无色界的修定人在修定的时候，观想苦、空、无常、无我，使心愿意舍弃一切，所以叫解脱。⑧灭受想定身作证具足住，灭受想定又名灭尽定，谓人若有

眼、耳、鼻、舌、身之五根，就会领受色、声、香、味、触之五尘，领受五尘，就会生出种种的妄想来，若有灭除受想的定功，则一切皆可灭除，所以叫灭尽定。

［71］**四大** 指地、水、火、风。

［72］**三昧** 又名三摩提、三摩地。意译为正定，即离诸邪乱、摄心不散的意思。参见本文注释［6］。

［73］**焰焰** 火焰炽烈。

［74］**金莲华** 金色之莲花。

［75］**月精摩尼** 一种宝珠。千手观音之四十手中，右手即持日精摩尼，左手则持月精摩尼。日精摩尼，又作日摩尼，为可自然发出光热照明之摩尼；月精摩尼，又作月光摩尼、明月摩尼、明月真珠、月爱珠，可除人热恼，而予清凉。经论中载有诸种摩尼，《大毗婆沙论》卷一百零二载，末尼宝有光明末尼、清水末尼、方等末尼、无价末尼、如意珠五种。《旧华严经》卷四十七载有青琉璃摩尼、夜光摩尼、日藏摩尼、月幢摩尼、妙藏摩尼、大灯摩尼等。《大方等大集经》卷四十七举出帝释毗楞伽摩尼、诸天登祚所着摩尼、梵天光幢摩尼、梵天艳光摩尼等。星光摩尼和水精摩尼亦各为宝珠之一种。

［76］**三珠光** 指月精摩尼、星光摩尼、水精摩尼三种宝珠的光芒。

［77］**地相** 即三摩地相，此即所知事同分影像之异名。

［78］**铁围山** 又作铁轮围山、轮围山、金刚山、金刚围山。佛教之世界观以须弥山为中心，其周围共有八山八海围绕，最外侧为铁所成之山，称铁围山，即围绕须弥四洲外海之山。参见本文注释［46］。

［79］**山神岩崿** 山神，谓将高山、高峰予以神格化，而使之成为信仰对象的山。岩崿：山峦起伏。

［80］**谛观** 审视，仔细看。参见《解脱境界品论》注释［25］。

［81］**十譬** 十种譬喻。《法华经·药王菩萨本事品》为示《法华经》是诸经中最高的教义，说出十种譬喻，具体如下。①水喻。如诸水中海为第一，《法华经》于诸经中亦最深大。②山喻。如众山中须弥山为第一，《法华经》于诸经中亦是最高。③众星喻。如众星中月天子、月亮为第一，《法华经》于诸经中亦最明亮、光辉。④日光喻。如日天子、太阳可除诸暗，《法华经》亦除一切不善之暗。⑤蕳轮王喻。如于诸小王中转轮圣王为第一，《法华经》于诸经中亦最尊贵。⑥帝释喻。如帝释天为三十三天之

王，《法华经》亦是诸经之王。⑦珰大梵王喻。如大梵天王为一切众生之父，《法华经》亦是一切贤圣及发菩萨心者之父。⑧况四果辟支佛喻。如于一切凡夫中须陀洹、斯陀含、阿那含、阿罗汉、辟支佛为第一，《法华经》于诸经中亦是第一。⑨菩萨喻。如于一切声闻、辟支佛中菩萨为第一，《法华经》于诸经中亦是第一。⑩佛喻。如佛为诸法之王，《法华经》亦是诸经中之王。此外，诸经论尚有各种譬喻之说，说法不一。

[82] **目连** 摩诃目犍连的简称。亦称摩诃目犍连、目犍连，或译为菜茯根、采叔氏等。释尊十大弟子之一。人称神通第一，又以其出身的村庄而称拘律陀、拘离多等。据《佛本行集经》卷四十七、《中阿含经》卷二十等的记载，目犍连是摩揭陀国王舍城郊外人，拘离迦村的婆罗门出身，自幼与舍利弗感情甚笃，相貌姣好，学识渊博，某日，看见众生游戏的情景，忽起厌离心而决意出家，拜六师外道之一的删阇耶为师，后来更为追求真实之法，而成为释尊弟子。又依《盂兰盆经》所载，目犍连以神通力得知亡母堕入饿鬼道，却无法救助，于是听从释尊教导，举行盂兰盆供养而救出母亲，此一典故被视为今日盂兰盆会的起源。又在《法华经·授记品》中，目犍被授记为多摩罗跋栴檀香佛。《法华经·授记品》第六云："是大目犍连，当以种种供具，供养八千诸佛，恭敬尊重。诸佛灭后，各起塔庙，高千由旬，纵广正等五百由旬……过是已后，当复供养二百万亿诸佛，亦复如是。当得成佛。号曰多摩罗跋栴檀香如来、应供、正遍知、明行足、善逝、世间解、无上士、调御丈夫、天人师、佛、世尊。劫名喜满，国名意乐。"据说目犍连在释尊入灭前入罗阅城，行托时遭竹（执）杖外道包围，虽脱围而出，惟知此是过去业，所以让外道杀死，以消灭罪业。

[83] **迦叶** 全名大迦叶、摩诃迦叶，为佛陀十大弟子之一。参见《现病品论》注释[20]。

[84] **迦旃延** 佛陀十大弟子之一。有摩诃迦旃延、摩诃迦多衍那、大迦旃延、迦多衍那等译名。意译为大剪剔种男。西印度阿槃提国人。由于他善于分析法义，擅长说法，"略义能广，广义能略"，因此有"论议第一"的雅号。

[85] **涌泉** 无止尽之义。"经"（修多罗）有五义：一，法本；二，微发；三，涌泉；四，绳墨；五，结鬘。涌泉为其中的第三义。天台大师于《法华玄义》卷八阐释此五义，以涌泉譬喻佛的说法是无尽深渊，含多义譬如泉之涌出。

[86] **十方** 东、西、南、北、东南、西南、东北、西北、上、下。参见《佛论心中心法》注释[13]。

［87］**青水**　青色的雨水。

［88］**七觉支**　觉法有七种，故云七觉支。即七菩提分。参见《佛说清净心经》注释［7］。

［89］**龙**　梵语叫作伽，八部众之一，有神通力，能变化云雨。

［90］**无量**　不可计量之义。

［91］**四金刚轮**　四金刚，即空性菩提金刚、种子所集金刚、影像出生金刚、文字布置金刚。胜义之无自性空展开于世俗谛中，分为四种具体过程，以作为修道体系之成就法。四金刚中之第一空性菩提金刚为一切诸法中观胜义无自性空菩提心之修法，为四金刚之根本。第二以下至第四即以此空性菩提展开实际之观法内容。集约空性菩提金刚主题之种子即为第二之种子所集金刚，以此集约种子作为觉悟空性之法极为抽象，然为表征之，乃有具体显示之必要。轮，金轮宝之略称，又作金轮、轮宝，指转轮圣王手持金刚作之轮宝（轮形武器，属七宝之一）。传说随着轮宝之转动，所向之处悉皆归伏。持金轮宝之转轮圣王称为金轮王，亦略称金轮。又，千手观音四十手中持金轮之手称金轮手。

［92］**四大声闻**　又作四大弟子。指法华会座中受佛授记之四声闻，即迦叶、须菩提、目犍连、迦旃延四大弟子。

［93］**八圣道分**　即八正道。《阿弥陀经》曰："七菩提分，八圣道分。"参见《佛论心中心法》注释［66］。

［94］**尔焰**　又作尔炎。意译为所知、境界、智母、智境。声明、工巧明、医方明、因明、内明五明之法，皆为能生智慧之境界，称为尔焰。

［95］**下风**　出虚恭。参见《佛说佛医经》注释［17］。

［96］**薄皮**　相当于表皮。后文的"厚皮"，相当于真皮；"膜"相当于皮下组织；"肉"指肌肉；"骨"即骨骼；"髓"指"骨髓"等。这段文字是按组织解剖学说的。

［97］**翳**　眼角膜上所生障碍视线的白斑。

［98］**溃溃**　水流貌。

［99］**皎白**　本指月光明亮洁白，此处借指骨骼色白。

［100］**虫网丝**　言骨髓的解剖形状。

［101］**一一**　完全。

［102］**四分**　分为四份，此处是说大脑分为四部分，很显然这是受到佛学"四分"

的影响。四分包括唯识家为阐明诸识作用的各方面，是根据唯识义理来区分的。四分是相分、见分、自证分、证自证分。唯识家说一切有为无为法（即宇宙万有）皆非离识别有自性。识的意义是了别，就是分别了达（也就是认识），所了别的山河大地、日月星辰等，叫作境（或事物）；能了别山河大地等境的作用，叫作识或者心。能了别和所了别皆不离识，所以说是唯识。

[103] **心胆** 疑指心志。

[104] **肺腴** 未详。腴，腹下的肥肉。

[105] **生熟二藏** 指子宫。

[106] **皎然白净** 皎然，明亮洁白貌。白净，洁白，干净。

[107] **捉金刚刀** 捉，把，将。金刚刀，金刚一词亦常用于武器方面，如独钴（即独股形状之金刚杵或金刚铃）、三钴、五钴等，具有摧破众生之烦恼、去除惑业之障难、惊觉众生等各种含义。

[108] **剜** 挖削。

[109] **马珂** 即蛤蜊。

[110] **醍醐** 参见《佛说佛医经》注释[8]。

[111] **髻** 盘在头顶或脑后的发结。

[112] **众色药** 各种各样的药物。众色，各种色彩。药，治疗疾病有效用之物的总称。

[113] **雪山酥** 未详。当为类似于雪山不死药之类的东西，下文之"白酥"当与此相类似。

[114] **持用拥身** 持用，采用。拥身，护身。

[115] **下一针** 扎下一针。

[116] **不思议熏** 无明熏习真如而生妄法，称为不思议熏。熏，即熏炙之义。不思议，为不可思议的略称，甚深之理及稀奇之思虑在言议之外，谓之不思议。

[117] **修** 修治。

[118] **挽出** 取出。

[119] **爪** 指甲，此处借指手指。

[120] **摩触** 抚摸。

[121] **粪门** 肛门。

［122］**杂秽诸虫**　杂秽，杂乱不纯，此处指粪便等排泄物。诸虫，指肠道的寄生虫。

［123］**禅味乐**　当指甚深妙禅法甘味所生之快乐。

［124］**钩锁**　弯曲的锁链。唐代段成式《酉阳杂俎续集·支诺皋下》："（朱道士）见岩下有枯骨，背石平坐，按手膝上，状如钩锁，附苔络蔓，色如白雪。"此处借指身体能够弯曲自如。

［125］**内**　古同"纳"，收入，接受。

［126］**七宝大盖**　七宝，即七种珍宝，又称七珍。诸经所说的略有不同。《般若经》所说的七宝是金、银、琉璃、珊瑚、琥珀、砗磲、玛瑙；《法华经》所说的七宝是金、银、琉璃、砗磲、玛瑙、真珠、玫瑰；《阿弥陀经》所说的七宝是金、银、琉璃、玻璃、砗磲、赤珠、玛瑙。盖，为遮日防雨所用的一种伞，又称伞盖、笠盖、宝盖、圆盖、花盖、天盖。古印度部族在开重要会议时为了避暑，常利用大树的树荫。在这种场合，部族的长老背对着树干而坐，释尊说法时也继承这种习俗，在诸经典中皆有当时情景的记述。后来，此种习俗变化为伞盖，而后又成为王者或者法王释尊的象征。

［127］**慈法门**　慈，慈悲，愿给一切众生安乐的心，也就是仁爱心的无限扩大。法门，佛所说的法，因是众生超凡入圣的门户，故称法门。参见《解脱境界品论》注释［8］。

［128］**力**　用力，努力。

［129］**根**　根有根机、根性之义，表示受教者之性质、资质。因根有优劣之分，故有所谓利、钝二根之别，或上、中、下三根，利、中、钝三根之别。若以修道力修炼之，从钝根、下根而渐修至利根、上根，称为炼根或转根。各种转根之中尤指由声闻（下根）至缘觉（中根），再往上至菩萨（上根）者。

［130］**九十八使**　又作九十八随眠。随眠，烦恼之异称。烦恼常随逐于人，故称随；其状体幽微难知，如眠性，故称为眠。九十八者，小乘俱舍宗所立见、思（修）二惑之总数，其中见惑有八十八随眠，修惑有十随眠。此乃以贪、嗔、痴、慢、疑、身、边、邪、取、戒十随眠，配于三界五部，即欲界见苦所断之十种、见集所断七种、见灭所断七种、见道所断八种及欲界修惑所断之四种，共为三十六种，又色界、无色界于五部各有三十一种，合为九十八种。

[131] **灌顶** 即以水灌于头顶，受灌者即获晋升一定地位之仪式。原为古代印度帝王即位及立太子之一种仪式，在这种仪式中国师以四大海之水灌其头顶，表示祝福。密教有灌顶法，灌者乃大悲护念义，顶者乃佛果最上义，谓诸佛以大悲水灌顶，能使功德圆满。灌顶有多种不同的方法。

修行智慧论

选自《正法念处经》卷六十六、卷六十九之"身念处品"，

元魏婆罗门瞿昙昙般若流支　译

导读：

《正法念处经》七十卷，又作《正法念经》。内容包括：①十善业道品；②生死品；③地狱品；④饿鬼品；⑤畜生品（包含阿修罗）；⑥观天品（含四王天、三十三天、夜摩天）；⑦身念处品。全经虽涵盖地狱、饿鬼、畜生、诸天等界，但重点则置于三界六道的因果及出家人之修行。本经虽属于小乘佛典，但构思雄奇，笔致奔放，时可窥见大乘思想之端倪。如卷三十六有"益与不益无异，缚与脱亦如是。放逸与不放逸，功德与过皆平等"之叙述，颇类似大乘理趣。本经中亦有自利利他、六波罗蜜等内容。全经内容充实，描写极为广泛，因而被后人视为"小乘的《华严经》"或"百科辞典"。本经也是研究佛教宇宙观、世界观者不可忽视的典籍。

《正法念处经》卷六十四至卷七十为"身念处品"，"修行智慧论"就是从其中的卷六十六和卷六十九中选取的。修行含有实习、修养、实践之义。宗教生活中欲实现生活上之统制、调节、规定等，则须借修行以完成之。宗教本有信仰与修行双重之要求，以佛教而言，行者自身欲实现佛陀体验之境界，则需专心精研修养，故特别重视修行，因此发展出各种详细之戒律条文、生活规范与精神之修养方法。智慧，《佛学常见词汇》说："智与慧。明白一切事相叫作智；了解一切事理叫作慧。"《藏传佛教大辞典》指出："详明印证、体验、辨析之力。佛书译为现观、现证。"可见，智慧需要通过修行来获得，所选的"修行智慧论"就是对此专门进行的论述。

原文：

（一）

复次，修行者内身循身观[1]。有何等风[2]，住我身中，作何等业[3]？彼以闻慧或

以天眼[4]，观见有风，名曰上下，住在身中，或安不安，为何所作？彼以闻慧，或以天眼见上下风，若不调适[5]，行于五处[6]，作何等业？

作出入气[7]，人说为命，行于心顶，遍于身中，自在无碍，是为风力第一分也。若风不调，能破坏身，是风亦令口中多唾，令身羸瘦，饮食反胃[8]，逆欧[9]而出，是为风力第二分也。住于心胸，为何所作？若气在心，或忧或喜。若气从咽喉，上至于顶，下入舌根，随其所念，则能有语，能说文字，思惟诸义，是为风力第三分也。复有常为身火恼乱，令身流汗，是为风力第四分也。是风遍身，睑眼视眴动一切身[10]，思惟遍身依男女根能生子息[11]。若男女行欲，如此风力，能集精血[12]，能令女人髋骨多力[13]，男女精血和合共集钾罗婆身[14]，薄精[15]之时，风吹令厚，而作肉团[16]。作肉抟已，次生五胞[17]。生五胞已，或方或圆，随身长短，识亦遍满[18]。随种种相[19]，譬如有人攒酪出酥[20]，有酪有水，有瓮有攒。攒之出沫，知其已熟，收取生酥。如是风力，及业烦恼，能集成身，亦复如是，是为第五风力分也。

若饮食啖味[21]，于舌根中、咽喉脉中饮食充满，乃至遍于毛根爪甲[22]，气力增长，作色香味。若风不调，下风上行，作四种恶，气塞难出，遍身苦恼。若离本处[23]，一切诸根、一切识中皆得恼乱，丧失身命。既舍身[24]已，失三种法：一命[25]，二暖[26]，三识。是故偈言：若舍此身时，失命暖及识，更无所觉知，犹如瓦木石。是则名为第一恶也。若不调适，作第二业：喘息粗重不能调顺，一切遍身苦恼所逼，逼之苦极则舍身命。是则名为第二恶也。是上行风若不调顺，作第三恶：既恼诸根，一切遍身，而作恼乱，丧失身命。是则名为第三恶也。是上行风若不调适，作第四恶：或大喘息，或复微少，或致命终，或但伛身[27]而不失命。是则名曰第四恶也。若睡眠时，气息出入以时，命根[28]如是。观上下风已，如实知身[29]。

复次，修行者内身循身观。有何等风，或安不安，作何等业？彼以闻慧或以天眼，观见有风，名曰命风，住在身中，或令身肥，或令羸瘦，令心审谛[30]。若风不调，心则轻动，所知皆失。曾闻[31]亦忘失，见境不了[32]，于声不闻[33]。如是鼻不知香，舌不知味，身不觉触，意不知法[34]，不识自他[35]。观命风已，如实知身。

复次，修行者内身循身观。有何等风，作何等业？彼以闻慧或以天眼，见乱心风住于身中。若调不调，为何所作？彼以闻慧或以天眼，见于此风，若我心过，风不调顺，随心所行，或动或顽，干消痫乱，或所食味，邪流不正[36]。如是恼乱其心，令于善法不生爱乐，流汗多唾，不耐冷触，若见色相，以有病故，不能如本、如实见色，身重难摄，身毛皆竖[37]。若风调顺，则无如向所说之病。观乱心风已，如实知身。

复次，修行者内身循身观。有何等风，住于身中，或安不安，作何等业？彼以闻慧或以天眼，见有乱风，住在身中，若不调顺，多见恶梦，睡眠惊悟[38]，虽住温暖而常觉冷。若见城邑村落人民，见为空聚[39]，或见黄色，少于言语，不乐卧处，本曾闻法，皆悉忘失，四大恼乱，其所食味住于心中，无缘生厌，妄见丘聚[40]。若风调顺，则无如上所说诸病。观乱风已，如实知身。

复次，修行者内身循身观。有何等风，作何等业？彼以闻慧或以天眼，见视眴风，住在身中，若不调适，不得眴目[41]，更无余风速于如此，视眴风者，行一切处，悉遍诸根。若不调顺，则生此病。若风调顺，则无如向所说诸病。观视眴风已，如实知身。

复次，修行者内身循身观。有何等风，或调不调，作何等业？彼以闻慧或以天眼，见有一风，名互相闭。欲命终时，有五风起，或调不调，为作何业？彼以闻慧或以天眼，见眼耳鼻舌身心坏故，于自境界，色声香味触法中不能缘了[42]。若风不发，命则不断，发则失命。观五闭风已，如实知身。

复次，修行者内身循身观。有何等风，或调不调，作何等业？彼以闻慧或以天眼，见坏胎藏风，住在身中，若人初识入于母胎，先业因缘，歌罗罗时，即坏其命。若歌罗罗时，不坏其命，至肉搏时，乃断其命。冷风入胎，令其破坏。若肉搏时，不断其命，身分具足，乃断其命。若身分具足，不断其命，诸根具足，乃断其命。随其宿世，杀业轻重，于胎藏中，而断其命。若于宿世，不杀众生，如所说风，不能杀害[43]。观坏胎藏风已，如实知身。

复次，修行者内身循身观。有何等风，或调不调，作何等业？彼以闻慧或以天眼，见有一风名转胎藏，住在身中，或乱不乱，作何等业？彼以闻慧或以天眼，见转胎风，以此众生先世邪业，若是男子转为女人，或作黄门[44]，或胎中死，以恶业故。若于先世无恶业者，莫能为害。观转胎藏风已，如实知身。

复次，修行者内身循身观。有何等风，住在身中，作何等业？彼以闻慧或以天眼，见去来走掷风，住在身中，或乱不乱，为何所作？彼以闻慧或以天眼，见去来走掷风，若不调顺，手足挛躄，身伛曲脊，不能行来，饮食仰他不能自食，身根智慧悉不清净[45]。若风调顺，身则能行，去来进止，能走能掷，上下骑乘。观去来走掷风已，如实知身。

复次，修行者内身循身观。有何等风，或调不调，作何等业？彼以闻慧或以天眼，见眼耳鼻舌身五根别风，业之所作，业风所吹。一风与眼共缘，四大之中风力强故，故名为风。是风能令眼根四大清净，见众色像。一风耳中，能令闻声。鼻香、舌味、身触，亦复如是。如是五风，如实观之。若风调顺，于五境界无所障碍。若不调顺，则多障碍，不能如实知于境界[46]。如是观于眼耳鼻舌身五种风已，如实知身。

复次，修行者内身循身观。有何等风，或调不调，作何等业？彼以闻慧或以天眼，见有刀风，住在身中。或乱不乱，作何等业？彼以闻慧或以天眼，见命终时，刀风皆动，皮肉、筋骨、脂髓、精血一切解截[47]，令其干燥，气闭不流。身既干燥，苦恼而死，如千炎刀而刺其身，十六分中犹不及一[48]。若有善业，垂死之时，刀风微动，不多苦恼。观刀风已，如实知身。

复次，修行者内身循身观。有何等风，或调不调，作何等业？彼以闻慧或以天眼，见针刺风，住在身中。或调不调，为何所作？彼以闻慧或以天眼，见命终时，风不调顺，遍身诸节及一切脉、一切筋中，一切枝骨[49]、一切毛孔、一切肉中、一切骨中、一切髓中，如烧炎针[50]遍于身中，来逼人身，如百千炎针皆刺其身，十六分中不及其一。若于宿世有善业者，于命终时，是针刺风则不大苦。观针刺风已，如实知身。

复次，修行者内身循身观。有何等风，或调不调，作何等业？彼以闻慧或以天眼，观见有风，名曰恶黄，住在身中。若调不调，为何所作？彼以闻慧或以天眼，见恶黄风，若不调顺则生黄病[51]，口中干燥，遍身皆黄，面目爪甲一切皆黄，腹胀粗大[52]，于其腹上青黄脉现[53]，其身无力，食不能消，口苦尿黄，身体羸瘦，目视众色皆作青黄，不能起止，腹中常胀。若黄风不调则生此病，若黄风调顺则无此病。观恶黄风已，如实知身。

复次，修行者内身循身观。有何等风，或调不调，作何等业？彼以闻慧或以天眼，见有一风，名曰破肠。或调不调，为何所作？彼以闻慧，或以天眼，见破肠风，若不调顺，若多饮食而复频申[54]，能破其肠。或杂骨食肉[55]入其肠中，能破其肠，食则流出，腹大增长，生大苦痛；不能饮食，食力少故，身体微劣，手足皆肿，下门蒸热，一切身分恒热不定，口中干燥，常见恶梦，腹中风动，一念不住[56]。若破肠风调顺和适，则无如向所说诸病。观破肠风已，如实知身。

复次，修行者内身循身观。有何等风，或调不调，作何等业？彼以闻慧或以天眼，见有一风，名曰冷唾。若调不调，为何所作？彼以闻慧或以天眼，见冷唾风，若不调顺，口中味甘，其心忪忪[57]，不忆饮食。若欲坐禅则生疑急，舌重难语，或咽喉痛，气噎臭恶，心中臭气上冲咽喉，气涩难出，不觉饥渴，咽喉闭塞[58]。若冷风调顺，则无如上所说诸病。观冷唾风已，如实知身。

复次，修行者内身循身观。有何等风，住在身中，或调不调，作何等业？彼以闻慧或以天眼，见有一风，名曰伤髓，住在身中。若不调顺，为何所作？彼以闻慧或以天眼，见伤髓风，若不调顺，令身振动，身多疲极，不能远行，常多病疾，颜色丑恶，身体瘤[59]，不能多语，其心怯弱。是人昼夜骨髓常疼，身毛皆竖，诸脉劣弱，常患头痛。以此风故常动脑虫，以虫动故犹如针刺[60]。若风调顺，则无如上所说诸病。观伤髓风已，如实知身。

复次，修行者内身循身观。有何等风，住在身中，或调不调，作何等业？彼以闻慧或以天眼，观见有风，名曰害皮；住在身中。若不调顺，为何所作？彼以闻慧或以天眼，见害皮风，若不调顺，令我身皮，其色丑恶，皆悉粗涩，身皮破裂。设以苏油[61]而涂其身，速疾干燥。身体手足皆悉坚直[62]，难可屈伸，梦中多见垂堕崄岸[63]。暖饮食味，口中觉冷[64]，舌疮破裂，不能饮食。若害皮风调顺和适，则无如向所说诸病。观害皮风已，如实知身。

复次，修行者内身循身观。有何等风，住在身中，或调不调，作何等业？彼以闻慧或以天眼，见有一风，名曰害血，住在身中。若不调顺，为何所作？彼以闻慧或以天眼，见害血风住在身中，若不调顺，行于肺中作二种过[65]，或上或下。若血上行，令眼耳鼻血脉不调，诸大不安。大不调故身体失力，颜色粗恶，不能去来，鼻中常臭，同梵行者不与同行、同处而坐[66]。若血下行至大小便，流血而下，作三种过：一者痔病，二者苦恼，三者下血[67]。若害血风，和顺调适，则无如上所说诸病。观害血风已，如实知身。

复次，修行者内身循身观。有何等风，住在身中，或调不调，作何等业？彼以闻慧或以天眼，观见有风，名曰害肉，住在身中。若不调顺，为何所作？彼以闻慧或以天眼，见害肉风，若不调顺，令人身中生诸痛病，臭恶遍身，破已臭恶，多有浓汁[68]，耐冷恶热[69]，不耐辛苦[70]，宜轻甜冷[71]，一切身动臭烂流出。若风调顺，则无如向所说诸病。观害肉风已，如实知身。

复次，修行者内身循身观。有何等风，住在身中，或调不调，作何等业？彼以闻慧或以天眼，观见有风，名曰害脂，若不调顺，作何等业？彼以闻慧或以天眼，见害脂风，若不调顺，令脂增长，身生疱肉[72]，高下不平，堆阜凹凸[73]，或坚或滑，或有顽痴[74]无所觉触。若害脂风，和顺调适，则无如上所说诸病。观害脂风已，如实知身。

复次，修行者内身循身观。有何等风，住在身中，或调不调，作何等业？彼以闻慧或以天眼，见害骨风。若不调顺，为何所作？彼以闻慧或以天眼，见害骨风，若不调顺，令骨疼痛，其声破散[75]，昼夜不睡，项颈疼痛，一切筋骨皆缓不治[76]，筋骨无力，身常疼痛，疲极苦恼，不能起止，无一念[77]乐。若风调顺，则无如向所说诸病。观害骨风已，如实知身。

复次，修行者内身循身观。有何等风，住在身中，或调不调，作何等业？彼以闻慧或以天眼，见有一风，名曰害精，住在身中。若不调顺，为何所作？彼以闻慧或以天眼，见害精风，若不调顺诳惑于人，若人眠睡戏弄于人，示人种种诸恶之念，以妄想心作非梵行。风不调故，夜行鬼女，虚诳破实，梦为其犯，令不忆食[78]。观害精风已，如实知身。

复次，修行者内身循身观。有何等风，住在身中，或调不调，作何等业？彼以闻慧或以天眼，见有一风，名曰皱风，住在身中。若不调顺，为何所作？彼以闻慧或以天眼，观于皱风，若不调顺，若足下足上，若腨若髀[79]，若髋若背，若胁若乳，若咽若项，若肩若臂，若耳若眉，一切身分，皆悉皱减。其身深皱，或开或合，其足尸破。设油涂身，寻即干燥，令如老人。观皱风已，如实知身。

复次，修行者内身循身观。有何等风，住在身中，或调不调，作何等业？彼以闻慧或以天眼，观见有风，名曰白发，住在身中。若不调顺，为何所作？彼以闻慧或以天眼，观白发风，若不调顺，能令少年发白羸瘦，犹如老人，若在家人所生之子，如父速老，其子病故，无复子孕[80]。以风力故，令年少者如老无异。是白发风起于恶劫，随诸众生不顺法行[81]，风则增长。若有福德，风则调顺。若无福德，风则不调。观白发风已，如实知身。

复次，修行者内身循身观。有何等风，或调不调，作何等业？彼以闻慧或以天眼，见有一风，名曰损腻，住在身中。若不调顺，为何所作？彼以闻慧或以天眼，观损腻风，若不调顺，不忆饮食[82]，令人衰弱，不喜腻食[83]。病之所起，因于昼寝。风不调顺，不乐甜食，嗜苦酢味[84]。若不食腻，风则调顺，身不疲极。观害腻风已，如实知身。

复次，修行者内身循身观。有何等风，住在身中，或调不调，作何等业？彼以闻慧或以天眼，见有淋风，住人身中。若不调顺，为何所作？彼以闻慧或以天眼，见淋病风，若不调顺，常多淋沥[85]，不能如意，身体无力，其出入息，粗浊不调[86]，身色痿黄[87]，羸瘦憔悴[88]。若风调顺，则无如向所说诸病。观淋风已，如实知身。

复次，修行者内身循身观。有何等风，作何等业？彼以闻慧或以天眼，见有一风，名食相应。若调不调，为何所作？彼以闻慧或以天眼，见食相应风，若不调顺，所食四分五分之中，三分欧吐[89]，令人心乱，失于食力，不能视眴。以风力故，意法不定。若风调顺，则无如向所说诸病。观食相应风已，如实知身。

复次，修行者内身循身观。有何等风，住在身中，或调不调，作何等业？彼以闻慧或以天眼，见有一风，名坏牙齿，住在身中。为何所作？彼以闻慧或以天眼，见坏牙风，若不调顺，牙齿疼痛，毁坏堕落，龂[90]中血烂，唇口生疮，上腭生疮，鼻塞不通。若风调顺，则无如向所说诸病。观坏牙齿风已，如实知身。

复次，修行者内身循身观。有何等风，住在身中，或调不调，作何等业？彼以闻慧或以天眼，见有一风，名曰喉脉，住在身中。若不调顺，为何所作？彼以闻慧或以天眼，见喉脉风，若不调顺，令咽项痛，或咽喉肿，或其声涩[91]。若风调顺，则无如向所说诸病。观喉脉风已，如实知身。

（二）

复次，修行者知业果[92]报。云何众生先业既尽，不作新业，而不知于时节轮转[93]？众生食[94]命，时如大火焚烧命薪；时如恶电摧坏命天；时如师子啖害人兽[95]；时如驶河[96]拔人树根，漂至异处，一切死法，不可逃避。

云何众生，而不觉知？不见老病死，戏弄[97]破坏一切少壮，及一切欲；破一切力[98]。一切众人之所轻笑[99]。羸瘦之本，能灭眼耳鼻舌身意，涎涕流溢，身曲不端，牙齿、髑髅[100]、骨节、筋脉皆悉慢缓[101]，不能去来，洗沐清池。为诸年少，之所轻毁欲入死城[102]，失于气力，不安隐处。不善之地，数[103]大小便，多乐眠卧。

众生云何，不见此老而行放逸[104]？以放逸故，不见决定[105]当有疾病。以疾病故，四大不调，诸根失乐[106]；一切筋肉、皮血、脂肤，及以精髓[107]，皆悉干竭；憎一切味，不能坐起；忆念医师[108]，以求安隐；一切饮食，入口皆恶；顿乏疲极，不能起止；欲多睡眠，身体羸瘦，唯有皮骨；一切亲族及其妻子，不能为伴，如死怖畏[109]。而此众生，不知不觉。是修行者，观放逸行众生已，起悲愍心。以悲愍故，修四梵行[110]，谓慈、悲、喜、舍。是修行者，如是观郁单越人起悲愍心，观身威仪[111]，如贼[112]无异，身如水沫[113]，诸识如幻，富乐[114]如梦。作是观已，生厌离心。

注释：

[1] **内身循身观**　内身，血肉骨骼所成自我身躯，以及体内诸有形器官。《杂集论》卷十云："内身者，谓于此身中所有内色处。由自身中眼耳鼻舌身根，内处所摄故，堕有情数故，名内。"循身观，即四念处观中之身念处观。修此观法时，观察身体，由头至足，次第巡历，观三十六物皆不洁净，故称循身观。据《大日经疏》卷三载，修循身观时，见此身为三十六物所集成，具有五种不净，充满恶露，故能不生贪爱。三十六物指发、毛、齿、泪、皮、血、肉、五脏、痰等。五种不净即指种子、住处、自体、外相、究竟。

[2] **风**　本经中的风，含义非常广泛，从医学的角度看可以作为生理功能和多种致病因素以及病名（如上下风、命风等）来理解。《二解显扬》卷一云："风亦二种。一，内；二，外。内，谓各别身内眼等五根及彼居处之所依止，轻动所摄有执受性。复有增上积集。所谓上下横行入出气息。诸如是等，是内风体。发动作事受用为业。外，谓各别身外色等五境之所依止，轻动所摄非执受性。复有增上积集。所谓摧破山崖，握拔林木等。彼既散坏，无依止静。若求风者，动衣摇扇；其不动摇，无缘故息。诸如是等，是外风体。依持受用为业，变坏受用为业。对治资养为业。"这段话有助于我们认识风的内涵。

[3] **业**　音译作羯磨。为造作之义。意谓行为、所作、行动、作用、意志等身心活动，或单由意志所引生之身心生活。

[4] **闻慧或以天眼**　闻慧，为三慧（闻慧、思慧、修慧）之一。闻慧是听闻佛法能生智慧，思慧是思惟佛理能生智慧，修慧是勤修禅定能生智慧。天眼，五眼之一。为天趣之眼，故名天眼。天上人的眼能够看得很远。天眼有两种：一种是从福报得来，如天人；一种则是从苦修得来，如阿那律。

[5] **调适**　协调。

[6] **五处**　指身体的五个部位，即顶间、喉间、心间、脐间和密处；有时亦表示五体、全身。此处即是指全身。处即部位之义。

[7] **气**　中国哲学的传统概念，被视为万物生成的根源。气亦可被视为生命力，意为存在于自然界的一切事物（生物、无生物）内部的生机，可视作贯通万物的原理。此处可以参照中医学的"气"来理解，因为它是遍行全身、无处不在，并用来维持生命的。

［8］**反胃**　咽下食物后胃里难受，有恶心、呕吐症状。

［9］**逆欧**　气逆而呕吐。欧，同"呕"。

［10］**眴动一切身**　眴，眨眼，目摇。身，集合之义，附加于语尾，表示复数之语，如六识身。

［11］**男女根能生子息**　男女根，指男女之生殖器官及其功能。男根、女根合称二根。因其有使女、男成为女、男之殊胜力量（增上之义），故称"根"。据《俱舍论》卷二载，由二根之故，一切有情乃有男女形相、言音、乳房等之差别。《瑜伽师地论》亦谓安立家族，使之相续不断，而具有增上之势用者，即为男女之二根。然三界之中，唯欲界之人具有此根，色界、无色界均无。诸有情分别为男女二类，又有形相、言音、乳房等方面之差异，皆由男根、女根之不同所致。数论外道总称男女二根为人根。参见《大毗婆沙论》卷一百四十五之有关内容。子息，子嗣。

［12］**精血**　精子与卵子。

［13］**髋骨多力**　髋骨，为人体腰部的骨骼，左右共两块。幼年时髋骨分为髂骨、坐骨、耻骨以及软骨连接。成年后，它们之间的软骨会骨化，成为一个整体，即髋骨。左髋骨、右髋骨、骶骨、尾骨以及它们之间的骨连接一起构成骨盆。多力，谓力大。此处系指为孕育胎儿而有足够扩张之能力。

［14］**钾罗婆身**　未详。按文义当为胚胎。

［15］**薄精**　指两精和合。薄，混合，掺入。

［16］**肉团**　有肉块之义，多谓人的身体。其不仅指肉体，亦包含精神的生命当体（指本体）。此处当指胎儿。以下诸句是描写胎儿在母体中的发育情况。下句中的"肉抟"当为"肉团"，抟同"团"。

［17］**五胞**　头为一胞，两肘两膝各为一胞，共成五胞。

［18］**识亦遍满**　是说胎儿不但有了形体，也是充满了精神的生命。识，谓分析、分类对象而后认知之作用。虽至后世时，心、意、识三语汇分别使用，然于初期时皆混合使用。依唯识宗之解释，吾人能识别、了别外境，乃因识对外境之作用所显现，故于此状态之识称为表识、记识。

［19］**相**　形相或状态。

［20］**攒酪出酥**　用酪制作出酥。酪，精制的牛乳。酥，是牛羊等乳钻抨成之，或以草叶药而成之。所谓从牛出乳，从乳出酪，从酪出生酥，从生酥出熟酥，从熟酥出

醍醐,而醍醐最为上药。攒,拿。这句仍然是以用酪制作成酥的加工过程来比喻胎儿生长发育过程。

[21] **啖味** 吃饭。啖,吃。味,食物。啖味与饮食为同义互指。或释啖味为清淡饮食,此时啖同"淡"。

[22] **毛根爪甲** 毛根,毛发的根部,或指汗毛。爪甲,手指或脚趾前端的角质硬壳,又称为筋退。李时珍说,指甲为筋之余,是胆的外候。

[23] **若离本处** 如果作为生理功能的风,离开了它本来的处所。

[24] **舍身** 指舍弃身命。同于"丧失身命""舍身命"或"失命"。

[25] **命** 寿命,生命。

[26] **暖** 加行道四抉择分(四种顺抉择分)之一。依内证智缘四谛法以观修内能取心但是意言,外所取境本无自性而与止观相应之明得定,有如钻木取火,先现暖相。此种即将生起见道慧之前相,得名为暖。

[27] **伛身** 弯曲身体。伛,驼背。

[28] **命根** 即有情之寿命。俱舍宗、唯识宗以之为心不相应行法之一,亦为俱舍七十五法之一,唯识百法之一。由过去之业所引生,有情之身心在一期(从受生此世直至死亡)相续之间,维持暖(体温)与识者,其体为寿;换言之,依暖与识而维持一期之间者,即称为命根。

[29] **如实知身** 如实,指真如实相。非假谓之真,不变谓之如,离虚谓之实。真如即一切众生的自性清净心,亦称为法身、如来藏、法性、佛性等。此真如自性,并非虚妄,乃系真实之相,故名真如实相,简称为如实。知身,指了解身体的生理病理。

[30] **审谛** 缜密。这句系指心神(精神)充沛,能够缜密分析、思考问题。

[31] **曾闻** 曾经知道的。

[32] **见境不了** 眼睛看不见物。见境,天台宗所立十种观境之一。谓得禅者由观禅定而生邪慧邪解,起猛利之见惑,妨碍止观。应如《摩诃止观》卷十一所说,依之更修明诸见人法、明诸见发因缘、明过失、明止观四阶段,以见惑为观境,令达正道而不为所障。不了,不明了,不明白。

[33] **于声不闻** 耳朵听不到声。声,五尘之一,四大种所造,属于色法,为耳根所对之境。闻,耳听,与思、修合称三慧。对于根据经典而来之教说,听闻而信解之,称为闻法、闻信。佛陀之弟子常听闻声教,称为声闻;后世之行人唯依经卷而知佛法,

或遇善知识而得闻法。

[34] **意不知法**　意，识，由其了别对境一点上，命名为意，即心。法，指一切事物。一切事物，不论大的小的，有形的或是无形的，都叫作法，不过有形的叫作色法，无形的叫作心法。

[35] **自他**　自己与他人。

[36] **若我心过……邪流不正**　由于内心的过错，致内风不调，那乱心风在体内到处干扰脏腑功能的正常运行，或是罹患肢体震颤、愚顽、干痟病、癫狂病，或者是味觉障碍，坐立不安。干消，干痟病，《一切经音义》解释为渴病或消瘦病。痴乱，精神失常，疯癫。乱，昏乱，迷乱。

[37] **如是恼乱其心……身毛皆竖**　如此心烦意乱，对一切正知正见的言语表现出很不喜欢；汗水和唾液过多，怕冷，见到万事万物不能够正确分辨真伪，身体沉重，行为懒散，身上的汗毛都竖立起来。摄，控制。

[38] **惊悟**　犹惊醒。睡梦中受惊而醒过来。

[39] **空聚**　无人之村落。

[40] **或见黄色……妄见丘聚**　或者是见到黄色就会少言寡语，也不喜欢睡觉，记忆力减退，对一切美食都无端端表现出很讨厌，恍恍惚惚如见到空虚的村落。妄见，虚妄的见解，如我见、边见等。丘聚，即空聚。丘，空。

[41] **眴目**　眨眼。参见本文注释 [10]。

[42] **见有一风……不能缘了**　大意是说有一种气脉名叫相互闭风，当一个人要死之时，那风就纷纷出动，封闭人的眼睛、耳朵、鼻子、舌头、身体和意识六根，让人看不见、听不到、闻不到、不知味、无感觉和无分辨。闭，关闭。缘了，三因（正因、了因、缘因）佛性中的缘因佛性与了因佛性。正因是众生本有的真性；了因是明白一切真正的道理；缘因是修种种真实的功德。

[43] **若人初识入于母胎……不能杀害**　大意是说如果一个人业力所致，在父精母血和合之时，那坏胎藏风就会破坏肌体让神识无法生存；或者等到那胎藏成为肉团时一股冷流破坏机体；或者是人形初具时或待出生时因为宿世因缘的缘故，机体被坏胎藏风彻底破坏，那神识只好离开这载体，再度出发去寻求新的机会。如果宿世中没有杀业，这种事情就不会出现。歌罗罗，又作羯罗蓝、歌罗逻、羯刺蓝、羯逻罗等，乃父母之两精初和合凝结者，为自受生之初至七日间之位，胎内五位之一。

[44] **黄门** 太监。参见《佛说奈女耆婆经》注释 [71]。

[45] **手足挛躄……悉不清净** 手脚屈曲不能行动，弯腰驼背，饮食、饮水不能自理，身根智慧都不清净。挛躄，手脚屈曲不能行动。仰他，依靠他人。仰，依赖。

[46] **见眼耳鼻舌身五根别风……不能如实知于境界** 意思是说在我们的眼、耳、鼻、舌、身这五根之中有气脉流动，这气流会把眼睛所看到的、耳朵所听到的、鼻子所闻到的、舌根所领受到的、身体所感触到的及时传递给意识。如果哪一方面的气脉受阻，就会出现哪一方面的相应障碍。

[47] **解截** 分段分解。

[48] **如千炎刀而刺其身，十六分中犹不及一** 那身体就好比被千刀万剐一般，肝肠寸断，然后痛极而死。炎刀，狱卒所持之刀而刀身发炎者。《往生要集》（上本）曰："炎刀剥割一切身皮。"十六，密教用以表圆满无尽之数。

[49] **枝骨** 肢体骨骼。枝，通"肢"。

[50] **炎针** 指烧得通红的钢针。

[51] **黄病** 病名，中医认为其是由瘀热宿食相搏，所致身体面目皆变黄色的病证。《太平圣惠方·黄病论》："黄病者，一身尽疼，发热，面色洞黄，七八日后壮热，口里有血，当下之，如猪肝状，其人小腹满急。若其人眼睛涩疼，鼻骨痛，两膊及项强，腰背急，即是患黄也。黄病多大便涩，但令得小便快，即不虑死。不令大便多涩，涩即心胀不安。"黄病可分为急黄、阴黄、阳黄、劳黄等，相当于现代医学之肝胆病变等。

[52] **腹胀粗大** 腹部肿胀。

[53] **腹上青黄脉现** 腹部青筋暴露。肝脏发生病变后，一旦静脉血液回流受阻，压力增高，血管就会凸起于皮肤表面，甚至出现扭曲变色等现象。

[54] **频申** 打哈欠，伸懒腰，打饱嗝。《瑜伽》卷八十九云："粗重刚强，心不调柔，举身舒布，故名频申。"

[55] **杂骨食肉** 指肠中的肉类内容物。

[56] **不能饮食……一念不住** 因为吃得很少，营养不足导致身体日渐消瘦，手足浮肿，肛门发热，全身高热不退，口中干燥，噩梦连连，痛苦不堪。下门，肛门。蒸热，指蒸蒸发热，表现为内热持续地向外蒸发。

[57] **忪忪** 惊恐不安貌。

[58] **若欲坐禅则生疑怠……咽喉闭塞** 不能够一心一意做事情，疑神疑鬼，舌头沉重，语言困难；或者咽喉肿痛，胃里的气体从嘴里出来并发出噫声，口气臭秽，上冲喉咙，气涩难出，喉咙老是堵得慌，不觉得饥渴。

[59] **瘤** 身体之痹疾，或小痛。

[60] **以此风故常动脑虫，以虫动故犹如针刺** 因为头疼惊动脑虫，出现好像被针扎一般的剧痛。脑虫，指颅内寄生虫。

[61] **苏油** 又作酥油。略称酥，或苏。系由牛乳所提炼之油，或食用，或涂身用。为药物之一种。据《十诵律》卷二十六载，佛制染病之僧侣得饮用作为药物之酥。密教修护摩时，常将苏油和五谷等一起焚烧。因护摩种类不同，所用之苏油亦各异，其中白牛、黄牛、黑牛之苏油顺次相应于息灾、增益、降伏三部法。

[62] **坚直** 本意为坚毅正直。此处借指强直。

[63] **垂堕崄岸** 高山险崖。崄，同险。

[64] **暖饮食味，口中觉冷** 热暖饭菜送到嘴里，还觉冰凉。

[65] **作二种过** 指害血风上行或下行导致的两部分疾病。

[66] **大不调故身体失力……同处而坐** 因为气血不调，所以身体乏力，面色粗恶，鼻中常常散发出臭味，以至于人们闻臭就走。

[67] **下血** 便血。

[68] **浓汁** 脓汁。

[69] **耐冷恶热** 怕热不怕冷。

[70] **不耐辛苦** 经不住劳累辛苦。

[71] **宜轻甜冷** 应该少吃甜食和冰冷的食物。

[72] **疱肉** 指长在体表的脂肪瘤、纤维瘤等肿瘤。疱，皮肤上长的像水泡的小疙瘩。

[73] **堆阜凹凸** 堆阜，小丘。凹凸，高低不平。

[74] **顽痴** 本为愚钝无知，借指触摸肿瘤时没有任何感觉。

[75] **其声破散** 疑指呻吟声。

[76] **一切筋骨皆缓不治** 即指筋骨无力。缓，松弛。不治，不能医治。

[77] **一念** 极短的时间。

[78] **若人眠睡戏弄于人……令不忆食** 就会在睡眠之中戏弄于人，会梦见种种男

欢女爱之场面，自已也投身其中，遗精梦淫，也常常被夜行女鬼诱惑，在梦中行淫。久而久之，茶不思饭不想，身体和精神一天比一天萎靡不振。妄想，虚妄的思想。非梵行，又名不净行，即不净的行为，指淫事。虚诳，欺蒙，欺骗。

[79] **若腨若髀**　腨，指胫骨后肉，即腿肚子。髀，大腿，亦指大腿骨。本段文字的主要意思是：体内的皱风如果不调顺，那么全身上下或者局部的皮肤就会起皱，人看起来就像八九十岁的老人一般。

[80] **子孕**　即孕子，怀孕。

[81] **是白发风起于恶劫，随诸众生不顺法行**　这都是此人往生往世不能够如法行事的缘故。恶劫，作恶的劫数。

[82] **不忆饮食**　不思饮食。

[83] **腻食**　油腻食品。

[84] **嗜苦酢味**　喜欢喝醋和吃苦味的东西。酢，调味用的酸味液体。也作"醋"。

[85] **淋沥**　滴落貌。此处指小便次数多而短涩，滴沥不尽。

[86] **粗浊不调**　此处当指呼吸粗细不匀。

[87] **痿黄**　痿痹发黄。

[88] **憔悴**　黄瘦，瘦损。

[89] **欧吐**　即呕吐。参见本文注释 [9]。

[90] **龂**　同"龈"。牙龈。

[91] **声涩**　声音嘶哑艰涩。

[92] **业果**　业，指善恶业；果，即由业所感人、天、鬼、畜等之果报。业果，又作业报。由业而报果，此乃自然之法理，称为"业果法然"。此外，业与果乃彼此相接相续者，业为因，果为报，因果接续，无穷无止。

[93] **时节轮转**　时节，时光岁月。轮转，轮回。

[94] **食**　亏损。后作"蚀"。

[95] **师子啖害人兽**　师子，又作狮子，为兽中之王，经中常以之譬喻佛的勇猛。此处指佛能降伏害人的野兽。啖，吃。

[96] **驶河**　急流。

[97] **戏弄**　捉弄。

[98] **力**　功能、能力之义。

［99］**轻笑** 轻蔑讥笑。

［100］**髑髅** 死人的头骨。

［101］**慢缓** 缓慢。此处借指松弛、松动、不牢固。

［102］**死城** 已无人居住或毫无生气的地方。此处借指死亡。

［103］**数** 屡次。

［104］**放逸** 心所（心的作用）之名，略称逸，俱舍七十五法之一，唯识百法之一。即放纵欲望而不精勤修习诸善之精神状态。参见《现病品论》注释［37］。

［105］**决定** 意指一定不变。为"不定"之对称。又作一定。略作定。有决定信、决定业、决定性等语。

［106］**乐** 遇好缘好境而心情愉快。

［107］**精髓** 精气和骨髓、脊髓、脑髓。中医学认为髓分骨髓、脊髓和脑髓，皆由肾精所化生。肾主骨、生髓，上通于脑。肾精的盛衰不仅影响骨骼的发育，而且影响脊髓和脑髓的充盈。脊髓上通于脑，脑由髓聚而成。《灵枢·海论》："脑为髓之海。"《素问·五脏生成》："诸髓者，皆属于脑。"

［108］**医师** 诊断疾病、施与治疗的医生。医师治疗时需合理用药，故有时亦称药师。

［109］**怖畏** 恐惧、害怕之义。

［110］**四梵行** 又名四梵住，即慈悲喜舍四无量心。因此四心为生于梵天的资粮，故名四梵行。梵行，意译净行，即道俗二众所修之清净行为。以梵天断淫欲、离淫欲者，故称梵行；反之，行淫欲之法，即称非梵行。

［111］**如是观郁单越人起悲愍心，观身威仪** 郁单越，又作北俱芦洲、郁多罗究琉、郁怛罗越、嗢怛罗矩嚧、殟怛罗句嚧。为须弥四洲之一。《起世经》卷一："须弥山王，北面有洲，名郁单越。其地纵广，十千由旬，四方正等，彼洲人面，还似地形。"悲愍，即悲悯。威仪，行住坐卧应有的威德和仪则。

［112］**贼** 名闻利养能潜蚀行者之功德，坏其道心，故比喻为贼。

［113］**水沫** 佛教认为水沫为虚妄而须臾即被破灭之物。

［114］**富乐** 富裕而安乐。

佛说胞胎经

西晋月氏国三藏竺法护　奉制译

导读：

　　《佛说胞胎经》一卷，由西晋三藏法师竺法护接受帝王的命令而翻译成的。经中讲解了什么因缘下能或不能孕育胎儿，以及胎儿在母体中发育的全过程。该过程从摄精受孕的第一周开始，到出生时的第三十八周为止。《佛说胞胎经》作为二千五百余年前的佛教文献，能够阐释人从何处来，由什么构成以及胎儿如何发育生长等医学问题，实属难能可贵。因此，本经是不可多得的珍贵佛医资料。

原文：

　　闻如是。

　　一时，佛游舍卫国祇树给孤独园。于时贤者难陀燕坐思惟[1]，即起诣[2]佛，及五百比丘俱共诣佛所，稽首足下住坐[3]一面。

　　佛告难陀及诸比丘："当为汝说经，初语[4]亦善，中语亦善，竟语亦善，分别其义，微妙具足净修梵行。当为汝说，人遇母生受胞胎[5]时。谛听！善思念[6]之！"

　　"唯然[7]世尊！"贤者难陀受教而听。

　　佛告难陀："何故母不受胎？于是父母起尘染心[8]，因缘合会，母有佳善心志，于存乐神[9]来者至前，母有所失精[10]，或父有所失母无所失，或父清净母不清洁，或母洁净父不洁净，或母尔时藏所究竟[11]，即不受胎。如是究竟，或有成寒，或时声近，有灭其精，或有满，或如药，或如果中央。或如荜茇中子[12]，或如生果子[13]，或如鸟目，或如懿沙目，或如舍竭目，或如祝伽目，或如眼瞳子，或如树叶，或合聚如垢。于是或深，或上深，或无器胎，或近音声，或坚核如珠，或为虫所食，或近左或近右，或大清，或卒暴，或不调均，当左反右，或如水瓶，或如果子，或如狼唐，或有众瑕，或诸寒俱，或有热多，或父母贵来神卑贱，或来神贵父母卑贱，是故不相过生；等行等志，俱贵俱贱，心同不异则入母胎。何故母不受胎？无前诸杂错事不和调事，等意同行，俱贵俱贱，宿命因缘当应生子，来神应遇父母而当为子。于时精神或怀二心，所念各异，如是之事则不和合，不得入胎。"

佛告阿难："云何得入处母胞胎？其薄福者则自生念：'有水冷风于今天雨，有大众来欲捶害[14]我，我当走入大蘙[15]草下，或入叶蘙诸草众聚，或入溪涧深谷，或登高峻，无能得我，得脱冷风及大雨、大众。'于是入屋。福厚得势心自念言：'今有冷风而天大雨及诸大众，我当入屋、上大讲堂[16]，当在平阁升于床榻。'"

佛语阿难："神入母胎，所念若干各异不同。"

佛语阿难："神入彼胎则便成藏，其成胎者，父母不净[17]精亦不离，父母不净又假依倚[18]，因缘和合[19]而受胞胎，以故非是父母、不离父母。譬如，阿难！酪瓶，如器盛酪以乳着中[20]，因缘盛酪，或为生苏[21]，假使独尔不成为苏，不从酪出苏亦不离酪，因缘和合乃得为苏。如是，阿难！不从父母不净成身，亦不离父母成身，因父母为缘而成胞胎。"

佛告阿难："譬如生草菜因之生虫，虫不从草菜出，亦不离草菜，依生草菜以为因缘，和合生虫，缘是之中虫蠢[22]自然。如是，阿难！不从父母不净、不离父母不净成身，因父母为缘而成胞胎。譬如，阿难！因小麦出虫，虫不出小麦亦不离小麦，因小麦为缘而得生虫，因是和合自然生虫。如是，阿难！不从父母不净、不离父母不净成身，因父母为缘而成胞胎，得立诸根[23]及与四大。譬如，阿难！因波达果[24]而生虫，虫不从波达果出亦不离波达果，因波达果为缘自然得生。如是，阿难！不从父母不净、不离父母不净成身，因父母为缘而成胞胎，得立诸根及与四大。譬如，阿难！因酪生虫，虫不从酪出亦不离酪，以酪为缘自然生虫。如是，阿难！不从父母不净、不离父母不净成身，因父母为缘而成胞胎，得立诸根及与四大。因父母缘则立地种[25]，谓诸坚者，软湿水种，热暖火种，气息风种。假使，阿难！因父母故，成胞胎者而为地种，水种令烂，譬如豺[26]中及若肌肤，得对便烂。假使因父母成胞胎，便为水种、不为地种，用薄如湿故也，譬如油及水。又，阿难！水种依地种，不烂坏也；地种依水种而无所著。假使，阿难！父母因缘成胞胎者，地种则为水种，火种不得依也则坏枯腐。譬如夏五月盛暑时，肉中因火种，尘垢秽臭烂坏则就臭腐。如是，阿难！假使因父母胎成地种者及水种者，其于火种不腐坏败而没尽也。假使，阿难！因父母胎成地种及水种者，当成火种、无有风种，风种不立不得长大则不成就。又，阿难！神处于内，缘其罪福得成四大，地、水、火、风究竟摄持[27]，水种分别[28]，火种因号[29]，风种则得长大，因而成就。"

佛告阿难："譬如莲藕生于池中，清净具足[30]花合未开，风吹开花令其长大而得成就。如是，阿难！神处于内，因其罪福得成四大，成就地种，摄持水种，分别火种，因号风种而得长大。稍稍成就，非是父母胞胎之缘，人神过生也。非父母福，亦非父体亦非母体，因缘得合也。非空因缘亦非众缘，亦非他缘，又有俱施同其志愿，而得合会成胚里胞胎。

"譬如，阿难！五谷草木之种完具，不腐不虫，耕覆摩地肥地，下种生茂好。于阿难意云何？其种独立，因地水号成其根茎枝叶花实。"

阿难白佛："不也，天中天[31]！"

佛言："如是，阿难！不从父母媾精[32]，如成胞里，不独父母遗体[33]，亦不自空因缘也。有因缘合成，四大等合因缘等现，得佛胞里而为胚胎。

"譬如，阿难！有目明眼之人，若摩尼珠[34]、阳燧向日盛明[35]，正中之时以燥牛粪，若艾若布[36]，寻时出火则成光焰。计彼火者，不从日出，不从摩尼珠、阳燧、艾生，亦不离彼。又，阿难！因缘合会因缘俱至，等不增减而火得生。胚胎如是，不从父母、不离父母，又缘父母不净之精，得成胞里因此成色、痛痒、思想、生死之识，因得号字，缘是得名，由本成色，以此之故号之名色。又，阿难！所从缘起，吾不称叹往返终始。"

佛告阿难："譬如少所疮病臭处[37]，非人所乐，岂况多乎？少所穿漏瑕秽[38]，何况多乎？如是，阿难！少所周旋在于终始，非吾所叹，何况久长。所以者何？所有终没周旋诸患，甚为勤苦，谁当乐乎欣悦[39]臭处入母胚胎耶？"

佛告阿难："彼始七时受母胎里。云何自然而得成胎？始卧未成就时，其胎自然亦复如是。七日处彼停住[40]而不增减，转稍而热，转向坚固则立地种，其软湿者则为水种，其中暖者则为火种，关通[41]其中则为风种。第二七日，有风名展转，而徐起吹之，向在左胁或在右胁，而向其身聚为胞里，犹如酪上肥[42]，其精转坚亦复如是，彼于七日转化如熟，其中坚者则立地种，其软湿者则为水种，其煴燸[43]者则为火种，间关[44]其间则为风种。"

佛告阿难："第三七日，其胎之内于母腹中，有风名声门，而起吹之，令其胎里转就凝坚[45]。凝坚何类？如指着息疮息肉坏，精变如是。住中七日转化成熟，彼其坚者则为地种，软湿者则为水种，其煴燸者则为火种，间关其内则为风种。"

佛告阿难："第四七日，其胎之内母藏起风，名曰饮食，起吹胎里令其转坚。其坚何类？譬如含血[46]之类有子，名曰不注（晋曰觐[47]），内骨无信其坚如是。住彼七日转化成熟，彼其坚者则为地种，软湿则为水种，煴燸则为火种，间关其内则为风种。"

佛告阿难："第五七日，其胎之内于母腹中藏，次有风起名曰导御，吹其坚精变为体形，成五处应瑞[48]，两膑、两肩、一头，譬如春时天降于雨，雨从空中堕，长养树叶枝，其胎如是。其母藏内化成五应[49]，两膑、两肩及其头。"

佛告阿难："第六七日，其胎在内于母腹藏，自然化风名曰为水，吹其胎里令其身变化，成四应瑞，两膝处、两肘处。"

佛告阿难："第七七日，其胎里内于母腹藏，自然化风名曰回转，吹之令变更成四应瑞，两手曼[50]、两臂曼，稍稍自长柔濡[51]软弱。譬如聚沫[52]干燥时，其胚里内四应如是，两手、两足诸曼现处。"

佛告阿难："第八七日，其胎里内于母腹藏，自然化风名曰退转[53]，吹其胎里现二十应处，十足指处、十手指处。譬如天雨从空中堕，流澍觚枝[54]使转茂盛，时胚胎内于腹藏起二十裔[55]，足十指处、手十指处。"

佛告阿难："第九七日，其胞里内于母腹藏，自然风起吹变九孔，两眼、两耳、两鼻孔、口处及下两孔[56]。"

佛告阿难："第十七日，其胞里内于母腹藏，自然风起名曰痤短，吹其胎里急病暴卒，而甚坚强。在中七日，其夜七日，自然风起名曰普门[57]，整理其体，犹如坚强，具足音声。"

佛告阿难："第十一七日，其胞内于母腹藏，自然化风名曰理坏，吹其胎里整理其形安正诸散，令母驰走不安，烦躁扰动举动柔迟，好笑喜语戏笑歌舞，风起泪出。如是如坐母胞胎，成时喜申手脚。其胎转向，成时诸散合立，有风名柱转，趣[58]头顶散其顶上令其倒转，譬如锻师排囊[59]吹从上转之。如是，阿难！其柱转风上至其项，于项上散转复往反，其风在项上旋，开其咽口及身中脐，诸曼之指令其穿漏，其侵转令成就。"

佛告阿难："第十二七日，其胞里内于母腹藏，自然化风名曰肤面，吹其胎里令成肠胃左右之形，譬如莲华根着地，其肠成就，依倚于身亦复如是，为十八空[60]经缕沟坑。于其七日，自然化风名曰弃毛，吹生其舌及开其眼，成身百节令具足成就，不减依倚生万一千节。"

佛告阿难:"第十三七日,其胞里内于母腹藏,觉身体羸,又觉饥渴,母所食饮入儿体中,儿在胎中,母所食饮,儿因母大长养身。"

佛告阿难:"第十四七日,其胞里内于母腹藏,自然有风名曰经缕门,吹其精体生九万筋,二万二千五百在身前,二万二千五百在背,二万二千五百在左胁,二万二千五百在右胁。"

佛告阿难:"第十五七日,其胞里内于母腹藏,自然化风名红莲花[61],名曰波昙[62],吹其儿体令安二十脉,五脉引在身前,五脉引在背,五脉引在左胁,五脉引在右胁,其脉之中,有无央数不可称计[63]若干种色,各各[64]有名现目。次名力势,又名住立,又名坚强。又一种色,或有青色白色,白色为赤、赤色为白,或有白色为黄,或缥[65]变色,苏色[66]、酪油色,生热杂错[67],熟热杂错。其二十脉,一一有四十眷属[68],合八百脉,二百在身前,二百在背,二百在左,二百在右,二百二力二尊二力势。"

佛语阿难:"其八百脉,一一之脉有万眷属,合为八万脉。二万在胸腹,二万在背,二万在左,二万在右。其八万脉,有无数空[69]不可计。有一空,次二、次三至于七。譬如莲华茎多有众孔,次第生一孔、二孔、三孔至于七孔。如是,阿难!其八万脉亦复如是,有无数根空不可称计,有一、次二、次三至于七。"佛告阿难:"其诸脉与毛孔转相依因。"

佛告阿难:"第十六七日,其胞里内于母腹藏,自然化风名曰无量,吹其儿体,正其骨节各安其处,开通两目、两耳、鼻孔、口门及其项颈,周匝定心[70],令其食饮流通无碍,有所立处诸孔流出流入,逆顺随体令不差错,设使具足无所拘滞[71]。譬如陶家作瓦器[72],师若[73]其弟子和泥调好,以作坯形捶拍令正[74],补治上下令不缺漏,安着[75]其处。如是,阿难!罪福因缘,自然有风变其形体,开其眼精、耳、鼻、口精、咽喉、项颈,开其心根[76],令所食饮皆使得通,诸孔出入无挂安[77]其食饮。"

佛告阿难:"第十七七日,其胎里内于母腹藏,自然有风名牦牛面,吹其儿体开其眼精[78],令使净洁使有光曜[79],及耳、二精[80]、鼻、口门[81],皆令清洁光曜无瑕。譬如,阿难!如摩镜师[82]弟子,取不净镜刮治揩摩[83],以油发明,去其瑕秽光彻内外。如是,阿难!罪福因缘,自然化风开其眼、耳、鼻、口,令其清净开通无瑕。"

佛告阿难:"第十八七日,其胎里内于母腹藏,除若干瑕悉使清净。譬如月城郭[84]、若人宫殿，有风名曰大坚强，其风极大，旋吹宫殿擎持游行，自然清净究竟无瑕。其胎如是，母之腹藏诸入之精，为风所吹，自然鲜明究竟具足。"

佛告阿难："第十九七日，在胚胎中即得四根，眼根、耳根、鼻根、舌根，初在母腹即获三根，身根、心根、命根。"

佛告阿难："第二十七日，在其胞里于母腹藏，自然化风名鞞蓝[85]，吹小儿体，在其左足令生骨节，倚其右足而吹成骨，四骨处膝，二骨在腨，三骨在项，十八骨在背，十八骨在胁，十三骨在掌，各有二十骨，在左右足。四骨在时处[86]，二骨在非处[87]，二骨在肩，十八骨在颈，三骨在轮耳，三十二骨在口齿，四骨在头。譬如，阿难！机关木师、若画师作木人[88]，合诸关节，先治材木，合集令安，绳连关木，及作经押，以绳关连，因成形像，与人无异。如是，阿难！罪福所化，自然有风吹成色貌，变为骨节，因缘化成。在此二十七日中，于其腹中应时在身，生二百微细骨与肉杂合。"

佛告阿难："第二十一七日，在其胞里于母腹藏，自然化风名曰所有，吹其儿体令出肌肉。譬如，阿难！工巧陶师作妙瓦器罂瓮盆瓨[89]，令具足成。阿难！其所有风，吹其儿身令肌肉生，亦复如是。"

佛告阿难："二十二七日，在其胞里于母腹藏，自然有风名曰度恶，吹其儿体令生音声。"

佛告阿难："第二十三七日，在其胞里于母腹藏，自然有风名曰针孔清净，吹其儿身，令其生革稍稍具足[90]。"

佛告阿难："第二十四七日，在其胞里于母腹藏，自然有风名曰坚持，吹其儿身，申布其革令其调均[91]。"

佛告阿难："第二十五七日，在其胞里于母腹藏，自然化风名曰闻在持，吹其儿体，扫除其肌皆令滑泽[92]。"

佛告阿难："第二十六七日，在其胞里于母腹藏，自然化风吹其儿体，假使前世有恶罪行诸殃来现，于诸十恶[93]，或复悭贪[94]爱惜财物不能施与，不受先圣[95]师父之教，其应清净长大更成短小，其应粗大则更尫细[96]，应清净长大更粗大，当多清净反更得少，当应少者反成为多，当应清洁反得垢浊，当应垢浊反得净洁，当应雄反成非雄，所不乐雄反为贼雄[97]，当所求者反不得之，志所不乐而自然至，当应为黑而反成黄，当应黄而反成黑。"

佛告阿难："如其本宿所种诸恶自然得之，或复为盲聋喑哑患痴，身生瘢疮，生无眼目，口不能言，诸门隔闭，跛蹇秃瘘[98]，本自所作自然得之，父母所憎违失法义[99]。所以者何？如是，阿难！宿命[100]所种非法之行。"

佛告阿难："假使其人前世奉行众德，不犯诸恶，诸善来趣，谓十德行[101]，喜于惠施无悭垢[102]心，奉受先圣师父之命，身中诸节，应当长者即清净长，当应鲜洁自然鲜洁，应粗清净即粗清净，应当细小即多细小，应多清净即多清净，应少清净即少清净，应滑鲜洁即滑鲜洁，应当忍少即便忍少，应当为雄即成为雄，所乐好声即得好声，所乐璎珞即得宝璎[103]，应当为黑即成为黑，所乐言语即得所乐。如是，阿难！随宿所种功德，诸为善自然，为众生所喜见，端正好洁色象[104]第一。其身、口、意所求所作所愿，则得如意。所以者何？是故，阿难！宿命所种自然得之。"

佛告阿难："假使有男，即趣母右胁累跌坐[105]，两手掌着面背外，面向其母，生藏之下熟藏之上，五系自缚如在革囊[106]。假使是女，在母腹左胁累跌坐，手掌博面，生藏之下熟藏之上，五系自缚如在革囊。假使母多食，其儿不安；食太少，其儿不安；食多腻，其儿不安；食无腻，其儿不安。大热大冷，欲得利不利，甜醋粗细，其食如是，或多少而不调均，儿则不安。习色欲过差[107]，儿则不安；在风过差，儿则不安。或多行来驰走有所度越[108]，或上树木[109]，儿则不安。"

佛告阿难："儿在母腹，勤苦懊恼[110]，众患诸难，乃如是乎？俗人自谓，生在安处。其若如是，何况恶趣勤剧[111]之患？诸苦艰难不可譬喻，谁当乐在母胞胎乎？"

佛告阿难："第二十八七日。在其胞里于母腹藏，即起八念：乘骑想、园观想、楼阁间想、游观想、床榻想、流河想、泉水想、浴池想[112]。"

佛告阿难："第二十九七日，在其胞里于母腹藏，中自然有风名曰髓中间，持其皮肤使其净洁，颜色固然随其宿行[113]，宿作黑行色现为黑，形体如漆。宿作不白不黑，行色现不白不黑，体像一貌。宿行素无光润，色现素无光润，普身一等。宿行白色面貌正白，普体亦然。宿行黄色面貌黄色，普体亦然。阿难！是世间人有是六色[114]，随本所种自然获之。"

佛告阿难："第三十七日，在其胞里于母腹藏，自然风起，吹其儿体令生毛发，随宿所行，或令其儿毛发正黑妙好[115]无量，或生发黄人所不喜。"

佛告阿难："第三十一七日，在其胞里于母腹藏，儿身转大[116]具足。第三十二七日，在其胞里于母腹藏，儿身自成无所乏少[117]。第三十三七日、第三十四七日、第三十五七日、第三十六七日，儿身成满骨节坚实，在于胞里不以为乐。"

佛告阿难:"第三十七七日,在其胞里于母腹藏,自然生念,如在罗网欲得走出。为不净想,瑕秽之想,牢狱之想,幽冥之想,不以为乐。"

佛告阿难:"第三十八七日,在其胞里于母腹藏,自然有华风名曰何所垂趣,吹转儿身令应所在,下其两手当来向生,从其缘果[118]吹其儿身,脚上头下向于生门[119]。假使前世作诸恶行,临当生时,脚便转退反其手足,困于其母、或失身命,其母懊恼[120]患痛无量。假使前世作德善行终其长寿,则不回还[121],命不中尽[122]。其母缘此不遭苦恼无数之患。彼于三十八七日,则遭大苦无极之患,愁忧不乐。"

佛告阿难:"生死之苦甚为勤剧,人若生男或生女,这生堕地痛不可言。甚不善哉!懊恼辛酸,或以衣受触其形体[123],若以㲩[124]受卧着所处,或在床上或置于地,或覆或露或在暑热或寒冷,因是之故,遭其苦患酷剧难称。譬如,阿难!蛇虺[125]牛之皮所悬着处,若在壁上即化为虫还食其皮,若使树木苗草陂水[126],设复在虚空中所倚,即自生虫还食其形,在所依倚则亦生虫还食其形。儿始生时则以手受,苦痛懊恼不可称限,或以衣受触如前。其形体或稍以长大,饥渴寒热,其母小心推燥居湿[127],养育除其不净。所谓先圣法律,正是其母乳哺之恩。"

佛告阿难:"如是勤苦,谁当乐处父母胚胎?儿生未久,揣饭养身,身即生八万种虫,周遍绕动食儿身体。发本虫名曰舌舐,依于发根食其发。虫名在《修行道地》[128]中,一名舌舐,二名重舐,三种在头上,名曰坚固伤损毁害。"

佛告阿难:"人身苦恼如是,八万种虫晨夜食其形体,令人羸疲少气[129]疲极,令身得病或成寒热,众患苦恼不可数也。烦躁苦极,饥亦极,行复极,住亦极,设身有病,复求医药欲除其病。在母胎时苦不可言,既生为人,极寿[130]百岁或长或短,百岁之中,凡更百春百夏百秋百冬,百岁之中更[131]千二百月,春更三月,夏更三月,秋更三月,冬更三月。百岁之中分其明白青冥部[132],凡更二千四百十五日,春更六百十五日,夏更六百十五日,秋更六百十五日,冬更六百十五日。百岁之中,凡更七万二千饭,春更万八千食,夏更万八千食,秋更万八千食,冬更万八千食。或懅[133]不食时,或嗔[134]不食时,或食穷乏[135]时,或有所作[136]不食时,醉放逸[137]不食时,或斋不食时,皆在七万二千饭中。如是,阿难!勤苦厄恼[138],谁当乐处母胚胎?如是众患匆匆未曾得安,众缘所缚,或眼痛病,或耳、鼻、口、舌、齿痛,膑脚[139],咽喉短气,腰脊臂肘卷腕,诸百节病痛诸患,风寒诸热,疥癞,虚痔,恶疮痈疽,黄疸,咳逆,癫狂,盲聋,喑哑,痈恚[140],疣,癜,瘛[141],百节烦疼,胪胀,癥[142]下,身体浮肿。

如是，阿难！地、水、火、风一增[143]则生百病，风适[144]多则百病生，热多则生百病，寒多则生百病，食多则增[145]百病，三事合会[146]，风寒热聚，四百四病同时俱起，何况其余不可计患，或截[147]手或截脚、耳、鼻，或斩头，或锁系鞭杖搒笞[148]，闭在牢狱拷掠[149]加刑，或畏于人，或畏非人、地狱、饿鬼、畜生之难，勤苦旷野蚊蚂虱蚤蜂螫[150]之难，虎狼师子[151]蛇虺之惧，如是计之苦不可言。有多所求，种勤苦根，不得则忧。有所志乐不如意，既所得，当复守护，生业勤苦。有所获得，志愿无厌，尘劳[152]之恼，多所妨碍。"

佛语阿难："取要言之：五阴[153]则苦，诸入诸衰[154]，思想多念，由此生苦。因斯起其憍慢自贡高[155]，自在心[156]走不安，一一诸义，当观自然，譬如车轮[157]。不在一处卧起[158]，在床在地，歌舞戏笑，当观苦想。假使经行坐起行步，常当思苦，懊恼众患不可称数，无有一可快。所经行处不起安想，心顿坐而不行，不在床榻，亦当知之勤苦。"

阿难言："勿起安想。"

佛告阿难："设在威仪而不休息，则有若干无量苦，与心自想念，谓安不苦。如是，阿难！生死难乐，计有二患：自观身苦，为他人苦。观此二义，当自察之：'吾虽出家，何因致慧，得报果实安隐无患？'所从受食、衣被、床卧、病瘦[159]医药，令其主人得大果报[160]，获大光焰无极[161]普义。"

佛告阿难："当学如此。于阿难意云何？色为有常无常？"

阿难答曰："无常。天中天！"

"设无常，为苦不苦？"

阿难白佛："甚苦，天中天！"

"又无常事，当复离别，法不常在。贤圣弟子闻讲此义，宁当发念：'有吾有我，是我所'不？"

阿难白佛："不也！天中天！"

"色、痛、痒、生死、识，有常无常？"

答曰："无常。"

曰："假使为无常，为苦为安？贤圣弟子闻讲说此，宁'有吾有我，是我所'不？"

答曰："不也！天中天！"

"是故，阿难！计一切色，过去、当来[162]、今现在[163]者，内外、粗细、微妙瑕秽，若远若近，无我无彼，亦非我身。明达智者即观如平等不耶？假使，阿难！贤圣弟子，厌于色者、痛痒思想生死识者，设使能厌则离尘垢[164]，离尘垢则度。设志于度，至度见慧，尽于生死，称扬梵行，身所作则办[165]，则度彼岸示在此际。"

佛说是经时，贤者阿难得诸法眼[166]生，其五百比丘漏尽意解[167]，贤者阿难五百弟子、诸天[168]、龙神[169]，闻经欢喜。

注释：

[1] **贤者难陀燕坐思惟**　贤者，修善道而未断惑证理者。参见《了本生死经》注释[2]。难陀，孙陀罗难陀的简称，是佛的堂弟，家有艳妻，因沉溺于其妻的美色，不乐出家，后来为佛方便度化，结果证得阿罗汉果。燕坐，又作宴坐，乃安禅、坐禅之异名，谓寂然安息，即于身心寂静中安住坐禅。思惟，思考。参见《佛说大安般守意经（节选）》注释[4]。

[2] **诣**　到，特指到尊长那里去。

[3] **稽首足下住坐**　稽首，为佛教礼法之一，即以头着地之礼。我国《周礼》所载之九拜中，稽首为最恭敬之行礼法。佛教之稽首为弯背屈躬，头面着地，以两掌伸向被礼拜者之双足，故又称为接足礼（接着对方之足）。此种以头额触地之礼拜为印度之最高礼节。所谓接足作礼、头面礼足、五体投地等即指此而言。在佛教中，稽首与归命同义，若区别之，则稽首属身，归命属意。足下，禅林用语，原指所行之道路；转指行履、行业、行状等。住坐，为行、住、坐、卧四威仪之二。四威仪乃人类生活起居之四种基本动作，引申为日常之生活举止。

[4] **初语**　指开始说的话。下面的"中语""竟语"，分别为中间说的话、结束说的话。

[5] **生受胞胎**　生，一切众生受胎、出生形式的种类。受胞胎，即受胎，怀孕。

[6] **善思念**　善，好好地。思念，思考。

[7] **唯然**　表示应答。参见《药师琉璃光如来本愿功德经》注释[14]。

[8] **于是父母起尘染心**　于是，当时。尘染心，指思想被世间污浊不净的东西沾染。尘，指不净和能污浊人们真性的一切事物，如四尘、五尘、六尘等。

[9] **乐神**　指干闼婆神王，全称旃檀干闼婆神王。为密教中守护胎儿及孩童之神。依《护诸童子陀罗尼经》《守护大千国土经》卷下所载，人诞生之时，夜叉罗刹喜啖

胎儿，或伤害之，又有弥酬迦等十五鬼神常游行世间，为婴孩小儿所恐怖。然若有人诵此神王之陀罗尼求之，则鬼神不能侵扰。

[10] **失精** 遗精。此处当指女子月经不调、男子遗精。

[11] **藏所究竟** 藏所，指胎藏、子宫。藏，储存，隐匿，或谓存放物、存放处；又转指胎藏、胎儿。究竟，事物的极致、诠释极尽之处、至极、最上等之义，于佛法上指理之究极而不可穷尽者，事之毕竟而不可作者。因此，究竟常用于指究竟位（最上至极的地位，即妙觉之佛果）、究竟觉（破无明惑，达于见性之境的心性常住状态，即得佛果的心境）、究竟即（完全观照真如，而大悟一切法之位）等的成佛境地。

[12] **莘苃中子** 莘苃果实。中子，指种子。

[13] **果子** 草木的果实。

[14] **捶害** 侵害，残害。捶，棒打。

[15] **藉** 草名。

[16] **讲堂** 讲解教义、法门等的教法，举办法会的堂舍。佛教寺院的七堂伽蓝之一，大多是位于寺院中央的最大建筑。

[17] **不净** 谛观众生，非惟苦、空、无常、无我，亦且不净。不净有七。前四是在胎不净，后三是出胎不净。一，种子不净。静观一切凡夫，皆从情欲生，是种子不净。二，受生不净。本精血和合，是受生不净。三，居处不净。住腹中生脏之下、熟脏之上，是居处不净。四，所食不净。在胎唯饮母血，是所食不净。五，初生不净。十月满足，从产门出，是初生不净。六，举体不净。身内脓血，九窍常流，是举体不净。七，究竟不净。命尽终归腐烂，是究竟不净。

[18] **假依倚** 假，凭借。依倚，倚靠，依傍。借指父母亲昵的行为。

[19] **和合** 和合者，谓于因果众缘集会，假立和合。因果众缘集会者，且如识法因果相续，必假众缘和会，谓根不坏境界现前能，生此识作意正起，如是于余一切如理应知。

[20] **着中** 放在酪瓶之中。

[21] **生苏** 即生苏味，五味之一。牛乳精炼过程所产生五阶段之味中的第三味。五味是指乳味、酪味、生苏味、熟苏味、醍醐味。苏，苏油，又作酥油。

[22] **虫蠹** 泛指虫子。蠹，虫名。

[23] **诸根** 指眼、耳、鼻、舌、身五根，或信、勤、念、定、慧五根，亦泛言一

切善根。

[24] **波达果** 波罗达多，译曰他与。

[25] **地种** 凡具有坚性的物质都属于地，因这种坚性周遍于一切物质，而且能造作一切的物质，所以叫作大种。地种与水种、火种和风种，共为四大种。

[26] **麨** 炒的米粉或面粉，一种干粮。

[27] **摄持** 护持，控制。

[28] **分别** 推量思惟之义。又译作思惟、计度。即心及心所（精神作用）对境起作用时，取其相而思惟量度之义。

[29] **因号** 因，指能引生结果之原因。从狭义而言，引生结果的直接内在原因称为因（内因）；而由外来相助的间接外在原因则称为缘（外缘）。然从广义而言，凡参与造果之因素，包括使事物得以生存与变化之一切条件，皆称为因。号，名称之彰于外者。

[30] **具足** 具备满足之略称。一切满足、具备之义。

[31] **天中天** 谓诸天中之最胜者，又作天人中尊、天中王，为佛尊号之一。以释尊诞生之后曾受诸天礼拜，故而有此尊号。

[32] **媾精** 指两性交合。《周易·系辞下》："男女媾精，万物化生。"

[33] **遗体** 旧谓子女的身体为父母所生，因称子女的身体为父母的"遗体"。《礼记·祭义》："身也者，父母之遗体也。"

[34] **摩尼珠** 为传说中最稀有的宝物。参见《治禅病秘要法（节选）》注释[42]。

[35] **阳燧向日盛明** 阳燧，古代利用日光取火的凹面铜镜。盛明，昌盛，昌明。此处借指聚光炽热。

[36] **若艾若布** 艾草和布类东西，放在取火的凹面铜镜之下就能够被点燃。

[37] **少所疮病臭处** 少所，指很少。疮病臭处，指疮疡溃脓。

[38] **穿漏瑕秽** 穿漏，九十单堕之一，谓于寺庙楼上腐朽处安置尖脚床，重压其上而使楼穿漏。瑕秽，玉的斑痕，杂质，比喻事物的缺点、人的过失或恶行。

[39] **欣悦** 喜悦。

[40] **处彼停住** 处，旧译为入，为心、心所生长门之义。心王、心所以处为所依，缘处而生长，若离处，则不得生长。停住，停留，停止。

［41］**关通** 贯通，连通。

［42］**酪上肥** 《那先比丘经》：“譬如乳化作酪，取酪上肥，煎成醍醐。”

［43］**煴燸** 暖和，温暖。煴，微火，无焰的火。燸，热力熏炙。

［44］**间关** 象声词，形容婉转的鸟鸣声。此处当形容胎动。

［45］**凝坚** 凝固。指胚胎发育成形。

［46］**含血** 含有血液。形容人类或其他动物。

［47］**晋曰觐** 晋朝叫作“觐”。觐，觐见，拜见。

［48］**五处应瑞** 五处，指身体的五个部位，即顶间、喉间、心间、脐间和密处，有时指五体、全身。此处则指“两腋、两肩、一头”五个部位。应瑞，应验祥瑞。后面的“四应瑞”，系指“两膝处、两肘”四个部位或“两手、两臂”四个部位。

［49］**五应** 指形相合乎相法的五种表现。一般以天庭、地阁合乎相法者谓之天地相应；鼻、脸合乎相法者谓之天宫相应；印堂，脸面上、中、下三部分合乎相法者谓之天心相应；眉、眼合乎相法者谓之天机相应；耳相合乎相法者谓之天伦相应。

［50］**曼** 柔美，美。

［51］**柔濡** 柔顺。

［52］**聚沫** 沫，水泡。聚沫，指聚集之水泡。经典中用以譬喻有为法之无常。

［53］**退转** 修持不坚，功夫退步。

［54］**流澍觚枝** 流澍，流注，灌注。澍，古同“注”，灌注。觚枝，《一切经音义》：“觚枝，古胡反，案觚犹枝本也，未详何语也。”《大智度论》卷二十七：“譬如空地有树，名舍摩梨，觚枝广大，众鸟集宿，一鸽后至住一枝上，其枝及觚，实时压折。”后人认为“觚”为“抓”之误，“抓”为木刺之义。

［55］**胬** 小肉块。此处指手指和足趾。

［56］**下两孔** 指行大小便之两处。

［57］**普门** 又作无量门，意指普及一切之门。天台宗认为，《法华经》所说之中道、实相之理，遍通于一切，无所壅塞，故诸佛菩萨乘此理能开无量之门，示现种种身，以拔众生苦，成就菩提。又以此为根据而有“十普门”之说，即：慈悲普、弘誓普、修行普、断惑普、入法门普、神通普、方便普、说法普、成就众生普、供养诸佛普。依此可顺序完成自行化他之德。华严宗认为，圆教所说重重无尽主伴具足之理，即于一之中摄一切法，亦即《华严经》所说之一门教法，实包含一切门，故称为普门、

普法。又密教认为，总该诸尊之德用，而包含一切总智总德之大日如来，称为普门，对此，弥陀及药师等诸尊仅现一智一德，此种佛、菩萨则称为一门。以大日如来为中心，而诸佛、菩萨、诸天等群聚会合之胎藏、金刚两部大曼荼罗，称为普门曼荼罗、都会曼荼罗；又建立此曼荼罗坛，称为普门坛；悉诵持此等海会诸尊之真言，称为普门持诵尊。此外，由"一即一切"之立场而言，修行一门法，可得普门法之万德。

[58] **趣** 通"趋"。趋向，奔向。

[59] **锻师排囊** 锻师，锻铁的人，打铁的人。排囊，鼓风用的革囊。

[60] **十八空** 内空、外空、内外空、空空、大空、第一义空、有为空、无为空、毕竟空、无始空、散空、性空、自相空、诸法空、不可得空、无法空、有法空、无法有法空。

[61] **红莲花** 红色的莲花。

[62] **波昙** 又作钵昙、钵特忙、钵弩摩、波头摩、钵纳摩、波昙摩、钵昙摩。即赤莲华。

[63] **无央数不可称计** 无央数，无量数。称计，计算。

[64] **各各** 个个，每一个。

[65] **缥** 青白色，淡青。

[66] **苏色** 紫苏开红花或淡红色花，当以此为色。

[67] **杂错** 交错配合。

[68] **眷属** 指二十脉各有分属的四十条支脉。

[69] **空** 古同"孔"，洞。

[70] **周匝定心** 周匝，周围。参见《治禅病秘要法（节选）》注释［47］。定，安定。周匝定心，指胎儿发育形成心脏。

[71] **拘滞** 拘泥呆板。

[72] **陶家作瓦器** 陶家，制陶的人。参见《法华药草品论》注释［9］。瓦器，用泥土烧制的器皿。

[73] **若** 连词，与，和。

[74] **以作坯形捶拍令正** 坯，指未烧过的砖瓦、陶器。捶，敲打。拍，拍击，这里指制作陶器的一些基本的方法。

[75] **安着** 安放，安置。《百喻经·妇诈称死喻》："于是密语一老母言：'我去

之后，汝可赍一死妇女尸安著屋中，云我已死。'"

[76] **心根** 即心性、心底之义。又引申为机根之义。

[77] **挂安** 此处为妨碍、影响之义。挂，牵连，牵累。

[78] **眼精** 眼之精，即眼球。

[79] **光曜** 亦作"光耀"。光彩。

[80] **二精** 指精子与卵子。南朝齐褚澄《褚氏遗书·受形》："男女之合，二精交畅。"此处可能指男女的生殖器官。但从后面"自然化风开其眼、耳、鼻、口，令其清净开通无瑕"看，其内容没有涉及"二精"，这样释为生殖器官不当，存疑待考。

[81] **口门** 指口腔。

[82] **摩镜师** 制作铜镜的匠人。摩，古同"磨"，磨擦。

[83] **刮治揩摩** 刮治，刮磨，打磨。刮，扫拂，刷抹。揩摩，拭抹，擦拭，与刮治意同。

[84] **月城郭** 城名。《长阿含经》卷二十二记载："月城郭，广长一千九百六十里。其高亦然，俨然方正远见故圆，二分天银一分琉璃，内外清澈光明远照，为五风所持。月王坐方二十里七宝宫殿，无量天神光明伎乐前后导从，园池等玩如忉利天，天寿五百岁，子孙相袭以竟一劫。月有亏满，缺者一角行夜稍稍隐侧故见缺减。"又云："月城边有天，其色正青衣服亦青，所在之面青光照城故缺减也。满者月行稍转向正，又青色天十五日转入月城与王遇会；又须弥山南地有大树，树名阎浮提，高四千里枝荫二千里影现月中。"

[85] **鞞靰** 义未详。

[86] **时处** 时与处。佛说法之时与佛的住处，具有重大意义。又，时，谓十二时；处，谓净处或不净处。未详经中所指为何意。

[87] **非处** 如欲邪行罪中说。未详经中所指为何意。

[88] **木人** 木头人。

[89] **罂瓮盆瓨** 罂，古代大腹小口的酒器。瓮，一种盛水或酒等的陶器。盆，盛放东西或洗涤的用具。瓨，长颈的瓮坛类容器。

[90] **令其生革稍稍具足** 革，此处当指皮肤。稍稍，逐渐、渐渐。

[91] **申布其革令其调均** 申布，宣布。调均，均匀、匀称。

[92] **扫除其肌皆令滑泽** 扫除，澄清、肃清，这里引申为使肌肉发育。滑泽，光

滑润泽。

[93] **十恶** 又名十不善。参见《佛说佛医经》注释[33]。

[94] **悭贪** 吝啬而贪得。

[95] **先圣** 先世圣人。

[96] **尪细** 弱小。尪，孱弱、瘦弱。

[97] **所不乐雄反为贼雄** 乐，喜好、欣赏。贼，残害、伤害。

[98] **跛蹇秃瘘** 跛蹇，瘸腿。秃，头顶无发。瘘，中医指颈部生疮，久而不愈，常出脓水。

[99] **所憎违失法义** 憎，恨、厌恶、嫌。违失，处事失当、过失。违，背、反、不遵守。法义，佛法的教义。

[100] **宿命** 指前世的命运。参见《佛说佛医经》注释[37]。

[101] **十德行** 德，乃所成之善；行，乃能成之道；德行，指善良的品性和正直的行为。十德行，指弟子十种良好的道德行为，即信心、种姓清净、恭敬三宝、深慧严身、堪忍无懈怠、尸罗净无缺、忍辱、不悭吝、勇健、坚愿行。

[102] **悭垢** 《瑜伽》卷七十一云："复次悭之与垢，合名悭垢。由八种垢，污心相续；能与其悭，作安足处。是故说彼名为悭垢。云何为八？一、于惠施，先不串习；于现法中，爱重财食。二、于身命，极重顾恋；不顾后世。三、与悭者，恒共止住；又随顺彼。四、见所施田，无胜功德；及简择福田。五、于慈悲，先不串习；及于彼处，不见胜德。六、以诸财宝，难可积集；数习彼想，故生懒惰，及与懈怠。七、执取于见；及谓惠舍，有彼杂染。八、希求财宝，而行惠施；及回向于彼。"

[103] **所乐璎珞即得宝璎** 璎珞，系用各种珠宝贯串起来的装饰品。参见《药师琉璃光如来本愿功德经》注释[145]。宝璎，指璎珞。

[104] **色象** 色境的象。色是具有变化、破坏特征的形质，且与他物不兼容，为眼根的对境而可见者。象是姿态、形状之义。色象是肉眼可以看见的姿态、形状。

[105] **累跌坐** 累，重叠。跌坐，全称是结跏趺坐，是坐禅入定的姿式，其法为盘膝交叠双腿（结跏），用足背（趺）放在股腿上。单以一趺置一股的，称半跏趺坐；交叠双趺于两股的，称全跏趺坐。这种坐式可使形体稳固、端庄，能使心安气缓，便于人入定。释迦牟尼在菩提树下降魔成道时就采用趺坐，称为"降魔坐"。

[106] **五系自缚如在革囊** 五系，即以死人、死蛇等五尸系于天魔波旬，使其不

能离去；或谓系缚天魔之两手、两足、颈五处。《法华经三大部补注》卷五引章安之释，五系分五尸系、系五处二种，其中五尸即指死人、死蛇、死狗等。系五处者，依《首楞严三昧经》之说，乃系于两手、两足及颈，称为五处系魔。又五尸系者，如以不净观对治爱魔；五处系者，于五处如理对治见魔。革囊，佛教称人的躯体为革囊。

[107] **过差** 过分，失度。

[108] **度越** 超越，跨越。

[109] **上树木** 爬树。树木，树的总称。

[110] **勤苦燠恼** 勤苦，勤而苦。《无量寿经》卷下曰："爱念相随，勤苦若此。"燠恼，即热恼，指逼于剧苦，而使身心焦热苦恼。燠，热、暖。

[111] **恶趣勤剧** 恶趣，又作恶道，为"善趣"之对称。趣，往、到之义。即由恶业所感，而应趣往之处所。参见《药师琉璃光如来本愿功德经》注释[35]。勤剧，勤苦辛劳。

[112] **起八念……浴池想** 念，即内心之存忆；八念即乘骑想等八种想法。乘骑，骑马。园观，园林和楼台的并称。园亦作"苑"，庭园、园林之义；观，为高耸建造的宫殿、高楼。游观，游览。浴池，为浴身所设之池塘。印度除有浴室之外，也有承受雨水作池，或盛清流供洗浴的地方。印度为热带气候，故随处设浴池以供澡浴之用。

[113] **宿行** 宿与行。

[114] **六色** 谓青、白、赤、黑、玄、黄六色。

[115] **正黑妙好** 正黑，纯黑色。妙好，美好。

[116] **转大** 变大、长大之义。转，指情况的变化、改变。

[117] **乏少** 缺少。

[118] **缘果** 缘，事物的相涉关系，如因缘。果，由前因而生的后果。缘果同于因缘果报，因是事物生起的主要条件，缘是事物生起的次要条件，有因有缘，必然成果，此果对因来说称为报，就是因缘果报，亦简称"因果"。

[119] **脚上头下向于生门** 婴儿出生时两脚朝上，头朝下，趋向产道。

[120] **懊恼** 烦恼。

[121] **回还** 返回原处。

[122] **中尽** 指中途死亡，即夭折。

[123] **衣受触其形体** 给予衣服使其穿在身体上。受，同授。

［124］衾　被子。

［125］蛇虺　泛指蛇类。

［126］陂水　池塘。

［127］推燥居湿　把干燥处让给幼儿，自己睡在幼儿便溺后的湿处。极言抚育幼儿的辛劳。《孝经援神契》："母之于子也，鞠养殷勤，推燥居湿，绝少分甘。"

［128］《修行道地》　即《修行道地经》，凡七卷，略称《修行经》。印度僧伽罗刹作，西晋竺法护译。本书纂集众经所说有关瑜伽观行之大要，收于《大正藏》第十五册。

［129］羸疲少气　羸疲，瘦弱和疲惫。少气，气不足。《医宗金鉴·杂病心法要诀·诸气辨证》："短气，气短不能续；少气，气少不足言。"注："短气者，气短而不能续息；少气者，气少而不能称形也，皆为不足之证。"

［130］极寿　长寿，高寿。

［131］更　经历。

［132］青冥部　当指岁月时光。青冥，原意为天空。

［133］懅　惶恐，恐慌。

［134］瞋　怒，生气。

［135］食穷乏　缺少食品。穷乏，缺少衣食，穷苦。

［136］有所作　在忙于某项工作时。

［137］醉放逸　醉酒放纵。放逸，放纵逸乐。

［138］厄恼　困苦与烦恼。厄，困苦，灾难。

［139］膑脚　古代酷刑之一。削去膝盖骨。

［140］惷　愚蠢。

［141］疣，癃，瘈　疣，一种皮肤病，病原体是一种病毒，症状为皮肤上出现黄褐色的小疙瘩，不痛也不痒（俗称"瘊子"）。癃，癃闭，以小便不通或淋沥点滴而出为症状特点的一种病证。瘈，收缩、缩短。

［142］胪胀，瘭下　胪胀，病名，即腹胀。《琉璃王经》："各共饥渴，无所向仰，求乞无地，止于水旁人洗菜处，得进萝卜食之，胪胀腹痛而薨。"瘭下，即带下，妇科病的统称。瘭又读 zhì，指痢疾、牛头疮。

［143］一增　此处指地、水、火、风，其中一大增多就会导致疾病。

［144］**适** 如果，假如。

［145］**增** 增加、加重之义。

［146］**三事合会** 三事，指风、热、寒。合会，聚集，聚会。

［147］**截** 割断，弄断。

［148］**锁系鞭杖榜笞** 锁系，锁铐捆绑，拘禁。鞭杖，古代刑罚之一，以鞭、杖责罚人。榜笞，拷打，引申为折磨。《百喻经·五人买婢共使作喻》："而此五阴，恒以生老病死无量苦恼榜笞众生。"

［149］**闭在牢狱拷掠** 闭，关。拷掠，鞭打，多指刑讯。

［150］**蚊虻虱蚤蜂螫** 蚊，昆虫，种类很多，雄的吸植物的汁液，雌的吸人、畜的血液，有的还会传播疾病。虻，昆虫，种类很多，身体灰黑色，长椭圆形，头阔，触角短，黑绿色复眼，翅透明，生活在野草丛里，雄的吸植物的汁液，雌的吸人、畜的血。虱，寄生在人、畜身上的一种小虫，吸食血液，能传播疾病。蚤，昆虫，赤褐色，善跳跃，寄生在人和畜的身体上，吸血液，能传播鼠疫等疾病，通称"跳蚤""虼蚤"。蜂，昆虫，会飞，多有毒刺，能蜇人，有蜜蜂、熊蜂、胡蜂、细腰蜂等多种，多成群住在一起。螫，有毒腺的虫子刺人或动物。

［151］**师子** 狮子。

［152］**尘劳** 佛教谓世俗事务的烦恼。《无量寿经》卷上："散诸尘劳，坏诸欲堑。"

［153］**五阴** 五蕴的旧译。阴是障蔽的意思，能阴覆真如法性，起诸烦恼。蕴是积聚的意思。五蕴就是色蕴、受蕴、想蕴、行蕴、识蕴。色就是一般所说的物质，变碍为义，是地、水、火、风四大所造；受就是感受，领纳为义，其中包括苦、乐、舍三受；想就是想象，于善恶憎爱等境界中，取种种相，作种种想；行就是行为或造作，由意念而行动去造作种种的善恶业；识就是了别的意思，由识去辨别所缘所对的境界。在此五蕴中，前一种属于物质，后四种属于精神，此五蕴乃是构成人身的五种要素。参见《般若波罗蜜多心经》注释［3］。

［154］**诸入诸衰** 入，悟了真理的意思。衰，凡于我身有损减者。

［155］**憍慢自贡高** 憍慢，狂妄自大，蔑视正法。参见《现病品论》注释［7］。贡高，骄傲自大。参见《寿命品论》注释［11］。

［156］**自在心** 为六十心之一，指思惟欲我一切如意之心。"自在"为佛教所指外

道崇奉之天神，其能随念造诸众生及苦乐等事。修此法者常愿随念成就，故称自在心。对治之道，当观诸法皆属众因缘而无有自在。

[157] **譬如车轮** 就像车轮转动一样周而复始。

[158] **卧起** 寝卧和起身。多指日常生活诸事。

[159] **病瘦** 谓因病瘦损。唐代白居易《新秋病起》诗云："病瘦形如鹤，愁焦鬓似蓬。"此处指疾病。

[160] **果报** 由过去的业因造成现在的结果，叫作果；又因为这果是过去的业因所召感的酬报，所以又叫作报。如种瓜得瓜，种豆得豆，就是果报的意义。

[161] **光焰无极** 光焰，火燃为焰，佛之威神，譬之光明之耀。无极，无穷尽，无边际。

[162] **当来** 应来之世，即来世。

[163] **今现在** 即今世，又称此世、现世，指从出生至死亡的一生。三世之一，后世、来世的相对词。

[164] **尘垢** 为烦恼之通称。尘埃能附着于他物，并染污之；而烦恼能垢染心，故经中常以尘垢比喻烦恼。

[165] **办** 办道，指修行、成办道业、精进佛道等。

[166] **法眼** 菩萨之眼，能够清楚地见到一切法妙有的道理，为五眼之一。

[167] **漏尽意解** 断尽一切烦恼之后心意获得解脱，这是小乘阿罗汉所证得之果。

[168] **诸天** 指三界二十八天，即欲界六天、色界十八天、无色界四天。欲界六天是四天王天、忉利天、夜摩天、兜率天、化乐天、他化自在天。色界十八天是梵众天、梵辅天、大梵天、少光天、无量光天、光音天、少净天、无量净天、遍净天、福爱天、福生天、广果天、无想天、无烦天、无热天、善见天、善现天、色究竟天。无色界四天是空无边天、识无边天、无所有天、非想非非想天。在此三界二十八天中，只有欲界的四天王天与忉利天，因依须弥山的地界而居，故称地居天，夜摩天以上，都是凌空而处，故名空居天。

[169] **龙神** 八部众之一，又作龙众，因其具有神力，故称龙神。或指龙王而言。

佛说观药王药上二菩萨经（节选）

刘宋西域三藏畺良耶舍（宋言时称）　译

导读：

《佛说观药王药上二菩萨经》，一卷，刘宋西域沙门畺（畺，同疆）良耶舍译。药王菩萨，隋代嘉祥大师疏《法华经》时说："药王者，过去世以药救病，因以为名。"据《佛说观药王药上二菩萨经》记载，药王菩萨与药上菩萨本是一对兄弟，一名星宿光，一名电光明。星宿光长者在过去世琉璃光照如来像法时期，因听闻日藏比丘广赞大乘菩萨本缘，演说如来无上清净平等大慧，心生欢喜如闻甘露药，因此以各种雪山良药供养诸比丘众，发菩提心，作菩萨愿；电光明长者亦心生随喜，效学兄长，众僧服良药已得闻妙法，以药力除去"四大增损"及"烦恼嗔恚"二种病，因此药大众皆发阿耨多罗三藐三菩提心，于未来世悉当成佛。这样，兄弟二人被大众赞为药王菩萨和药上菩萨，并得到授记，将来世修学成佛时，名为净眼如来和净藏如来。《佛说观药王药上二菩萨经》详细地记载了药王菩萨和药上菩萨的观修功德、陀罗尼、本生传记，以及著名的称说过去五十三佛名忏悔灭罪法。

"四大增损"与"烦恼嗔恚"所导致的疾病，我们可以看成是由外来致病因素（外因）、情志内伤（内因）引发的两大类疾病。这也是我们节选的《佛说观药王药上二菩萨经》这篇文章中，所要讨论的主要问题。

原文：

佛告阿难："若有众生，但闻是二菩萨[1]名，得福无量，不可穷尽，何况具足如说修行[2]！"

尔时，阿难闻佛世尊，赞叹是二菩萨甚深智慧无量德行[3]，即从座起，绕佛七匝[4]，长跪合掌[5]，白佛言："世尊，此药王、药上二菩萨，过去世时，修何道行，种何功德，今于此众犹如幡幢[6]，佛所赞叹，亦为大众之所称誉？如来今者双目放光[7]，

中国佛医学研究 基础卷

346

如摩尼珠[8]，现在其顶，此妙瑞相[9]昔所未睹！唯愿天尊[10]，为我解说，此二菩萨往昔因缘。"

"尔时，世尊告阿难言："谛听！谛听！善思念之。吾当为汝分别解说，此二菩萨往昔因缘。"

佛告阿难："乃往过去无量无边阿僧祇劫[11]，复倍是数数不可说。彼时有佛，号琉璃光照如来[12]、应供、正遍知、明行足、善逝、世间解、无上士、调御丈夫、天人师、佛世尊[13]，劫名正安隐[14]，国名悬胜幡[15]。生彼佛国众生，寿命八大劫[16]。彼佛世尊出现世间经十六大劫，然后乃于莲华讲堂入般涅槃[17]。佛涅槃后，正法住世[18]满八大劫，像法住世亦八大劫。于像法[19]中，有千比丘发菩萨心，求菩萨戒，普为众生游行教化[20]。尔时，众中有一比丘，名曰日藏，聪明多智，游历聚落[21]、村营城邑[22]、僧房堂阁、阿练若处[23]，及至论堂[24]，为诸大众广赞大乘菩萨本缘[25]，亦说如来无上清净平等大慧[26]。

"尔时，众中有一长者，名星宿光，闻说大乘平等大慧，心生欢喜，即从座起，持呵梨勒[27]果及诸杂药，至日藏所，白言：'大德[28]，我闻仁者说甘露药[29]。如仁所说，服此药者，不老不死。'作此语已，头面著地，礼比丘足，复持此药奉上比丘。白言：'仁者，今以此药，奉上仁者及大德僧[30]。'尔时，日藏即为咒愿[31]，受呵梨勒。长者闻法，复闻咒愿，心大欢喜，遍礼十方无量诸佛，于日藏前发弘誓愿[32]，而作是言：'我闻仁者说佛慧药，如仁所说，真实不虚。今持雪山良药[33]，奉上仁者并及众僧。以此功德，愿我生生不求人天三界福报[34]，正心回向阿耨多罗三藐三菩提[35]。我今至诚发无上道心[36]，于未来世必当成佛。此愿不虚，必如尊者所说佛慧[37]。我得菩提清净力时，虽未成佛，若有众生闻我名者，愿得除灭众生三种病苦：一者，众生身中四百四病，但称我名即得除愈[38]。二者，邪见愚痴及恶道苦，愿永不受；我作佛时，生我国土诸众生等，悉皆悟解[39]平等大乘，更无异趣[40]。三者，阎浮提[41]中及余他方有恶趣名，闻我名者，永更不受三恶趣身；设堕恶趣，我终不成阿耨多罗三藐三菩提。若有礼拜[42]，系念观我身相[43]者，愿此众生消除三障[44]，如净琉璃内外映彻[45]，见佛色身亦复如是。若有众生见佛清净色身者，愿此众生，于平等慧永不退失。'

"发此愿已，五体投地，遍礼十方无量诸佛。礼诸佛已，持真珠华，散日藏上，白言：'和尚，因和尚故，得闻无上清净佛慧。我闻是已，于和尚前已发甚深阿耨多罗三藐三菩提心。此愿不虚，必成佛者，令我所散妙真珠华，化为华盖[46]，住和尚上。'

作此语已，所散宝珠，如宝莲华[47]行列空中，变成华盖。其盖有光，金色具足。一切大众睹见此事，异口同音，赞叹大长者星宿光言：'善哉！善哉！大长者，汝能于此大众之中，已能深发大弘誓愿，乃现如此微妙瑞相。我等今者观此瑞相，必得成佛，无有疑也！'

"尔时，星宿光长者有弟，名电光明，见兄长者发菩提心，身心随喜[48]，白言：'大兄，我今家中大有醍醐及诸良药。愿兄听我普施一切，不限众僧。'其兄报言：'听随汝意。'尔时，电光长者白其兄言：'我今亦复随从大兄，欲发甚深阿耨多罗三藐三菩提心。'其兄答言：'若欲发心，汝今应礼十方诸佛，于大和尚日藏比丘前，宜发甚深无上道意[49]。'弟白兄言：'我今以此醍醐良药以施一切，复以妙华[50]上十方佛，回此功德，愿如大兄所发誓愿，等无有异。若我所愿诚实不虚，令我所散上妙莲华[51]，住虚空中，犹如华树[52]。'时会大众，见电光长者所散莲华，列住空中。其一一华如菩提树[53]，列住空中，华果具足。尔时，大众异口同音，亦皆赞叹电光长者而作是言：'汝今瑞应[54]，如兄长者等无有异，于未来世必得成佛，无有疑也！'"

佛告阿难："汝今当知，时大长者以呵梨勒雪山胜药，以施众僧；众僧服已，得闻妙法，以药力故除二种病：一者，四大增损[55]；二者，烦恼嗔恚。因此药故，时诸大众皆发阿耨多罗三藐三菩提心，而唱是言：'我等于未来世悉当成佛！'时诸大众各相谓言：'我等今者因此大士[56]施二种药，得发无上法王[57]之心，当王三千大千世界。为报恩故，当为立号，因行立名，故名药王。'"

佛告阿难："汝今当知此药王菩萨，闻诸大众为立号[58]时，敬礼大众而作是言：'大德众僧为我立号，名曰药王。我今应当依名定实[59]：若我所施回向佛道，必得成就，愿我两手雨[60]一切药，摩洗[61]众生，除一切病。若有众生闻我名者、礼拜我者、观我身相者，当令此等皆服甚深妙陀罗尼无碍法药[62]，当令此等现[63]在身上，除去诸恶，无愿不从。我成佛时，愿诸众生具大乘行。'作是语时，于虚空中，雨七宝盖[64]，覆药王上。盖光明[65]中而说偈言：

'大士妙善愿，施药济一切，

未来当成佛，号名曰净眼。

广度诸天人，慈心无边际，

慧眼照一切，未来当成佛[66]。'"

注释：

[1] **二菩萨** 指药王和药上两位菩萨。药王菩萨，为施与良药，救治众生身、心两种病苦之菩萨，为阿弥陀佛二十五菩萨之一。据《佛说观药王药上二菩萨经》载，药王、药上二位菩萨久修梵行，诸愿已满后，药王菩萨于未来世成佛，号净眼如来，药上菩萨亦成佛，号净藏如来。

[2] **修行** 依佛法的路线去行持实践。

[3] **德行** 德，乃所成之善。行，乃能成之道。指具备功德的修行，相当于戒定慧的三学或六波罗蜜（布施、持戒、忍辱、精进、禅定、智能）。

[4] **绕佛七匝** 向右绕佛七圈，以示尊敬。

[5] **长跪合掌** 参见《治禅病秘要法（节选）》注释[26]。

[6] **幡幢** 清净旌旗。

[7] **放光** 佛用神通力来发放光明。大凡佛的种种放光，都对众生有利。放光也有各处的不同，如足底放光，是利益地狱道的众生；膝盖放光，是利益畜生道的众生；小腹放光，是利益饿鬼道的众生；肚脐放光，是利益修罗道的众生；胸口放光，是利益人道的众生；肩上放光，是利益天道的众生；口里放光，是利益小乘的众生；眉间放光，是利益大乘的众生；肉髻放光，是利益上乘的根机，或是召集大菩萨，或是灌十方诸佛之顶。

[8] **摩尼珠** 为传说中极稀有的宝物。参见《治禅病秘要法（节选）》注释[42]。

[9] **瑞相** 又称瑞应、奇瑞、祥瑞、灵瑞，为祥瑞的现象。如念佛人往生时必有瑞相。

[10] **天尊** 佛之异名。参见《治禅病秘要法（节选）》注释[27]。

[11] **乃往过去无量无边阿僧祇劫** 乃往，从前，过去。阿僧祇，印度数目之一，表极大或不可数之数；又作阿僧伽、阿僧企耶、阿僧、僧祇，意译为无数或无央数。劫，梵语劫簸的简称，译为时分或大时，即通常年月日所不能计算的极长时间。参见《现病品论》注释[15]。

[12] **琉璃光照如来** 东方净土中药师密印的一位如来。以下"应供"至"天人师"等注释，参见《寿命品论》注释[43]～[50]。

[13] **佛世尊** 佛号之一。参见《佛说清净心经》注释[1]。

[14] **劫名正安隐**　佛授与弟子成佛的记别时必明示三件事，即劫、国、名号。劫是成佛时的劫名及其长度，国是佛国土的名称，名号即佛名。例如摩诃迦叶于《法华经·授记品第六》所载，名号光明如来，国名光德，劫名大庄严，佛寿十二小劫，正法、像法各有二十小劫。安隐，安稳之义。

[15] **国名悬胜幡**　胜幡，表示胜利之旌旗。若与敌人征战而获胜，则立胜幡。古代印度即有此风尚，故道场降魔亦树立胜幡，表示胜利。

[16] **寿命八大劫**　寿命，人的一期生命。大劫，合八十小劫或是成住坏空四个中劫为一大劫。参见《现病品论》注释[15]。

[17] **于莲华讲堂入般涅槃**　讲堂，说法讲经之堂舍。参见《佛说胞胎经》注释[16]。般涅槃，简称涅槃。参见《般若波罗蜜多心经》注释[15]。

[18] **正法住世**　正法，真理的道法。住世，谓身居现实世界。

[19] **像法**　正像末三时之一。佛入灭后五百年为正法时代，其后一千年因其所行之法与正法相似而非正法，故名像法时代。参见《药师琉璃光如来本愿功德经》注释[10]。

[20] **游行教化**　游行，即遍历修行。巡行各地参禅闻法，或说法教化之谓。教化，教训劝化。

[21] **聚落**　或称村落、村。即众人聚居之处。

[22] **村营城邑**　村营，村庄。营，指远离城市市区的临时性的隐蔽处、住处或驻扎处。城邑，城和邑，泛指城镇。

[23] **阿练若处**　清净的场所。参见《治禅病秘要法（节选）》注释[4]。

[24] **论堂**　当与讲堂相似，为讲经布道或讨论佛经的处所。

[25] **大乘菩萨本缘**　大乘，梵语摩诃衍，意译为大乘，即菩萨的法门，以救世利他为宗旨，最高的果位是佛果。大乘从凡夫修到成佛，立五十二个阶位，即十信、十住、十行、十回向、十地、等觉、妙觉。十信是由十住中的第一发心住内分开另立的，若将其缩入发心住内，则只有四十二位。十住、十行、十回向称为三贤，仅算是资粮位；十位称为十圣，才是修习位。论时间，要经过三大阿僧祇劫的修行。参见《现病品论》注释[19]。本缘，即本来之因缘。指事物之由来。因，为引生结果的直接内在原因；缘，为外来相助的间接原因。佛教认为诸法皆随因缘而生、灭，故凡诸法生成之根本，皆称本缘。

[26] **平等大慧** 平等，没有高下、贵贱、深浅等的差别。大慧，谓佛陀之大智慧。

[27] **呵梨勒** 又作诃利勒、呵利勒、诃梨勒、诃梨怛鸡、呵梨得枳、贺唎怛系、诃罗勒等，果名，译曰天主将来。五药之一，又曰诃子。《根本说一切有部毗奈耶杂事》卷一曰："余甘子、诃梨勒、毗醯勒、毕钵梨、胡椒，此之五药，有病无病，时与非时，随意皆食。"《善见律》卷十七曰："诃罗勒，大如枣大，其味酢苦，服便利。"

[28] **大德** 对佛菩萨或高僧之敬称。参见《药师琉璃光如来本愿功德经》注释[165]。

[29] **仁者说甘露药** 仁者，乃对人之敬称，或单称仁。甘露，参见《佛说治意经》注释[14]。

[30] **大德僧** 指比丘众。参见《药师琉璃光如来本愿功德经》注释[167]。

[31] **咒愿** 指沙门于受食等之际，以唱诵或叙述咒语之方式为众生祈愿。又作祝愿。据《十诵律》卷四十一载，古代印度婆罗门于受食毕为施主祝愿赞叹，后释尊沿用此法为沙门之制。《摩诃僧祇律》卷三十四"明威仪法"中载有诸种咒愿文，如为亡人、生子、商旅、娶妇、布施僧众等祈福。诸律中多谓咒愿行于食后，然据《成具光明定意经》《过去现在因果经》等载，受食前亦行咒愿。据《四分律删繁补阙行事钞》卷下三"讣请设则篇"载，沙门道安即行食前咒愿。

[32] **弘誓愿** 宏大之誓约与志愿。

[33] **雪山良药** 雪山，印度之北境有高耸大山，千古顶雪，故云雪山。《大般涅槃经》卷二十七曰："雪山有草，名为忍辱。牛若食者，则出醍醐。"《唐书·西域传》曰："北天竺距雪山，圜抱如壁。南有谷，通为国门。"同注曰："《长春真人西游记》，过大雪山，积雪甚高。马上举鞭测之，犹未及其半。又曰：由他路回，遂历大山，山有石门，望如削蜡。有巨石横其上，若桥焉。"《外国史略》曰："印度北连雪山，称曰喜马拉雅山，与西藏交界，喜马拉雅山高于海面二万九千尺。"参见《法华药草品论》注释[19]。良药，能治愈疾病的药，于佛法中含有深意。后面的"胜药"意思同此。

[34] **生生不求人天三界福报** 生生，指生死、死生，即流转轮回之无穷无极。《楞严经》卷三："生死、死生，生生死死，如旋火轮，未有休息。"人天，指人界及天界，系六道、十界中之二界，皆为迷妄之界。三界，参见《法华药草品论》注释

[42]。福报，以"善的行为"为原因而获得的福运、果报。

[35] **正心回向阿耨多罗三藐三菩提**　正心，正直之心。回向，把自己所修的种种功德全部贡献出来，普遍到法界中去。阿耨多罗三藐三菩提，参见《般若波罗蜜多心经》注释［17］。

[36] **无上道心**　无上，至高无上。道心，又作道念。立志修行佛道之心，即称为道心。

[37] **佛慧**　佛的智慧。

[38] **除愈**　除去、治愈伤病苦痛等。愈，治疗之义。

[39] **悟解**　对佛理的领悟、理解、领会。

[40] **异趣**　不同的意旨、意趣。趣，趣向的意思。

[41] **阎浮提**　阎浮，树名。提，为"提鞞波"之略，意译为洲。洲上阎浮树最多，故称阎浮提。常用来指人世间。晋代法显《佛国记》："吾却后七日，当下阎浮提。"参见《现病品论》注释［60］。

[42] **礼拜**　合掌叩头表示恭敬。略称为礼、拜。即以身体之动作（身业）来表示尊敬之义。礼拜与口业之读诵、称名、赞叹及意业之观察，并称为对佛之五正行。然广义而言，礼拜之对象并不限于佛，如对塔，对长老、和上（尚）等，均可以礼拜来表达恭敬之义。

[43] **系念观我身相**　系念，谓将心念系于一处而不思其他之义，又作悬念、悬想。身相，众生四大假合的色身幻相。

[44] **三障**　即烦恼障、业障、报障。参见《现病品论》注释［26］~［28］。

[45] **映彻**　晶莹剔透貌。

[46] **华盖**　华，即花、花鬘等；盖，即遮阳之伞。以花装饰而成之伞盖，称为华盖，又作花盖。相传我国古代神话中黄帝与蚩尤战于涿鹿，常有五色云气，金枝玉叶，如花状之物出现于黄帝头顶上，后人即称之为华盖。故后世帝王所用之伞别称华盖。西域等地气候炎热，人多持伞盖遮阳，伞上或以花装饰之，一般亦通称为华盖。又，密教修法中用于灌顶之伞盖，亦有于上悬佩花鬘之作法。又佛教建筑中，如经幢、石塔之顶上，有雕刻精细如伞状之盖，亦称华盖，又称宝盖。

[47] **宝莲华**　莲花。宝莲，佛家的莲华，喻妙法等。

[48] **随喜**　见人做善事或离苦得乐而心生欢喜。

［49］**道意**　犹言道心，求无上道之心。即无上道心、无上道意，亦即菩提心。

［50］**妙华**　殊妙之花。

［51］**妙莲华**　真明之佛知见，在染亦不污，故谓为妙莲华（花）。

［52］**华树**　已成花果的菩提树，表示功德具足渡生有成就。

［53］**菩提树**　又称觉树、道树、道场树、思惟树、佛树。释尊于古印度摩揭陀国伽耶城南菩提树下证得无上正觉。此树原称钵多，又作贝多、阿说他、阿沛多，意译为吉祥、元吉。其果实称毕钵罗，故亦称毕钵罗树。属桑科，原产于东印度，为常绿乔木，高达三米以上，其叶呈心形而末端尖长，花隐于球形花囊中，花囊熟时呈暗橙色，内藏小果。

［54］**瑞应**　即瑞相。参见本文注释［9］。

［55］**增损**　增多与减少。系指四大的太过和不及会导致人体发生疾病。

［56］**大士**　菩萨的通称。士是事的意思，指承办上求佛果、下化众生的大事业的人，如观世音菩萨即叫作观音大士。

［57］**法王**　佛之尊称。王有最胜、自在之义，佛为法门之主，能自在教化众生，故称法王。又为菩萨之尊称。此处当指佛。下句"当王三千大千世界"中的"王"，即为最胜、自在之义。

［58］**立号**　制定名号。号，名字、名号、名称、通称。

［59］**定实**　确实，落实。

［60］**雨**　下雨，落下。意思是说施药像下雨一样惠及广大众生。

［61］**摩洗**　抚摸和洗涤。

［62］**陀罗尼无碍法药**　陀罗尼，又作陀怜尼。意译为总持、能持、能遮。即能总摄忆持无量佛法而不忘失之念慧力。换言之，陀罗尼即为咒语。参见《药师琉璃光如来本愿功德经》注释［120］。无碍，又作无阂、无障碍、无挂碍、无所挂碍。谓无障碍。无碍有心无碍、色无碍、解无碍、辩无碍等区别。法药，佛法能治众生之苦，故称法药。参见《佛说医喻经》注释［22］。

［63］**现**　显露，呈现。

［64］**七宝盖**　镶嵌着七种珍宝的伞盖。

［65］**光明**　指佛、菩萨之光，又简作光。由佛、菩萨自身发出之光辉，称为光；而照射物体之光，则称为明。光明具有破除黑暗、彰显真理之作用。由佛、菩萨身上

所发出之光，又称色光、身光、外光；对此而言，智慧具有照见事物真相之作用，故称为心光、智光、智慧光或内光。佛之光明可分为常光（圆光）与现起光（神通光、放光）二种。前者指恒常发自佛身，永不磨灭之光；后者指应机教化而发之光。常光一般为一寻或一丈之圆光。

[66] **大士妙善愿……未来当成佛** 　系指药王以"药"施一切，以"药"满愿，以人天为度生对象，具有慈心及慧眼遍照一切处，以此成就，其未来成佛为净眼如来。净眼，清净的法眼。

佛说温室洗浴众僧经（节选）

汉安息三藏安世高　译

导读：

　　佛教的洗浴文化是佛教戒律、威仪、行持的一种表现，是佛教文化的重要组成部分。佛陀在《佛说温室洗浴众僧经》中详细介绍了洗浴对大众健康的重要作用和意义。佛陀认为沐浴有大益，可以除去身上的污垢，使身体清洁、精神舒畅，可以消除寒冷及由此引起的疾病，亦可以治疗皮肤和肌体的风疾，使身体时时保持健康。

　　洗浴不仅能清洁身体，还能祛病健身。祖国医学认为洗浴可以起到发汗解表、祛风除湿、行气活血、舒筋活络、调和阴阳、振奋精神等作用。现代医学认为，沐浴可促进机体体温调节，改善血液循环和神经系统的功能状态，加速各组织器官的新陈代谢，增强机体抵抗力，从而起到祛除疾病和保健的作用。

　　在佛教其他经论中，包含洗浴方面内容的还有《释氏要览》《南海寄归内法传》《十诵律》《大乘起信论》等。

原文：

　　佛告医王[1]："善哉，妙意！治众人病，皆蒙除愈，远近庆赖[2]，莫不欢喜。今复请佛及诸众僧，入温室[3]洗浴，愿及十方[4]众药疗病，洗浴除垢，其福无量。一心谛听，吾当为汝先说澡浴[5]众僧反报之福！"

　　佛告耆域[6]："澡浴之法，当用七物，除去七病，得七福报。何谓七物？一者，然火[7]；二者，净水；三者，澡豆[8]；四者，酥膏；五者，淳灰；六者，杨枝；七者，内衣。此是澡浴之法。

　　"何谓除去七病？一者，四大安隐[9]；二者，除风病；三者，除湿痹[10]；四者，除寒冰[11]；五者，除热气[12]；六者，除垢秽；七者，身体轻便，眼目精明[13]。是为除去众僧七病。

"如是供养[14]，便得七福。何谓七福？一者，四大无病，所生[15]常安，勇武丁健[16]，众所敬仰；二者，所生清净，面貌端正，尘水不著，为人所敬；三者，身体常香，衣服洁净，见者欢喜，莫不恭敬；四者，肌体润泽，威光[17]德大，莫不敬叹，独步[18]无双；五者，多饶人从[19]，拂拭尘垢，自然受福，常识宿命[20]；六者，口齿香好，方白齐平，所说教令[21]，莫不肃用[22]；七者，所生之处，自然衣裳，光饰珍宝[23]，见者悚息[24]。"

注释：

[1] **医王**　指下文中的耆域。耆域乃佛在世时之名医耆婆之异称，是大长者柰女之子。可参见《佛说医喻经》注释［6］及《佛说柰女耆婆经》有关内容。医王可以是佛陀，也可以是像名医耆婆一类的人。

[2] **庆赖**　《尚书·吕刑》："一人有庆，兆民赖之。"后以"庆赖"谓庆幸得到依靠。

[3] **温室**　为温浴而设之浴室。印度人重视身体之清净，且因暑热，不绝洗沐之事，随处凿池，以俟行人洗浴。大抵健康者行水浴，老幼及病者行温浴。

[4] **十方**　指十方众生。

[5] **澡浴**　洗澡。

[6] **耆域**　又作耆婆伽、只婆、时婆、耆婆、时缚迦。为佛陀时代之名医，曾至德叉尸罗国学医，后返王舍城，为频婆娑罗王与阿阇世王之御医，虔诚信仰佛教，屡次治愈佛弟子之病，曾引导弑父之阿阇世王至佛陀面前忏悔。其名声可媲美我国战国时代之扁鹊。

[7] **然火**　指点燃的火。

[8] **澡豆**　古代洗沐用品。将猪胰磨成糊状，合豆粉、香料等，经自然干燥而制成的块状物。类似今日的香皂。

[9] **四大安隐**　四大，佛教之元素说，谓物质（色法）系由地、水、火、风四大要素所构成。也就是说世界万物及人之身体均由四大所组成。此处，四大借指人的身体。安隐，安稳、平安。

[10] **湿痹**　痹证类型之一。表现为肌肤麻木、关节重着、肿痛处固定不移。

[11] **寒冰**　当指寒风冰冻所致的病痛。

［12］**热气** 当指暑气等炎热之气所致的疾病。

［13］**精明** 谓眼睛明亮。

［14］**供养** 佛教将通过香花、明灯、饮食等资养三宝（佛、法、僧）称为"供养"。供养分财供养、法供养两种。香花、饮食等为财供养；修行、利益众生叫法供养。供养亦是礼佛，或施舍僧人、斋僧的意思。此处借指洗浴。

［15］**所生** 指所生的子女。

［16］**丁健** 强健。丁，强壮，庄盛。

［17］**威光** 威严的气概，令人敬畏的气势。

［18］**独步** 卓越得无人可比。

［19］**多饶人从** 随从的人很多。饶，多。人从，随从。

［20］**宿命** 宿，指宿世、过去世；命，指生命。宿命系指一切众生在过去无数次的轮回中曾经经历的各式各样的生命形态。这种生命形态就是"六道"，即地狱、饿鬼、畜生、天、人、阿修罗。能够了解宿命情况的，谓之"宿命通"，属于"六通"之一。这种了解达到完全明白的程度，谓之"宿命明"，属于"三明"之一。参见《佛说佛医经》注释［37］。

［21］**教令** 教示，命令。又谓教化。

［22］**肃用** 指恭敬采用。肃，恭敬。

［23］**光饰珍宝** 极言服饰珠光宝气之华美。光饰，辉映装点。珍宝，珠玉宝石的总称。

［24］**悚息** 谓因惶惧而屏息。

佛说疗痔病经

大唐三藏义净　奉制译

导读：

《佛说疗痔病经》，佛教经文，由唐代三藏法师义净和尚译自天竺佛经。佛教居士认为诵读此经文可以治疗肿瘤、痔疮等恶疾。在佛教经籍中，"痔"并非单指痔疮，而是指由气血瘀滞不通而导致的局部病变，与"滞"的含义相似，故有"风痔、热痔、喑痔、三合痔、血痔、腹中痔、鼻内痔、齿痔、舌痔、眼痔、耳痔、顶痔、手足痔、脊背痔、粪门痔、遍身肢节所生诸痔"十六种痔之说。其中"粪门痔"相当于现代的痔疮，其他痔相当于现代的局部硬结红肿，如扁桃体红肿称为"喑痔"，鼻甲或鼻中隔红肿称为"鼻内痔"，齿龈红肿称为"齿痔"，眼睑红肿称为"眼痔"，内耳、中耳、耳门及耳郭红肿称为"耳痔"。"痔"病严重者，还可破溃流脓。因此，若将"痔病"仅释为"痔疮"，乃大误也。从经中记载的症状来看，"形体羸瘦，痛苦萦缠"当为气机运行不畅、血脉瘀积阻滞所致，治当运气除滞、行气消瘀，以诵经持咒疏通脉络，再配合食疗、药疗、香疗诸法，即可达到"永除苦痛，悉皆平复"之效果。

原文：

如是我闻。

一时，薄伽梵在王舍大城竹林园[1]中，与大苾刍[2]众五百人俱，时，有众多苾刍身患痔病[3]，形体羸瘦，痛苦萦缠[4]，于日夜中，极受忧恼[5]。时，具寿阿难陀[6]，见是事已，诣世尊所，顶礼双足[7]，在一面立，白佛言："世尊，今王舍城，多有苾刍，身患痔病，形体羸瘦，痛苦萦缠，于日夜中，极受忧恼。世尊，此诸病苦，云何救疗？"

尔时，佛告阿难陀："汝可听此疗痔病经，读诵受持，系心勿忘。亦于[8]他人，广为宣说[9]。此诸痔病，悉得除殄[10]。所谓风痔、热痔、喑[11]痔、三合痔、血痔、腹中痔、鼻内痔、齿痔、舌痔、眼痔、耳痔、顶痔、手足痔、脊背痔、粪门痔、遍身支节所生诸痔，如是痔瘘[12]，悉皆干燥堕落消灭[13]，必瘥无疑。皆应诵持，如是神咒。"即说咒曰：

"怛[14]侄他，揭赖米，室利室利，魔揭室至，三磨靽[15]都，莎诃。"

此咒（丹藏云）

"怛侄他，颂[16]阑帝，颂蓝谜，室利鞞[17]，室里室里，磨羯失质，三婆跋睹，莎诃。"

"阿难陀，于此北方，有大雪山王[18]，中有大婆罗树[19]，名曰难胜。有三种华，一者初生，二者圆满，三者干枯。犹如彼华，干燥落时，我诸痔病，亦复如是。勿复血出，亦无脓流，永除苦痛，悉皆平复，即令干燥。又复若常诵此经者，得宿住智[20]，能忆过去七生[21]之事，咒法成就，莎诃。"又说咒曰：

"怛侄他，占米占米，舍占米，占没你，舍占泥，莎诃。"

佛说是经已，时，具寿阿难陀及诸大众，皆大欢喜，信受奉行。

注释：

[1] **薄伽梵在王舍大城竹林园** 薄伽梵，为佛陀十号之一、诸佛通号之一，又作婆伽婆、婆伽梵、婆哦缚帝，意译为有德、能破、世尊、尊贵，即有德而为世所尊重者之义。在印度用于有德之神或圣者，具有自在、正义、离欲、吉祥、名称、解脱六义。参见《药师琉璃光如来本愿功德经》注释[2]。王舍大城，即王舍城，古印度摩揭陀国的首都，相当于今之印度比哈尔邦的拉杰吉尔，频婆娑罗王、阿阇世王父子曾在此定都。此地还是释迦说法之处，附近有释尊灭后举行第一次佛典结集的七叶窟、灵鹫山、竹林精舍等甚多佛教遗址，被视为圣地。竹林园，又称竹林精舍、迦兰陀竹园、竹园伽蓝。竹园，乃古印度摩揭陀国最早之佛教寺院，为迦兰陀长者所奉献之竹林，由频婆娑罗王建造伽蓝而成。竹林精舍与舍卫城之祇园精舍并称为佛教最早之二大精舍。

[2] **苾刍** 即比丘。本西域草名，梵语以喻出家的佛弟子。为受具足戒者之通称。参见《佛说医喻经》注释[4]。

[3] **痔病** 此处的痔病泛指局部硬结红肿一类病证，并非仅指痔疮一种。

[4] **萦缠** 纠缠。

［5］**忧恼**　忧愁烦恼。

［6］**具寿阿难陀**　具寿，乃对佛弟子、阿罗汉等之尊称，又作贤者、圣者、尊者、净命、长老、慧命，音译为阿瑜率满，指具足智慧与德行、得受尊敬之人。其后不限于佛弟子，凡祖师或先德亦可称具寿。阿难陀，即阿难，为佛陀十大弟子之一。

［7］**顶礼双足**　即两膝、两肘及头着地，以头顶敬礼，承接所礼者。向佛像行礼，舒二掌过额、承空，以示接佛足。又作头顶礼敬、头面礼足、头面礼。其义同于五体投地、接足礼，乃印度最上之敬礼。以我所高者为顶，彼所卑者为足；以我所尊，敬彼所卑者，即礼之极。参见《佛说柰女耆婆经》注释［112］。

［8］**于**　介词。与向、对、跟等义。

［9］**宣说**　宣讲。

［10］**除殆**　意为除去疾苦。除，清除。殆，危险。

［11］**喑**　哑，不能说话。

［12］**痔瘘**　中医指痔疮溃烂，流脓液不止。此处指广义的"痔病"。

［13］**堕落消灭**　堕落，脱落、掉落。消灭，消失、灭亡。

［14］**怛**　音 dá。

［15］**軼**　音义未详，《汉语大字典》未收此字。

［16］**颎**　音 è。

［17］**鞞**　音 pí。

［18］**大雪山王**　亦称雪岭或雪山，即印度半岛北境之喜马拉雅山脉，因四时皆为雪所覆盖，故称。印度视此山为神圣山脉，是神话及传说之题材。王，是大的意思，极言喜马拉雅山之大，是雪山之王。参见《法华药草品论》注释［19］。

［19］**婆罗树**　未详。

［20］**宿住智**　明白证知自他宿世生死经历的智慧。三明之一。

［21］**七生**　即七次受生于人天之间，乃"极七返有"思想之转讹。极七返有，又作极七返生，意谓至多仅须往返七次受生。即住于预流果而尚未断除烦恼之圣者，必须在人天之中往返七次受生，始得入于涅槃。

佛律七药法

选自《五分律》卷二十二"弥沙塞"之"第三分之七药法"，

宋罽宾三藏佛陀什共竺道生等　译

导读：

《弥沙塞部五分律》，律部之名，译曰化地。此律主之部宗称为弥沙塞或化地部。律本名《五分律》。本律由五分组成，故称五分律。①初分，卷一至卷十，为比丘戒法，包括四波罗夷法、十三僧残法、二不定法、三十舍堕法、九十一堕法、四悔过法、百众学法、七灭诤法等，凡二百五十一戒。②第二分，卷十一至卷十四，为比丘尼戒法，包括八波罗夷法、十七僧残法、三十舍堕法、二百零七堕法、八悔过法、百众学法等，凡三百七十戒。③第三分，卷十五至卷二十二，包括受戒法、布萨法、安居法、自恣法、衣法、皮革法、药法、食法、迦絺那衣法。④第四分，卷二十三至卷二十四，包括灭诤法、羯磨法。⑤第五分，卷二十五至卷三十，包括破僧法、卧具法、杂法、威仪法、遮布萨法、别住法、调伏法、比丘尼法、五百集法、七百集法等。

《佛律七药法》详细介绍了佛指导众比丘用酥、油、蜜、石蜜等物为药治病，每种病选用哪种药，以及煎药法、服药法、服药时间等注意事项。

原文：

佛在王舍城[1]，尔时，诸比丘得秋时病。佛行房[2]见作是念："世人以酥[3]、油[4]、蜜[5]、石蜜[6]为药。我今当听[7]诸比丘服。"以是事集比丘[8]、僧[9]告言："从今听诸病比丘服四种药：酥、油、蜜、石蜜。"诸比丘服酥苦臭[10]，以是白佛[11]。佛言："听熟煎，若自煎，若使人煎，若无净地[12]，听非净地煎。"诸比丘服酥呕逆欲吐，以是白佛。佛言："听以呵梨勒[13]、阿摩勒果[14]、若蜜、若蒜、若糗[15]，诸所宜物排口[16]。"有一比丘得热病，应服酥，诸比丘为乞不得，而得乳，以是白佛。佛言："应使净人[17]作酥，煎令熟，作无食气[18]，受七日服[19]。"有一比丘得风病，应服油，诸比丘为乞不得，而得油麻[20]，以是白佛。佛言："应使净人作油，作无食气，受七日服。"有一比丘得热病，应服石蜜，诸比丘为乞不得，而得甘蔗，以是白佛。佛言："应使净人作石蜜，作无食气，受七日服。"诸比丘不知几时应熟，以是白佛。佛言："以杓[21]举泻，相续不断为熟。"有诸比丘得风病，应服牛、驴、骆驼、鳢[22]脂。诸比丘为乞不得，而得四种肥肉，以是白佛。佛言："应使净人煮，接取[23]膏更煎。若时煮、时煎、时漉[24]，非时[25]受，不得经宿服。若时煮、时煎、时漉、时受，得七日服。"有诸比丘得秋时病，应服根药[26]，以是白佛。佛言："一切根药听服，果药亦如是。"有诸比丘得秋时病，应服草药，以是白佛。佛言："一切草药听服。"有比丘风病应取汗，以是白佛。佛言："听取。"有比丘风病，应服赤白诸盐[27]，以是白佛。佛言："听服。"有比丘风病，应合和小便、油、灰[28]、苦酒[29]，用摩身体，以是白佛。佛言："听合和摩之。"有比丘患疥疮[30]欲治，以是白佛。佛言："听治。"有比丘患痈[31]，应以刀破药涂，以是白佛。佛言："听。"有比丘患脚[32]，须着熊皮靴、熊膏涂，复须用面、蛇皮、熊膏、酥，著苦瓠中渍[33]，以是白佛。佛言："皆听。"有比丘隐处痛[34]，医为刀破[35]。佛经前过，医白佛言："刀已至大便门[36]，世尊视之。"佛言："此是难护之处，若使凡夫命过便失大利[37]，从今不听刀破隐处。犯者偷罗遮[38]。"有比丘得时行热病。佛言："应服吐下药，消息节量[39]，食随病食。"有比丘患眼。佛言："听作[40]眼药。"

时，离婆多[41]非时食石蜜，阿那律[42]语言："莫非时食。"我见作石蜜时捣米着[43]中，彼即生疑，以是白佛。佛以是事集比丘僧，问阿那律："汝言见作石蜜时捣米着中，彼何故尔？"答言："作法应尔。"佛种种赞叹，少欲知足，已[44]告诸比丘："从今若合药如此者，听非时服。"

时长老优婆离[45]问佛言："世尊，若时药[46]、非时药[47]合受，应几时服？"佛言："应从时药，不得非时服。七日药[48]、终身药[49]亦如是。"又问："若非时药、七日药合受，应几时服？"答言："应从非时药，不得经宿服。终身药亦如是。"又问："若七日药、终身药合受，应几时服？"答言："应从七日药，不得终身服。"

注释：

[1] **王舍城** 王舍，音译为曷罗阇姞利呬、罗阅只，或译为王舍国。王舍城为古印度六大城市之一，也是古印度摩揭陀国之都城，为频婆娑罗王、阿阇世王、韦提希

夫人等在位时之都城。此城为佛陀传教中心地之一，附近有著名的释尊说法地，如迦兰陀竹园、灵鹫山等。相传佛陀入灭后第一次经典结集即在此举行，其后阿育王将摩揭陀国首都迁至华氏城。参见《佛说疗痔病经》注释［1］。

［2］**行房**　指行走到僧房之中。

［3］**酥**　是牛羊等乳钻抨成之，或以草叶药而成之。所谓从牛出乳，从乳出酪，从酪出生酥，从生酥出熟酥，从熟酥出醍醐，而醍醐最为上药。以上皆是用牛、羊奶制成的食物。酥，也作苏，又可分为生酥、熟酥。生酥、熟酥、油、蜜、石蜜称为"五药"。据《四分律》卷四十二载，佛陀听许有病比丘服用以上五种药。

［4］**油**　《萨婆多部律摄》云："油谓苣藤蔓菁及木蜜等，并五种脂，如法澄滤。苣藤即胡麻也，蔓菁即芜菁也。其根茎叶，可为菜食，子可压油也。"

［5］**蜜**　蜂蜜。

［6］**石蜜**　冰糖之异称。

［7］**听**　任凭，随。以下文中"听"字同此。

［8］**集比丘**　集，聚集、召集。比丘，指出家得度、受具足戒之男子。

［9］**僧**　僧伽的简称，于义为众。集受具足戒的比丘，三人或四人以上方得称僧。

［10］**苦臭**　苦于生酥的气味。

［11］**白佛**　告知佛陀。

［12］**净地**　为比丘可居住而不犯戒之清净地。

［13］**呵梨勒**　亦作"诃黎勒"。常绿乔木。汉代张仲景《金匮要略·呕吐哕下利病脉证治》："下利气者，当利其小便。气利，诃黎勒散主之。"晋代嵇含《南方草木状·木类》："诃梨勒，树似木梡，花白，子形如橄榄，六路，皮肉相着，可作饮。"《金光明最胜王经除病品》称："诃梨勒一种，具足有六味，能除一切病，无忌药中王。"诃子具有敛肺止咳、降气的功用，主治久泻久痢、便血脱肛、崩漏带下、遗精盗汗等。参见《佛说观药王药上二菩萨经（节选）》注释［27］。

［14］**阿摩勒果**　亦作"庵摩罗果"，一种印度果实的名字。音译为阿摩落迦、庵摩洛迦。旧又译作阿摩勒、庵摩勒等。《大唐西域记》曰："阿摩落迦，印度药果之名也。"《维摩诘经·弟子品》僧肇注曰："庵摩勒果，形似槟榔，食之除风冷。"

［15］**糗**　参见《佛说佛医经》注释［9］。

［16］**排口**　指依次选择食用。排，依次，一个接一个。

[17] **净人**　寺院中未行剃染而服种种净业作务者。又称道人、苦行、寺官。起源于印度。又，禅林中于僧堂给侍粥饭之职务或浴室之行者，亦称为净人。

[18] **食气**　食物的气味。此处指生食物的气味。

[19] **受七日服**　受，领纳、接受。七日服，为疗病所用之酥、油、蜜、石蜜等，限于病者七日内服用，同七日药。《毗奈耶经》说："四药之一，主治风疾之药。佛制，比丘经过加持可以服用七日的生酥、融酥、菜油、糖沫、糖沫块及凝脂等。此等均限七日服之，故名七日药。"

[20] **油麻**　即芝麻。宋代沈括《梦溪笔谈·药议》："胡麻直是今油麻，更无他说，予已于《灵苑方》论之。其角有六棱者，有八棱者，中国之麻，今谓之大麻是也。有实为苴麻，无实为枲，又曰麻牡。张骞始自大宛得麻油之种，亦谓之麻，故以胡麻别之，谓汉麻为大麻也。"明代李时珍《本草纲目·谷一·胡麻》："方茎以茎名，狗虱以形名，油麻、脂麻谓其多脂油也。"

[21] **杓**　同"勺"。

[22] **鳣**　鲟鳇鱼的古称。鳣鱼，今江苏称黄鱼。

[23] **接取**　迎接。此处指煮成膏后还要接着再煎。

[24] **漉**　液体慢慢地渗下，滤过。

[25] **非时**　晨朝至日中为时，日中至后夜为非时。

[26] **根药**　指根茎类药物。下面的果药为果实类药物，草药为草类药物。

[27] **赤白诸盐**　赤盐，赤色的盐。古代西域等地出产的一种食盐。《北史·西域传·高昌》："出赤盐，其味甚美。"唐代玄奘《大唐西域记·信度国》："多出赤盐，色如赤石。"白盐，食盐。

[28] **灰**　指石灰。

[29] **苦酒**　即醋。《晋书·张华传》："陆机尝饷华鲊……华曰：'试以苦酒濯之。'"

[30] **疥疮**　又称疥癣，是由疥虫引起的一种传染性皮肤病。参见《小道地经》注释[18]。

[31] **痈**　一种皮肤和皮下组织的化脓性炎症，易生于颈、背部，常伴有畏寒、发热等全身症状。

[32] **患脚**　指得了脚部疾病。

［33］**著苦瓠中渍**　苦瓠，即苦匏，瓜类，味苦如胆，不可食，故名。《本草纲目·菜三·苦瓠》"集解"引南朝梁陶弘景《名医别录》："苦瓠生晋地。保升曰：'瓠即匏也，有甘苦二种，甘者大，苦者小。'"渍，浸。

［34］**隐处痈**　阴部痈疮。隐处，指阴部。

［35］**刀破**　用刀割破或刺破。刀，名词活用为动词。

［36］**大便门**　指肛门。

［37］**凡夫命过便失大利**　凡夫，梵语音译作必栗托仡那，意译为异生，略称凡，指凡庸之人。就修行阶位而言，未见四谛之理而凡庸浅识者，均称凡夫。命过，即命终。大利，大利益、大功德之义。

［38］**偷罗遮**　又作偷兰遮、偷兰遮耶、萨偷罗、土罗遮、窣吐罗，略称偷兰。梵语音译为窣吐罗底也，意译为大罪、重罪、粗罪、粗恶、粗过、大障善道。为佛制戒六聚之一、七聚之一，乃触犯将构成波罗夷、僧残而未遂之诸罪，不属于波罗夷等五篇之罪。除突吉罗罪外，其余一切或轻或重的因罪、果罪皆总称为偷兰遮。

［39］**消息节量**　指根据具体情况决定催吐药物的用量。消息，斟酌。节量，节制度量，限量。

［40］**作**　制作，配制。

［41］**离婆多**　佛弟子。又作离越多、隶婆哆、隶跋多、梨波多、离婆、离曰、离越、丽越，或颉离伐多、颉隶伐多、颉庚筏多、褐丽筏多。意译为常作声、所供养、金、室星或适时。为摩揭陀国王舍城外那罗陀村大婆罗门之子，为舍利弗之弟。由于其父母祈祷离婆多星而得生，故名离婆多。

［42］**阿那律**　又译为阿那律陀、阿泥卢豆、阿泥噜多、阿泥律陀。意译为无灭、如意、无障、无贪、随顺义人、不争有无、无灭如意、如意无贪。迦毗罗卫城之释氏，佛之从弟，为佛陀十大弟子之一，有"天眼第一"之称。

［43］**着**　谓心情缠绵于某事理而不舍离，如爱着、执着、贪着等。此处意为执着。

［44］**已**　副词，随后，接着。

［45］**优婆离**　又作优婆利、邬波离、优波离、忧波利。佛陀十大弟子之一，有"持律第一"之称。

［46］**时药**　《毗奈耶经》所说四药之一。由旦至于日中，听任食用，主疗饥病之

药，如佛制五啖食及五嚼食等。比丘从早晨明相（指曙光渐明、天空露白之状）至正午这段时间所进之食，称为时食，亦叫时药。

［47］**非时药**　四药之一，指比丘为治愈疾病而于非时食之时间亦可以食用之米汁、果汁等浆类。又作更药。《四分律删繁补阙行事钞》卷二下："言非时药者，诸杂浆等，对病而设，时外开服。"明相以前或日中以后不允许比丘进食，若在这一时间段进食，亦称为非时食，或谓非时药。

［48］**七日药**　《毗奈耶经》所说四药之一，主治风疾之药。佛制，比丘经过加持可以服用七日的生酥、融酥、菜油、糖沫、糖沫块及凝脂等。此等均限七日服之，故名七日药。参见本文注释［19］。

［49］**终身药**　即尽寿药，因可以终身服用，故言终身药。《毗奈耶经》所说四药之一。主治合病之药。佛制允许比丘经过加持终生服用世称根、茎、叶、花、果者，如菖蒲等根、旃檀等茎干、金钱草等叶、莲蕊等花和诃子等果实之药。

佛说孝子经

失译人名，今附《西晋录》

导读：

《佛说孝子经》一卷，出于《大藏经》之经集部，译者不详，后附于《西晋录》。子对亲尽诚顺命供养，又作孝顺、孝养。孝又分为世间之孝与出世间之孝，供给父母衣食等为世间之孝，以佛法开导父母为出世间之孝。经中告诉众生，儿女为了报答父母的养育之恩，千方百计孝顺父母，如让父母吃好穿好、周游世界等物质上的报答，并不是真正的孝顺（仅是世间之孝）。真正的孝顺是要劝导父母弃恶从善，皈依三宝，奉持五戒，一心向佛（是出世间之孝）。盖经中多以利他教化为报恩行，实际上布施、供养、读经、起塔、造像等亦是报恩行。经中又常记载启建法会以报恩，如国忌、祈祷二会，佛降诞、佛成道涅槃、帝师涅槃诸会，均系为报佛祖、国王等之恩而启建之法会。

在我国，佛家每将孝道思想与佛教相联结，如史书、综合传记类书中即有孝、报恩等内容，又以奉行五常（仁、义、礼、智、信）、五戒（不杀、不盗、不邪淫、不饮酒、不妄语）者为大孝。盖自佛教立场而言，救度父母与对祖先报恩实为最大之孝，且强调精神救度与成佛得道乃孝道之根本。

原文：

佛问诸沙门[1]："亲之生子，怀之十月，身为重病[2]。临生之日，母危父怖[3]，其情难言。既生之后，推燥卧湿[4]；精诚之至，血化为乳[5]；摩拭[6]澡浴，衣食教诏[7]；礼赂师友，奉贡君长[8]。子颜和悦，亲亦欣豫[9]；子设惨戚[10]，亲心焦枯[11]。出门爱念，入则存之[12]；心怀惕惕，惧其不善[13]。亲恩若此，何以[14]报之？"诸沙门对曰："唯当尽礼，慈心供养，以赛亲恩[15]！"

世尊又曰："子之养亲，甘露百味以恣其口，天乐众音以娱其耳，名衣上服光耀其身，两肩荷负周流四海，讫子年命以赛养恩，可谓孝乎[16]？"诸沙门曰："唯孝之大，莫尚乎兹[17]!"世尊告曰:"未为孝矣!若亲顽暗[18],不奉三尊[19];凶虐残戾[20],滥窃非理[21];淫逸外色[22],伪辞非道[23];酖恬荒乱[24],违背正真[25]。凶孽[26]若斯,子当极谏,以启悟之。若犹瞢瞢未悟,即为开化,牵譬引类,示王者之牢狱、诸囚之刑戮[27],曰:'斯为不轨!身被众毒,自招殒命;命终神去,系于太山;汤火万毒,独呼无救。由彼履恶,遭斯重殃矣[28]!'设复未移,悲泣啼号,绝不饮食[29]。亲虽不明,必以恩爱之,痛惧子死矣!犹当强忍,伏心崇道[30]。若亲迁志[31],奉佛五戒[32]:仁恻不杀、清让[33]不盗、贞洁不淫、守信不欺、孝顺不醉者,宗门[34]之内,即亲慈子孝,夫正妇贞,九族[35]和睦,仆使顺从,润泽远被,含血[36]受恩;十方诸佛、天、龙、鬼神、有道之君、忠平之臣、黎庶万姓无不敬爱,祐而安之[37]。虽有颠倒之政、佞僻之辅、凶儿妖妇、千邪万怪,无如已何[38]。于是二亲处世常安,寿终魂灵往生天上,诸佛共会,得闻法言,获道度世,长与苦别[39]。"

佛告诸沙门:"睹世无孝,唯斯为孝耳!能令亲去恶[40]为善,奉持五戒,执三自归[41],朝奉而暮终者,恩重于亲乳哺之养、无量之惠。若不能以三尊之至化其亲者[42],虽为孝养,犹为不孝!无以尊妻,远贤不亲[43]。女情多欲,好色无倦[44]。违孝杀亲[45],国政荒乱,万民流亡。本志惠施,礼式自检;软心崇仁,蒸蒸进德;潜意寂寞,学志睿达;名动诸天,明齐贤者[46]。自秽妻聚,惑志女色,荒迷于欲,妖蛊姿态,其变万端[47]。薄智之夫、浅见之士,睹其如此,不觉微渐,遂回志没身,从彼妖媚、邪巧之辞,或危亲杀君[48]。吝色情荡,忿嫉怠慢,散心盲冥,等行鸟兽[49],自古世来,无不由之杀身灭宗[50]。是以沙门独而不双[51],清洁其志,以道是务,奉斯明戒。为君即保四海[52],为臣即忠[53],以仁养民,即父法明[54]、子孝慈,夫信、妇贞。优婆塞[55]、优婆夷[56]执行如是,世世逢佛,见法得道。"佛说如是,弟子欢喜。

注释:

[1] **沙门** 又作沙门那、沙闻那、娑门、桑门、丧门。意译勤劳、功劳、勤恳、静志、净志、息止、息心、息恶、勤息、修道、贫道、乏道。为出家者之总称,通于内外二道。亦指剃除须发、止息诸恶、善调身心、勤行诸善、期以行趣涅槃之出家修道者。

[2] **身为重病** 身体如同得了重病一样,是说孕育孩子的艰难。

[3] **母危父怖** 母亲的处境非常危险,父亲也会焦虑害怕。

［4］**推燥卧湿** 把孩子放到干爽的地方，自己躺在孩子尿湿处。参见《佛说胞胎经》注释［127］。

［5］**精诚之至，血化为乳** 因为对孩子至诚的爱，母亲的血都化为了乳汁。中医认为乳汁是由气血生化而成的。《傅青主女科》说："夫乳乃气血之所化而成，无血固不能生乳汁，无气亦不能生乳汁。"

［6］**摩拭** 揩擦。

［7］**衣食教诏** 置办衣服饮食，教育孩子。教诏，教诲，教训。

［8］**礼赂师友，奉贡君长** 恭敬师长朋友，忠心伺奉自己的君主。礼赂，财礼。奉贡，纳贡，奉献。君长，君主。

［9］**欣豫** 欢乐。

［10］**子设惨戚** 设，假使。惨戚，为悲伤凄切之义，此处借指痛苦。

［11］**焦枯** 干燥枯萎。此处借指焦急。

［12］**出门爱念，入则存之** 孩子出门父母就牵肠挂肚，回到家里父母就关怀慰问。

［13］**心怀惕惕，惧其不善** 既担心孩子有什么不好，又生怕孩子做不善的行为。惕惕，忧劳，恐惧。

［14］**何以** 用什么，拿什么。

［15］**以赛亲恩** 来报答父母的养育之恩。赛，旧时祭祀酬报神恩的迷信活动，此处借指报父母恩。

［16］**甘露百味……可谓孝乎** 让父母吃美味佳肴、听美妙的音乐、穿名牌光鲜的衣服，并以双肩背负双亲走遍世界，用这样终身的行动来报答父母可以说是孝吗？讫，完结，终了。年命，寿命。

［17］**莫尚乎兹** 这是最大的孝。尚，超过，高出。

［18］**顽暗** 愚拙而不明事理。

［19］**三尊** 此处指佛、法、僧三宝。

［20］**凶虐残戾** 凶虐，凶恶残暴。残戾，残忍凶暴。

［21］**滥窃非理** 偷盗东西，不讲道理。

［22］**淫逸外色** 淫逸，恣纵逸乐，淫乱，淫荡。外色，指外遇。

［23］**伪辞非道** 伪辞，虚假的言辞。非道，指脱离佛教之道或人所应行之道。

［24］ **酖恤荒乱** 酖恤，即耽恤、沉溺、入迷。此处指沉溺于酒色。荒乱，荒唐、荒淫。

［25］ **正真** 正道。

［26］ **凶孽** 凶恶和罪孽。

［27］ **若犹瞢瞢未悟……诸囚之刑戮** 如（父母）仍然懵懵懂懂不醒悟，儿女就要以善巧譬喻的方法说明牢狱刑罚的可怕。瞢瞢，亦作"瞢瞢"。昏昧，糊涂。

［28］ **斯为不轨……遭斯重殃矣** 意思是说死后堕入地狱受无量苦的恐怖。不轨，不守法的事。轨，车辙，引申为法度。众毒，各种有害的人或事物。太山，即太山府君，音译质呾罗笈多，意译为奉教官，又作泰山府君。我国以泰山府君为冥府东岳泰山之主司神，佛教则以太山府君配当阎魔王之书记，记录人间善恶诸业，亦为冥界十王之一，称为太山王。

［29］ **设复未移……绝不饮食** 如果仍然无法说服父母改恶向善，儿女就要使出一哭二闹三绝食的"苦肉计"，向父母绝食请愿。

［30］ **犹当强忍，伏心崇道** 意思是说父母就会勉强答应皈依正道。

［31］ **迁志** 改变意志。这里指弃恶从善。

［32］ **五戒** 杀生、偷盗、邪淫、妄语、饮酒之五种制戒。

［33］ **清让** 清，太平，不乱。让，礼让。

［34］ **宗门** 宗族。此处指家族之内。

［35］ **九族** 血缘相近的亲族，宗族。

［36］ **含血** 含有血液，形容人类或其他动物。这里指家族之中的人们。

［37］ **十方诸佛……祐而安之** 得诸佛、菩萨、天、龙、鬼神等的护佑。天、龙、鬼神，见《药师琉璃光如来本愿功德经》注释［5］。忠平，忠直平允。

［38］ **虽有颠倒之政……无如已何** 君臣百姓的敬爱令恶人鬼怪无法伤害。颠倒，混乱。佞，巧言谄媚。嬖，宠幸。

［39］ **于是二亲处世常安……长与苦别** 于是双亲在世安乐，寿终生天，值遇诸佛，听闻正法，修行圣道，最终就会永远离苦得乐。

［40］ **去恶** 离开邪恶。

［41］ **三自归** 指皈依佛、皈依法、皈依僧。归通"皈"。

［42］ **若不能以三尊之至化其亲者** 如果不能以三宝化导父母。三尊，指佛、法、

僧三宝。

[43] **无以孽妻，远贤不亲** 不要因为宠爱不贤良的女人而疏远了道德高尚的人。孽，恶，邪恶，借指不贤良。

[44] **女情多欲，好色无倦** 意思是说一个人的欲望，尤其是色欲太多。

[45] **杀亲** 伤害亲人。

[46] **本志惠施……明齐贤者** 意思是说原本有的人心里的志向是把自己的恩惠施舍给需要的人，能依照道德法律来约束检点自己的行为，心性慈善谦和，推崇向往仁义道德，品行德业不断提升，内心深处清净安详，不逐世俗，聪明好学，积极上进，就连鬼神都知道他的美名，都称赞他是品行高尚的贤明之人。蒸蒸，上升貌。潜意，潜意识，隐藏于深处的思想活动。睿达，智慧通达。

[47] **自秽妻聚……其变万端** 自从与品行不端的妻子度日之后，深受迷惑，纵情沉溺在淫欲和女色中。妇人摆出各种各样的妖艳淫魅的姿态来引逗、迷惑丈夫。

[48] **薄智之夫……或危亲杀君** 愚昧昏钝的丈夫看到这般妖媚姿态，不知不觉就会慢慢消磨掉当初的志向，身陷色情当中，或从那些妇人那里看到各种妖色淫荡的姿态，听到种种邪僻奸巧的语言，因此可能危害到父母亲族，或危害到国君。微渐，指事物的苗头或征兆。邪巧，指邪恶机巧的行为。

[49] **吝色情荡……等行鸟兽** 贪着女色、欲望无度之人心性散乱，身处愚昧黑暗之中，行同禽兽。

[50] **灭宗** 灭门之祸。

[51] **独而不双** 指独身不娶。

[52] **四海** 犹言天下、全国各处。

[53] **为臣即忠** 作为臣子则要尽忠职守。

[54] **法明** 意思是开明善教。

[55] **优婆塞** 指在家中奉佛的男子，即居士。

[56] **优婆夷** 指在家中奉佛的女子，即女居士。

金光明经除病品

选自《金光明经》卷三之"金光明经除病品第十五"，北凉三藏法师昙无谶　译

导读：

《金光明经除病品》简称《金光明经》，是大乘佛教中有着重要影响力的经典之一。由于经中说诵持本经能够带来不可思议的护国利民功德，能使国中饥馑、疾疫、战乱得以平息，使国土丰饶、人民欢乐，故历代以来《金光明经》被视为护国之经，在大乘佛教流行的所有地区都受到了广泛重视，加之经中有金鼓忏悔法、流水治病护生以及萨埵王子舍身饲虎的著名故事，这部经成为被广泛持诵的大乘经典。

《金光明经》中提到三种因素所致之病：其一为四大诸根因素，即人体本身的体质、精神等内在因素（或说是基本元素）造成的疾病；其二乃饮食时节因素，即饮食不节、不洁等造成的疾病；其三是季节时令因素，即自然环境造成的疾病。本经细致描述了精通医术的持水长者之子流水为解救众生疾苦而专心跟随父亲学习医法，以及学成后弘扬救苦救难的菩萨思想，竭心尽力疗治众生疾苦的故事。本经中医药和法药并施的菩萨行思想，与《药师经》十二大愿中了知众生诸病并满足众生需求的思想是一致的。

原文：

佛告道场菩提树神[1]："善女天[2]，谛听谛听[3]，善持忆念[4]，我当为汝，演说往昔誓愿[5]因缘。过去无量不可思议阿僧祇劫[6]。尔时，有佛出现于世，名曰宝胜如来[7]、应供[8]、正遍知[9]、明行足[10]、善逝[11]、世间解[12]、无上士、调御丈夫[13]、天人师[14]、佛[15]、世尊[16]。善女天，尔时，是佛般涅槃[17]后，正法[18]灭已，于像法[19]中，有王[20]名曰天自在光，修行正法，如法治世[21]，人民和顺，孝养父母。是王国中，有一长者名曰持水[22]，善知医方，救诸病苦，方便巧知四大增损[23]。善女天，尔时，持水长者家中，后生一子[24]，名曰流水，体貌殊胜[25]，端正第一，形色微

妙，威德具足，受性[26]聪敏，善解诸论，种种技艺，书疏算计[27]，无不通达。是时国内，天降疫病，有无量百千众生等，皆无免者，为诸苦恼之所逼切[28]。善女天，尔时，流水长者子[29]，见是无量百千众生，受诸苦恼故，为是众生，生大悲心，作是思惟[30]：'如是无量百千众生，受诸苦恼，我父长者，虽善医方，能救诸苦，方便巧知四大增损，年已衰迈，老耄枯悴[31]，皮缓面皱，羸瘦颤掉[32]，行来往返，要因几杖[33]，困顿[34]疲乏，不能至彼城邑聚落[35]。而是无量百千众生，复遇重病，无能救者，我今当至大医父所[36]，谘问治病医方秘法，谘禀[37]知已，当至城邑聚落村舍，治诸众生种种重病，悉令得脱无量诸苦。'时，长者子，思惟是已，即至父所，头面著地[38]，为父作礼，叉手[39]却住，以四大增损，而问于父。即说偈言：

'云何[40]当知，四大诸根，衰损代谢，而得诸病？

云何当知，饮食时节，若食食已，身火[41]不灭？

云何当知，治风及热，水过肺病，及以等分？

何时动风？何时动热？何时动水？以害众生。'

时父长者，即以偈颂，解说医方，而答其子：

'三月[42]是夏，三月是秋，三月是冬，三月是春。

是十二月，三三而说，从如是数，一岁四时。

若二二说，足满六时[43]，三三本摄，二二现时。

随是时节，消息饮食，是能益身，医方所说。

随时岁中，诸根四大，代谢增损，令身得病。

有善医师，随顺四时，三月将养，调和六大[44]。

随病饮食，及以汤药。多风病者，夏则发动。

其热病者，秋则发动。等分病者，冬则发动。

其肺病者，春则增剧。有风病者，夏则应服，

肥腻咸酢[45]，及以热食。有热病者，秋服冷甜。

等分冬服，甜酢肥腻。肺病春服，肥腻辛热，

饱食然后，则发肺病；于食消时，则发热病；

食消已后，则发风病。如是四大，随三时发，

风病羸损，补以酥腻，热病下药，服呵梨勒[46]。

等病应服，三种妙药，所诸甜辛，及以酥腻。

肺病应服，随能吐药。若风热病，肺病等分，

违时而发，应当任师，筹量[47]随病，饮食汤药。'

"善女天，尔时，流水长者子问其父医四大增损，因是得了一切医方。时，长者子，知医方已，遍至国内，城邑聚落，在在处处[48]，随有众生，病苦者所[49]，软言慰喻[50]，作如是言：'我是医师，我是医师，善知药方，今当为汝，疗治救济，悉令除愈[51]。'善女天，尔时，众生闻长者子，软言慰喻，许为治病，心生欢喜，踊跃无量。时，有百千无量众生，遇极重病，直闻是言[52]，心欢喜故，种种所患，即得除差[53]，平复如本[54]，气力充实。善女天，复有无量百千众生，病苦深重，难除差者，即共来至长者子所，时长者子即以妙药[55]授之令服，服已除差，亦得平复。善女天，是长者子，于是国内，治诸众生，所有病苦，悉得除差。"

注释：

[1] **道场菩提树神**　道场，又作菩提道场、菩提场，指成就菩提动机之发心、修行等。菩提树神，菩提树之守护神，又指守护菩提树之天女，《金光明经》中佛对此天女说流水长者子之昔缘。菩提树，原名毕钵罗树，因释尊在此树下成道，故又名菩提树。参见《佛说观药王药上二菩萨经（节选）》注释[53]。

[2] **善女天**　善良的守护菩提树的天女。善，凡是对自己和他人都有利的事叫作"善"，只利自己不利他人的事则叫作"恶"。

[3] **谛听**　注意听，仔细听。

[4] **忆念**　深刻于心内，记忆而不忘失。一般系指念念不忘佛陀或诸佛之功德而言。忆，忆持不忘之义。念，明记不忘之义。

[5] **誓愿**　指起希求之心，且深自有所约制（自制其心），亦即发愿起誓完成某一件事。

[6] **无量不可思议阿僧祇劫**　无量，不可计量之义，指空间、时间、数量之无限，亦指佛德之无限。不可思议，不可以心思之，亦不可以言议之的意思。阿僧祇，译作无数或无央数，原意是指数目的最大极限。劫是时间名，译作长时，意谓长远的时间。劫有大、中、小之分，此处指大劫。参见《佛说观药王药上二菩萨经（节选）》注释[11]。

[7] **宝胜如来**　在施饿鬼之法中，五如来中之南方宝生如来叫作宝胜如来。

［8］**应供**　应受人天供养的人，是如来十号之一，又是阿罗汉的意译。参见《佛说医喻经》注释［21］。

［9］**正遍知**　佛十号之一。参见《寿命品论》注释［44］。

［10］**明行足**　佛十号之一。参见《寿命品论》注释［45］。

［11］**善逝**　佛十号之一。参见《寿命品论》注释［46］。

［12］**世间解**　佛十号之一。参见《寿命品论》注释［47］。

［13］**调御丈夫**　佛十号之一。参见《寿命品论》注释［49］。

［14］**天人师**　如来十号之一。参见《寿命品论》注释［50］。

［15］**佛**　梵语佛陀的简称，华译为觉者，也就是遍知和正觉的大觉大悟者。遍知是说对于宇宙事理无所不知，正觉是说所知皆正确真实而无外道那样邪见妄执的错误，所以佛的另一尊号叫作正遍知或正等觉。觉有三义，即自觉、觉他、觉行圆满。自觉是自己遍知正觉以超越三界凡夫；觉他是先觉。参见《般若波罗蜜多心经》注释［16］。

［16］**世尊**　佛的尊称。因佛是世人所共尊的人，故称世尊。参见《佛说医喻经》注释［3］。

［17］**般涅槃**　译为入灭，常略称涅槃。涅槃，又作泥洹、泥曰、涅槃那、涅隶盘那、扼缚南、匮缚喃，意译为灭、寂灭、灭度、寂、无生、圆寂、大寂定等，与择灭、离系、解脱等词同义，是指超越时空的真如境界，也是不生不灭的意思。

［18］**正法**　指真正之法，亦即佛陀所说之教法。参见《现病品论》注释［45］。

［19］**像法**　三时之第二时。以其乃相似于正法时之教法，故谓之像法。佛陀入灭后，依其教法之运行状况，可区分为正法、像法、末法三时。像法即为像法时之略称。此时期仅有教说与修行者，而欠缺证果者。参见《药师琉璃光如来本愿功德经》注释［10］。

［20］**王**　指国王。

［21］**如法治世**　如法，指随顺佛所说之教法而不违背，亦指契合于正确之道理。治世，治理国家。

［22］**有一长者名曰持水**　长者，尊称有道德的人或年长的人。持水，经中所说的一位名医。

［23］**方便巧知四大增损**　方便，音译作沤波耶，为十波罗蜜之一，又作善权、变

谋，指巧妙地接近、施设、安排等，乃一种向上进展之方法。诸经论中常用此一名词，归纳之，其意义可分为下列四种。①对真实法而言，为诱引众生入于真实法而权设之法门，故称为权假方便、善巧方便，即佛菩萨应众生之根机，而用种种方法施予化益。②对般若之实智而言，据昙鸾之《往生论注》卷下载，般若者，达如之慧，方便者，通权之智。以权智观照于平等实智所现之差别。③权实二智皆系佛菩萨为一切众生，而尽己身心所示化之法门。④为证悟真理而修之加行。四大，即地、水、火、风，此四种元素乃构成一切物质的元素，同时，四大也是致病的因素，即"四大不调，百病从生"。增损，增加和减少，这里是指四大的变化。

[24] **后生一子** 有一个儿子。后生，后嗣、子孙。

[25] **殊胜** 特别优异、卓越。

[26] **受性** 即赋性、生性。《诗经·大雅·桑柔》："维此良人，作为式谷；维彼不顺，征以中垢。"汉代郑玄笺："受性于天，不可变也。"

[27] **书疏算计** 书疏，奏疏、信札。算计，计算。

[28] **为诸苦恼之所逼切** 苦恼，生死海之法，总为苦我恼我者，一无安稳之自性。《无量寿经》卷下曰："贪恚愚痴，苦恼之患。"逼切，即逼迫。

[29] **流水长者子** 流水是持水长者的儿子。

[30] **思惟** 思考。

[31] **老耄枯悴** 老耄，原指七八十岁的老人，此指衰老。枯悴，即枯萎，此处借指身体衰弱。悴，衰弱，疲萎。

[32] **颤掉** 抖动，摇动。言老人体衰之貌。

[33] **因几杖** 因，依靠，凭借。几杖，坐几和手杖。此皆老者所用，古常用为敬老者之物。

[34] **困顿** 十分劳累。

[35] **城邑聚落** 城邑，城和邑，泛指城镇。聚落，村落，指人们聚居的地方。

[36] **大医父所** 大医，这里是指能分别病相、晓了药性、治疗众病之医，当与佛、菩萨之大医王有别。所，住处。

[37] **谘禀** 请教。

[38] **头面著地** 著地，即着地。头面着地以示谦恭。

[39] **叉手** 两手交叉。印度致敬法之一种，又称金刚合掌，即合掌交叉两手之

指头。

［40］**云何** 为何，为什么。

［41］**身火** 喻人欲也。梁代简文帝云："慧雨微垂，即灭身火。"

［42］**三月** 三个月。下同。

［43］**六时** 古代一昼夜为十二时，昼夜分言，则谓"六时"。这句连同上句的意思为：一日分为十二个时辰，白天六个时辰，夜间六个时辰。

［44］**六大** 又名六界，即地、水、火、风、空、识。此六法周遍于一切法界，以造作有情与非情，故名为大。非情是五大所造，有情是六大所成。

［45］**酢** 即"醋"。

［46］**呵梨勒** 亦作诃黎勒。参见《佛说观药王药上二菩萨经（节选）》注释［27］和《佛律七药法》注释［13］。

［47］**筹量** 筹划。

［48］**在在处处** 佛教术语，指各处各方。

［49］**病苦者所** 病人的住处。

［50］**软言慰喻** 软言，柔和、委婉的言语。慰喻，亦作"慰谕"，即抚慰、宽慰、晓谕。

［51］**除愈** 痊愈。南朝陈徐陵《又与天台智者大师书》："兼去岁第六儿夭丧，痛苦成疾，犹未除愈。"

［52］**直闻是言** 当听到这话的时候。直，介词，当……时候。

［53］**除差** 除去疾病，病愈。差，通"瘥"。唐代玄奘《大唐西域记·摩揭陀国上》："故今土俗，诸有婴疾，香油涂像，多蒙除差。"

［54］**本** 原来。

［55］**妙药** 谓具有卓越、不可思议之力的药。《撰时抄》云："龙树菩萨名《法华经》为妙药。"

法　观　经

西晋月氏国三藏竺法护　译

导读：

丁福保《佛学大辞典》中说："法观经，……说数息观等之法。"数息观乃五停心观（不净观、慈悲观、因缘观、念佛观、数息观）之一，即数出入之息，停止心想散乱之观法，梵名阿那波那（见《治禅病秘要法（节选）》有关注释）。数息观法是三世诸佛修道之初门，能令现生之中，身心安乐，增长法身慧命，故《正理论》曰："美妙饮食长养身体，无如方便调入出息。"又《五事毗婆沙论》云："入佛法有二甘露门，一不净观，二持息念。依不净观入佛法者，观所造色。依持息念入佛法者，观能造风。"南岳曰："数息观成熟，上下纵横气息，一时出入无碍，常念己身作空想，舍粗重想——自见己身，犹如虚空，远离色相，获得神通，飞行无碍。"由此可知数息观法是禅波罗蜜之根本，也是成就无上菩提之径路。

数息，静修方法之一，即数鼻息的出入，使心恬静专一。晋代葛洪《抱朴子·论仙》："安得掩翳聪明，历藏数息，长斋久洁，躬亲炉火，夙兴夜寐，以飞八石哉？"北魏杨炫之《洛阳伽蓝记·景林寺》："净行之僧，绳坐其内，餐风服道，结跏数息。"可见，对于数息的修炼方法、修炼目的，中医与佛医的认识和理解是颇为一致的。

坐禅，系端身正坐而入禅定。禅乃禅那之略称，意译为静虑。结跏趺坐，不起思虑分别，称为坐禅。坐禅原系印度宗教自古以来之实践修持法，佛教亦采用之为常课。佛陀成道时于菩提树下端坐静思，是佛教坐禅之始。据《大般涅槃经》卷中载，出家法以坐禅为第一。佛教大小二乘皆修习坐禅，其类别有数息、不净、慈心、因缘、念佛、四无量等种种禅法，因而产生"般舟三昧""首楞严三昧"等多种三昧。自达摩禅师东渡以来，我国禅宗渐兴，专以修禅为悟道要法，将禅与三昧广称为禅法。僧睿、慧思、智顗禅师等皆极提倡坐禅。高僧在坐禅时其脑波与熟睡者相同，但坐禅却不是睡眠，这是其特征。

原文：

佛言："第一何以故数息[1]？用息轻易知[2]故，以世间人皆贪身，未能舍身守意[3]，又身中事难分别，皆不信本无意[4]不止。何以有故说空意[5]？颠倒习息[6]见有无，故先说息，稍稍解人意上头，为数已得行为[7]第一禅。"

佛言："坐禅当三定[8]。何等为三定？一者身定，二者口定，三者意定。痛痒止为身定，声止为口定[9]，意念止为意定[10]。念止者，为受行常念道[11]。声止者，断四恶[12]。痛痒止者，为不堕贪意在止已。身定、口定、意定，当立戒身意持。持者为一切无所犯。又身意持名为治，治者意持意行《三十七品经》[13]故。经言：所不识所不能止，为息中不识意去时，不能止意去。如是当精进行出，力守政坐[14]，又手低头持意。内着心中堕自生灭。当识意去时，已识当能止，便不堕盖[15]。盖在戏疑听六根[16]，如是为不可。"

佛言："数息意，今息数不互。何意念意为互行。"

佛言："已三定戒，应律为道法爱行道。故经言：'贪道法行道[17]。'已坐行道，上夜、后夜[18]，惊意守。食时至禺中[19]、日西、至夕，名为四守。当精不离，是为勤力。夜半、日出、日中、晡时[20]，是名为四正。读经经行[21]旋塔内外，自观身体，内视五灭。外从头至足，从足至头，一一观视，斯何等有[22]？皆当臭败，节节解堕，本无所有来，作去亦灭尽，无所有。反复回念，用数心意，复不解。眼见死人谛念[23]从头至足，若坐若起若饭食，常念着心中，用坚其心，是为数念。出息入息念灭时，已觉息灭，尽时无所有。校计思惟[24]，知人物皆当复尽。意止已定，便知空。故经言：'一者勤力[25]，二者数念[26]，三者思惟。'"

注释：

[1] **数息**　又作阿那般那观、安那般那念、念安般、安般守意。意译为念入出息、念无所起、数息观、息念观、持息念。简称安般、数息。乃五停心观之一、八念之一、十念之一。即计数入息或出息之次数，以收摄心于一境，使身心止息。此为除散乱、入正定之修法。

[2] **知**　了了自觉也。了了，即聪慧。自觉，意为不通过老师指导而自己觉悟了诸法。

[3] **舍身守意**　舍身，指舍弃身命，又作烧身、遗身、亡身。以舍身供养佛等，

或布施身肉等予众生，乃布施行为之最上乘。意，此处为意根的略称，指使众生产生意识（心思）的能力。

[4] **无意**　无虚妄之义，是为禅道之至极。

[5] **空意**　清虚的心境。

[6] **颠倒习息**　颠倒，略作倒，谓违背常道、正理，如以无常为常，以苦为乐等反于本真事理之妄见。对于颠倒妄见之分类，诸经论所说有异。习息，指学习数息观。

[7] **行为**　意译为业。业有身、口、意三业，即身体之行、口中之语、心中之思三者之总合。任何口中所言、心中所思者，皆为一种因，且终将次第产生结果，即行为。

[8] **坐禅当三定**　坐禅，就是跌坐而修禅，是佛教修持的主要方法之一。修禅也就是修定，修定可以发慧。定，令心专注于一对象而达于不散乱之精神状态，或指其凝然寂静之状态；反之，心散乱不止之状态则称为散。二者合称定散。

[9] **口定**　寂然静默，不谈是非。

[10] **意定**　摄心正念，清净无染。以上三句是说身、口、意三业都达到身不知痛痒、口中无声、心无杂念的凝然寂静之状态。

[11] **道**　此处指修行的方法。

[12] **四恶**　即四恶趣、四恶道（地狱、饿鬼、畜生、阿修罗）之略。

[13] **《三十七品经》**　即《禅行三十七品经》，又称《佛说禅行三十七品经》，一卷，后汉安息国沙门安世高译。

[14] **政坐**　即正坐。指端坐，正身而坐。政，通"正"。

[15] **盖**　覆障之义，指烦恼。因烦恼覆障善心，故称为盖。

[16] **盖在戏疑听六根**　戏，《瑜伽》卷十一云："戏者，谓双陆（古代的一种棋类游戏）、摴蒱（古代博戏，似后代的掷骰子）、弄珠（百济古国的一种杂戏）等戏。或有所余种类欢乐。谓互相受用，受用境界，受诸快乐；或由同处，或因戏论，欢娱而住。所行事者，谓相执持手臂发等，或相摩触随一身分，或抱或鸣，或相顾眄，或作余事。"疑，狐疑不信，是六根本烦恼之一。听，《唯识论》云："谓耳根发识领受，曰闻也，即沉思静意，属耳于法也。"六根，参见《般若波罗蜜多心经》注释［8］。

[17] **道法行道**　道法，至涅槃正道之法，又指实践的方法。行道，指经行，即于坐禅之间起身走动，以舒缓身心。

［18］**上夜、后夜**　上夜，前半夜。后夜，后半夜。

［19］**禺中**　巳时，即午前九点至十一点。

［20］**晡时**　申时，即午后三点至五点。

［21］**经行**　意指在一定的场所中往复回旋之行走。通常在食后、疲倦时，或坐禅昏沉瞌睡时，即起而经行，为一种调剂身心之安静散步。据《大比丘三千威仪经》卷上所载，适于经行之地有五，即闲处、户前、讲堂之前、塔下、阁下。另据《四分律》（卷五十九）所说，时常经行能得五利：一能堪远行；二能静思惟；三少病；四消食；五于定中得以久住。

［22］**斯何等有**　而有什么呢？

［23］**谛念**　谓专心思念。晋代葛洪《抱朴子·杂应》："但谛念老君真形。"

［24］**校计思惟**　校计，此处为计议、推求之义。《五十校计经》云："知校计为黠，不修校计为痴。"思惟，即思考推度。思考真实之道理，称为正思惟，系八正道之一；反之，则称邪思惟（不正思惟），乃八邪行之一。

［25］**勤力**　三十七道品中五力之一，不受懈怠等侵害之勤勉力。道品，为梵语之意译，又作菩提分、觉支。三十七道品，即为追求智慧、进入涅槃境界之三十七种修行方法，又称三十七觉支、三十七菩提分、三十七助道法、三十七品道法。循此三十七法而修，即可次第趋于菩提，故称为菩提分法。四念处、四正勤、四如意足、五根、五力、七菩提分、八正道分，其数共三十七品，为修道的重要资粮，故名三十七道品。

［26］**数念**　一句一句地念诵。

迦叶仙人说医女人经

西天译经三藏朝散大夫试光禄卿明教大师臣法贤　奉诏译

导读：

迦叶，亦称摩诃迦叶，为佛十大弟子之一，以头陀第一著称。迦叶身有金光，映蔽余光使不现，故亦名饮光。在灵山会上，迦叶受佛正法眼藏，传佛心印，为禅宗初祖。迦叶生平修头陀行，遵佛嘱于鸡足山入灭尽定，待弥勒佛出世时，传佛僧伽梨衣。

丁福保《佛学大辞典》中说："《迦叶仙人说医女人经》……说迦叶仙人应喏嚩迦仙人请医女人产病之法者。全然为医书，不关佛教。"此文通篇写的是喏嚩迦仙人向迦叶仙人问当用何药治疗怀孕期妇女的病痛，迦叶仙人按十二月时间逐一说明各个阶段所用药物，以及服用方法，对今天的孕期妇女用药有一定指导作用。

原文：

尔时，喏嚩迦仙人[1]忽作是念："世间众生皆从女人而生其身，而彼女人从初怀孕至满十月，或复延胎至十二月方始产生[2]。或于中间有其病患，于病患时极受苦痛。我今方便请问于师[3]，禀受[4]方药与作救疗。"作是念已。即诣于师迦叶[5]仙人。伸师资[6]礼而作问言："大师迦叶是大智[7]者，我今欲有所问，愿垂听许[8]。"迦叶仙言："恣[9]汝所问。"时喏嚩迦仙人白言："女人怀孕期当十月或十二月，日满方生。云何中间有诸病患，遂致胎藏转动不安[10]。或有损者，苦恼无量。我师大智，愿为宣说救疗如是病苦方药。"作是问已，听受而住。

尔时，迦叶仙人告喏嚩迦仙言："女人怀孕，不知保护，遂使胎藏得不安隐。我今为汝略说随月保护之药。怀孕之人，第一月内胎藏不安者，当用栴檀香[11]、莲华[12]、优钵罗[13]花入水同研，后入乳汁、乳糖[14]同煎，温服此药，能令初怀孕者无诸损恼，而得安乐。"

复告喏嚩迦仙言："女人怀孕，于第二月胎藏不安者，当用青色优钵罗花、俱母那花根、菱角仁、羯细噜迦等药，诸药等分，捣筛为林[15]，用乳汁煎，候冷服之。此药能令胎藏不损，疼痛止息，昼夜安隐。

"复次，女人怀孕至第三月胎藏不安者，当用迦俱㜸[16]药、叱啰迦俱㜸药，及蓖麻根等，诸药等分，以水相和，研令极细，又入乳汁同煎令熟，后入乳糖及蜜，相和冷服。此药能安胎藏，止息疼痛，若有患者，服之安乐。

"复次，女人怀孕至第四月胎藏不安者，当用蒺藜草[17]根并枝叶等，优钵罗花并及茎芋[18]，等分用之，以水相和，研令极细，复用乳汁同煎令熟，候冷服之。此药能安胎藏，止息疼痛，患者服之，而得安乐。

"复次，女人怀孕至第五月胎藏不安者，当用瓠子[19]根及优钵罗花，各用等分，捣筛令细，后入葡萄汁、乳汁、乳糖同煎，候冷服之。此药能安胎藏，止息疼痛，患者服之，而得安乐。

"复次，女人怀孕至第六月胎藏不安者，当用闭阿罗药、子摩地迦罗惹药、萨讫多嚩药，各用等分，以水相和，研令极细，复入乳汁同煎，后入乳糖及蜜，候冷服之。此药能安胎藏，止息疼痛，患者服之，而得安乐。

"复次，女人怀孕至第七月胎藏不安者，当用蒺藜草枝叶并根，捣筛为林，用乳糖及蜜为丸，用肉汁服之。复以肉汁飧饭[20]食之，或食绿豆粥饭。此药及饭，能安胎藏，患者服食，而得安乐。

"复次，女人怀孕至第八月胎藏不安者，当用三输誐[21]药、莲花、青优钵罗花、蒺藜草各等分，以冷水相和，研令极细，后入乳汁及糖蜜等同煎，候冷服之。此药能安胎藏，止息疼痛，患者服之，而得安乐。

"复次，女人怀孕至第九月胎藏不安者，当用蓖麻根、迦俱㜸药、舍罗钵㨪尼药、没哩贺底药各等分，以冷水相和，研令极细，入乳汁同煎，候冷服之。此药能安胎藏，止息疼痛，患者服之，而得安乐。

"复次，女人怀孕至第十月胎藏不安者，当用绿豆、优钵罗花等分，以水相和，研令极细，复入乳糖及蜜并乳汁同煎，候冷服之。此药能安胎藏，止息疼痛，患者服之，而得安乐。

"复次，女人怀孕延胎十一月胎藏不安者，当用青优钵罗花、娑路刚药、莲花并茎等分，以冷水相和，研令极细，后入乳汁、乳糖同煎，候冷服之。此药能安胎藏，止息疼痛，患者服之，而得安乐。

复次，女人怀孕延至第十二月胎藏不安者，当用迦俱瞵药、叱啰迦俱瞵药、甘草、优钵罗花各等分，捣筛令细，以水同研，后入乳汁相和煎熟，候冷服之。此药能安胎藏，止息疼痛，患者服之，而得安乐。"

尔时，喏嚟迦仙人闻师说是女人怀孕保养法已，欢喜信受[22]，作礼而退。

注释：

[1] **喏嚟迦仙人** 又作吽嚟迦。嚟，佛教咒语用字。仙人，又作神仙、大仙、仙圣，略称仙，即住于山林、保持长寿之人。据《佛母大孔雀明王经》卷下载，此诸仙人皆持成就禁戒，常修苦行，具足威德，有大光明，或住山河，或居林薮，食果饮水，具有五种神通，游行虚空，一切所为无有障碍。又因为佛为仙人中之最尊者，故亦称大仙。佛教经典中所列举仙人之种类与名称极多，如《中阿含经》卷三十"教昙弥经"举出七古仙之名，《佛本行集经》卷二十二"问阿罗逻品"列举二十九仙人之名，《佛母大孔雀明王经》卷下举出六十八大仙之名，《大佛顶首楞严经》卷八则列举仙人之十种类。此外，我国自古亦盛行神仙之说，如《抱朴子·内篇》卷二论仙即是。

[2] **产生** 分娩。

[3] **方便请问于师** 方便，谓以灵活方式因人施教，使悟佛法真义。《五灯会元·章敬晖禅师法嗣·荐福弘辩禅师》："方便者，隐实覆相，权巧之门也。被接中下，曲施诱迪，谓之方便。"师，教人以道者之通称，又作师长、师僧、师父、师家，律中分成得戒师、受业师二种。《释氏要览》卷上则谓师有亲教师、依止师两种，其中前者指依之出家者，后者则指依之禀受三藏者。

[4] **禀受** 承受。

[5] **迦叶** 摩诃迦叶，为佛十大弟子之一。参见《现病品论》注释[20]。

[6] **师资** 师弟、师徒之义。师，教训徒弟者；资，为师所施教之资材，亦即弟子之义。佛门中师资之关系极其重要。师者传法脉于弟子，称师资相承。

[7] **大智** 广大之智慧。通达一切之事理者。

[8] **愿垂听许** 愿垂，希望的意思。听许，听而许之。

[9] **恣** 随意。

[10] **胎藏转动不安** 即胎动不安。胎藏，有含藏覆护及摄持之义，此处指胎儿。

[11] **栴檀香** 即檀香。取檀香科乔木檀香树的木质心材（木本茎干最内的颜色通

常较深的木材）或其树脂，制成木粉、木条、木块等或提炼成檀香精油。佛家习称檀香为"栴檀"，意思是"与乐""给人愉悦"。

［12］**莲华** 即莲花，又名荷花。《本草纲目》中记载荷花能活血止血、祛湿消风、清心凉血、解热解毒。

［13］**优钵罗** 又作乌钵罗、沤钵罗、优钵刺，花名，译曰青莲花、黛花、红莲花。其叶狭长，近下小圆，向上渐尖，佛眼似之，经多为喻，其花茎似藕稍有刺。此花有赤、白二色，据考证，赤即雪莲，白为睡莲。多产于天竺，其花香洁。

［14］**乳糖** 食品名。明代李时珍《本草纲目·果五·石蜜》："以石蜜和牛乳、酥酪作成饼块者为乳糖。"

［15］**粖** 通"末"，下同。

［16］**睡** 音义未详。《汉语大词典》未收此字。

［17］**蒺藜草** 即蒺藜，一年生草本植物，茎平铺在地，羽状复叶，小叶长椭圆形，开黄色小花，果皮有尖刺，种子可入药，有滋补作用，其果实亦称蒺藜。

［18］**芉** 同"秆"，禾茎。

［19］**瓠子** 植物名。也称葫子、瓠瓜。夜开花，实圆长，首尾粗细略同，可食。

［20］**飧饭** 晚饭，亦泛指熟食、饭食。

［21］**袷誐** 袷，同"羟"。誐，古同"哦"。

［22］**信受** 信仰、相信并接受。

于法开传

选自《高僧传》卷四，梁会稽嘉祥寺沙门释慧皎 撰

导读：

《高僧传》为南朝梁沙门慧皎所编，全书共十四卷，又称《梁高僧传》，简称《梁传》《皎传》。在中国历史上以《高僧传》命名的佛教典籍共有四种：一是梁代慧皎编的《高僧传》；二是唐代道宣编的《高僧传》（三十卷），又称《续高僧传》或《唐高僧传》；三是宋代赞宁编的《高僧传》（三十卷），又称《宋高僧传》或《大宋高僧传》；四是明代如惺编的《高僧传》（八卷），又称《明高僧传》或《大明高僧传》。

慧皎（497—554），上虞（今属浙江）人，居会稽嘉祥寺。《梁高僧传》全面记载了从佛教传入中国的东汉永平十年至梁代天监十八年间的高僧共二百五十七人，附见者逾二百人，书中将所载僧人按其事迹分为译经、义解、神异、习禅、明律、忘身、诵经、兴福、经师和唱导等十类。《梁高僧传》是研究汉魏六朝时期我国佛教发展史的重要资料，也是研究该时期历史和文学等知识的珍贵资料。

《于法开传》是记载于法开事迹较早和较全的资料。《佛学大辞典》说："于法开，晋代僧。为晋代般若学六家七宗中'识含宗'之代表人物。其生年、籍贯均不详。师事于法兰，敏睿善辩，以数术弘教。精通《放光般若》与《法华》，又精医术，多有奇验。后住白山灵鹫寺，每与支遁论及色空义，士夫和之，耸动一时。晋哀帝时，累召至京师，讲《放光般若》，凡旧学、抱疑者，莫不因之得释。讲毕，还东山。谢安等均与交游，师高明刚简，尝谓'明六度以除四魔之病，调九候以疗风寒之疾'，以此自利利人，为时人所崇。年六十寂于所住处。"《隋志·医方类》载有于氏所著《议论备豫方》一卷，已佚。另有于法开为剡县（今浙江嵊州）人的说法，如《绍兴府志》等。于法开以羊肉羹及针术治难产，须臾羊膜裹儿而出。此为我国有关羊膜之最早记录。

南朝梁释宝唱《续法论》卷一百六十云："宋庄严寺释昙济作《六家七宗论》。论

有六家，分成七宗。第一本无宗，第二本无异宗，第三即色宗，第四识含宗，第五幻化宗，第六心无宗，第七缘会宗。本有六家，第一家分为二宗，故成七宗也。"（卷上，《大正藏》卷四十五）七宗的"宗"与六家的"家"意义相同，都是指一类主张和学说，并非指宗派。

原文：

于法开，不知何许人[1]，事兰公[2]为弟子。深思孤发，独见言表，善《放光》及《法华》[3]。又祖述耆婆[4]，妙通医法。尝乞食投主人[5]家，值妇人在草[6]危急，众治不验，举家遑扰[7]。开曰："此易治耳"。主人正宰羊，欲为淫祀[8]。开令先取少肉为羹，进竟，因气针之。须臾，羊膜[9]裹儿而出。晋升平五年[10]，孝宗有疾，开视脉[11]，知不起[12]，不肯复入。康献后[13]令曰："帝小不佳[14]，昨呼于公视脉，亘[15]到门不前，种种辞惮[16]，宜收付廷尉[17]。"

俄而帝崩，获免。还剡石城[18]，续修元华寺[19]，后移白山灵鹫寺[20]。每与支道林争即色空义[21]，庐江何默申明开难[22]，高平郗超宣述林解[23]，并传于世。开有弟子法威[24]，清悟有枢辩[25]。故孙绰为之赞[26]曰："《易》曰翰如[27]，《诗》美苹藻[28]。斑如[29]在场，芬若停潦[30]。于威明发[31]，介然退讨[32]。有洁其名，无愧怀抱。"开尝使威出都经过山阴[33]，支遁正讲《小品》[34]。开语威言："道林讲比[35]汝至，当至某品中。"示语攻难数十番[36]，云："此中旧难通[37]。"威既至郡[38]，正值遁讲，果如开言。往复多番[39]，遁遂屈。因厉声曰："君何足复受人寄载[40]来耶！"故东山嗟[41]云："深量，开思，林谈，识记[42]。"至哀帝[43]时，累被诏征[44]，乃出京讲《放光经》。凡旧学抱疑，莫不因之披释。讲竟，辞还东山。帝恋德殷勤[45]，嚫[46]钱绢及步舆并冬夏之服。

谢安、王文度[47]悉皆友善。或问："法师高明刚简[48]，何以医术经怀[49]？"答曰："明六度以除四魔之病[50]，调九候以疗风寒之疾[51]，自利利人，不亦可乎？"年六十卒于山寺。孙绰为之目曰："才辩纵横[52]，以术数弘教[53]，其[54]在开公乎？"

注释：

［1］**不知何许人**　意思是说不知道于法开的来历。

［2］**兰公**　于法兰，晋僧，高阳（今河北蠡县）人。少有异操，十五岁出家，以

精勤为业，冠年即名流四远。性好山泉，常居长安山寺，与竺法护同隐，后移居石城山足。时人以其风力媲美庾元规，孙绰之《道贤论》则以之比阮嗣宗。师尝叹曰："大法虽兴，经道多阙，若一闻圆教，夕死可也。"于法兰后乃远适西域，欲求异闻，至交州，罹患重疾，卒于象林。(《梁高僧传》卷四、汤用彤《汉魏两晋南北朝佛教史》第七章)

[3] **《放光》及《法华》** 《放光》，《放光般若波罗蜜多经》之略称。该经二十卷，无罗叉译。放光之义，《光赞经》之下释之。《法华》，《大乘妙法莲华经》的简称。《大乘妙法莲华经》略称《法华经》《妙法华经》，七卷，二十八品，姚秦僧人鸠摩罗什译。该经采用诗、譬喻、象征等文学手法赞叹了"久远实成之佛"（即永恒的佛陀）。《大乘妙法莲华经》与《无量义经》《观普贤经》合称"法华三部经"，是天台宗和日本日莲宗所依据的主要经典。

[4] **祖述耆婆** 祖述，效法遵循前人的学说或行为。耆婆，印度古代名医，精药理，后被尊为神。参见《佛说柰女耆婆经》导读。

[5] **乞食投主人** 乞食，乃印度僧人为资养色身而乞食于人之一种行仪，又作团堕（即取置食物于钵中之义）、分卫、托钵、行乞等。投，进入。主人，接待宾客的人。

[6] **在草** 谓妇女分娩。

[7] **遑扰** 惶急不安。

[8] **淫祀** 不合礼制的祭祀或不当祭的祭祀。

[9] **羊膜** 包裹胎儿的膜。

[10] **晋升平五年** 东晋升平五年（361）。升平，穆帝司马聃的年号。司马聃（343—361），字彭子，东晋第五代皇帝，庙号孝宗。

[11] **视脉** 诊脉。指诊病。

[12] **不起** 病不能愈。《战国策·秦策一》："孝公行之八年，疾且不起，欲传商君，辞不受。"

[13] **康献后** 指康献皇后褚蒜子（324—384），乃东晋康帝司马岳的皇后，河南阳翟（今河南禹州）人。司马聃为褚蒜子和东晋康帝之子。

[14] **不佳** 身体不舒适，小病。《北堂书钞》卷一百四十四引《郭林宗别传》："林宗尝不佳，夜命作粥。"《资治通鉴·汉桓帝延熹七年》载此事，胡三省注云："谓

体中有不节适也，语曰不佳，微有疾也。"

[15] **亘** 回旋。指在门前来来回回拖延时间，不肯前去。

[16] **辞惮** 因胆怯而推辞。

[17] **收付廷尉** 收付，谓拘捕罪犯交付案办。廷尉，官名，掌司法刑狱，始置于秦，汉景帝时改称大理，武帝时复称廷尉，东汉后或称廷尉、大理和廷尉卿，北齐至明清都称大理寺卿。

[18] **还剡石城** 剡，剡县，古县名，西汉置，在今浙江东部，包含嵊州市和新昌县。石城，石城山，位于新昌县城西南，因"千仞壁立，嵯峨怪石，环布如城"而得名。

[19] **元华寺** 古寺名，在石城山中，于法兰始建。

[20] **白山灵鹫寺** 白山，在今浙江省舟山市朱家尖岛北部。灵鹫寺，现存《名僧传抄》残卷目录载有"于法开白山造灵鹫寺事"。可见，此寺是于法开自己所造。

[21] **与支道林争即色空义** 支道林，支遁（314—366），字道林，世称支公，也称林公，别称支硎，本姓关，陈留（今河南开封）人，一说河东林虑（今河南林县）人，东晋高僧、佛学家、文学家。他初隐余杭山，二十五岁出家，曾居支硎山，后于剡县沃洲小岭立寺行道，僧众百余。晋哀帝时应诏进京，居东安寺讲道，三年后回剡而卒。他精通佛理，有诗文传世。据文献记载，《神骏图》画的是支遁爱马的故事。即色空，东晋佛教般若学派"六家七宗"之一，支遁所创，谓"色"（物质现象）都是因缘假合而生起的，没有独立的实体，自性是"空"。《世说新语·文学》载："于法开与支公争名，后精渐归支"。在这次论辩中于法开输给了支道林。

[22] **庐江何默申明开难** 庐江，庐江郡（今属安徽省）。何默，庐江郡灊县（今属安徽霍山）人，为庐江仕宦大族。申明，辩解。难，诘责，质问。这句意思是说何默以于法开的识含义诘难支遁的即色义。

[23] **高平郄超宣述林解** 高平，今属山西省。郄超，乃郗超之误。郗超（336—378），字景兴，或作敬舆，小字嘉宾，东晋高平金乡（今山西高平）人。宣述，宣讲。林解，指支道林"即色空"的见解。

[24] **法威** 于法威，于法开弟子。李慈铭云："案施宿《嘉泰会稽志》称：'弟子名法威，最知名。'"

[25] **清悟有枢辩** 清悟，明慧，聪明，聪慧。辩，有口才，善言辞。

[26] **孙绰为之赞** 孙绰（314—371），字兴公，太原中都（今山西平遥西南）人，是东晋士族中很有影响的名士。祖父孙楚，晋室东渡后，移居会稽（今浙江绍兴）。袭父爵为长乐侯，历官太学博士、尚书郎、廷尉卿，统领著作郎（负责撰拟文书的职务）。孙绰信奉佛教，与名僧竺道潜、支遁都有交往。他写了很多佛教方面的文章，如《名德沙门论目》《道贤论》等。在《道贤论》中，他把两晋时的七位名僧比作魏晋时期的"竹林七贤"，如以竺法护比山涛（巨源），竺法乘比王戎（浚冲），帛远比嵇康（叔夜），竺道潜比刘伶（伯伦），支遁比向秀（子期），于法兰比阮籍（嗣宗），于道邃比阮咸（仲容），认为他们都是高雅通达、超群绝伦的人物。赞，以颂扬人物为主的一种文体。孙绰的赞文以《易经》《诗经》之言，形容高僧大德的风范，超越了佛、儒之间的界限。

[27] **翰如** 语出《易经·贲》："贲如皤如。白马翰如。匪寇，婚媾。"原文意思为：奔跑气吁吁，太阳火辣辣，高头白马，向前飞奔，不是来抢劫，而是来娶亲。翰，黄颖注："马举头高昂也。"马头高举即飞奔之状。如，形容词词尾。

[28] **苹藻** 语出《诗经·召南·采苹》："于以采苹？南涧之滨。于以采藻？于彼行潦。"《诗经·召南·采苹序》："《采苹》，大夫妻能循法度也，能循法度，则可以承先祖共祭祀矣。"后以"苹藻"借指妇女的美德。

[29] **斑如** 即班如。斑通"班"。语出《易经·屯》："屯如邅如，乘马班如，匪寇，婚媾。"班如，指乘马的人纷纷而来。班，与盘相通，意指回旋。

[30] **芬若停潦** 芬若，香草名。停潦，积水。潦，雨后积水。

[31] **于威明发** 于威，于法威。明发，阐明、发明。

[32] **介然邅讨** 介然，形容坚定执着的样子。邅讨，远讨。

[33] **开尝使威出都经过山阴** 开，指于法开。威，指于法威。山阴，古县名，在今浙江绍兴境内。

[34] **《小品》** 指佛教经典《小品般若波罗蜜经》，这是略本，称《小品》。另有详本，是《大品》。

[35] **比** 及，等到。

[36] **攻难数十番** 攻难，质疑诘难。番，特指辩论一次或一个回合。

[37] **此中旧难通** 是说这些地方向来是讲不通的。

[38] **郡** 指会稽郡。

［39］**往复多番**　指反复辩难多次。

［40］**何足复受人寄载**　何足，何必。寄载，本谓附乘别人的交通工具，此指传言，授意。一说，委托。

［41］**东山谚**　东山，东峁山。《世说新语校笺》："支公好鹤，住剡东峁山（支公书曰"山去会稽二百里"）。"此山在今浙江新昌县东二十千米，大市聚镇东五千米，是近青宅、大坑村的一座危峰，俗称水帘尖，又称望远尖。谚：古同"谚"。谚语。

［42］**深量，开思，林谈，识记**　即竺法深有雅量，于法开思考深邃，支道林玄谈妙美，康法识记忆特佳。深，指竺法深。晋代僧人。因为佛教传自印度，印度古名天竺，故当时僧人以竺为姓，而不同于现世以释为姓。竺法深，名潜，或称道潜，字法深，俗姓王，琅琊郡（治所在今山东临沂北部）人，出自琅琊王氏，十八岁便出家，师从久负盛名的名僧刘元真。开，指于法开。林，指支道林。识，指康法识。康法识乃东晋高僧，北地人，师事仰山竺道潜，致力义学，而以书法知名。梁代《高僧传》卷四"竺遣潜传"云："康法识亦有义学之誉，而以草隶知名"。

［43］**哀帝**　晋哀帝司马丕（341—365），字千龄，为东晋的第六代皇帝，晋成帝之子，晋穆帝之堂兄弟。司马丕于361年在晋穆帝死后即位，迷长生之术，断谷、服丹药，365年因药物中毒死于太极殿。

［44］**诏征**　皇帝下令征召。

［45］**殷勤**　情意恳切。

［46］**嚫**　梵语"达嚫"简称，指布施（僧尼）。

［47］**谢安、王文度**　谢安（320—385），字安石，东晋名士、宰相，陈郡阳夏（今河南太康）人，少以清谈知名，初次做官仅月余便辞职，之后隐居在会稽郡山阴县东山的别墅里，常与王羲之、孙绰等游山玩水，并且承担着教育谢家子弟的重任。后谢氏家族朝中人物尽数逝去，谢安才东山再起，出仕为官，后病死，谥号文靖。因追赠太傅，故后世称其为"谢太傅"。谢安多才多艺，精儒、道、佛、玄学，并善行书，通音乐。王文度，即王坦之（330—375），字文度，太原晋阳（今山西太原）人，东晋名臣，尚书令王述之子，年轻时与郗超齐名，曾任大司马桓温的参军，袭父爵蓝田侯，后与谢安等人在朝中抗衡桓温。桓温死后，王坦之与谢安一同辅政，累迁中书令、领北中郎将、徐州刺史、兖州刺史，去世时年仅46岁，追赠安北将军，谥号为献。王坦之善书，《淳化阁帖》卷三有其行书四行，亦有文集传世。

[48] **刚简**　刚强率略。

[49] **经怀**　指经心。

[50] **明六度以除四魔之病**　六度，六种行之可以从生死苦恼此岸得度到涅槃安乐彼岸的法门，即布施、持戒、忍辱、精进、禅定、般若。布施能度悭贪，持戒能度毁犯，忍辱能度嗔恚，精进能度懈怠，禅定能度散乱，般若能度愚痴。四魔，即烦恼魔、五阴魔、死魔、天魔。烦恼魔指贪、嗔、痴等习气能恼害身心；五阴魔指色、受、想、行、识五蕴能生一切之苦；死魔指死亡能断人之生存命根；天魔指能坏人善事的天魔外道，如欲界自在天的魔王。

[51] **调九候以疗风寒之疾**　九候，即"三部九候"，为脉诊方法。其中全身遍诊法以头部、上肢、下肢各分天、地、人三部，合为九候；寸口脉法以寸、关、尺三部各分浮、中、沉，合为九候。风寒之疾，外感风寒所致的疾病，这里泛指外感六淫所致的疾病，系与内伤七情相对而言。

[52] **纵横**　雄健奔放。汉代刘桢《赠五官中郎将》诗之四："君侯多壮思，文雅纵横飞。"

[53] **以术数弘教**　术数，谓种种方术，即通过观察自然界的现象来推测人的气数和命运，也称"数术"。《素问·上古天真论》："上古之人，其知道者，法于阴阳，和于术数。"弘教，弘通佛之教法也。《正法华经》曰："逮闻弘教，心怀踊跃。"《续僧传》（智脱）曰："欢传灯之弘教。"弘，扩充，光大。

[54] **其**　副词，表示揣测，相当于大概、恐怕等义。

《医门法律》自序

导读：

喻昌，字嘉言，号西昌老人，江西新建（今江西南昌）人。生于明代万历十三年（1585），卒于清代康熙三年（1664），终年七十九岁。喻昌少年读书，以治举子业。崇祯年间，喻氏以选送贡生进京，但无所成就。后值清兵入关，于是喻氏转而隐于禅，后又出禅攻医，往来于南昌、靖安等地。清代初期（1644—1661），喻氏又移居江苏常熟，医名卓著，冠绝一时，成为明末清初著名医家，与张路玉、吴谦齐名，号称清初三大家。喻氏著有《寓意草》《尚论篇》《尚论后篇》《医门法律》等。

《医门法律》是喻昌撰著的一部临证著作，主要阐述他对风、寒、暑、湿、燥、火六气及杂病的证治见解，并力主以"法"和"律"的形式来确立行医时的规范。全书共六卷，卷一为基本理论，卷二至卷四为外感病，卷五、卷六为内科杂病；共设中寒门、中风门、热温暑三气门、伤燥门、疟证门、痢疾门、痰饮门、咳嗽门、关格门、消渴门、虚劳门、水肿门、黄疸门、肺痈肺痿门十四门，每门下先论病因病机及传变规律，次立"法"，后列"律"，法为正确诊治之法则，律为防治失误之禁例。全书纲目清楚，论理透彻，观点独特，对于理论研究与临床工作均有很高的参考价值。

原文：

医之为道大矣[1]，医之为任重矣。中上之医[2]，千里百年，目未易觏[3]；最上之医，天下古今，指未易屈[4]。世之言医者何夥耶？恃聪明者，师心傲物[5]，择焉不精，虽曰屡中[6]，其失亦屡多。守门庭[7]者，画焉不入[8]，自窒[9]死机，纵未败事，已咎在误时[10]。工邪僻[11]者，心粗识劣，骛[12]险绝根，偶堕其术，已惨同婴刃[13]。病者苦医之聚会盈庭，具曰予圣[14]。浅者售[15]，伪者[16]售，圆滑者[17]售，而以其身命为尝试。医者苦病之毫厘千里[18]，动罹颠蹶[19]。方难凭，脉难凭，师传[20]难凭，而以人之身命为尝试。

所以人之有生，水火、刀兵、禽兽、王法所伤残，不若疾厄之广。人之有死，天魔[21]、外道[22]、饿鬼[23]、畜类之苦趣[24]，不若地狱[25]之惨。医以心之不明，术之不明，习为格套[26]，牢笼[27]病者。遂至举世共成一大格套，遮天蔽日，造出地狱，遍满铁围山[28]界，其因其果，彰彰[29]如也。经以无明为地狱种子[30]，重重黑暗，无繇脱度[31]，岂不哀哉？昌也[32]闭目茫然，惟见其暗，然见暗不可谓非明也。野岸渔灯，荒村萤照，一隙微明，举以点缀医门千年黯汶[33]，拟定法律，为率由坦道[34]，聊以行其佛事[35]耳。

然微明而洗发黄岐仲景之大明[36]，明眼得此，闭门造车，出门合辙，自能立于无过。即浅见寡闻，苟知因果[37]不昧，敬慎[38]存心，日引月伸，以此照其胆，破其昏，而渐充其识[39]。本地风光，参前倚衡[40]，亦何愚而不朗澈也耶[41]？先圣张仲景生当汉末，著《伤寒杂病论》，维时佛法初传中土[42]，无一华五叶[43]之盛，而性光[44]所摄，早与三世圣神[45]、诸佛诸祖把手同行[46]，真医门之药王菩萨[47]、药上菩萨[48]也。第其福缘[49]不及我佛如来亿万分之一分，阅百年再世，寝[50]失其传。后人莫繇仰溯[51]渊源，然且竞相彼揣此摩[52]，各呈识大识小[53]之量，亦性光所摄无穷极[54]之一斑矣。我佛如来累劫[55]中为大医王，因病立方，随机施药，普度众生。

最后一生重补其充足圆满之性量八万四千法门[56]，门门朗澈底里[57]，诸有情微逗隙光[58]者，咸得随机一门深入，成其佛道。与过去未来现下尽虚空法界无量亿诸佛诸菩萨光光相荡[59]，于诸佛诸菩萨本愿本行[60]，经咒偈言[61]，屡劫宣扬不尽者，光中莫不彰示微妙，具足灭度[62]。后阿难尊者证其无学[63]，与我佛如来知见[64]无二无别，乃得结集三藏十二部[65]经典，永作人天[66]眼目，济度津梁[67]。夫诸佛菩萨真实了义[68]，从如来金口所宣，如来口宣，又从阿难手集[69]。昌苟性地光明[70]，流[71]之笔墨，足以昭示学人。

胡不自激须眉[72]，脏腑中阴，优游几席，充满天赫地、耀古辉今之量。直[73]与黄岐、仲景两光摄合，宣扬妙义，倾刻无欠无余，乃日弄向导，向棘栗蓬中葛藤窠里[74]，与昔贤校短论长[75]，为五十步百步之走，路头差别，莫此为甚。发刻之稿凡十易，已刻之板凡四更，惟恐以凡人知见[76]，杂揉圣神知见[77]，败絮补葺[78]美锦，然终不能免也。甚于风、寒、暑、湿、燥、火六气及杂证多门，殚一生力补之，不能尽补；即殚千生[79]力补之，不能尽补，从可推也。途穷思返，斩绝意识，直截饭禅[80]，通身汗下，险矣！险矣！尚敢漫言[81]殊途同归也哉？此重公案[82]，俟可补乃补之耳。

顺治十五年上元[83]吉旦，南昌喻昌嘉言老人，时年七十有四序。

注释：

[1] **医之为道大矣**　道，指学术思想体系。这句是说医学这门学科博大精深。

[2] **中上之医**　汉代张仲景说："上工望而知之，中工问而知之，下工脉而知之。"意思是说上等的医生看一下病人的气色就可以确定病情，中等的医生需要询问病人才能确定病情，下等的医生需要切脉才能确定病情。可以参照此来理解上医、中医、下医的标准。上工，即上医，指医术高明的医生。后文"最上之医"，系指医术最高明的医生。

[3] **觏**　遇见。

[4] **指未易屈**　形容极少。

[5] **师心傲物**　师心，以心为师，自以为是。《庄子·人间世》："夫胡可以及化，犹师心者也。"成玄英疏："是犹以心为师，尚有成见，未能付之自然。"傲物，高傲自负，轻视他人。

[6] **中**　指治愈疾病。

[7] **守门庭**　守，保守、墨守，维持原状，不想改变。门庭，家庭或门第，这里借指形成的医学见解和认识。

[8] **画焉不入**　画，截止、停止。这句是说不能接纳和吸收正确的医学见解。

[9] **窒**　阻塞不通。

[10] **咎在误时**　咎，过失。误时，耽误治疗的时机。

[11] **工邪僻**　工，善于、长于。邪僻，亦作"邪辟"，意为乖谬不正。

[12] **骛**　追求，强求。也作"务"。

[13] **婴刃**　缠绕，反复盘绕其上。《汉书·贾谊传》："释斤斧之用，而欲婴以芒刃。"

[14] **病者苦医……具曰予圣**　意思是说医生聚集了满屋，都说自己的医术高明，病人苦于不好辨识。

[15] **浅者售**　浅者，指医术不高的医生。售，出售，推销。

[16] **伪者**　指冒名假装的医生。

[17] **圆滑者**　指老于世故而医术平平的医生。

［18］**医者苦病之毫厘千里**　是说医生很难对疾病做出正确的判断，治疗时一旦失之毫厘，就会差之千里。

［19］**动罹颠踬**　罹，遭受苦难或不幸。颠踬，跌倒，比喻处境艰难困苦。

［20］**师传**　师承，此指老师传授的诊治疾病的方法和经验。

［21］**夭魔**　妖魔，魔鬼。夭，同"妖"。

［22］**外道**　佛教以外之道，或道外之道，亦即真理以外的邪教。

［23］**饿鬼**　六道之一，即时常遭受饥饿的鬼类。其中略有威德的成为山林冢庙之神，能得祭品或人间的弃食；无威德的则常不得食，甚至口因渴出火。

［24］**苦趣**　佛教认为，地狱、饿鬼、畜生这三种恶道均为轮回中的受苦之处。趣，同"趋"。

［25］**地狱**　六道中最苦的地方，因其位置在地下，故名地狱。

［26］**格套**　程式，固定的模式。

［27］**牢笼**　关鸟兽的器具，比喻约束、限制人的事物或骗人的圈套。

［28］**铁围山**　佛教语。佛教认为南赡部洲等四大部洲之外有铁围山，周匝如轮，故名。参见《治禅病秘要法（节选）》注释［78］。

［29］**彰彰**　昭著，明显。

［30］**经以无明为地狱种子**　经，指佛经。无明，不明白道理，亦即愚痴的别名。参见《般若波罗蜜多心经》注释［11］。种子，如同谷类等由其种子所生，色法（物质）与心法（精神）等一切现象亦有其产生之因种，称为种子。谷类之种子称为外种；对外之种子而言，唯识宗将种子摄于阿赖耶识中，称为内种。

［31］**无繇脱度**　繇，古同"由"，从，自。脱度，超度。

［32］**昌也**　昌，作者自称。也，语气词，用在句中，使句子有所停顿或舒缓，以引起对下文的注意。

［33］**举以点缀医门千年黯汶**　举，全、都。黯，昏黑。汶，心中昏暗不明。

［34］**率由坦道**　率由，遵循、沿用。坦道，借指礼佛之路。

［35］**佛事**　原指发扬佛陀威德之事，引申为与弘法有关之活动或仪式。此处系借佛事来指撰写此书。

［36］**洗发黄岐仲景之大明**　洗发，犹言开脱辩解。清代陈确《与刘伯绳书》："宋儒之言，处处为告子洗发，真是千秋知己。"黄岐，黄帝和岐伯，相传为医家之祖。

中国佛医学研究 基础卷

仲景，张仲景，名机，字仲景，东汉南阳郡涅阳县（今河南南阳邓州市和镇平县一带）人，东汉著名医学家，被后世尊为"医圣"，其所著《伤寒杂病论》是中医史上第一部理、法、方、药具备的经典，喻嘉言称此书"为众方之宗、群方之祖"。

［37］**因果**　因是种因，果是结果，由此因而得此果，是因果义。又，因是所作者，果是所受者，种善因必得善果，种恶因必得恶果。

［38］**敬慎**　恭敬谨慎。《诗经·大雅·抑》："敬慎威仪，维民之则。"

［39］**识**　心的别名，了别之义。心对于境而了别，叫作识。

［40］**参前倚衡**　意指言行要讲究忠信笃敬，站着就仿佛看见"忠信笃敬"四字展现眼前，乘车就好像看见这几个字在车辕的横木上。

［41］**朗澈也耶**　朗澈，清楚、明晰。也耶，语气助词，表疑问。

［42］**维时佛法初传中土**　维时，当时。中土，中原地带，泛指中国。

［43］**一华五叶**　一华，佛教传入我国后，禅宗以达摩为祖，称"一花"；五叶，禅宗发展演变的五个流派，即沩仰、临济、曹洞、法眼、云门。宋代释道原《景德传灯录》卷二十八："一花开五叶，结果自然成。"

［44］**性光**　是人体内光的一种，又称天光、先天灵光、本体灵光，亦称"法身"，是修炼到高级阶段的一种现象。

［45］**三世圣神**　三世，过去世、现在世、未来世。凡已生已灭之法叫作过去世，已生未灭之法叫作现在世，未生未起之法叫作未来世。圣神，泛称古代的圣人。

［46］**诸佛诸祖把手同行**　诸佛，十方三世一切之佛。把手，握手。

［47］**医门之药王菩萨**　医门，犹医家。《庄子·人间世》："回尝闻之夫子曰：'治国去之，乱国就之，医门多疾。'愿以所闻思其则，庶几其国有瘳乎！"药王菩萨，参见《药师琉璃光如来本愿功德经》注释［107］和《佛说观药王药上二菩萨经（节选）》有关内容。

［48］**药上菩萨**　参见《药师琉璃光如来本愿功德经》注释［107］和《佛说观药王药上二菩萨经（节选）》有关内容。

［49］**第其福缘**　第，但。福缘，受福的缘分，福分。

［50］**寖**　逐渐。

［51］**仰溯**　抬着头追溯。有仰慕的意思。溯，追求根源或回想。

［52］**彼揣此摩**　即彼此揣摩，大家都在研究。揣，推测，估量。摩，研究，

切磋。

[53] **识大识小** 典出《论语·子张》："贤者识其大者，不贤者识其小者。"意思是说贤能的人抓住大处，不贤能的人只抓些末节。

[54] **穷极** 穷尽，极尽。

[55] **累劫** 连续数劫，谓时间极长。世界成坏之时期云劫。参见《现病品论》注释 [15]。

[56] **圆满之性量八万四千法门** 圆满，为周遍充足、无所缺减之义。性，与"相""修"相对，有不变之义，指本来具足之性质、事物之实体（即自性）、对相状而言之自体、众生之素质（种性）等，即受外界影响亦不改变之本质。简言之性即实体之义。量，有广狭二义：狭义而言，指认识事物之标准、根据；广义言之，则指认识作用之形式、过程、结果，以及判断知识真伪之标准等。又，印度自古以来在认知范畴中，一般皆将量知对象加以认识论证，泛称为量。此量知之主体，称为能量，或量者；被量知之事物，称为所量；量知之结果，或了知其结果，称为量知或量果。以上三者称为三量。八万四千法门，八万四千个进入佛地的门户。

[57] **底里** 真情，底细。

[58] **有情微逗隙光** 有情，众生。参见《寿命品论》注释 [54]。逗，赶、趁。隙光，时光、岁月。

[59] **与过去未来现下……诸菩萨光光相荡** 现下，指三世之一的现在世。三世，详见本文注释 [45]。虚空，即虚与空，二者都是无的别名。虚无形质，空无障碍，故名虚空。法界，其意有四：①法者诸法，界者分界，诸法各有自体，而分界不同，故称法界；②法者诸法，界者边际之义，穷极诸法的边际，故称法界；③法者诸法，界者性之义，诸法在外相上虽千差万别，但皆同一性，故称法界；④一一之法，法尔圆融，具足一切诸法，故称法界。无量，不可计量之义，指空间、时间、数量之无限，亦指佛德之无限。光光，盛貌、显曜貌。《无量寿经》卷上曰："威神光光。"同憬兴疏曰："光光者即显曜之状也。"相荡，相推移，来回运动。《易经·系辞上》："是故刚柔相摩，八卦相荡。"韩康伯注："相推荡也，言运化之推移。"《礼记·乐记》："阴阳相摩，天地相荡。"郑玄注："荡，犹动也。"

[60] **本愿本行** 本愿，根本的誓愿。参见《药师琉璃光如来本愿功德经》注释 [12]。本行，指成佛以前尚在菩萨位（因位）时之行迹，乃成佛之因之根本行法。慧

中国佛医学研究 基础卷

398

远所撰之《维摩义记》卷一（本）谓："菩萨所修，能为佛因，故名本行。"

[61] **经咒偈言** 经咒，即经文与咒文。偈言，即偈颂，为梵语"偈佗"的又称，即佛经中的唱颂词。每句三字、四字、五字、六字、七字以至多字不等，通常以四句为一偈。亦多指释家隽永的诗作。

[62] **灭度** 即涅槃。灭是灭见思、尘沙、无明三种惑；度是度分段、变易两种生死。

[63] **阿难尊者证其无学** 阿难，佛陀十大弟子之一。尊者，罗汉之尊称。证，即证果，亦即一般人所说的开悟或得道。无学，在声闻乘四果中，前三果为有学，第四果阿罗汉为无学。有学是还要上进修学的意思，无学就是学道圆满不更修学的意思。

[64] **知见** 指依自己之思虑分别而立之见解。与智慧有别，智慧乃般若之无分别智，为离思虑分别之心识。唯作佛知见、知见波罗蜜时，则知见与智慧同义。

[65] **三藏十二部** 三藏即经、律、论；十二部即佛说经分为十二类，亦称十二分教，即长行、重颂、孤起、譬喻、因缘、无问自说、本生、本事、未曾有、方广、论议、授记。

[66] **人天** 人趣与天趣。人趣，六趣之一，有人类业因者之所趣向也。天趣，六趣之一，与天道同。

[67] **津梁** 渡口和桥梁，比喻用作引导的事物或过渡的方法、手段。

[68] **了义** 说理非常透彻究竟。

[69] **手集** 手稿。

[70] **苟性地光明** 苟，姑且、暂且。性地，禀性、性情。光明，光明磊落，没有私心。

[71] **流** 传播。

[72] **胡不自澈须眉** 胡不，何不。澈，通、达。须眉，比喻事物细微处。《四书评·孟子·离娄下》："叙事刻画，须眉如画。"

[73] **直** 故意，特地。

[74] **棘栗蓬中葛藤窠里** 棘栗蓬，棘手之物。葛藤窠，事物纷乱纠缠之处。葛藤，比喻事物纠缠不清。

[75] **校短论长** 同校短量长、校短推长。谓衡量人物的长处和短处。

[76] **知见** 见时，见解。一般人与圣人使用的"知见"一词，当有别。

［77］**知见** 佛教语。知为意识，见为眼识，意谓识别事理、判断疑难。参见本篇注释［64］［76］。

［78］**补葺** 修理整治。

［79］**千生** 犹言生生世世。

［80］**直截皈禅** 直截，直接，不拐弯抹角。皈，皈依，原指佛教的入教仪式，后泛指信奉佛教或参加其他宗教组织，亦作"归依"。禅，禅那的简称。

［81］**尚敢漫言** 尚敢，还敢。敢，谦辞，"不敢"的简称，冒昧的意思。漫言，随便地说。

［82］**公案** 禅宗用语。原意指官府用以判断是非的案牍，即指文书；转为禅宗用语，即指祖师、大德在接引参禅学徒时所作的禅宗式的问答，或某些具有特殊启迪作用的动作。

［83］**上元** 节日名。俗以农历正月十五为上元节。

耆婆治恶病

选自《千金翼方》卷二十一

导读：

耆婆，又作耆婆伽、只婆、时婆、耆域、时缚迦，为佛陀时代之名医，曾至希腊殖民地附近之德叉尸罗国学医，后返王舍城，为频婆娑罗王与阿阇世王之御医。耆婆虔诚信仰佛教，屡次治愈佛弟子之病，曾引导弑父之阿阇世王至佛陀面前忏悔，其名声可媲美我国战国时代之扁鹊。在佛教东渐的过程中，印度医学假诸僧之手，以医方明（古印度解说有关疾病、医疗、药方之学）的形式传入中土，耆婆和耆婆医方就见诸中国多种经书和医药方书，其中有不少医方为中国医药方书所引用，从而丰富了我国医药学的内容。《隋书·经籍志》载婆罗门诸仙方、婆罗门药方、西录婆罗门仙人方、西域名医所集要方、耆婆所述仙人方等，从方名可知这些医方属印度婆罗门及名医流传的医方。《宋史·艺文志》有《耆婆脉经》三卷、《耆婆六十四问》一卷、《耆婆五藏论》一卷。唐代孙思邈之《千金翼方》约成书于永淳二年（683），乃作者集晚年近三十年之经验而成，以补早期巨著《备急千金要方》之不足，故名《千金翼方》。该书共三十卷，计一百八十九门，合方、论、法共二千九百余首。书中卷一至卷四论述药物，卷五至卷八论述妇人疾病，卷九至卷十论述伤寒，卷十一论述小儿病，卷十二至卷十五阐述养生长寿，卷十六至卷二十五论述中风、杂十二症病证名，卷二十六至卷二十八论述针灸，卷二十九至卷三十论述禁经，其中虽有禁咒之术，但亦不乏心理疗法内容。《千金翼方》是我国历史上最重要的中医药典籍之一。

《千金翼方》卷二十一载"耆婆治恶病第三，方一十一首，论七首"，其基本内容是耆婆治疾疾、癞的医方与医论，对于麻风病的防治有一定参考价值。这十一首方剂中有内服汤、丸，还有药浴方、软膏、粉剂，以及祝由精神疗法。

原文:

论曰：疾风^[1]有四百四种，总而言之，不出五种，即是五风所摄。云何^[2]名五风？一曰黄风，二曰青风，三曰白风，四曰赤风，五曰黑风。其风合五脏，故曰五风。五风生五种虫：黄风生黄虫，青风生青虫，白风生白虫，赤风生赤虫，黑风生黑虫。此五种虫食人五脏，若食人脾，语变声散；若食人肝，眉睫堕落；若食人心，遍身生疮；若食人肺，鼻柱崩倒，鼻中生息肉；若食人肾，耳鸣啾啾^[3]，或如车行、雷鼓之声；若食人皮，皮肤顽痹；若食人筋，肢节堕落。五风合五脏，虫生至多，入于骨髓，来去无碍，坏于人身，名曰疾风。疾风者，是癞病^[4]之根本也。病之初起，或如针锥所刺，名曰刺风；如虫走，名曰游风；遍身掣动，名曰瞤风；不觉痛痒，名曰顽风；肉起如桃李小枣核，从头面起者，名曰顺风；从两脚起者，名曰逆风；如连钱团丸，赤白青黑斑驳，名曰癧^[5]风；或遍体生疮，或如疥癣，或如鱼鳞，或如榆荚，或如钱孔，或痒或痛，黄汁流出，肢节坏烂，悉为脓血，或不痒不痛，或起或灭，青黄赤白黑，变易不定。病起之由，皆因冷热交通，流入五脏，通彻骨髓，用力过度，饮食相违，房室不节，虚动劳极，汗流遍体，因兹积热，风热彻五脏，饮食杂秽，虫生至多，食人五脏、骨髓、皮肉筋节，久久坏散，名曰癞风。是故论曰：若欲疗之，先服阿魏雷丸散^[6]出虫，看其形状青黄赤白黑，然后与药疗，千万无有不瘥。胡云迦摩罗病世医拱手无方对治^[7]，名曰正报^[8]，非也。得此病者，多致神仙^[9]，往往人得此疾，弃家室财物入山，遂得疾愈而为神仙。今人患者，但离妻外家，无有不瘥。

注释:

[1] **疾风** 本是急剧而猛烈的风，这里借指恶病，即后文说的"五风合五脏，虫生至多，入于骨髓，来去无碍，坏于人身，名曰疾风"。恶病，即恶疾，又称疠、疠风、大风、癞病等，即麻风病。《史记·仲尼弟子列传》："伯牛有恶疾。"裴骃《史记集解》引包氏曰："牛有恶疾，不欲见人，孔子从牖执其手。"宋代李昌龄《乐善录·刘贡父》："晚年得恶疾，须眉堕落，鼻梁断坏，苦不可言。"清代俞正燮《癸巳类稿·足阳明经胃府脉证》："崔言得疾，眉发自落，鼻梁崩倒，肌肤得疮如疥，皆目为恶疾。"后人对恶疾的命名进行分析，认为："恶疾者，秦汉以来人称疠（癞）疾之又名也。疠（癞）疾于秦汉亦称为恶疾者，宋元之人每多以恶为凶而释之，而不知恶疾之恶本谓丑耳。而恶疾之恶本谓丑者，则殆以疠风为病，疮痍遍体，眉秃鼻塌，实丑

陋无比。故由此直观之丑陋，而遂以义谓丑陋之恶称，此恶疾一名之所由来也。"

［2］**云何** 为何，为什么。《诗经·唐风·扬之水》："既见君子，云何不乐？"

［3］**啾啾** 象声词，鸟类的叫声。

［4］**癞病** 病名，即疠风，麻风病。出《诸病源候论》卷三十七。

［5］**瘴** 音义未详。《汉语大字典》未收。

［6］**阿魏雷丸散** 《太平圣惠方》卷二十四所记载处方，主治大风，出五虫癞。药物组成：阿魏一分（生用），雷丸半两，雄黄半两（细研），朱砂半两（细研），滑石半两，石胆一分（细研），消石半两（细研），白蔹一分，犀角屑半两，牛黄半两（细研），紫石英半两（细研，水飞过），斑蝥二十枚（糯米拌炒，米黄，去翅足），芜青二十枚（糯米拌炒，米黄，去翅足）。每服一钱，空心以清酒调下。饥即食小豆羹饭为良，切忌多食，食饱虫即散迟，日西腹空更服一钱。若觉小便似淋痛，不问早晚，即更服一钱；若觉欲小便如似痛涩，即就瓷器中尿，尿出看之，其虫或如烂筋状，各逐其脏，辨虫之颜色也。

［7］**胡云迦摩罗病世医拱手无方对治** 胡云，胡说。迦摩罗，黄疸病之一种，又作伽末罗病、伽摩罗病、迦摩病，译为黄病、癞病、热病、大风病，西藏语作黄眼。患此病时眼根损坏，见一切色皆如黄色，颇难治愈。《玄应音义·卷二十三》谓此为恶垢，言腹中有恶垢，表不可治之义。拱手，犹束手，谓无能为力。《魏书·天象志三》："及齐王殂而西昌侯篡之，高武子孙所在棋布，皆拱手就戮。"对治，针对病情而治疗，亦即断除烦恼的意思。这句连同下两句，意思是说医生对麻风病都束手无策，没有办法来对证治疗，认为病人是受过去的业因而召感得来的因果报应的结果。果报所致之病不能治疗的看法是不对的。

［8］**正报** 指众生的身体。众生的身体是依过去的业因而召感得来的果报正体，为二报之一。二报，即依报和正报。依报又名依果，即众生依之而住的果报，如国土、大地、房屋、器具等；正报又名正果，即众生五蕴假合的身体，因此身体乃因惑造业所感，是正彼之果报。

［9］**神仙** 此处指逍遥自在、无牵无挂的人。

四大奥论

选自《普济方》卷一

导读：

　　《普济方》系明初朱橚（周定王）、滕硕、刘醇等编修的一部大型医学方书，刊于公元1406年，载方六万一千七百三十九首。原书一百六十八卷，清初编《四库全书》时将本书改编为四百二十六卷，其中卷一至卷五为方脉，卷六至卷十二为运气，卷十三至卷四十三为脏腑，卷四十四至卷八十六为五官，卷八十七至卷二百五十为内科杂病，卷二百五十一至卷二百六十七为杂治，卷二百六十八至卷二百七十一为杂录和符禁，卷二百七十二至卷三百一十五为外伤科，卷三百一十六至卷三百五十七为妇科，卷三百五十八至卷四百零八为儿科，卷四百零九至卷四百二十四为针灸，卷四百二十五至卷四百二十六为本草。本书编次条理清晰，内容十分丰富。自古经方，本书最为完备。本书资料除取之历代方书外，还兼收史传、杂说、道藏、佛典中的有关内容。

　　《四大奥论》选自《普济方》卷一。《四大奥论》将佛经中"四大不和"所致的疾病，以及各类疾病起因的归属进行概括论述，同时指出"四者和合，则一身安荣"，四大和合就不会发病，并提出了"医之心即佛之心"的观点，要求医生像佛陀一样有善心，像大医王一样有高超的医术，只有这样在临证之时才能推求病原，明察病机，全力以赴去治病救人。最后，文中还特别指出，医师往往将医理奥旨秘而不示于人，而佛家却明明白白告知众生。这是因为佛是大医王，有救危救厄、普度众生的无私大德，也就是医德高尚。可见，《四大奥论》是佛医理论对中医影响的有力证明。

原文：

　　尝历览诸家方论，探求医之妙理。复读佛书，见经中多引医为喻，有云医善巧方[1]，普救一切人，则知医之心即佛之心也。诊疗之际，可不明其所以乎[2]！盖[3]人之生，寓形宇内，假合四大[4]以为身。四大者何？地水火风也。其生也由此而成，死

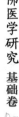

中国佛医学研究 基础卷

也由此而灭，从本不实故也。人之死生既系乎此，则为医者正当明死生之理，以究其疾痛之原可也。夫发毛爪齿，皮肉筋骨，髓脑垢色[5]，皆属乎地。若地大不和，则发焦毛拔，爪枯齿槁，皮缓肉脱，筋急骨痿，髓竭脑转[6]，面垢色败，此病之原于地大者也。唾涕脓血，津液涎沫，痰泪精气[7]，大小便利，皆属乎水。若水大不和，则多唾鼻涕，脓溃血溢，津液不收，涎沫流出，痰壅泪盈，精走气泄，大小不净，盈流于外，此病之原于水大者也。至于暖气则归火，动转则归风。若火大不和，为烦，为热，为焦渴，为痈疡，为狂走，为癃闭[8]。若风大不和，为偏枯不随，为四肢瘫痪，为口眼㖞斜，为筋脉挛急，为痒，为痛，为痹，为瘖[9]。火大风大，病各不同。四者和合，则一身安荣。有一不和，皆能为病，况于离散者乎！矧乎[10]四大之身，人所均有，而不自觉知，医之圣师亦秘而不示于人，唯佛书则言之详矣。盖佛为大医王[11]，了达生死，极能洞明此理。予因得以经中所说，一贯乎医，后之来者毋[12]以予言为迁。如以予言为迁，是亦以佛氏为迁矣。

注释：

[1] **巧方** 灵方。指有特效的药方。

[2] **所以乎** 所以，原因，情由。《文子·自然》："天下有始，莫知其理，唯圣人能知所以。"乎，表示感叹语气。

[3] **盖** 语气词。用在句首，表示要发表议论，亦称发语词。

[4] **假合四大** 假合，佛教语。谓一切事物均由众缘和合而成，暂时聚合，终必离散。唐代李白《与元丹丘方城寺谈玄作》诗云："茫茫大梦中，惟我独先觉，腾转风火来，假合作容貌。"王琦注："释家以此身为地、水、火、风四大假合而成。"四大，参见《佛说佛医经》篇中导读和《治禅病秘要法（节选）》注释[71]。

[5] **髓脑垢色** 髓脑，脑和脊髓的合称。髓，即骨髓和脊髓。脑，又名髓海、头髓。垢，烦恼的别名。色，指一切有形象和占有空间的物质。色可分为内色、外色、显色、表色、形色五种。内色是指眼、耳、鼻、舌、身之五根，因属于内身，故名内色；外色是指色、声、香、味、触之五境，因属于外境，故名外色；显色是指我们常见的各种颜色，如青、黄、赤、白等；表色是指有情众生色身的各种动作，如取、舍、伸、屈等之表相；形色是指物体的形状，如长、短、方、圆等。

[6] **髓竭脑转** 髓竭，即精枯髓竭，是指肾精空虚，不能充养脑髓的病证。脑转，

病状名，即头晕目眩。《灵枢·大惑论》："邪中于项……入脑则脑转。"

[7] **精气**　精，泛指构成人体和维持生命活动的基本物质。气，此处指人体内流动着的富有营养的精微物质。

[8] **癃闭**　病证名。指排尿困难、点滴而下，甚则闭塞不通的病证。

[9] **痱**　肢体麻痹。

[10] **矧乎**　矧，连词，况且。乎，语气词，表停顿。

[11] **大医王**　参见《佛说医喻经》注释 [6] 和《寿命品论》注释 [51]。

[12] **毋**　不要，不可以。

论 防 风

选自《本草乘雅半偈》卷二

导读：

《本草乘雅半偈》，明代卢之颐撰，成书于清顺治四年（1647）。卢之颐，字子繇（一作子由），一字繇生，原字晋公，自称芦中人，明代浙江钱塘（今浙江杭州）人。生于明万历二十七年（1599），卒于清康熙三年（1664），享年六十五岁。卢之颐自幼承家学，天资聪明，而学有根柢，其医道水平超出父辈。

《本草乘雅半偈》的书名之所以含"乘雅"，是因为该书的内容包括"核""参""衍""断"四个方面。古代四数称为"乘"，诠释名物称为"雅"，故书名为"本草乘雅"。此书于明末战乱中散佚，卢之颐凭记忆重写，完成了药物"核""参"部分，而"衍""断"两部分已无法重写。因此，重写后的《本草乘雅》仅是原书一半的内容，故名曰《本草乘雅半偈》（偈，佛家所唱词句、颂句）。书中的"核"是指根据本草图说来核实药物的形、质，以及产地不同、色相有异等内容。"参"，系依据本草之药品精义，归纳、发挥其德、性、色、味、体、用，特别是气味、功能运用方面的内容。"衍"，是参照《名医别录》对《神农本草经》内容进行发挥的模式，对《名医别录》的内容进行发挥；"断"，即"在昔贤圣，莫不深晢本经精义入神之奥，是以因病立方，各有深意"（《本草乘雅义例》）。作者据此选择后世名方，附在相应药物之后。

此书选《神农本草经》药物二百二十二种，后世收载药物一百四十三种，合为三百六十五种，每药考证药性，记录形态，参以诊治之法。其体例如下。各药之前注出《神农本草经》某品；次行列药名、气味良毒、功效主治。注文低一格首列"核曰"，下述别名、释名、产地、形态、采收、贮存、炮制、畏恶等内容；次列"参曰"一项，为作者对该药功效、形态等有关内容的发挥。"防风"篇选自《本草乘雅半偈》卷二，"论"字是编者新添加的，旨在强调对防风这味药物的论述。

原文：

【气味】甘温，无毒。

【主治】主大风，头眩痛恶风，风邪[1]目盲无所见，风行周身，骨节疼痹，烦满。久服轻身[2]。

【核】曰：出齐州龙山[3]者最胜，青、兖、淄州[4]者亦佳。二月生芽，红紫色，作茹[5]柔嫩爽口。三月茎叶转青，茎深叶淡，似青蒿而短小。五月开花，似莳萝[6]花而色白，攒簇作房[7]，似胡荽[8]子而稍大。九月采根，似葵根而黄色。一种石防风，生山石间，叶青花白，根似蒿根而粗丑[9]。修治[10]，去叉头叉尾，及枯黑者。叉头令人发狂，叉尾发人痼疾也。制黄者[11]，畏[12]草薢，杀附子毒[13]，恶[14]藜芦、白敛、干姜、芫花。得葱白，能行周身；得泽泻、藁本，能疗风；得当归、芍药、阳起石、禹余粮，疗妇人子藏风[15]。

先人云：四大[16]中风力最胜，执持世界，镈[17]无不入。设人身腠理疏泄[18]，则生气有所不卫，风斯入焉。故欲防御障蔽者，匪通天之生气勿克也。防风黄中通理，鼓水谷之精，以防贼风之来，命名者以此。又云：身本四大合成，以动摇为风，则凡身中宜动处不动，即是风大不及，宜动处太动，即是风大太过。防风甘温辛发，中通濡润，匀而平之。无过不及，此防风功用。又云，卫我用我，匀气以芳。

【参】曰：动摇飘拉，风木之本性也。土失留碍，致风木变眚[19]，亦有风木变眚，致土失留碍者。如风在头则掉眩[20]，在目则瞀[21]盲，在骨节则疼烦。而疼烦、瞀盲、掉眩，政风木动摇飘拉之性耳。风行周身，亦善行数变之用也。臭味[22]甘芳，黄中通理，敦[23]九土之精，以防八风之侮[24]。彼以巽[25]入，我以艮[26]止，在土转而为吐生，在木不得不转为戴土而出矣。

注释：

[1] **风邪** 病证名。

[2] **轻身** 道教谓使身体轻健而能轻举。《史记·留侯世家》："留侯乃称曰：'愿弃人间事，欲从赤松子游耳。'乃学辟谷，道引轻身。"裴骃《史记集解》引徐广曰："一云'乃学道引，欲轻举'也。"

[3] **齐州龙山** 齐州，古州名，唐朝时辖境约相当于今山东济南、禹城、齐河、临邑等市县地。龙山，龙山镇。古镇名，约今山东章丘西部。元代于钦《齐乘》云：

"巨合城自宋为龙山镇。"清乾隆二十八年（1763），里人李衮（乾隆元年进士）撰《重修龙山镇龙王庙碑》中写道："龙山为历下首镇，汉称巨里，宋更龙山。"

［4］**青、兖、淄州**　均为山东境内古州名。

［5］**茹**　菜。

［6］**莳萝**　又称土茴香。伞形科，一年生或二年生草本，植株有强烈香味，叶羽状分裂，夏季开小黄花。原产欧洲南部，中国东北三省、甘肃、广东等地有栽培。嫩茎叶可作蔬菜；果实可提取芳香油，入药有祛风、健胃、散瘀等作用。

［7］**攒簇作房**　攒簇，簇聚、簇拥。房，指花房，即花冠，为花瓣的总称。

［8］**胡荽**　即芫荽，俗称香菜。

［9］**粗丑**　粗糙难看。

［10］**修治**　中药学术语，即炮制。

［11］**制黄耆**　制，即相制。系利用一种药物抑制或缓解另一种药物的毒性或副作用，使其更好地发挥疗效的配伍方法。黄耆，即黄芪。防风是疏风解表之药，黄芪为益气固表之药，故黄芪得防风，则固表而不留邪，防风得黄芪，则祛邪而不伤正。

［12］**畏**　即相畏。一种药物抑制另一种药物的毒性或烈性，或互相降低原有功效。

［13］**杀附子毒**　去除或减弱附子毒性。杀，相杀。即一种药物消除或减弱另一种药物的毒性反应。

［14］**恶**　即相恶。一种药物抑制另一种药物的性能，使其原有功能减弱。以上的相畏、相杀、相恶，均为中药配伍中的"七情"内容。

［15］**子藏风**　病证名。子藏，胞宫，子宫。藏，通"脏"。

［16］**四大**　地、水、火、风为四大。详见《佛说佛医经》篇中导读和《治禅病秘要法（节选）》注释［71］。

［17］**罅**　缝隙，裂缝。

［18］**腠理疏泄**　腠理，泛指皮肤、肌肉、脏腑的纹理及皮肤、肌肉间隙交接处的结缔组织。疏泄：疏，即疏通；泄，即发泄、升发。

［19］**眚**　灾难。

［20］**掉眩**　中医症状名。指眩晕头摇或肢体震颤。

［21］**瞀**　眼睛昏花。

[22] **臭味**　气味。

[23] **敦**　厚实。

[24] **侮**　五行学说认为，五行之间存在着生、克、乘、侮的关系。五行的相生相克关系可以解释事物之间的相互联系，而五行的相乘相侮则可以用来表示事物之间平衡被打破后的相互影响。相侮，即五行中的某一行本身太过，使克它的一行无法制约它，反而被它所克制，所以又被称为反克或侮。

[25] **巽**　八卦之一，与五行相配为木。

[26] **艮**　八卦之一，与五行相配为土。

阴 病 论

选自《医门法律》卷三

导读：

《阴病论》选自清初名医喻昌著的《医门法律》。喻昌基于对医学和佛学经典的研读和当时临床实践的感悟，非常关注阴病之患，故写了本篇专门讨论该病。他认为《黄帝内经》中早有关于阴病的认识，后来张仲景专门著有论治阴病的《卒病论》一书，惜已失传。因此，喻昌发明《黄帝内经》经旨、《伤寒论》方义，创中寒门，发阴病之讨论，以弥补当时阴病治疗方面的缺失或不足。

喻昌创造性地提出四大归阴说，认为"佛说四百四病，地水火风，各居百一，是则四百四病，皆为阴病矣"，是《阴病论》中的一大特色。他将佛学中的四大与中医学中的阴阳和五行学说结合，针对过去医界自金元朱丹溪以来多以"贵阴贱阳"立说的弊病，把作为致病因素的四大皆归为阴病，这样就为自己的温阳说提供了理论依据。

阴病一是指三阴经的病，二是指虚证、寒证。其发病原因有内因与外因之别，内因是导致阴病的根本。内因与外因又因为具体情况之不同而有主次之分。内因有两种情况，一是元阳受损导致阴盛阳微，二是三阳衰微致使阴气用权，即所谓"阴盛阳衰"。外因乃卒中寒邪。内因所致的阴病，其临床表现为面色苍白或暗淡，身重喜卧，肢冷倦怠，语声低微，呼吸微弱，气短懒言，饮食减少，口淡无味，不烦不渴，脉象沉迟、细、无力等。外因所致的阴病（即中寒），其临床表现为突然眩晕，或昏不知人，口噤不语，身体强直，四肢战栗，恶寒，手足逆冷，脉沉等。阴病在治疗方面强调以扶阳为法，或温阳益气，或急救回阳，或温散寒邪。

喻昌在此论的开头就写道："太极动而生阳，静而生阴。阳动而不息，阴静而有常。二气交而人生，二气分而人死，二气偏而病起，二气乖而病笃。"明确指出阴阳是互为依存的，有阴必有阳，有阳就有阴。《素问·生气通天论》说："阴平阳秘，精神乃治；阴阳离决，精气乃绝。"可见，阴阳的重要性是同等的，温阳也好，补阴也罢，目的都是为了达到阴阳平衡。总之，要视病人病情而定，当温阳者温阳，应补阴者补阴，不能失之偏颇，执于一端。

原文：

喻昌曰：太极动而生阳，静而生阴[1]。阳动而不息，阴静而有常。二气交而人生，二气分而人死，二气偏而病起，二气乖而病笃。圣神忧之，设为医药，调其偏驳，使归和平，而民寿以永。观于《生气通天论》中，论人身阳气，如天之与日，失其所则折寿而不彰[2]。是虽不言阴病，而阴病之机，宛然可识。但三皇[3]之世如春，阳和司令[4]，阴静不扰，所以《内经》[5]凡言阴病，但启其端，弗竟其说。厥后国政乖讹[6]，阳舒变为阴惨，天之阳气闭塞，地之阴气冒明。冒明者，以阴浊而冒蔽阳明也。百川沸腾，山冢卒崩，高岸为谷，深谷为陵，《诗》言之矣[7]。民病因之，横夭宏多，究莫识其所以横夭之故。汉末张仲景[8]，著《伤寒论》十卷，治传经阳病；著《卒病论》六卷，治暴卒阴病。生民不幸，《卒病论》当世即已失传，岂非其时贤士大夫莫能深维[9]其义，《金匮玉函》[10]置而弗收，其流布民间者，悉罹[11]兵火之厄耶？仲景已后，英贤辈出，从未有阐扬其烈者，惟韩祗和[12]于中寒一门，微有发明，诲人以用附子、干姜为急，亦可谓仲景之徒矣。然自有医药以来，只道其常，仲景兼言其变，咤而按剑，势所必至，越千百年，祗和草泽[13]一家之言，已不似仲景登高之呼。况有丹溪、节斋诸缙绅先生[14]，多主贵阴贱阳立说，曰阳道饶，阴道乏；曰阳常有余，阴常不足；曰阴气难成易亏故早衰，制为补阴等丸，畸重乎阴[15]，畸非至理。第[16]于此道依样葫芦，未具只眼。然世医莫不奉以为宗，即使《卒病论》传之至今，亦与《伤寒论》同其悠悠汶汶也已[17]，嗟乎！化日舒长[18]，太平有象；乱离愁惨[19]，杀运繁兴。救时者，倘[20]以贵阴贱阳为政教，必国非其国；治病者，倘以贵阴贱阳为药石，必治乖其治矣。岂通论哉？昌[21]尚论仲景《伤寒论》，于凡阴病见端，当以回阳为急者，一一表之，吾门已骎骎[22]知所先矣。今欲并度金针[23]，畅言底里[24]。《易》云：通乎昼夜之道[25]。而知夫[26]昼为阳，群阴莫不潜伏。夜为阴，群阴得以现形，诸鬼为之夜食。一切山精水怪，扬氛吐焰，伎俩无穷，比[27]鸡鸣则尽隐矣。盖鸡鸣夜虽未央[28]，而时则为天之阳也，天之阳开，故长夜不至，漫漫而将旦也。阴病之不可方物[29]，此见一斑，而谁为燃犀[30]之照也哉？

佛说四百四病[31]，地水火风，各居百一，是则四百四病，皆为阴病矣。夫水、火、

中国佛医学研究 基础卷

木、金、土[32]，在天成象，在地成形[33]，原不独畸[34]于阴。然而五形皆附地而起，水附于地，而水中有火，火中有风，人所以假合成身，身所以相因致病，率禀四者；金性坚刚，不受和合，故四大惟金不与[35]。证无生者，必修西方佛土，有由然也[36]。世人但知地气静而不扰，偶见地动，便骇为异，不知地气小动，则为灾眚[37]，大动则为劫厄。劫厄之来，天地万物，凡属有形，同归于坏。然地气有时大动，而世界得不速坏者，则以玄天真武[38]坐镇北方，摄伏龙蛇，不使起陆[39]，以故地动而水不动，水不动而水中之火、火中之风自不动也。仲景于阴盛亡阳[40]之证，必用真武汤以救逆[41]者，非以此乎？至于戌亥混茫[42]，亦非天翻地覆互相混也，天原不混于地，乃地气加天而混之耳。盖地水火风四轮，同时轰转，雷炮冲射之威，千百亿道，震荡于五天[43]之中，顷之搅毁太空，混为一区。而父母所生血肉之躯，其阴病之惨烈，又当何如？禅宗[44]有白浪滔天，劫火[45]洞然，大千[46]俱坏等语。岂非四大解散之时，实有此象乎？究竟地气之加于天者，止加于欲界色界等天，不能加于无色界天。所以上八景中，忉利天[47]宫，万圣朝真[48]，兜率[49]内肮，诸天听法，各各[50]身除中阴，顶现圆光，由此直接非想非非想天[51]。而入佛界法界[52]，睹大千世界，若掌中一果矣，更何劫运[53]可加之耶！劫运所加之天，至子[54]而开，阴气下而高复始露，至丑[55]而阴气尽返于地，而太空始廓[56]，两仪[57]分奠厥位。

日月星辰丽乎天[58]，华岳河海附乎地，五天之气，散布于列曜[59]，九地[60]之气，会通[61]乎山泽，以清以宁，日大日广，庶类[62]以渐萌生。而天界隙中所余暴悍浊阴[63]，动辄绵亘[64]千万丈，排空直坠，摧残所生，靡有孑遗[65]。天开地辟以后，阴惨余殃，尚若此其可畏，必至寅而驳劣悉返冲和[66]。天光下济，地德[67]上承，名木嘉卉[68]，累累垂实，光音天[69]人，下食其果，不复升举，因得施生，乃至繁衍，而成天地人之三界[70]也。此义关系人身性命，病机安危，最宏最巨，儒者[71]且置为不论不议，医者更蔑[72]闻矣。昌每见病者，阴邪横发，上乾清道，必显畏寒腹痛，下利[73]上呕，自汗淋漓，肉瞤筋惕[74]等证，即忙把住关门，行真武坐镇之法，不使龙雷[75]升腾霄汉。一遵仲景已传之秘，其人获安。倘先此不治，顷之浊阴从胸而上入者，咽喉肿痹，舌胀睛突；浊阴从背而上入者，颈筋粗大，头项若冰，转盼[76]浑身青紫而死。谓非地气加天之劫厄乎？惟是陡[77]进附子、干姜，纯阳之药，亟驱阴邪，下从阴窍而出，非与迅扫浊阴之气还返地界同义乎？然必尽驱阳隙之阴，不使少留，乃得功收再造，非与一洗天界余氛，俾返冲和同义乎？会仲景意中之法，行之三十年，治经百人，凡遇药到，莫不生全，虽曰一时之权宜，即拟为经常之正法可也。医学缺此，诚为漏义，谨立鄙论，以开其端。后有作者，出其广大精微之蕴，是编或有可采云尔[78]。

论辨中寒证要法。卒中寒者，阳微阴盛，最危最急之候。《经》[79]曰：阴盛生内寒。因厥气上逆，寒气积于胸中而不泄，不泄则温气去，寒独留，留则血凝，血凝则脉不通，其脉盛大以涩，故中寒。《内经》之言若此，今欲会仲景表章[80]《内经》之意，敷陈一二，敢辞饶舌[81]乎？

《经》既言阴盛生内寒矣，又言故中寒者，岂非内寒先生，外寒后中之耶？《经》既言血凝脉不通矣，又言其脉盛大以[82]涩者，岂非以外寒中，故脉盛大？血脉闭，故脉涩耶？此中伏有大疑，请先明之。

一者人身卫外之阳最固，太阳卫身之背，阳明卫身之前，少阳卫身之两侧[83]。今不由三阳，而直中少阴，岂是从天而下？盖厥气上逆，积于胸中则胃寒，胃寒则口食寒物，鼻吸寒气，皆得入胃。肾者胃之关也，外寒斩关直入少阴肾藏，故曰中寒也，此《内经》所隐而未言者也。

一者其脉盛大以涩，虽曰中寒，尚非卒病。卒病中寒，其脉必微，盖《内经》统言伤寒[84]、中寒之脉，故曰盛大以涩。仲景以伤寒为热病，中寒为寒病，分别言之。伤寒之脉，大要以大浮数动滑为阳，沉涩弱弦微为阴。阳病而见阴脉，且主死，况阴病卒急，必无反见阳脉之理，若只盛大以涩，二阳一阴，亦何卒急之有哉？此亦《内经》所隐而难窥者也。

再推仲景以沉涩弱弦微为阴脉矣，其伤寒传入少阴经，则曰脉微细。今寒中少阴，又必但言脉微，不言细矣。盖微者阳之微也，细者阴之细也，寒邪传肾，其亡阳亡阴[85]，尚未可定。至中寒则但有亡阳，而无亡阴，故知其脉必不细也。若果见细脉，则其阴先已内亏，何繇[86]而反盛耶？

在伤寒证，惟少阴有微脉，他经则无。其太阳膀胱，为少阴之府，才见脉微恶寒，仲景亟[87]从少阴施治，而用附子、干姜矣。盖脉微恶寒，正阳微所至。《诗》云：彼月而微，此日而微，今此下民，亦孔之哀[88]。在天象之阳，且不可微，然则人身之阳，顾[89]可微哉？肾中既已阴盛阳微，寒自内生，复加外寒，斩关直中，或没其阳于内，灭顶雁殃；或逼其阳于外，隙驹[90]避舍，其人顷刻云亡，故仲景以为卒病也。

人身血肉之躯，皆阴也。父母媾精时，一点真阳，先身而生，藏于两肾之中，而一身之元气，由之以生，故谓生气之原。而六淫之外邪，毫不敢犯，故谓守邪之神。

暗室一灯，炯然[91]达旦，耳目赖之以聪明，手足赖之以持行者矣。昔人傲雪凌寒，寻诗访友，犹曰一时之兴到。至如立功异域，啮雪虏庭[92]，白首犹得生还，几曾内寒生而外寒中耶？故以后天培养先天，百年自可常享。苟为不然，阳微必至阴盛，阴盛愈益阳微，一旦外寒卒中，而以经常之法治之，百中能有一活耶？卒病之旨，其在斯乎。

注释：

[1] **太极动而生阳，静而生阴** 意思是说太极运动而分化出阴阳，阳是主动的，阴是主静的，阴阳是既对立又统一的。太极，即古代哲学家所称的最原始的混沌之气。太极运动而分化出阴阳，由阴阳而产生四时变化，继而出现各种自然现象，故太极是宇宙万物之原。《易经·系辞上》："易有太极，是生两仪，两仪生四象，四象生八卦。"孔颖达疏："太极谓天地未分之前，元气混而为一，即是太初、太一也。"

[2] **观于《生气通天论》中……折寿而不彰** 《生气通天论》中说，人与身体中的阳气好像天体与太阳的关系一样，若阳气失去了它应处的场所，人就要夭折。《生气通天论》为《素问》中的一篇。所，处所。

[3] **三皇** 传说中的上古三帝王，所指说法不一。这里泛指上古。

[4] **司令** 犹当令。

[5] **《内经》** 《黄帝内经》的简称。《内经》分《灵枢》《素问》两部分，为古代医家托轩辕黄帝名所作，一般认为成书于春秋战国时期，是中医学四大经典著作（《黄帝内经》《难经》《伤寒杂病论》《神农本草经》）之一，是我国医学宝库中现存的成书最早的一部医学典籍。

[6] **厥后国政乖讹** 厥后，此后、那以后。厥，指示代词。乖讹，不正常、失常。

[7] **百川沸腾……《诗》言之矣** 写的是古代周朝（具体年代有多种说法）一次地震的情况，见《诗经·小雅·十月之交》。冢，山顶。崒，山峰高耸险峻，一说碎。《诗经》，中国文学史上最早的诗歌总集，收录自西周初年至春秋中叶大约五百多年的诗歌（前 11 世纪至前 6 世纪），共三百零五篇，另外还有六篇诗歌有题目无内容，即有目无辞，称为笙诗。《诗经》，先秦称为《诗》，或取其整数称《诗三百》，西汉时被尊为儒家经典，始称《诗经》，并沿用至今。

[8] **张仲景** 东汉著名医学家，详见喻昌《〈医门法律〉自序》注释 [36]。

[9] **维** 思考。

[10] **《金匮玉函》** 《金匮玉函经》与《伤寒论》同体而别名，虽在隋唐前问世，但因流传不广而被湮没，直至清初陈士杰发现而雕刻刊行。此书对于研究伤寒理论具有很高的价值。

[11] **罹** 遭受苦难或不幸。

[12] **韩祗和** 北宋医家。精研伤寒之学，推崇张仲景学说之精要，能变通于其间，于伤寒辨脉及汗、下、温等治法颇有发明。撰有《伤寒微旨论》两卷，辨析《伤寒论》辨证用药理论。原书已佚，今有《永乐大典》辑录本。

[13] **草泽** 在野之士，平民。

[14] **丹溪、节斋诸缙绅先生** 朱丹溪（1281—1358），婺州义乌（今浙江义乌）人，字彦修，名震亨，元代著名医学家，倡导滋阴学说，创立丹溪学派，对祖国医学贡献卓著，后人将他和刘完素、张从正、李东垣誉为"金元四大家"，主要著述有《局方发挥》《格致余论》等。节斋，王纶（1460—1537），字汝言，号节斋，慈溪（今属浙江）人，明代医学家，出身官宦之家，年轻时因父病钻研医学，后来即使在仕途（先任礼部郎中，后迁右副都御史巡抚湖广，政绩颇著）仍未中断钻研医学，并为病人治病，有人曾经说他"朝听民论，暮疗民疾，历著奇验"。他对内伤杂病的辨治具有丰富的经验，治疗多宗东垣、丹溪两家之说，善于变通化裁并有所发挥，著有《明医杂病》《本草集要》等，对后世医家有一定影响。缙绅，古代所称有官职的或做过官的人。也作搢绅。

[15] **畸重乎阴** 畸重，偏重。乎，于。

[16] **第** 只是。

[17] **悠悠汶汶也已** 悠悠，形容忧伤。汶汶，蒙受垢辱。也已，语气助词，表感叹，可译为"啊"。

[18] **化日舒长** 化日，太阳光，亦借指白昼。舒长，长久。

[19] **乱离愁惨** 乱离，遭乱流离。汉代王粲《赠蔡子笃》诗云："悠悠世路，乱离多阻。"愁惨，悲惨、凄惨。

[20] **傥** 同"倘"。假使，如果。

[21] **昌** 喻昌，作者自称。

[22] **骎骎** 渐渐。

[23] **金针** 比喻秘法、诀窍。典出唐末五代冯翊子《桂苑丛谈·史遗》："（采

娘）七夕夜陈香筵祈于织女。是夕梦云舆雨盖，蔽空驻车，命采娘曰：'吾织女，祈何福?'曰：'愿丐巧耳。'乃遗一金针，长寸余，缀于纸上，置裙带中，令三日勿语，汝当奇巧。"

[24] **底里**　内情，底细。

[25] **《易》云：通乎昼夜之道**　这句话见《易经·系辞上》，原文为"通乎昼夜之道而知"。朱熹云："通，犹兼也。昼夜，即幽明、生死、鬼神之谓。"易，即《易经》的简称，亦称《周易》。该书是一部中国古哲学书籍，其内容是中国传统思想文化中自然哲学与伦理实践的根源，对中国文化产生了巨大的影响。

[26] **夫**　指示代词，表近指，相当于"这"。

[27] **比**　等到。

[28] **未央**　未尽，未已。《楚辞·离骚》："及年岁之未晏兮，时亦犹其未央。"王逸注："央，尽也。"

[29] **方物**　犹识别。《国语·楚语下》："民神杂糅，不可方物。"韦昭注："方，犹别也；物，名也。"

[30] **燃犀**　《晋书·温峤传》载，传说温峤曾至水深而多灵怪的牛渚矶，他点燃犀牛角照向水面，看到了很多水中怪物。后以"燃犀"指洞察奸邪。此指洞见事理。

[31] **四百四病**　参见《佛说佛医经》注释 [2]。

[32] **水、火、木、金、土**　为五行。古人认为木、火、土、金、水这五种物质构成世界万物，古人常以此说明宇宙万物的起源和变化。中医借用五行说明生理、病理方面的种种现象。

[33] **在天成象，在地成形**　出自《易经·系辞上》。原句为："在天成象，在地成形，变化见矣。"象，现象。形，形状。这句话讲的是乾坤统一。天主要有太阳，可发出光和热；地有土壤和水。万物生长，只有光和热而没有土和水不行，只有土和水而没有光和热也不行，只有二者相结合，才能产生万物。

[34] **畸**　偏。

[35] **然而五形皆附地而起……故四大惟金不与**　喻昌首先是把五行都说成气，清气在天成象，浊气在地成形，五行作为有形之物也可称之为五形，和佛学中的五蕴说相比照，即是色蕴。这样就把五行悄悄转换为四大。因为金与气不容易结合，金便被排斥在外。从生理方面说是四大"假合成身"构成了人体；从病理方面来说是"相因

成病"，成为人体致病的四种因素。

[36] **有由然也** 意为是有来由的。

[37] **灾眚** 灾殃，祸患。

[38] **真武** 即玄武。本为北方七宿（斗、牛、女、虚、危、室、壁）的总称，因此为北方神名。

[39] **起陆** 腾跃而上。

[40] **亡阳** 病证名。指机体阳气散失殆尽，表现为属于阳的功能骤然极度衰竭，从而发生危及生命的一种病理变化。

[41] **用真武汤以救逆** 真武汤，中药方名，出自《伤寒论》。救逆，即回阳救逆，中医温法之一，是运用具有温热作用的药物，以治疗阴寒内盛危重证的治法。

[42] **戌亥混茫** 戌亥，戌亥属西北乾卦，乾为天。戌为万物之终而收藏，亥为万物之始而登明，故戌亥主重生，为天门。混茫，亦作"混芒"，混沌蒙昧。戌亥混芒，当指上古人类初成时未开化的状态。

[43] **五天** 天。古代谓天有皇天、昊天、旻天、上天、苍天五种别号，故称五天。明代方孝孺《观乐生传》："五天朗洁时，纤滓不敢留。"

[44] **禅宗** 又称佛心宗、达摩宗、无门宗，是以禅那为宗的宗派。因此宗偏重于修心，以心传心，直传佛祖的心印，故又名佛心宗。

[45] **劫火** 又作劫尽火、劫烧。指坏劫时所起之火灾。佛教之世界观认为世界的生灭过程为成、住、坏、空四劫，坏劫之末必起火灾、水灾、风灾，火灾之时，天上出现七日轮，初禅天以下全为劫火所烧。

[46] **大千** 大千世界的略称，又称大千界。为古印度人之宇宙观。古印度人以四大洲及日月诸天为一小世界，合一千小世界为小千世界，合一千小千世界为中千世界，合一千中千世界为大千世界。今之俗语乃袭用佛教"大千世界"一词，转用于形容人间之纷纭诸相。小千、中千、大千并提，则称三千大千世界。

[47] **忉利天** 意译三十三天，为欲界六天中之第二重天，其宫殿在须弥山顶，天主名释提桓因，居中央。释提桓因有三十二个天臣，分居忉利天的四方，天臣的四方宫殿连同释提桓因自己的宫殿，共成了三十三个天宫，所以叫作三十三天。此天一昼夜，人间已经一百年。

[48] **朝真** 谓朝见真人。真人乃佛教所称证得真理的人，即阿罗汉。

［49］**兜率**　意译上足、妙足、知足、喜足等，谓于五欲境，知止满足，为欲界六天中之第四天名，分内外二院。内院为弥勒菩萨的净土，外院为天人享乐的地方。

［50］**各各**　个个，每一个。

［51］**非想非非想天**　无色界共有四天，此天即是无色界的第四层天，也是三界中的最高天，故又名有顶天。此天的禅定，无如下地的粗想，故曰非想，尚非无细想，故又曰非非想。

［52］**佛界法界**　佛界，指诸佛之境界，系十界之一，与众生界、魔界对称。法界，指意识所缘对象之所有事物，为十八界之一。据《俱舍论》卷一载，受、想、行三蕴与无表色、无为法，称为法界；于十二处之中，则称为法处。然十八界中其他之十七界亦称为法，故法界广义泛指有为、无为之一切法。

［53］**劫运**　灾难，厄运。

［54］**子**　子时，夜里十一点至一点。

［55］**丑**　丑时，凌晨一点至三点。

［56］**廓**　空阔，广阔。

［57］**两仪**　指天地。《易经·系辞上》："是故易有太极，是生两仪。"孔颖达疏："不言天地而言两仪者，指其物体；下与四象（金、木、水、火）相对，故曰两仪，谓两体容仪也。"

［58］**丽乎天**　丽，依附，附着。乎，于。

［59］**列曜**　群星，星宿。

［60］**九地**　又名九有。三界共有九地，其中欲界占一地，其他色界和无色界各占四地，即五趣杂居地、离生喜乐地、定生喜乐地、离喜妙乐地、舍念清净地、空无边处地、识无边处地、无所有处地、非想非非想处地。以上九地皆因贪着境界，不肯离去，所以叫作地。又因为其是从有漏业因所得来的果报，所以又名九有。

［61］**会通**　会合变通。此处是回合形成的意思。

［62］**庶类**　万物，万类。《国语·郑语》："夏禹能单平水土，以品处庶类者也。"韦昭注："禹除水灾，使万物高下各得其所。"

［63］**天界隙中所余暴悍浊阴**　天界，天际。暴悍，凶暴强悍。浊阴，指自然界质重阴浊有形之气。《素问·阴阳应象大论》："故清阳为天，浊阴为地。"

［64］**绵亘**　延续不断，延伸。

[65] **靡有孑遗** 没有剩余。靡，无，没有。孑遗，遗留，剩余。

[66] **冲和** 淡泊平和。

[67] **地德** 大地的本性，大地的德化恩泽。

[68] **嘉卉** 美好的花草树木。

[69] **光音天** 色界二禅的最高天，此天绝音声，众生要讲话，便自口中发出净光来作识别，故名光音。佛经说劫初的人类，就是由光音天来的。

[70] **天地人之三界** 道教术语，指的是整个世界或宇宙。

[71] **儒者** 尊崇儒学、通习儒家经书的人，汉以后泛指一般读书人。

[72] **蔑** 没有。

[73] **下利** 病证名。古代对泄泻与痢疾的统称。此处当指泄泻。

[74] **肉瞤筋惕** 病证名，筋惕肉瞤的别称，即体表筋肉不自主地惕然瘛动。出自《伤寒论·辨太阳病脉证并治》。每因过汗伤阳、津血耗损、筋肉失养所致。瞤，颤动。

[75] **龙雷** 即龙雷之火。龙火是肾火，雷火是心火，龙雷之火就是指肾经里所藏的一点真阳，这一点真阳是人生长发育的源泉，来自于先天，秉受于父母。肾主水，在水中藏着的一点真火才能平衡阴阳，生发万物。

[76] **转盼** 犹转眼。喻时间短促。

[77] **陡** 顿时，立刻。

[78] **云尔** 语气助词，用于句子或文章的末尾，表示结束。

[79] **《经》** 指《黄帝内经》。

[80] **表章** 表明。

[81] **饶舌** 唠叨，多嘴。

[82] **以** 连词，同"而"，意为而且、又。

[83] **太阳卫身之背……少阳卫身之两侧** 指的是十二经脉的大致循行分布。太阳，指手太阳小肠经、足太阳膀胱经；阳明，指手阳明大肠经、足阳明胃经；少阳，指手少阳三焦经、足少阳胆经。

[84] **伤寒** 病名，为多种外感热病的总称。《素问·热论》："今夫热病者，皆伤寒之类也。"

[85] **亡阴** 是由于机体阴液大量消耗，从而使属于阴的功能突然严重衰竭，由此而导致生命垂危的一种病理状态。

［86］繇　古同"由"，意为从、自。参见《〈医门法律〉自序》注释［31］。

［87］蚤　通"早"。

［88］**彼月而微……亦孔之哀**　出自《诗经·小雅·十月之交》。意思为月亮昏暗无颜色，太阳惨淡光芒失，如今天下众黎民非常哀痛。微，幽昧不明。孔，很，非常。

［89］**顾**　连词，意为反而、却。

［90］**隙驹**　比喻时光像骏马一样在细小的缝隙前飞快地越过。《庄子·知北游》："人生天地之间，若白驹之过隙，忽然而已。"成玄英疏："白驹，骏马也，亦言日也。"后以"隙驹"比喻光阴易逝。

［91］**炯然**　明亮貌，光明貌。

［92］**啮雪虏庭**　啮雪，谓嚼雪以止渴充饥。常比喻生活极端艰苦却坚贞不屈。《汉书·苏武传》："单于愈益欲降之，乃幽武置大窖中，绝不饮食。天雨雪，武卧啮雪与旃毛并咽之。"虏庭，亦作"虏廷"，古时指少数民族所建政权。

脉　诊

选自《四部医典》之第四部第一章，宇妥·元丹贡布等　编著

马世林、罗达尚等　译注

导读：

《四部医典》又名《医方四续》（藏名《居悉》），是八世纪著名藏医学家宇妥·元丹贡布等所著。此书总结藏医药临床经验，吸收《医学大全》（藏名《门杰钦木》）、《无畏的武器》（藏名《敏吉村恰》）、《月王药诊》（藏名《索玛拉扎》）等著作的精髓，并参考中医药学、天竺医药学和大食医药学的理论，耗时近二十年（约748—765）编著而成，至今仍为藏医药人、蒙医药人必读的经典著作。

《四部医典》共分为四部一百五十六章。第一部：《总则本》（藏名《扎据》）共六章，纲领性地论述人体生理、病理、诊断和治疗。第二部：《论述本》（藏名《协据》）共三十一章，详细阐述了人体生理解剖、病理、病因、发病途径、卫生保健知识、药物性能、诊断方法和治疗原则。第三部：《密诀本》（藏名《门阿据》）共九十二章，论述各种疾病的诊断和治疗。第四部：《后序本》（藏名《其玛据》）共二十七章，论述了脉诊、尿诊、方剂中药物的配伍、药物的炮制、药物的功能和给药途径，以及外治法（放血、艾灸、火灸、外敷、拔罐）等。

脉诊是通过按触人体不同部位的脉搏，以体察脉象变化的切诊方法，又称切脉、诊脉、按脉、持脉。脉象的形成与脏腑气血密切相关，若脏腑气血发生病变，血脉运行就会受到影响，脉象就有变化。脉诊在临床上可推断疾病的进退预后，是诊病的一种重要手段。

藏医切脉的部位和方法基本上与中医相同，亦分寸、关、尺三部，且三部的藏语发音亦与汉语相近，即"寸、甘、恰"。切脉的手法分浮取、中取、沉取三种，寸、关、尺三部所代表的脏腑在男女身上略有差别。男子左手之寸、关、尺脉，分别代表心、脾、肾（左肾）及"三姆休"；右手之寸、关、尺脉，分别代表肺、肝、肾（右

肾）。女子左手寸脉代表肺，右手寸脉代表心，其余与男子相同。正常人一息（一呼一吸）脉跳五次，柔和有规律，而多于五次者多为有热，少于五次者多为有寒。脉象因病而异，主要分十二种。热性病之脉象为数、洪、大、弦、滑、硬六种，寒性病之脉象为沉、迟、弱、细、浮、虚六种。各种病证均各有其表现的脉象。脉诊还应与望诊相结合，以测病人之生死。当病人出现下述情况时可能死亡：心脉摸不到，舌中间发黑者；肺脉摸不到，鼻翼下陷者；肝脉摸不到，下唇外翻者；肾脉摸不到，耳向后听不见声音者。藏医对于脏腑的脉象与五官（舌、眼、鼻、耳、唇）的变化相联系的认识，本质仍是中医脏腑学说中的心开窍于舌、肺开窍于鼻、肝开窍于目、肾开窍于耳、脾其荣在唇。藏医脉诊中还有生命脉诊法，其切脉部位亦在前臂尺侧与中医切诊的寸、关、尺相应的部位。

原文：

导师、医药上师、青琉璃光王[1]从禅定中兴起，进入无阻医药禅定中。入定不久，从上师身体的隐处发出千万道彩光，普照十方[2]，消除了十方众生的昏沉和可怕的罪恶、疾病、魔障等。其后，千万道彩光复又收聚在上师身体的隐处。此时，从功业中幻化出明智仙长[3]居于空中。语化身意生大仙[4]向导师顶礼，绕行以后请问道："善哉[5]！明智仙长！您曾经教导我们要学习《四部医典》，结合众生智慧的高低优劣，已经将《总则本》《论述本》《密诀本》等讲授完毕。现在应该如何学习《后序本》？恳求医药王赐予教诲。"

功业的化身明智仙长回答道："善哉！意生大仙仔细听。《四部医典》的最后一部分是《后序本》。在疾病与药物和治疗方法中，已经讲到疾病有四百零四种，如果详分有一千二百种；概括起来，需要医治的疾病只有一百零一种，调养对治[6]的则有一千零二种。简言之，治法有药物、手术、饮食、起居等四种。药物分攻药与赶药两种，攻药又分寒热两类，赶药也分烈性与缓性两种；手术亦有外部简易和内部复杂两类；饮食也有益、害之分；起居也有适宜和不适宜之别。如是，十种对治能消除所有的疾病。治疗的方法有三百六十种，概括言之，有诊断、医理、治疗等三项。诊断法是用脉诊与望诊辨识病情，从比较容易混淆的四个关键判断。九种医理讲对症施治。十八种治法除百病。如是，三十三个要点是实践的主体。以上是《后序论》的总纲。望大仙明识[7]以后牢记心中。"

接着，意生大仙又问道："善哉！明智仙长！脉诊与望诊既是辨识病情，那么脉诊应该如何去诊？望诊又如何察尿色？又怎样从四个关键去判断病症？恳求医药王赐予教诲。"

导师回答道："善哉！意生大仙。首先讲述脉诊。脉搏是给医生通知病情的使者，它的内容概括起来有十三项：①事先准备；②脉诊时间；③切脉部位；④切脉的手法；⑤脉性；⑥三种健康人的脉性；⑦季节脉与五行；⑧七种奇脉宣寓言[8]；⑨健康人的脉搏与病脉；⑩从总脉象与具体脉象辨病情；⑪三种死症脉判断吉凶；⑫鬼邪脉；⑬命脉断寿数。

所谓事先准备：在脉诊的前一天，患者在饮食与起居方面，需禁忌进食酒肉或性温暖有营养难消化，或性凉影响病情的饮食，过饥过饱，房事，贪睡，语多，劳神等。这样，患者的身体不致违和，功能紊乱。就诊时，不要突然闭气，影响脉搏。

脉诊时间：一般是早晨太阳刚升起，病人静卧在床上，热气未呼出，冷气未吸入，空腹、未活动前，阴阳调和，呼吸均匀。

切脉的部位：从两手腕部的第一条横纹向下量一寸，骨头突起的内侧。医生三指平放为寸、关、尺的部位。动脉遍布周身，与脏器近者，犹如汇集的溪水拍岸；远者，好似远房客人传来的话语；远近合适者，宛如杜鹃鸟的声音，一切都汇集在一处者，好似闹市一般。如果说动脉不经过脏腑，乃是违背实情。龙[9]、血遍行周身好似纵横河流，十三个部位要仔细分清。命脉在手腕下侧，从韧带缝隙里诊断，死亡前夕，手部之脉触摸不到时，可触足背之脉。

切脉的手法：寸脉取于皮肤，关脉取于肌肉，尺脉取于骨。其原因是脉象似萝卜，部位由浅入深。切脉时，患者应该将手放松自如，男诊左手脉，女诊右手脉。患者首先伸出左手，医生须用右手诊脉，寸脉部位司心脏与小肠，关脉部位司脾脏与胃腑，尺脉部位司左肾与精府；患者伸出右手，医生须用左手诊脉，寸脉部位司肺与大肠，关脉部位司肝与胆，尺脉部位司右肾与膀胱。妇女的寸脉部位所司的脏腑与男子的左右恰相反。因为心、肺虽然左右无偏向，然而男子的心尖稍偏左，妇女的心尖稍偏右，其他的部位如上所述。

脉性：健康人的脉性分为阳性脉、阴性脉和中性脉等三种。阳性脉的脉象洪而弦，阴性脉的脉象细而数，中性脉的脉象长而缓。

健康人的脉性：男子只有阴性脉者寿命长，妇女具有阳性脉者生男孩，男女右手具有中性脉者寿命长，无疾病，长辈慈祥，晚辈不贤。三脉敌对，最终断后嗣。男女之间阳性脉相遇，一般生男孩；阴性脉相逢，一般生女孩；中性脉相遇，只生一个孩子。

四季脉与五行的推算：时间与五行和脉象结合推算，从五行相生相克的关系算起，春夏秋冬四季分五个时际。春季是一、二、三月，骑士、翼宿、参宿[10]当值，春季三月是植物发芽的时期，也是百灵鸟等鸣叫的时节，七十二天属木，主肝脉，其脉象犹如百灵鸟的鸣叫声，细而紧；其余十八天属土，主脾脉。夏季是四、五、六，三个月，氐宿、箕宿当值[11]，是花叶繁茂的雨季，是百鸟之王杜鹃鸟鸣叫的时节，七十二天属火，主心脉，其脉象犹如杜鹃鸟的鸣叫声，洪而长；其余十八天属土，主脾脉。秋季是七、八、九，三个月，半宿、室宿、娄宿当值[12]，是植物果实成熟的时期，是鹞鹰振舞翅膀的时节，七十二天属金，主肺脉，其脉象犹如雕鹰的鸣叫声，短而涩；其余十八天属土，主脾脉。冬季是十、十一、十二，三个月，昴宿、咀宿、三星当值[13]，是大地结冻的时期，是青鹿鸣叫的时节，七十二天属水，主肾脉，其脉象犹如鸥鸟的鸣叫声，滑而迟；其余十八天属土，主脾脉。夏至冬至作中轴，四季平分，每季十八天，共有七十二天属土，主脾脉，其脉象犹如麻雀的鸣叫声，短而缓。如是，以上是四季脉与五行的推算法。现在从五行的相生相克的关系叙述：木、火、土、金、水五者，是五行相生的关系。火、水、土、木、金五者，是五行相克的关系。母子敌友四脉须察本源，五行生克的关系须谨慎推算。母脉与本脉之脉象盛者，为最佳，相生脉出现朋友、子脉便有福德，相克脉出现怨敌，或者疾病比较难治疗者，可能要死亡。

七种奇脉是：家宅脉、客人脉、怨敌脉、财帛脉、邪魔脉、水火颠倒脉、子脉。家宅脉沉而匿，是不干净的脉象；昏而匿，是灾难降临的脉象；溢而倾，是恐惧的脉象；如果像黄刺刺一样，是痛苦不尽的脉象[14]；像水沸腾似的，是受到诽谤是非的脉象；出现火焰熄灭状者，是财产受损的脉象。以上不论哪一种情况，本脉之脉象洪者，自己出现何种脉，就要在自己身上出现相应的报应。母者，是恶鬼作怪；脾脉洪者，是地祇与女鬼作祟；肾脉洪者，是龙魔与怨鬼作怪；出现当月的母脉时，双亲被鬼魔折磨；出现当月的子脉时，孩子的舅父被鬼魔危害；出现当月的相克脉者，敌人诅咒施害；出现当月的相生脉者，是外族的鬼魔危害财源；出现当月的本脉者，鬼魔危害亲属。水火颠倒脉，父亲有病不能来就医，儿子代替父亲前来就医，察儿子的脉象诊断：肝脉齐时，其父之疾病能治愈，可免除死亡，肝脉不齐时，其父之病势严重，要死亡。当月的母脉旺时，患者不会死亡，母脉弱时，患者要死亡。儿子患病不能前来就医，其父代替儿子前来就医时，可以察父亲的脉象诊断：心脉齐时，儿子的疾病能治愈，心脉不齐时，儿子的疾病严重，要死亡。当月的子脉旺时，其子不会死亡，子脉弱时，其子要死亡。母亲患病不能前来就医，其女儿代替母亲前来就医时，可以察女儿的脉象诊断：察脉的具体情况同上。丈夫患病不能前来就医，其妻子代替其夫前来就医时，可以察妻子的脉象诊断：肝脉不齐时，其丈夫的疾病严重，要死亡；肝脉齐时，其丈夫的疾病可以治愈。妻子患病不能前往就医，其丈夫代替其妻前来就医时，可以察丈夫的脉象诊断：肾脉不齐时，其妻子的疾病严重，要死亡；肾脉齐时，其妻子的疾病可以治愈。或者从夫妻之间的生克脉象关系推算之，相生之脉旺时，疾病脉母舅子脉的兆应，要在子孙身上出现。相生脉兆应在财富，相克脉的兆应体现在怨敌。客人脉是客人的具体兆应，肝脉洪者，客人在家尚未出门；肺脉洪者，客人已经启程；心脉洪者，客人已经临近；脾脉洪者，客人将要到达；肾脉洪者，客人在中途遇到了怨敌。或者母脉与本脉洪者，客人尚在他家里未出门；子脉洪者，客人已经启程。相克脉盛者，是客人就要到来。奇脉亦能兆应事业成败，心脉洪者，遇怨敌；肝脉洪者，事情能办成功；肾脉洪者，一事无成空手还家。相克脉出现时，事业不成功；相生脉出现时，事业能办成功。怨敌脉是通过奇脉占卜战场上的胜负：反击时肺脉洪者，在战场上反击时能取胜；脾脉洪者，在战场上不能克敌；怨敌现其脉象时，在战场上能取胜；自身脉象现敌脉时，在战场上自己不能取胜；应战时，如果出现上述脉象者，不能克敌，反而敌人能取胜；自身母脉洪者，敌人败逃。财帛脉是通过奇脉占卜推算财源盛衰的情况：肝脉洪者，财源旺盛不受损失；心脉与脾脉弱者，财产方面要受损失。财帛脉出现相生脉者，他的时运最佳；出现母脉者，时运中等；出现当月的本脉者，时运不佳；出现子脉者，无有财帛；出现相克脉者，匪盗盗财。邪魔脉是通过奇脉占卜推算吉凶：肝脉呈现出洪态者，是妖厉与恶鬼作祟；心脉洪者，是厉魔作祟；肺脉洪能治愈，弱者疾病很难医治，很可能死亡。子脉，妊娠浮而滑；右肾脉洪者，生男孩；左肾脉洪者，生女孩。子脉出现当月的母脉和子脉时，容易抚育，出现相克脉时，难抚育。

　　健康人的脉搏与病脉，要看脉搏动数，无病的平脉一般是一呼一吸脉跳五次，如此跳动在百次以内，无有大小、沉浮、急缓、间歇、张弛等差异，均匀地跳动者，谓之平脉。与此相反者，便是病脉。一呼一吸脉跳超过五次者，为热性疾病；少于五次

中国佛医学研究　基础卷

者，为寒性疾病。无病的脉象在指下犹如念珠一样地成为串珠状，否则脉跳会呈现出停滞，无规律，如果不弄清根本的脉象诊断，会出现误诊。不搞清男女脉与子脉时，容易与热性疾病混淆。不搞清中性脉、心脉时，容易误作寒症脉；间歇脉容易与死兆脉混淆。不懂脉象的初学者，首先要询问清楚，这点很重要。

辨症时，要依赖总脉象与具体脉象。总脉象又从六种脉象分寒、热、洪、浮、滑、数、紧、实等，皆是热症脉象。况复热症又有高热与低热、伏热等区别。高热与低热属热疫症，伏热是陈旧热性疾病。脉象细、沉、弱、迟、微、虚等皆是寒性疾病的脉象，久寒系新疾，寒甚为陈旧的疾病。具体脉象又分从各种脉象辨识病情，通过寸、关、尺三个部位的十二种脉象诊断身体上下和脏腑疾病。首先是依赖各种脉象诊断病情：龙型疾病的脉象，虚如皮囊兼有间歇。赤巴[15]型疾病的脉象，细而紧。培根[16]型疾病的脉象，沉而弱。龙热合并症的脉象虚而数。培根与赤巴合并症的脉象，浮取则沉，深取则紧。培根与龙合并症的脉象，虚而迟。培根木布症的脉象，洪大而关脉沉细。血症脉象，突而滑。黄水症脉象，震颤而涩。虫症脉象，横向跳而扁平。麻疯病脉象，沉细而震颤环跳。热乱症脉象，洪大、突而滑。热传经症脉象，细而紧。疫热脉象，细而数。险症脉象，如细丝和雀啄。阵痛脉象，急而数。配合毒症脉象，洪大短、脉尾摇。肉毒症脉象，细数而濡。未熟热症脉象，细数如风动。盛热脉象，洪而紧。虚热脉象，虚而疾。隐热脉象，脉位低而紧。阵热脉象，细而紧。浊热脉象，细小沉取疾。创伤发热脉象，洪实且数。刺痛症的脉象芤，跳动时有重叠感。头部的肌肉与骨、脑浆等何处受伤，寸、关、尺脉的脉象，依次是洪、紧、数。化脓症的脉象，颤动、急而短。发热、受寒、不消化症，初期脉象洪大；陈旧以后体力衰弱，脉象细。痞块症的脉象，弱而芤。水肿与浮肿症的脉象，细而沉，深取则紧。呕吐症的脉象，虚而弱。腹泻症的脉象，沉而弱。

容易混淆的六种脉象：血病的脉象与龙病的脉象，皆浮而虚，容易混淆。扩散症与虚热症的脉象，皆数，容易混淆。培根型疾病的脉象与陈旧的血病脉象，皆沉，容易混淆。以上这些疾病，不论患于脏腑哪些部位，从两处寸脉诊断心、肺的疾病，从两处关脉诊断骨与肝的疾病，从两处足脉诊断腰肾及身体下部的疾病。从阴阳脉诊断五脏六腑的疾病，从阳脉诊断身体上半身五脏的疾病，从阴脉诊断身体下半身六腑的疾病。一般而言，脏腑并没有绝对隔离，脏器呈现出热象时，腑器可能是寒象，但是腑器呈现出热象时，脏器绝无寒象。身体上下也是如此，应该搞清楚，不可混淆，要谨慎地诊断。

死兆脉：它跳跃不完则会出现间歇脉，脉搏跳动犹如风摇绸，也好似鹞子的尾尖点水一般，也像鱼在水中跃，也像麻雀啄食物，又像蛙跳，也似大象流口涎。突然发作的急性病，脉象跳动无力，久病体弱者的脉象洪乱，寒症呈现热象，热症呈现寒象。肺热、肉毒，培根与赤巴病皆集聚于胃，这四种疾病出现无病的脉象，也是死亡的征兆。务须切脉与望诊结合诊断：心脉不全，舌面呈现黑色，双目呆滞；肺脉不全，鼻翼搧动、鼻孔内的毛向里倒；肝脉不全，翻白眼，眉毛倒卷；脾脉不全，下唇向外翻，剑突下陷；肾脉不全，耳聋声断，两耳贴。凡此等症状出现者，三两天或者不超过八天，患者就要死亡。间歇脉分为病情严重间歇、死亡间歇、鬼邪间歇等三种。患病时相应部位上的脉出现停顿时，称为间歇脉，停顿的间歇无一定的规律者，称为鬼邪间歇；有一定规律的间歇，称为死亡间歇。鬼邪疾病用药物医治无效时，一定会死亡；病魔隐匿，鬼邪藏匿，出现鬼邪间歇而停顿无规律者，一般大多无生路。

鬼邪脉，其脉象无一定的规律，变化多端，间歇无规律，脉跳有重叠感。心脉脉象察护法神与魔王；肺脉脉象察龙魔厉鬼[17]；肝脉脉象察地祇[18]和凶死的女鬼；脾脉脉象察男鬼和妖厉、地祇等；右肾脉脉象察龙魔与妖厉；左肾脉脉象察龙魔和亲属的鬼。脉大而昏沉者，是男鬼从右边危害；脉小而昏沉，是女鬼从左边危害；龙病是财神与王魔危害，肺病是妖魔与孽龙危害；瘟病与胆病是女魔作祟；水肿、痞块、疔痈等，是凶龙和地祇作祟。对这些病症，可用本教灵器辨分和驱魔，可结合当地的风俗习惯适当地诵经积德，进行法事，驱魔医病。

命脉断寿数，是视其本脉，不由自主地获得了无明的人身，成为命脉的依附物，魂魄又依附于命脉。命脉变化多端时，则生命不会长久；命脉逃遁时，魂魄不能附体而死亡。一旦魂魄被诱惑，在筋络下不游串，如果是僧道，其护法的位置被厉鬼侵占；如果是凡夫，向恶魔和凶龙施食；男子右脉有被束缚感者，其父兄要死亡；左脉有被束缚感时，妻子儿女要死亡；左右脉有被束缚的感觉时，自己要死在刀下；这样的感觉只发生一次，要折财受诬告。如果妇女右脉有束缚感时，丈夫要死亡；左脉有束缚感时，父兄要死亡；左右脉空时，要折财受诽谤。坐卧不宁是魔鬼作祟，其脉象洪者，是男鬼作祟；脉象短而涩者，是女鬼作祟。命脉均匀地跳动百次者，能活百岁，每跳动一次增寿一岁。如此能诊断者，是圣医，切勿忽视，谨慎诊断。"

注释：

[1] **导师、医药上师、青琉璃光王** 导师，佛教语，即引导大众进入佛道的人，是佛菩萨的通称。上师，西藏佛教对具有高德胜行、堪为世人轨范者之尊称。又作金刚上师，例如门措上师。西藏人称为喇嘛。喇嘛，为藏语之汉语音译，意指上德之人，相当于梵语 guru（古鲁、咕噜），意即师匠、师范。古鲁为古代印度人或一般修行者对其师之尊称。西藏佛教特重喇嘛崇拜，于藏人之日常生活，举凡诞婚寿丧、疾病灾害，乃至旅游迁徙，皆特别延请喇嘛为之祈祷而后行事。"上师"又译为"导师"，为导引众生入于佛道者的通称。他们是知识和道德的传播者，也是诊疗人世伤痛的行医人。青琉璃光王，《四部医典》有的译本作"蓝琉璃光王"。药师琉璃光王佛，面相慈善，仪态庄严，身呈蓝色，乌发肉髻，双耳垂肩，身穿佛衣，坦胸露右臂，右手膝前执尊胜诃子果枝，左手脐前捧佛钵，双足跏趺于莲花宝座中央。

[2] **十方** 为四方、四维、上下之总称，即指东、西、南、北、东南、西南、东北、西北、上、下。佛教主张十方有无数世界及净土，称为十方世界、十方法界、十方净土、十方刹等。《宋书·夷蛮传》："身光明照，如水中月，如日初出，眉间白豪，普照十方。"参见《佛论心中心法》注释 [13]。

[3] **幻化出明智仙长** 幻化，佛教语，谓万物了无实意性。晋代陶潜《归园田居》诗之四："人生似幻化，终当归空无。"仙长，对仙人的尊称。

[4] **语化身意生大仙** 语，指语业，又名口业，为三业（身业、口业、意业）之一。言语之作业，有善有恶。妄言绮语等为恶语业，爱语实语等为善语业。化身，佛三身之一，又名应化身，或变化身，即佛为了济度众生而变化出来的身。大仙，即佛之敬称。行道求长生之人，称为仙；声闻、辟支佛、菩萨等亦称为仙。佛为仙中之极尊，故称大仙，或称金仙。又凡已达到诸波罗蜜功德善根彼岸之人，皆称为大仙。《释氏要览》："古译经有称佛名大仙者。此与天仙不同。《般若灯论》云："声闻菩萨等亦名仙，佛于中最尊上故，已登一切波罗蜜多功德善根彼岸，故名大仙。"

[5] **善哉** 僧人用作表示惊叹的口头语，既可以表示赞许，又可以表示不满。本文几处均为表示赞许之义，可译为"好啊"。

[6] **对治** 参见《耆婆治恶病》注释 [7]。

[7] **明识** 透彻了解。《孔丛子·陈士义》："非信义君子明识穷达，则不可。"

[8] **七种奇脉宣寓言** 此句又译为"七怪脉"或"七种奇脉"。

［9］**龙**　或作隆。藏医把人体的生理功能概括为"隆"（指气、风）、"赤巴"（指火）、"培根"（指黏液）三大因素。如果三种因素的功能在人体内维持了平衡，就出现正常的生理现象；反之，就会产生各种疾病。"隆"在人体中的功能是维持生命、气血运行、肢体的活动和分解食物等。"隆"基本分为五种，即持命隆、下泄隆、上行隆、平住隆和通行隆。

［10］**骑士、翼宿、参宿**　骑士，未详。翼宿，星宿名，二十八宿之一，南方朱鸟七宿中的第六宿，凡二十二星，为惊蛰节子初三刻的中星。按，后世艺人所祀之神亦名"翼宿星"，又名"小儿星""老郎星"。神像作白面儿童状，而带微须。参宿，星宿名，二十八宿之一，西方白虎七宿的末一宿，即猎户座的七颗亮星。

［11］**氐宿、箕宿当值**　此句少一星宿，有的译本在"箕宿"之后，有"二星"之名。氐宿，星宿名，二十八宿之一，为东方苍龙七宿的第三宿，有星四颗；也称天根。箕宿，星宿名，二十八宿之一，为东方苍龙七宿的最后一宿，为龙尾摆动所引发之旋风，故箕宿好风，一旦特别明亮就是起风的预兆，因此又代表好调弄是非的人物，主口舌之象，故多凶。二星，犹双星，即牛郎、织女二星。

［12］**半宿、室宿、娄宿当值**　半宿，未详，有的译本作"牛宿"，当是。牛宿，星宿名，二十八宿之一，北方玄武七宿的第二宿，有星六颗，又称牵牛。《宋史·天文志三》："牛宿六星，天之关梁，主牺牲事。"室宿，星宿名，二十八宿之一，北方玄武七宿的第六宿，也称营星、定星。娄宿，星宿名，二十八宿之一，西方白虎七宿的第二宿，在白羊座，有β、γ、α三星。

［13］**昴宿、咀宿、三星当值**　昴宿，星宿名，二十八宿之一，西方白虎七宿的第四宿，又名髦头、旄头。咀宿，未详。三星，有参宿三星、心宿三星、河鼓三星（属牛宿）的说法。

［14］**如果像黄刺刺一样，是痛苦不尽的脉象**　有的译本作"黄柏刺般痛苦难解之脉"。

［15］**赤巴**　即胆汁，在人体内的功能是产生和调节休温、保持气色、生智慧、助消化等。赤巴基本分为五种，即消化赤巴、容光赤巴、行动赤巴、视力赤巴和增色赤巴。

［16］**培根**　即涎液，在人体内的功能是供营养、长脂肪、养皮肤、促睡眠等。培根也基本分为五种，即根基培根、研磨培根、尝味培根、餍足培根和黏合培根。

［17］ **厉鬼** 凶恶的男鬼和女鬼。

［18］ **地祇** 地神。祇，恭敬的意思。常见的"神祇""地祇"为误写，应是神祇、地祇。

主要参考文献

[1] 汉语大字典编辑委员会. 汉语大字典（缩印本）［M］. 成都：四川辞书出版社 湖北辞书出版社，1993.

[2] 中国汉语大词典编辑委员会，汉语大词典编纂处. 汉语大词典（缩印本）［M］. 上海：汉语大词典出版社，1979.

[3] 《中医辞典》编辑委员会. 简明中医辞典［M］. 北京：人民卫生出版社，1979.

[4] 宋先伟. 药师经［M］. 北京：大众文艺出版社，2004.

[5] 许颖译注. 地藏经 药师经［M］. 北京：中华书局，2009.

[6] 陈秋平，尚荣译注. 金刚经 心经 坛经［M］. 北京：中华书局，2007.

[7] 宇妥·元丹贡布. 四部医典［M］. 马世林，罗达尚，毛继祖，等译注. 上海：上海科学技术出版社，1987.

[8] 北京中医学院. 中医各家学说［M］. 上海：上海科学技术出版社，1964.

[9] 于长虹，韩阙林. 常用文言文虚词手册［M］. 石家庄：河北人民出版社，1983.

[10] 张㧑之. 世说新语译注［M］. 上海：上海古籍出版社，1996.

佛医人物考论

陶晓华　廖　果／编释

佛教源于古印度，于两汉之际传入中国。佛教在中国长期传播过程中，与中国当地文化相融合，形成了具有中国民族特色的中国汉地佛教。中国汉地佛教和古印度佛教于 7~8 世纪时传入中国的西藏地区，又形成藏传佛教。至今，蒙古族、土族、裕固族等民族，仍多信奉藏传佛教。我们现在所说的佛医学，主要由藏医学（以古印度医学为主体）、寺院医学和居士医学等部分组成。

在佛教产生与流布的 3000 余年的过程中，曾涌现出众多与医药有关的人物。如在佛典的记载中，众多的佛与菩萨大都有治疗各种疾病的神力，其中以医药见长者又当首推药师佛和药王菩萨。此外，如大医王、龙树、耆婆、观音、普贤、金刚、天王等，均与医药有着千丝万缕的联系。

历史上还曾涌现出许多医术高超、医德高尚、临床经验丰富的僧人（或称医僧）。其中卓有建树者，有晋代的支法存、于法开，南北朝的惠义、僧深和昙鸾，隋代的释智宣和梅师，唐代的鉴真、普济和波利，五代的高昙，宋代的文宥、法坚和奉真，元代的拳衡和普映等。其中一些高僧，在积累了医学经验后，还从事医药研究和著述，如释心禅"上窥轩岐秘籍，下至汉魏六朝、唐宋元明暨国初诸大家，靡不殚精竭神，选择精粹，手抄成帙"，著《一得集》，无疑对医药有促进作用。高僧玄奘、义净赴"西天"取经，鉴真东渡到日本传播中国文化（包括医药知识），以及诸国来华僧人（如安世高）传入古印度医学或译述佛经、医经，都在中外医学交流中起过桥梁作用。佛教僧人为何必学医方明或参与医事活动？首先是为借医弘佛，如《晋书·佛图澄传》记载晋时高僧佛图澄精通医术，"百姓因澄故多奉佛，皆营造寺庙，相竟出家"，可见一斑；其次是寺院多数建在穷乡僻壤之地，缺医少药，更兼僧人常挂单云游，难免患病染疾，为自身的保健，他们需要知医认药以便自救；再次是行医可增加收入，如晋时释道恒曾说："今观诸沙门……或垦殖田圃，与农夫齐流；或商旅博易，与众人竞利；或矜持医道，轻作寒暑；……"与务农经商一样，医学也成为寺院和僧人谋利维生的手段之一。这样，客观上就造就了一批医僧，或有一方一技之长的和尚。僧人每每操办慈善事业，如医学史上较早的悲田院、疠人坊、养病坊等，大多为僧人所办，为贫病之人提供了医药和庇护所，从而为医学保健事业做出一定的贡献。

同时，历代尚有一批信仰佛教而不出家修行的俗家弟子，后世称为居士，他们中有本是以医为业之医家，在崇信佛教后更以医济世，施医施药，大为善事。他们研究佛经、撰述医药著作，在理论、临床上做出了突出的贡献，如喻嘉言、胡慎柔、程国彭、汪机、王肯堂、胡文焕、李中梓、丁福保等，都是其中的佼佼者。

还有一些医家，虽非医僧或居士，但他们或者思想上崇信佛教，在自己的医学著作中融入了佛学理论或古印度医学知识（如地水风火说等），对后世产生了较大的影响，如孙思邈、殷仲春等人；或者其医术直接传自佛门，如韩神医、杨淑桢、范先生等，他们不仅继承了医僧的精湛医术并发扬之，更有良好的医德医风。这些医家亦均可归入佛医人物的范畴。

本书共收录佛医约 660 人，按上所述分别归为佛典医贤、佛门医僧、居士医家与崇佛医嗣 4 类，将各类下人物依朝代先后排列，对每一人物的生平、学术、贡献做一简述，希望有助于人们了解佛教对医学的影响和有关佛医人物的事迹，从而对研究佛教和佛医人物起抛砖引玉的作用。

限于我们的学识水平，加之文献资料调研难度大，本书不仅条文详略有失平衡，遗漏当亦不少，其错谬之处恐亦难免，恳请专家学者和广大读者批评指正。

编　者

中国佛医学研究 基础卷

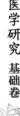

佛典医贤

大医王

民间传说佛祖释迦牟尼法力无边，能治众生之一切疾苦，故有"大医王"之美称。后大医王泛指诸佛和十方菩萨。佛、菩萨善分别病相、晓了药性、治疗众病，故以大医王喻称之。《杂阿含经》以大医王所具有之四法成就比喻佛、菩萨之善疗众病，即①善知病；②善知病源；③善知对治疾病之法；④善治病已，令当来更不复发。此大医王能分别病相，晓了药性，视众生之病而授予药方，使之乐服。此外，大医王又为药师如来之特称。《大乘本生心地观经》云："大医王应病与药，菩萨随宜演化。"《维摩诘经》《大智度论》等经籍对大医王之事迹均有论及。

药王菩萨

药王菩萨与药师佛是佛国世界的两位医药之王。药王菩萨为西方阿弥陀佛二十五菩萨之一，药师佛为东方净琉璃世界之教主。

菩萨，为菩提萨埵之略称。菩提，觉、智、道之意；萨埵，众生、有情之意。菩提萨埵，意译作道众生、觉有情、大觉有情、道心众生。意即求道求大觉之人、求道之大心人。菩萨与声闻、缘觉合称三乘，为十界之一。菩萨指以智上求无上菩提，以悲下化众生，修诸波罗蜜行，于未来成就佛果之修行者；亦指自利利他二行圆满、勇猛求菩提者。对于声闻、缘觉二乘而言，若由其求菩提之观点视之，亦可称为菩萨；而特别指求无上菩提之大乘修行者，则称为摩诃萨埵。

药王菩萨为施与良药，救治众生身、心两种病苦之菩萨，为阿弥陀佛二十五菩萨之一。据《佛说观药王药上二菩萨经》载，过去无量无边阿僧祇劫，有佛号琉璃光照如来，其国名悬胜幡。彼佛涅槃后，于像法中，有日藏比丘，聪明多智，为大众广说大乘如来之无上清净平等大慧。时众中有星宿光长者，闻说大乘平等大慧，心生欢喜，以雪山之良药，供养日藏比丘及众僧，并发愿以此功德回向无上菩提，若有众生闻己名者，愿其得灭除三种病苦。时星宿光长者之弟电光明，亦随兄持诸醍醐良药供养日藏比丘及众僧，亦发大菩提心，愿得成佛。其时，大众赞叹其兄星宿光长者为药王，其弟电光明为药上，后即为药王、药上二位菩萨。同经并载此二菩萨久修梵行，诸愿已满，药王菩萨于未来世成佛，号净眼如来；药上菩萨亦成佛，号净藏如来。

《法华经》记载，药王菩萨是燃烧自身以供养诸佛的大菩萨，也是施与良药给众生，以除治众生身、心两种病苦的大士。依《法华经》所载，在久远的过去世，日月净明德如来在世时，曾为一切众生喜见菩萨讲授《法华经》，该菩萨依之修行，而得现一切色身三昧。为了感谢如来的教诲，此菩萨乃以天宝衣自相缠身，灌注香油，燃烧全身，以供养如来。菩萨烧身命终之后，又生在日月净明德如来国土中。其时如来即将涅槃，特别将弘扬佛法的重任付诸菩萨。菩萨在如来涅槃后，起八万四千塔供奉如来舍利；旋又在八万四千塔前燃烧自己的双臂以表示对如来舍利的供养；不久，又以誓愿力使双臂恢复如故。这位累劫以来，经常舍身布施的一切众生喜见菩萨，就是《法华经》内的药王菩萨。

药王菩萨之形象，一般为顶戴宝冠，左手握拳置于腰部，右手屈臂置放胸前，而以右手拇指、中指、无名指执持药树。三昧耶形为阿迦陀药，或为莲花。真言为"唵鞞逝舍罗惹耶（药王）莎诃"，或"曩莫三曼多没驮南讫叉拏多罗阇钏莎诃"。

药师佛

药师佛，又作药师如来、药师琉璃光如来、大医王佛、十二愿王等，为东方净琉璃世界之教主。此佛于过去世行菩萨道时，曾发十二大愿，愿为众生解除疾苦，使诸根具足，导入解脱，故依此愿而成佛，住净琉璃世界，其国土庄严如极乐国。此佛誓愿不可思议，若有人身患重病，死衰相现，眷属于此人临命终时昼夜尽心供养礼拜药师佛，读诵药师佛本愿功德经四十九遍，燃四十九灯，造四十九天之五色彩幡，此人即神识还复，得续其命。此种药师佛之信仰自古即盛行。

药师佛之形象，据《药师琉璃光王七佛本愿功德经念诵仪轨供养法》载，左手执持药器（又作无价珠），右手结三界印，着袈裟，结跏趺坐于莲花台，台下有十二神将。此十二神将誓愿护持药师法门，各率七千药叉眷属，在各地护祐受持药师佛名号之众生。

又一般流传之像为螺发形，左手持药壶，右手结施无畏印（或与愿印），日光、月光二菩萨胁侍左右，并称为药师三尊。此二胁侍在药师佛之净土为无量众中之上首，是一生补处之菩萨。亦有以观音、势至二菩萨为其胁侍者。此外，又有以文殊师利、观音、势至、宝坛华、无尽意、药王、药上、弥勒八菩萨为其胁侍者。

药师如来在过去世行菩萨道时，曾发十二大愿（又称十二上愿）：

（1）愿我来世得菩提时，自身光明炽然，照耀无量世界，以三十二相、八十种好庄严，令一切众生如我无异。

（2）愿身如琉璃，内外清净无瑕垢，光明过日月，令于昏暗中之人能知方所，随意所趣，作诸事业。

（3）以智慧方便众生，令众生受用无尽。

（4）令行异道者，安立于菩萨道中；行二乘道者，以大乘安立之。

（5）令于我法中修行梵行者，一切皆得不缺减戒。

（6）令诸根不具之聋盲跛躄白癞癫狂，乃至种种身病者，闻我名号皆得诸根具足、身分成满。

（7）令诸患逼切无护无依、远离一切资生医药者，闻我名号，众患悉除。

（8）若女人愿舍女形者，闻我名号，得转丈夫相，乃至究竟无上菩提。

（9）令一切众生解脱魔网，安立于正见。

（10）令为王法系缚、无量灾难煎迫者，皆得解脱一切苦恼。

（11）令饥火烧身、为求食故作诸恶业者，先得妙色香味饱身，后以法味毕竟安乐。

（12）贫无衣服者，我当施以所用衣服，乃至庄严具。

依唐代义净译《药师琉璃光王七佛本愿功德经》载，药师佛又作七佛药师，即善称名吉祥王如来、宝月智严光音自在王如来、金色宝光妙行成就如来、无忧最胜吉祥如来、法海雷音如来、法海胜慧游戏神通如来、药师琉璃光如来。其中前六者为药师如来之分身。七佛药师法则为日本台密四大法之一。如以药师如来为本尊，修息灾等法，则称为药师法，其仪轨与七佛药师法相同。其三昧耶形为药壶。真言有大咒与小咒之分，小咒为"唵呼嚧呼嚧战驮利摩橙祇莎诃"。又，此如来与阿閦佛、大日或释迦牟尼同体。

关于药师佛的事迹，详见《药师如来本愿经》（隋代达摩笈多译）、《药师琉璃光如来消灾除难念诵仪轨》、《药师如来观行仪轨法》等。

龙树

龙树与耆婆是两位最杰出的佛教医药大师。他们不仅精通佛理，在佛学上具有精深的造诣；而且精通医术，在医药领域也做出了极其重要的贡献。

龙树即龙树菩萨，又称龙木，是古印度大乘佛教史上最杰出的论师，也是中观学派（空宗）的奠基者。龙树出身于南天竺的婆罗门种姓，自幼聪慧奇悟，博闻强记，于世学技艺，多所练达。因事而悟"欲为苦本"之理，遂出家学佛。先后学得小乘三藏及大乘教，并入龙宫学习。其后，在南天竺得国王之护持，而大弘佛法，并摧伏各种外道。著有《中论》《大智度论》《十二门论》《十住毗婆沙论》等数十部书。其学问可以用"体大思精"四字来形容。他的创发性思想，使古印度佛教的教义体系局面大开，大乘教义由于他的阐扬而确立，并得以发扬光大。龙树的思想也是西藏佛学的重要支流，是我国三论宗的义理支柱，是天台宗的重要思想根源。在佛教史上，论义理规模之宏大与影响之深远，龙树真可谓是释尊以外的第一人。由于在佛学上的精湛造诣和杰出贡献，龙树被后世学人尊称为龙树菩萨。据传，龙树不仅精通佛理，而且谙熟医道，曾治愈了不少疑难奇症，并为历代医僧所推崇。相传为龙树所著的医籍尚有《龙树菩萨眼论》《（秘传）眼科龙木论》等。

耆婆

耆婆，又作耆婆伽、只婆、时婆、耆域、时缚迦，为佛陀时代之名医。曾至希腊殖民地附近之德叉尸罗国学医，后返王舍城，担任频婆娑罗王与阿阇世王之御医，曾引导弑父之阿阇世王至佛陀面前忏悔。他虔诚信仰佛教，屡次治愈佛弟子之病，其名声可媲美我国战国时代之扁鹊。因此，有不少的医术、方药都托名于耆婆。如耆婆草，为产于古印度的一种药草，也是古印度所传八种要药之一。

观音

观音原作观世音，源于古印度神话传说。观世音是梵文的意译，又可译作"光世音""观自在""观世自在"等。因唐太宗李世民时避太宗之讳，遂改称"观世音"为"观音"。

佛教早期佛经《悲华经》中说："有转轮圣王名无诤念。王有千子，第一太子名不眴，即观世音菩萨；第二王子名尼摩，即大势至菩萨。"无诤念就是西方极乐世界的阿弥陀佛，他与两个儿子不眴、尼摩合称为"西方三圣"。《悲华经》并说不眴立下宏愿，生大悲心，断绝众生诸苦及烦恼，使众生常住安乐，为此佛给他起名观世音。佛经《妙法莲花经·观世音菩萨普门品》中又说："观世音以何因缘名观世音？佛告无尽意，菩萨善男子。若有无量百千万亿众生受诸苦恼，闻是观世音菩萨，一心称名，观世音菩萨即时观其声音，皆得解脱。"这是说，观音菩萨大慈大悲，神通无边，在众生受苦难时，只要称颂其名号，就不用听声音，一观即知，并且立即前往解救，故名观音。其后，观音成为佛教声名最著的"四大菩萨"（即大悲观世音菩萨、大智文殊菩萨、大行普贤菩萨、大愿地藏菩萨）之一。观音菩萨的名号全称为"大慈大悲救苦救难灵感观世音菩萨"。《大智度论》中言观音有"大慈与一切众生乐，大悲拔一切众生苦"之能。

观音的名字在我国的三国时期就已被传诵。后来因观世音能现三十三化身，救人于十二种灾难，如《楞严经》载："观世音尊者白佛言，若有女人好学出家，我于彼前现比丘尼（即尼姑）身，女王身，国王夫人身，命妇身，大家童女身，而为说法"，于是观音又传为女身，成了妙年美容的女子，而普济众生。

佛众认为，观音除为"送子娘娘"外，还能使病者康复，盲者复明。如方剂"羊肝丸"，功可除翳消障，使盲者复明；传为僧人梦中所授，因形容其有如观音般使盲者复明之宏力，故又名"观音梦授方"。

普贤

普贤，梵名为三曼多跋陀罗，又译作"遍吉"，据传为阿弥陀佛的第八子，如《悲华经》中云："有转轮圣王，名无诤念（即阿弥陀佛）第八王子名泯图，即普贤菩萨。"又，《大日经疏》中说："普贤菩萨者，普是遍一切处，贤是最妙善义。谓菩提心所起愿行，遍一切处，纯一妙善，备具众德，故以为名。"《第二菩萨经迹》说："普贤菩萨，证穷法界，久成正觉，为辅助释迦，脱度众生，隐本垂迹，现菩萨相。英德无量无边，不可思议，今且约普贤二字，以示其概。"以上均解释了普贤名号的由来与含义。普贤菩萨与文殊菩萨并称为释迦牟尼佛之二胁士，侍立于释迦之左右，专司"理德"，表"大行"。因其学得于行，而行之谨审静重莫若象，所以普贤好象，常骑六牙白象。普贤是一切诸佛的理德、行德者，被尊为"大行普贤"，深受佛教徒的敬仰。赵朴初在《僧伽和佛的弟子》中说："大乘经典特别称道文殊师利的大智，普贤的大行，观世音的大悲，地藏的大愿，所以这四大菩萨特别受到教徒的崇敬。"

传说普贤有"延命之德"，故有方剂以"普贤丸"命名。

金刚

"金刚"为佛教密宗术语，汉译梵文是"缚日罗""跋折罗"，本来是指矿物中最精最坚之金刚石，佛家视为稀世之宝，又常喻坚贞不坏。如《三藏法数》道："金刚者，金中最刚。"《大藏法数》卷四十一："梵语跋折罗，华言金刚。此宝出于金中，色如紫英，百炼不销，至坚至利，可以切玉，世所稀有，故名为宝。"

以金刚所造之杵为金刚杵，为古印度兵器，后逐渐演化为密宗法器。金刚杵在藏传密宗里又为男根之表征。古印度兵器金刚杵也被作为丰产的象征，在佛教密宗中则表示伏魔、断烦恼、坚利智的法器。所谓的金刚力士就是一些手持金刚杵，在佛国从事护法的卫士。金刚密迹又叫密迹金刚、密迹力士、秘密主，是手持金刚杵给佛担任警卫的夜叉神的总头目。在佛教中金刚密迹成了护法"八部众"之一。金刚又指寺院山门内所塑的天王像。《敦煌变文集·降魔变文》："三门楼下素（塑）金刚，院院教画丹青像。"清代侯方域《重修白云寺碑记》："三年乃创大殿，建立三佛像，与夫金刚、罗汉、韦驮、伽蓝之属。"清代李渔《奈何天·误相》："才进得古刹回廊，参了韦驮，谒了金刚。"

金刚还用以引申为如来之智慧。唐代一行《大日经疏》卷十二："金刚喻如来之秘密慧也。金刚无有法能破坏之者，而能破坏万物，此智慧亦尔。"又用为《金刚般若波罗蜜经》之略称。明代徐渭《大苏所书〈金刚经〉石刻》："《金刚》《楞伽》二经，并达磨首举以付学人者，而文忠并两书之。"

一般认为金刚力士力大无比，故具有强筋壮骨功效之方剂多有命名为"金刚丸"者。

天王

世传中医名方"天王补心丹"与佛教"四大天王"及唐代僧人道宣有关。近年在甘肃敦煌莫高窟石室中发现唐人写本佛经的末尾，有"毗沙门天王奉宣和尚补心丸方"

的记载，方中所用药物也与天王补心丹基本相同，给这一世传中医名方的传说提供了早期的文献依据。

毗沙门天王，是佛教"四大天王"之一。四大天王在寺庙中都被供奉在"天王殿"内，殿正中坐的是弥勒佛，分列在弥勒佛两旁的就是四大天王。

东方持国天王，名多罗吒。持国为意译，意思是慈悲为怀，保护众生。

南方增长天王，名毗琉璃。增长的意思是能传令众生，增长善根，护持佛法。

西方广目天王，名毗留博叉。广目系能以净天眼随时观察世界，持护人民。

北方多闻天王，名毗沙门。多闻的意思是福德之名闻于四方。

在四大天王中，这位多闻天王毗沙门在唐宋时期声名极为显赫。传说在天宝元年（742），安西城（今新疆库车）被吐蕃兵围困，有表请兵救援，但因路途遥远，救兵短时难到，所以唐玄宗让不空和尚请毗沙门天王救援。毗沙门受请后，便立即赶往安西城。等他出现在安西城城北门楼时，他那金身大放光明，并有数百名身着金甲的神兵助威，一时鼓声震闻三百里，地动山崩。吐蕃兵大惧，望风而逃。唐玄宗闻奏大悦，敕令各州府城在西北隅都要供奉天王，在佛寺中又单独把毗沙门天王于别院安置。从此，毗沙门天王成了"保护神"，天王庙、天王堂在当时随处可见。据载，就连药方中的天王补心丹也是这位天王授予道宣和尚的。

龚麻腊别

傣族医家。据传说其医术传自萨版尤召（释迦牟尼）。他从萨氏学习采药治病的各种方法，并获得萨氏给予的一桶巴（口袋）草药，萨氏并嘱他依样找药为人们治病，从此他精于医药。后来萨氏患病，派人请他治病，然由于传信人的延误，他抵达时萨氏已逝世。他悲痛不已，把整桶草药全撒在山上，从此山间长满了各种药草。他又将医术传授给人们，于是傣族有了医药。由于龚麻腊别是从萨氏学医，因而傣族人认为医学是佛祖所创立的，这反映了傣族医药与佛教的密切关系。

佛门医僧

安世高

东汉末年佛教翻译家。名清，安息（亚洲西部的古国，本波斯帝国一行省，在今伊朗高原东北部）人，本安息国太子。其幼以孝行见称，志业聪敏，刻意好学。父死，他让位于叔父，后出家学习佛教，其精通小乘经典，并学禅经，于外国典籍及七曜五行、医方异术，乃至鸟兽之声，无不通达。东汉桓帝建和二年（148）来到洛阳，从事佛经翻译；至灵帝建宁三年（170），译出佛典 95 部，115 卷。其所译经，重在佛教上座部禅法，如《安般守意经》《阴持入经》等，宣扬数息、止观的坐禅方法，对后世气功发展有一定影响。其所译经中亦介绍了不少印度医学内容，故《开元释教录》言其"译经传入印度医学"，为中印医学交流做出贡献。其所译有关医学之佛经有《佛说㮈女耆域因缘经》，记载了印度医王耆域的神奇医术，其中开颅、剖腹、神膏之类与《后汉书》记载的我国外科鼻祖华佗的事迹相似，是中外医学用以比较之资料；《温室洗浴众僧经》，详述了洗澡的意义，也述及了杨枝（揩齿）、酥膏的使用；《安般守意经》，述及佛教坐禅的一些方法及注意事项，对我国气功锻炼有启发和借鉴作用。

竺律炎

三国东吴天竺沙门。与支谦共译《佛说佛医经》。参支谦条。

支谦

支谦（约 3 世纪），三国东吴僧人、译经家。名越，号恭明。其祖为后汉灵帝时入中国籍的月支族后裔。从小受汉族文化影响，精通汉文，又兼学梵书，受业于同族学者支亮，通达大乘佛教理论。汉献帝末年，洛阳一带发生兵乱，他随族人避乱南渡到东吴，拜为博士，得到了从事翻译佛经之机会，颇得吴主孙权之信任，曾辅佐太子登基，太子逝世后，支谦隐居穹窿山，传 60 岁卒于山中。其译述丰富，然数量历代说法不一，《高僧传》说有 49 部，费长房《历代三宝记》说有 129 部等。其中有《阿弥陀经》《维摩诘经》《三本生死经》《佛说佛医经》等。《佛说佛医经》为支谦与竺律炎共译，书中有较多医学内容，如说"人身中本有四病，一者地，二者水，三者火，四者风。风增气起，火增热起，水增寒起，土增力盛。本从是四病，起四百四病。土属身，水属口，火属眼，风属耳。火少寒多目瞑……"明显是印度医学四大说之内容。其说"人得病有十因缘：一者久坐不饭；二者食无贷；三者忧愁；四者疲极；五者淫泆；六者瞋恚；七者忍大便；八者忍小便；九者制上风；十者制下风"，是佛教医学病因说。另有得病九因缘说、食多有五罪说等。

安慧则

西晋僧人。履贯失考。少无恒性，卓越异人，工书法，善谈吐。住洛阳大市寺。据载永嘉年间（307—312）疫病流行，则昼夜祈求天神降药以愈万民。一日出寺门，见两石形如瓮，取看之，内有"神水"，病者饮服，莫不皆愈。以药托名天降而治病，是宗教人士习用之方法。

佛图澄

佛图澄（232—348），晋代僧人。又称竺佛图澄，西域人。本姓帛氏（以姓氏论，应是龟兹人）。9 岁在乌苌国出家，两度到罽宾国学法。晋怀帝永嘉四年（310）来到洛阳，时年已 79 岁。他原想在洛阳建寺，适值刘曜攻陷洛阳，地方扰乱，就徙往邺中（今河北临漳一带）。他不但精佛学，而且善医。时有瘤疾，人莫能疗者，澄为之医疗，每能应时瘳损，受其惠者不可胜数。石虎有子名斌，忽暴病身"亡"，已涉两日，其叔石勒（后赵国君）请佛图澄为之治，须臾能起，不久即平复。由是，石勒诸稚子均置佛寺中养育。

诃罗竭

晋代僧人。履贯失考。太康九年（288）至洛阳，住娄至山。时疫疾流行，死者相继，竭为之疗治，十瘳八九。

罗什

晋代僧人。生平失考。据《晋书·艺文志》载，罗什著有《耆婆脉诀注》（又作《注耆婆脉诀》）12卷。《医心方》引有《耆婆脉诀经》1条。

于道邃

晋代僧人。敦煌人。少而失荫，由叔父养之，遂孝敬竭诚，如奉其母。年16岁出家，师事兰公。学业高明，医术出众，尤善方药。

支法存

晋代僧人。月氏沙门，又称支法存亮（亮或为其名）。本为胡人，生长于广州。少以聪慧入道，长以医术闻名。永嘉年间（307—312）南渡，士大夫不习水土，多患脚软之疾，染者无不毙踣，众医不能治，唯法存能济之，故天下知名。法存巨富，家藏有八尺毛毯及沉香八尺板床，居常香馥。广州刺史王琰之子王邵之屡求不得，遂借故杀之。支法存著有《申苏方》5卷（已佚）。《肘后备急方》《外台秘要》等书，辑有支法存方十余首，即疗中蛊毒吐血或下血皆如烂肝方，疗饮中蛊毒令人腹内坚痛、面目青黄、淋露骨立、病变无计方，治蛊已蚀下部、肚尽肠穿者方，支太医专用方，解百毒散，药子一物方，栀子豉汤，支太医桃叶蒸法，疗疟鸡子常山丸，竹叶常山汤，龙骨丸，防风汤，疗小儿口疮方，疗妇人百病诸虚不足方等。可见支法存对岭南常见的热带病疟疾及寄生虫感染如肺吸虫、绦虫、姜片虫、血吸虫病等均有所成就；其针对溪毒（沙虱）之蒸气疗法，启迪后人阮河南、许胤宗等把蒸熏疗法进一步提高。故支法存亦为我国脚气病防治学的先驱。

仰道人

晋代岭表（指五岭以南地区）僧人。以聪慧入道，兼精医术。晋代南渡，衣缨之族不习水土，多患脚软之疾（今脚气病，非真菌感染导致的足癣），染者每毙踣，唯仰道人能疗之，乃天下知名。

单道开

晋代僧人。俗姓孟，敦煌人，住罗浮山。精医术，尤擅治眼疾。时秦公石韬请单道开治目疾，着药小痛，韬甚惮之，而终得其效。

治蚯蚓毒僧

晋代僧人。姓名、履贯失考。据《肘后备急方》记载，浙西将军张韶为蚯蚓所咬，其症如大风，眉须皆落，每夕自感蚯蚓鸣于体。有僧教以盐汤浸身，数遍而愈。此所载当属皮肤病，故能以盐汤外洗获瘥。

耆域

晋时僧人。本天竺（今印度）人，周游华夏，无有定所。其时为皇室制造兵器、玩物的尚方署中有一人病危将死，耆域以应器（便盆之类）置病者腹上，又以白布通覆之。咒数千言，即有臭气熏彻一屋，病者曰："我活也。"应器中有若淤泥者数升，臭不可近，病遂瘥。

于法开

东晋医家、僧人。剡县（今浙江嵊州）人。佛学"六宗七家"之一的"识含义派"祖师。深思孤发，才辩纵横，师事于法兰，祖述耆婆，妙通医法。升平五年（361）以诊晋穆帝司马聃之疾而闻名。其时帝有疾，开视脉，知不起，不肯复入。康献后令曰："帝小不佳，咋呼于公视脉，但到门不前，种种辞惮，宜收付廷尉。"俄尔帝崩，获免。可见于法开能诊病，预知死期。其曾于旅途中投宿一民家，正值主家妻难产，数日胎儿不下，举家惊慌。开命产妇食羊肉十余块而后针之，须臾儿即产下。时人郗愔信道教甚勤精，常患腹内恶，诸医均不能疗，开诊后曰："君侯所患，正是食符咒过多。"因合一汤剂与之，一服即大下，去数团纸样物如拳大而愈。开有弟子法威，问及医术，法开曰："明六度以除四魔之病，调九候以疗风寒之疾，自利利人，不亦可乎！"说明其治医以印度医学为主，结合了中国医学之诊法和汤液，使印度医学中国化并融入中国医学中，时人称之"以术弘教，其在开公"。于法开撰有《议论备豫方》1卷，今佚。

竺法旷

东晋僧人。生平失考。晋兴宁年间（363—365），东土多遇疫病，竺法旷"善神咒，遂游行村里，拯救危急"。

竺昙无兰

东晋僧人。译经家。译有《佛说咒齿经》《佛说咒目经》《佛说咒小儿经》，分别为采用咒法治疗口齿病、眼病和小儿病。如"若目痛，咒七过即愈""若小儿腹痛，咒七过即愈"。

僧深

南朝宋齐间（420—500）僧人、医家。又称释僧深、深师，名竺潜。祖籍山东琅琊。年18岁出家为僧，问佛于中州刘元真。其医则传自释道洪，据《外台秘要》卷三十七转引《延年秘录》旧论，曰："神农、桐君，深达药性，所以相反畏恶，备于本草。但深师祖学道洪，道洪所传，何所依据云。"因其精佛学、医学，深得朝廷仕宦之崇仰。僧深曾长期在今扬州一带行医，其为医立法拟方颇具仲景风范。时王文州大子病疟，结实积热，深师以恒山大黄丸治之愈，即为一例。僧深曾根据仰道人和支法存等人旧方，结合自己的临床经验，总结编纂成《僧深集方》（或作《释僧深集方》《深师方》）一书。据唐代医家孙思邈《备急千金要方》卷七"论风毒状第一"记载："又宋齐之间，有释门深师，师道人、述法存等诸家旧方，为三十卷，其脚弱一方近百余首。"唐代王焘在《外台秘要》自序中亦载："凡古方纂得五六十家，新撰者向数千百卷，皆研其总领，核其指归。近代释僧深、崔尚书、孙处士、张文仲、孟同州、许仁则、吴升等十数家，皆有编录，并行于代。美则美矣，而未善。"《僧深集方》已佚，其内容为《外台秘要》《医心方》等所引录。

弗若多罗

后秦北印度三藏，译经师。生平失考。译有《十诵律》。其中有专论"医药法"，述用医药治病。如治比丘患冷热发癖瘤，"食不能饱，羸瘦少色力"，当令服"四种含消药，酥、油、蜜、石蜜"；目痛，"以罗散禅涂眼"；病疥，"用苦药：物赖阇树、拘波罗树、拘真利他树、师罗树、波伽罗树、波尼无衹伦陀树……佛言应筛令细，以油涂疮"，等等。亦有手术治疗者，如比丘患痔病，"药师名阿帝利瞿炉路，以刀割大行处，时近衹桓门间露现处治，苦痛切身……"本经所载用药物或手术等治疾，与一般医生治法相仿，未见有用咒语法。

圣火沙门

南北朝僧人。姓名、履贯失考。据《物异考》记载，齐武帝永明年间（483—493），有沙门从北方赍火至，火赤于常火而小，能疗疾，呼为圣火。病者取火以灸，至 7 炷即愈。

昙鸾

昙鸾（476—542），南北朝北魏僧人。一作昙峦。雁门（今山西代县）人。自幼出家，为净土宗支柱。初以研习《大藏经》而感气疾，乃四方求医，至汾州病愈，遂居汾州玄中寺。后为住持，并成为当时高僧，得魏主器重，号为神鸾。其时常往介山之阴，聚徒讲经，后世名其山为“鸾公崖”。昙鸾自至汾州后开始研究本草及长生之术。于梁大通年间（527—528）曾渡江往梁，被武帝介绍给陶弘景，得授仙方 10 卷。辞还魏境，悉心钻研，调心练气，对病识缘，机变无方，乃精医术。撰有《调气论》1 卷（有误作《论气治疗方》）、《疗百病杂丸方》3 卷，均佚。佛学著作有《无量寿经优婆提舍愿生偈注》《略论安乐净土义》《赞阿弥陀佛偈》等。昙鸾后成为日本净土宗所立“三国七祖”的中国三祖之一。

隐逸沙门

后魏僧人。姓名、履贯失考。精医术，尝于青州（今江苏连云港东云台山一带）教崔或以《素问》9 卷及《针灸甲乙经》，崔或遂善医术。

僧坦

北魏时僧人。又称沙门僧坦。李惰父亮，世祖时奔刘义隆于彭城，尝就沙门僧坦研习众方、针灸术，遂精医术，治皆有效。行医于徐、兖之间，多所救恤。

道洪

南北朝北齐时僧人。生平失考。据《隋书·经籍志》载，道洪撰有《释道洪方》1 卷、《寒食散对疗》1 卷、《单复要验方》3 卷，均已佚。

沙门惠怜

南北朝僧人。以善咒禁之术闻名。《北史》载其"自云咒水饮人，能差诸病。病人就之者，日有千数"。可见其咒禁治病有一定疗效。

慧龙道人

南北朝梁僧人。姓名、履贯失考。以精治目疾闻名。时鄱阳忠烈王萧恢母费太妃有目疾，盲无所见，慧龙为之下针，豁然开朗，则慧龙精针拨内障术无可疑。这也是医学史上最早之针拨术治白内障之实例。

慧琳

南北朝至隋代间僧人。俗姓薛，绵州（今四川绵阳东）神泉人。隋初隐于建明寺。曾为人咒病得瘥。

彦琮

南北朝北周至隋代间人。又称释彦琮。俗姓李，赵郡柏（今河北隆尧西）人。世族出身。10 岁出家，名道江。周武帝平齐后延入内廷，共谈玄籍，深会帝心，敕封预通道观学士，时年 21 岁。与宇文恺等周代朝贤，共同陪帝讲论，更名彦琮。北周大象二年（580）落发，隋大业二年（606）召入内禁，于洛阳上林园立翻经馆，译述佛经，又奉高祖敕录其师道最之十善说赐诸道俗为诫，并施方药以供给贫病。大业年间卒。

智宣

约隋代时僧人。即释智宣。履贯失考。著有《发背论》1 卷，已佚。

智斌

约隋代时僧人。履贯失考。著有《解寒食散方》2 卷，已佚。

梅师

僧人、医家。明代徐春甫《古今医统大全》谓："隋广陵（今江苏扬州）僧人。

号文梅。善疗瘴疠，医杂症悉说单方，其效甚速。人咸集，相传曰《梅师方》云。"今人考证《梅师方》即《梅师集验方》，卷数不详，《证类本草》引其佚文108条。明代李时珍《本草纲目》引据古今医家书目"深师脚气论"条下注"即梅师"，认为梅师即僧深，应误。

万天懿

万天懿（？—589），隋代人。其先为鲜卑（古族名，东胡族的一支，南北朝以后生活于我国华北、西北地区）人，姓万俟氏。懿少年出家，师婆罗门，名沙门法智居士。聪慧有志力，善梵书语，攻咒符术，乐兴福业。每设供僧饭，施诸贫乏；狱囚系畜，咸将济之；市廛内所，多造义井，亲自辘水，津给众生。又设坊以收养疠疾之人，既供养之，又为之治疗，此坊是医学史上较早的麻风隔离病院。卒于开皇九年（589）八月二十九日。

智顗

智顗（538—597），隋代僧人。俗姓陈，颍川（今河南许昌）人。天台宗的创立者，精养生术，于580—597年著有《六妙法门》1卷、《修习止观坐禅法要》等。后者详细论述了调身、调息、调心、止法和观法，止观治病以及有关的注意事项，使身、息、心调融，进而"因定生慧"，达到"寂静涅槃"境界，同时可保健治病。其止观法，特别是"三调"，对后世气功有很大影响。

彻公

隋代僧人。据《医心方》载，僧匡及彻公二家，与《黄帝明堂经》等四经不同者别书。则彻公不仅精针灸，且有专著传世，因此才有别书之谓。

日济

隋代僧人。姓名、履贯失考。据《外台秘要》记载，隋日济阇黎应用王不留行散（殷仲堪方）治痈疽有神效。

僧行智

隋代僧人。据新《唐志》、旧《唐志》载，行智撰《诸药异名》8卷。

僧匡

隋代僧人。又称释僧匡。姓名、履贯失考。善针灸。撰有《释僧匡针灸经》，已佚。其书部分内容在《医心方》中有所引述。

释灵裕

隋代僧人。生平失考。善以咒禁治病。据《续高僧传》卷九载，其撰有《医决符禁法文》一书。

惠通

隋代僧人。据《备急千金要方》载，隋初有定州山僧惠通道人授于高人李孝隆以芫花散，该散可治一切风冷痰饮、癥癖痎疟。

阇那崛多

隋代天竺（今印度）僧人。隋代时在华参与译经。其所译《不空羂索咒经》中述及不少医药内容，如载有龙脑香、麝香、荜拨（芨）、雌黄、石黛等 25 种药物和 5 张药方，如揩齿方、荜拨蜜丸敷治恶疮等，以及用咒语配合药丸外系或外洗治疗一切鬼病恐怖、疫病、妇女病等。

慧义

隋代僧人。据《隋书·经籍志》载，慧义著有《解散方》1 卷、《寒食解杂论》7 卷。又《医心方》载有慧义解散麦门冬汤方。慧义精于治服石所引起的种种疾患。

慧安

隋唐间僧人。又称释慧安。俗姓卫，荆州支江人。住嵩岳少林寺，通医。隋大业年间（605—616）开通济渠，夫丁饥殍相望，慧安巡医其间，救其病乏，济者甚众。

智岩

智岩（576—654），隋唐间僧人。又称释智岩。俗姓华，丹阳曲阿（今江苏丹阳）

人。初为中郎将，虽身任军帅，慈宏在虑。智岩于唐武德四年（621）入舒州皖公山，从宝月禅师披缁入道。贞观十七年（643）还归建业（今江苏南京）依山结草，后住石头城疠人坊，为病人说法及做护理工作。永徽五年（654）二月二十七日卒于疠所，终年78岁。

行矩

隋唐间僧人、医家。又名沙门行矩（《新唐志》作僧行智）。俗姓李，佚其名。赵郡柏（今河北隆尧）人。善医识药，撰有《诸药异名》8卷，已佚。

释智满

唐初太原名僧。一生中"偏重供僧，勤加基业，慈接贫苦，备诸药疗，恂恂遑遑，意存利物矣"。

龙珠痘僧

唐代僧人。据《续名医类案》载，房玄龄（578—648）出痘俱黑色，如龙眼大。一僧见之，惊叹曰"万龙含珠，今得见矣"。可见该僧为专治痘疹者，因而见多识广，知痘疹有如龙眼大者，乃能见房氏之痘而发此慨叹。

洪昉

唐代武则天时的名僧。他曾在自己建造的龙光寺中"又建病坊，常养病者数百人"。传说天帝请他上天讲经，他因挂念病坊中的病人，推辞道："此事诚不为劳，然病坊之中，病者数百，待坊为命，常行乞以给之。今若流连讲经，人间动涉年月，恐病人馁死，今也固辞。"

僧智圆

唐代僧人。据载，梁州（今陕西城固以西的汉水流域）龙兴寺僧智圆，善总持敕勤之术，制邪理病，多著效，日有数十人候门。

志宽

唐代僧人。俗姓姚，蒲州（今山西永济以西）人。父曾任隋代青州刺史。青年时出家，性好瞻病，无惮远近及道俗，知无人治者皆用车迎至寺中，亲自护理，时所共嘉。

道宣

道宣（596—667），唐代名僧，通医。俗姓钱，江苏镇江人。15 岁出家，师从智首（567—635），专究律学，是佛教律宗南山宗的创始人。曾在长安参加玄奘译经道场，后为西明寺上座，思想颇受玄奘影响。晚年居终南山，创设戒坛，制定佛教受戒仪式，从而使律学成为专门学问，开创了佛教律宗派。因道宣居终南山，故又名"南山宗""南山律宗"。道宣弟子有数千人，其中著名的有大慈、怀素等。道宣一生爱好医药，曾与孙思邈为友，交往甚密，每一往来，必议论终夕，并为门徒及贫病施药。道宣晚年居终南山白泉寺，为了创立佛教"律宗"派，每日在"天王殿"中诵经念佛，不舍昼夜。尤其是课诵倍加劳心，如他在"暮时课诵"的时候，先要把"南无莲池海会佛菩萨"称三遍，然后把《佛说阿弥陀经》念诵一遍，再把《往生咒》诵三遍，最后还要课诵《礼佛千悔文》《蒙山施食仪》《祝愿偈》《净土文》《三皈依》《伽兰赞》等佛经。为此，道宣过劳其心，成为心劳。据传"天王"念其课诵劳心，在道宣梦中授一方，专于补心，名为"天王补心丹"。后来，道宣将此方公之于世，凡劳心之人，尽可服用。

谢道人

唐初僧人。又称陇上道人。俗姓谢，住齐州（今山东济南）。于西国胡僧处习得眼科术，遂精眼科。著有《天竺经论眼》，叙述眼之生理、病理及眼疾种类之不同等。其理论结合了印度佛教医学之四大说，其说眼外托三光、内因神识、妙绝通神、语其六根等，与佛学一致。

玄奘

玄奘（约602—664），唐代僧人，法相宗创始人，佛经翻译家。俗姓陈，名祎。洛州缑氏（今河南偃师）人。家贫，父母早丧。13 岁出家，20 岁在成都受具足戒。曾游历各地参访名师，造诣日深。然深感异说纷纭，无从获解，乃萌赴印度求《瑜伽师地论》以会通一切之念。贞观元年（627）玄奘上表请求西行，未获批准，乃"冒越宪

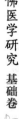

章，私往天竺"。他自长安出发，途经今中国新疆、苏联塔什干等地，以及阿富汗、巴基斯坦、印度各古国，贞观五年（631）到达摩揭陀国（今属印度）的那烂陀寺受学于戒贤，历时5年。贞观十年（636）复在当时印度各地游学，2年后返回那烂陀寺，遵戒贤嘱开讲摄论、唯识抉择论，并著《会宗论》三千颂；又参与了与正量部学者的辩论，著《制恶见论》。后应戒日王之邀，作为曲女城佛学辩论大会的论主，任人问难，但无一人能予诘难，玄奘乃名震五印，被尊为"大乘天""解脱天"等。贞观十九年（645）返回长安，先后驻弘福寺、大慈恩寺、西明寺、玉华寺译经，前后共译经73部，计1330卷，如《大菩萨藏经》《显扬圣教论》《解深密经》《能断金刚般若波罗蜜多经》等。在他撰著的《大唐西域记》12卷中，介绍了当时印度医药的情况，如饮食时必先盥洗，饮食后嚼杨枝净齿，患病时先绝食，如不效，方饵药；也介绍了当时的教育，如儿童7岁之后，渐授五明大论。五明中有医方明，内容是禁咒闲邪、药石针艾。这也就是僧侣何以均识医药之故。

义净

义净（635—713），唐代僧人。俗姓张，字文明。齐州（今山东济南）人。14岁受沙弥戒，即仰慕法显、玄奘西行求法之高风。后从慧智禅师受具足戒，学习道宣、法砺两家律部文疏5年。咸亨元年（670）在长安与处一法师、弘祎法师等人相约赴印求法，次年成行，弘祎同伴到江宁（今南京）而止，后仅弟子善行相随11月渡海南行。在室利佛逝（今苏门答腊）停留6个月学习声明，善行因病返回，义净孤身前行。上元二年（675）至中印，入那烂陀寺，前后留学10年，研究过瑜伽、中观、因明和俱舍等，光宅元年（684）携梵本三藏近400部，合50余万颂，启程返国。归途在室利佛逝又停留4年，从事译述。约天授三年（692）末偕贞固、道宏回到广州。证圣元年（695）夏回到洛阳，受到包括武则天在内的佛众的盛大欢迎。在洛阳，初参加"华严经译场"，后又自组织译场。据《开元释教录》卷九载，在12年间共译经、律、论等56部229卷，如《金光明经》《药师七佛本愿功德经》等很流行；而据《义净塔铭》所记，共有107部428卷，可见散佚几及半数。

在其所译《曼殊室利菩萨咒藏中一字咒王经》中，有相当丰富的医药内容，涉及内、外、儿、妇产、五官科疾患的治疗，记载了齿木、牛膝根、石蜜等19种药物。《佛说疗痔病经》则为用咒法疗痔病（实为外科疮疡等）。其非佛经著作《南海寄归内法传》中也记载了印度医药卫生方面的情况，如在"先体病源"章中介绍了印度古代医学"八医"，即"一论所有诸疮；二论针刺首疾；三论身患；四论鬼瘴；五论恶揭陀药；六论童子病；七论长年方；八论足身力"。在"进药方法"章中介绍了绝食疗法、药物疗法及万应药之使用。此外，在其他章节中还介绍了印度僧人食前洗手、揩齿刮舌、淋浴、散步等。在该书中义净还向印度人介绍了中国医药学，说"神州药石根茎之类，……针灸之医，脉诊之术，瞻部州中无加也。长年之药，惟东夏焉"。他本人也精通医药，曾将自己的经验方用苦参汤和茗治疗热病介绍给沿途人民，也向他们介绍了中国的"上药"，如人参、茯苓、当归、远志、乌头、麻黄等。

马哈德哇

马哈德哇（约7世纪中叶），唐代僧人、医家。一作大天和尚。在西藏传播佛经和医学。曾与医家达玛郭恰一起将文成公主入藏时带去的医学书籍译成藏文，汇集为《医学大全》（藏文名《门杰钦木》），广为流传。此书是藏医史上最早的医学文献，现已佚。该书对藏医学的发展影响很大，也促进了汉藏文化的交流。

甲敦巴·查巴喜饶

甲敦巴·查巴喜饶（约7世纪），藏医学家。西藏人。著名藏医祥雄巴·喜饶沃的弟子、洛杰·仁钦桑布的再传弟子。精通佛学与医学，撰有《医史黄金宝库》等医书，其弟子以宇陀·甲嘎多吉最有名。他对藏医学的发展有一定贡献。

宇陀·甲嘎多吉

宇陀·甲嘎多吉（约7世纪末），藏医学家。西藏人。著名藏医甲敦巴·查巴喜饶的弟子。精通佛学与医学。为《八支药方》写过"纲要"，将疑难和容易误解之处归纳在一起，写出说明短文，并汇集成册，使《八支药方精华要义》通俗易懂，便于流传。并将医著传授给宇陀·吉布、宇陀·琼布、宇陀·贡布等人。对《八支药方精华要义》得以在西藏地方逐步流传贡献很大，在藏医史上占有重要地位。

那提三藏

唐代僧人。中印度人。少出家，师从名僧开悟，以弘道为怀，历游诸国。曾搜集大小乘经律论共 1500 余部。永徽六年（655）抵达长安（今陕西西安），敕令安置慈恩寺。精于医药。显庆元年（656）敕往昆仑诸国采取异药，龙朔三年（663）返回长安。其年有南真腊国（今柬埔寨）国师来访，云其国有好药，唯那提能识之，又敕以往。有云那提三藏为龙树门人者。

实叉难陀

实叉难陀（652—710），唐代僧人。又译作施乞叉难陀，意译学喜。于阗（今新疆和田）人。通大小乘和外学。应武则天聘来洛阳重译《华严经》，从证圣元年（695）开始在大遍空寺与菩提流志、义净等人共译，至圣历二年（699）完成。译著名《新译华严经》，为华严宗的根本经典。其后复译有《大乘入楞伽经》《普贤菩萨所说经》等，共 19 部 107 卷。其中《观世音菩萨秘藏如意陀罗神咒经》介绍有媚药、含药、眼药的组成、制作及功效，所载药物以牛黄、麝香、郁金香、龙脑香、白檀香、丁香为常见，还记载了热病、蛊毒、疔疮等病名。

一行

一行（683—727），唐代僧人，天文学家。俗姓张，名遂。巨鹿（今属河北）人。一说魏州昌乐（今河南南乐县境）人。乃唐初功臣郯国公张公谨之孙。少聪颖，博览经史，尤精历象、阴阳五行之学。一行 21 岁从荆州景禅师出家，旋从嵩山普寂学禅，后从印度僧人善无畏、金刚智学密法，并参与善无畏译场，翻译《大日经》。与梁令瓒同制黄道游仪，用以重新测定 150 余颗恒星的位置，发起在全国 12 个地点进行天文观察，并根据实测，在世界上第 1 次算出子午线纬度的长度。著有《大日经疏》，订定《大衍历》等。善养生，并著有关于养生之作《摄调伏藏》10 卷。

鉴真

鉴真（688—763），唐代高僧。亦称过海大师、唐大和尚，俗姓淳于。广陵江阳（今江苏扬州）人。其父笃信佛教，曾受戒于扬州大云寺。鉴真 14 岁入大云寺为沙弥，师事智满禅师。神龙元年（705）由道岸禅师授菩萨戒。景龙元年（707）鉴真赴长安，次年从弘景禅师受具足戒。此后，他又学南山钞于融济，学法律疏于义威、智全。约于景龙四年（710）鉴真返乡驻大明寺，讲经说法，授戒传律，声誉日隆，成为江淮间知名的授戒大师。唐天宝元年（742）鉴真应日本学问僧荣睿、普照之邀请，发愿赴日传道弘法。自天宝二年至天宝九年，5 次东渡，均告失败，鉴真亦双目失明，然本愿不移。天宝十二年（753）十月，鉴真复率高徒 35 人，携佛像、佛具、佛经及大量香料、药品第 6 次东渡，历尽风波之险，2 个月后抵达日本萨摩秋妻屋浦（今日本九州南部鹿儿岛大宇秋月浦），经太宰府、大阪等地，于次年抵奈良，被迎入东大寺。因治愈光明太后宿疾，授大僧正，赐苒前水田 100 町，受到日人崇敬。在其侨居日本的 10 年间，他弘佛法，建寺院，立戒台，并传授寺院建筑、佛像雕塑、壁画刻经等各项技艺，主持创建唐招提寺，后即在该寺传布律宗，为日本律宗之开山祖师。天皇授号"大和尚"，令主持全国"僧纲"。鉴真有很高的佛学造诣，并精通医学，不仅诊治了光明皇太后之病，又曾为圣武天皇治病获良效，还为日本皇室鉴定药物，凭手摸、鼻嗅，一一识别无误。他还传授僧俗医学及制药法，对日本汉方医学之发展有较大影响，日本医、药两道均祀之为始祖，药袋上都印鉴真之像。鉴真著有《鉴真上人秘方》1 卷，惜已佚，在日本丹波康赖之《医心方》中尚可见部分处方。鉴真为中日医学交流做出了杰出的贡献。

西域婆罗门僧

　　唐代来自西域之僧人。姓名、国籍失考。据《普济方》载，西域婆罗门僧传有服仙茅方，凡五劳七伤均可治，且能明目益筋力，宣而复补。并云"十斤乳石（指汉晋以后士大夫们为求长生所服之金石药），不及一斤仙茅"。开元元年（713）唐明皇服之有效，故此方于当时属禁方不传。天宝（742—756）之乱，方书流散，上都僧不空三藏始得此方，遂传服于时而得盛行。此乃西域高僧传入之医方。

宇陀·宁玛元丹贡布

　　宇陀·宁玛元丹贡布（约 708—833），唐代藏医学家。出生于西藏拉萨西郊堆龙吉那的一个藏医世家。父亲名宇陀·琼保多吉，母亲是汉地法灯。其家世为藏王保健医生。由于受世医家庭影响，他自小就接触医学。据说他 3 岁即学会写作、祷告和思考，然后就拿起皮囊去行医。10 岁时因才智双全被选进布达拉宫，深得藏王赤松德赞的器重。在桑耶寺，他跟随莲花生、施护等许多高僧学习佛法和医学，20 岁时已成为当时有名的学识渊博青年。他曾精研医典，推崇《大小诊断日光之辉》，认为汉天大和尚的

《月坛城》对治妇女病有价值,《金刚钻石》可用于治疗精灵病,《那弃未处》《肢体精英之海》可用于治疗老年病,《龟行》是治疗中毒性疾病的重要参考书,《加德佩杰》的养生学、《幻变之境》的解剖测量学也很重要。他曾与汉地、印度、尼泊尔、于阗等地的 9 名医学家辩论,至今传为佳话,亦可见他医学知识之渊博。他认为,汉医擅长预后学,尼泊尔医擅长机械艺术,暹罗擅长烧灼,达西拉医擅长治中毒,冲木医擅长尿诊,萨贺尔医擅用角法拔罐,格萨尔医则喜用咒文治病,象雄医擅用泻药,乌仗那医擅用吐法,等等。故应扬长避短,博采众长才可成为大医。25 岁时,他第一次赴印度学习,在印度得到智达·旃德罗天等名师的指导。为了深入研习印度医学,他又两次赴印求师。他还曾到汉地打箭炉(今四川康定)、五台山等地学习。历时 20 多年的学习和实践,他积累了丰富的医疗经验,于 8 世纪完成了藏医学的奠基之作《四部医典》,被藏族人民尊为"第二药王""罕见的圣人""医圣"等。他精于脉诊、尿诊,善以情志疗法、心理疗法治病,在颅脑外伤及骨科手术方面亦颇有成就,还善于治疑难杂症,常针药并施,以提高疗效。他注重医德,在教学中,反复教育他的学生,做一个医生,要学习菩萨经书《甘珠尔》中的六种品德:要有洞察力和深邃的知识,有博爱思想,牢记六戒,以恩报恩,勤奋履行自己的职责,要有娴熟的技巧。此外,他还著有《脉学师承记》《原药十八种》等,对藏医学的形成和发展、藏汉医学之交流均有重要贡献。他门人甚众,较著名的有光布德加,著有《老宇陀·元丹贡布传记》。

莲花生

莲花生(8 世纪),西藏著名的桑耶寺首任住持。天竺人,藏王赤松德赞迎请入藏,对藏族佛学、医学及各种文化颇多贡献。曾选拔藏族幼童入寺学习梵文、翻译和医学。其众多的弟子中有当时西藏的九大名医,最著名的如毗卢遮那、坎加汤达等人。他促进了藏医学的发展和中印文化的交流。

马哈也那

马哈也那(8 世纪),唐代医僧。又作大乘和尚或摩诃衍。长期在西藏传授佛经、医学。他精通藏文,与藏医家毗卢遮那将中医书译成藏文,参阅藏文医学文献《医学大全》《无畏的武器》,并对唐金城公主入藏带入的医书进行综合归纳,著成《月王药诊》(也称《宿马拉扎》)一书。此书系统介绍了中国西藏及邻近国家和地区的医学中有关生理、病理、疾病诊疗方法等方面的医学知识，以及329种药物的性味功用。对现代的炭疽、雪盲、绦虫病、白内障等疾病，书中已有相当系统的认识，所用的导尿、灌肠、放血、火灸、针拨白内障等疗法，现在仍然沿用。此书的医学理论反映了藏、汉医学理论悠久的历史渊源和密切关系，是现存最早的藏医学古代文献，对研究藏医学的发展及藏汉文化交流具有重要的价值。

马哈金达

马哈金达（8世纪），唐代僧人、医家。景龙四年（710）随金城公主入藏，在西藏长期居住下来，为藏医学的发展和藏汉文化交流做出了重大的贡献。和藏医琼布孜孜、琼布通朱等人合作，将金城公主入藏带去的中医典籍译成藏文，推动了藏医学的发展。

羊乳僧

唐代僧人。据《传信适用方》载，唐贞元十一年（795）有崔从质员外言亲眼见有人为蜘蛛所咬，腹肿大如怀孕状，又遍身生丝，其家弃之，乃乞食延命。有僧教饮羊乳，未几疾平。因僧姓名无考，姑且名曰羊乳僧。

东松岗哇

东松岗哇（约8世纪），唐代著名医学家，汉名已无法查考。藏王赤松德赞执政时期（754—797），受聘到西藏传授医学，相传藏王曾予以王室御医之职。后因藏王赤松德赞患病而再次受聘入藏，并很快治愈藏王之病。藏王为表彰其医技，赐"塔西·东松岗哇"之名，意为"四方三界中最好的医生"，并赐给山南地区两座庄园，让其在西藏长期定居，其后裔有成藏医北方派医师者。其弟子遍布全西藏，其中有藏医"医圣"、《四部医典》著者宇陀·元丹贡布，于藏医学之形成发展，多有贡献。其后代被尊为"塔西曼巴"，意即"四方医师"，塔西·次成达杰亦很有医名，曾与僧能、敬虚合编《杂病治疗》《艾灸明灯》《配方玉珠》等书。

永贞梵僧

唐代西域僧人。姓名、国籍失考。唐永贞元年（805），东市百姓王布有女年14

岁，艳丽聪慧，然病鼻两孔各垂息肉如皂荚子，其根如细麻绠，长寸许，触之痛入心髓。其父已破钱数百万，然治无效果。一日，有梵僧乞食，因问布："知君女有异疾，可一见，吾能疗之。"布大喜，唤女出。僧乃取药，色正白，吹其鼻中，少顷摘去，出少黄水，都无所苦。布赏之百金，梵僧曰："吾修道之人，不受厚赐，唯乞此息肉。"遂珍重而去。

蔺道人

唐代僧人，骨伤科医家。姓名失考。长安（今陕西西安）人，生平不详。唯知在唐会昌年间（841—846），唐王朝黜佛教，改寺院为馆舍，促令僧道还俗生产，蔺氏流落至宜春（今属江西）钟村，耕种以自给，结草庵以居，与钟村之彭叟交厚。彭叟常往来其庐，并助以耕作。一日，彭叟之子登高坠落，折颈伤肱，呻吟不绝。彭诉于蔺氏，蔺氏命购药数品，亲制令服，辅以手法，其子跌损数日间平复。自此，村人知其精医，求治者日众。蔺氏颇厌烦之，遂取其所制秘方《理伤续断方》赠予彭叟，自己复移往他处隐居，不知所终。彭叟承其医术，遂精骨伤科术，其书亦得以流传，后世称为《仙授理伤续断秘方》。此书为现存最早之骨伤科专书，对我国骨伤科学的发展有深远影响。书中所述正骨方法及指导处理脱臼骨折之理论，颇多符合现代科学原理。治疗中所采取之麻醉、牵引（拔伸）、复位（收入骨或捺入）、固定（夹缚）、服药等13 个步骤，与今伤科应用手法相一致。其所用小夹板夹缚治疗骨折，强调关节处不予夹缚并宜时时活动，有动静结合之意，是对晋代以来小夹板疗法的发展。书中记载的肩、髋、肘、腕关节复位术及开放性骨折的手术治疗，亦是医籍中之首载。其创制的内服方，不少亦至今仍属可取；而古今名方四物汤亦为蔺氏首创，记载于该书中。蔺氏对我国骨关节损伤治疗学之发展有不可磨灭的影响。

工布·德杰

工布·德杰（约 9 世纪），藏医学家。宇陀·宁玛元丹贡布的弟子，曾随宇陀·宁玛元丹贡布到过五台山、康定等地。医学造诣很深，著有《光荣的宇陀·宁玛元丹贡布传》。在藏医史上有一定地位。

广陵正师

唐代僧人。据《通志·艺文略》等记载，广陵正师著有《口齿论》1 卷，供奉僧普济集。

友禅

唐代僧人。驻八公山，为刹帝利种人。善养生，制有食草木方大道丸，有耐饥止饿及养生延年之用，亦无毒，甘甜与进饭量同，获济者甚众。如黄巢时多有江淮人窜入山林，嚼此一丸，恣食苗叶，可为终日饱。

比吉·赞巴希拉

唐代藏医学家。维吾尔族，于阗地区人。藏王赤德祖赞聘其入藏，曾任藏王侍医。其主要译著有《医学宝鉴》50 章、《胸腔解剖明灯》42 章、《腹腔解剖锁钥》25 章、《四肢外伤治疗》42 章及以上书的注释 3 部、《伤科精义》2 部、《伤科精义注释》2 部，以及《浅释》《补遗》《明灯》《简述》《伤科疑难诸症治疗明灯》《疮疡察诊》《贵重拔脓药粉》《疮疡引流》等书，还译出《药物简介紫色书函》《医药著述简介》《胸腔奥秘》《甘露宝鉴》《头胸损伤治疗》《心脉损伤治疗》《宝中之宝》《妇人宝石》《尸体图鉴》《胸腔解剖》《骨骼构造》《药性宝库》《医生至宝》《珍宝》等。藏王令人将这些书籍集中收藏，以锦缎包裹，装入宝箧，命名为《王室养生保健全书》，可见其价值。赞巴希拉的门徒很多，有名的如祥、昌狄等人，亦精医术。赞巴希拉对藏医学的发展和各民族之间的文化交流做出了重大的贡献。

圣夫

唐代入藏汉医僧。履贯失考。与藏族译师达玛郭恰译编了第一部藏文医书《医学大全》，已佚。

达摩

唐代僧人。姓名失考，天竺人。禅宗始祖。据《通志·艺文略》《新唐书·艺文志》等记载，著有《诸家气诀》1 卷、《六祖达摩真诀》1 卷、《菩提达摩胎息诀》1 卷、《达摩大师易筋经》1 卷，可见达摩为善养生之僧人。惜书已佚。此外他编制的"达摩十八手""心意拳"供僧徒们健体防身和护卫寺院之用，经历代寺僧研习发展，成为少林寺武术向全国各地流传。

达瓦布提

唐代藏医学家。为汉族医僧，亦名圆净。藏王赤德祖赞聘入藏。与天竺学者米旺赞扎共同译出医书《精治宝灯》（藏名《索其垂盖祖仁布其卓玛》）、《医药概论》。对藏医学的发展及汉藏文化交流做出了重大贡献。

达玛热札

唐代藏医学家。为藏王赤德祖赞从天竺请入之医生。精通佛学、医学、梵文等。曾和汉族医僧善恕及比吉·赞巴希拉一起编著藏文医著多部，如《医学总纲》《医学广释》《尿诊金鉴》《医药禁忌》《汉地脉诊妙诀》《珍贵甘露秘方》《药性金灯》《养生晶珠》《药物详解》《草药述描》《滴耳药方》《催吐玉钩》《利泻银瓶》《烈性灌肠药》《放血铁莲》《艾灸甘露滴》《穿刺巧技》《消肿神方》《珍宝如山》《五蕴病治疗》《甘露珍宝秘诀明灯》《三因失调诸病解》等，对藏医学的发展和中外文化交流做出了重大贡献。

达玛郭恰

达玛郭恰（8世纪），唐代西藏译师。西藏人，为吞米·桑布札的门徒。精通佛学和医学等，曾和汉族医僧马哈德哇一起，将文成公主入藏所带医书译成藏文，如《医学大全》（藏文名《门杰钦木》）等，惜书已亡佚。

达摩战涅罗

东印度僧人。其学通三藏，尤善医方。于8世纪上叶西越葱岭（今帕米尔高原和昆仑山、喀喇昆仑山脉西部的旧称），来到龟兹（古西域城名，今新疆库车县一带），以传播佛学。开元二十年（732）到达长安，受到唐玄宗的接见，住资圣寺。他进献有医方梵筴、药草经书等，并献出北印度僧人阿质达霰在安西译出的《大威力乌枢瑟摩明王经》等3部5卷。其后在资圣寺与弟子利言合作译出《医方本草》《普遍智资藏般若心经》若干卷，在传播印度医学、佛学方面做出贡献。

曲尽旺久

曲尽旺久（8世纪），唐代藏族译师。精通佛学和医学，曾和藏族译师希日班札一起编译医书《特效解毒方续》《彩虹闪烁续》等，在藏医学发展史上有一定影响。

义中禅师

义中禅师（784—872），唐代僧人。俗姓杨，祖籍陕西高陵。14 岁在泉州落发为僧，勤奋好学，尤喜读医书。45 岁至福建漳州紫芝山建"三平真院"弘法利生，研究整理中医验方，并采药行医济世。唐会昌五年（845）武宗灭佛毁寺，义中被迫率僧尼至平和县九层岩大柏山避居，并建立三坪寺传教、行医。因当地缺医少药，义中以其精湛医术活人无数，深得当地居民敬仰。唐大中三年（849）朝廷降旨恢复佛教，义中受漳州刺史郑薰迎请于漳州开元寺任住持并将寺庙重建一新。义中弘法之余，仍行医济世。刺史将其事迹上奏朝廷，唐宣宗敕封义中为广济大师。咸通七年（866），义中重返九层岩，修建三坪寺，并常住至圆寂。终年 88 岁。

自新

唐代僧人。又称释自新。俗姓孙，临淄（今属山东）人。通医。曾入宣城山采药。

寿禅师

唐代僧人。姓名、履贯失考。据《本草纲目》引《拾遗录》载，寿禅师精医术，作五香饮，更加别药，使止渴兼补益最妙。

坎加汤达

唐代译师。西藏尼木切嘎地方人。8 岁即被选入桑耶寺，跟随莲花生和喜瓦措大师学习梵文及佛经、医学。曾受藏王之命，去天竺（印度）学习佛经及天文、医学。对藏医学的发展和中印文化交流多有贡献。

希日班札

唐代译师，西藏藏族人。精通佛学和医学。曾和曲尽旺久译出医书《特效解毒方续》《彩虹闪烁续》等，对藏医学的发展有一定贡献。

陆布·桑吉益西

陆布·桑吉益西（8 世纪），唐代藏族译师。为藏传佛教红教教派的活佛。精通佛学和医学。曾译出《医药珍宝汇集》《头伤治疗甘露滴》《甘露明鉴》《五部明灯》《解毒火轮》《蕈毒解毒方》《白色医病指路明灯》等，在藏医史上有一定影响。

拔镞胡僧

唐代西域僧人。姓名、履贯失考。据《集异记》载，唐河朔将军邢曹进为飞矢中肩，左右与之拔箭，但镞留于骨，微露其末，即以铁钳等遣有力者挟之，然镞坚不可动，邢亦痛楚难挨，唯待死而已。忽有胡僧诣门求食，即延之，告以将军箭镞之苦。胡僧即告以寒食饧灌之。如法施之，应手清凉，酸楚顿减。入夜，其疮稍痒，胡僧又命如前用钳挟镞，钳才及肩，镞已突然而出。后敷药，不旬月而愈。《南部新书》载为至德年间（756—757），邢曹进为飞矢中目，镞留于骨，三出之不得，遇神医以寒食饧渍之而出，亦月余愈。邢曹进为飞矢所中事，因流传不同而导致记载有异。

法融

唐代僧人，又称释法融。俗姓韦，延陵（今江苏镇江）人。住丹阳南牛头山佛窟寺。有七藏经书，七藏之一为医方图符。后失于火。

法喜

唐代僧人。又称释法喜。俗姓李，襄阳人。7 岁出家，师颢禅。佛学之外，并精于医。诸有疾苦，无论客旧，皆周给赡问，亲为将疗，也不厌脏污，致远近道俗均带疾相投。

治发背胡僧

唐代僧人。姓名、履贯失考。其时有洛阳人吕西华疽发背，脓血淋漓，筋骨可见，被扶之水旁待死而已。露卧数日，忽有一胡僧振锡而至，视其疮曰："膜尚完，可治也。"乃取出中药涂于软帛上，贴四五日，生肌；八九日，肉乃平而饮食如故。胡僧它适，而将处方传世。据《国史补》载，其方为麦饭石膏方。

宝彖

唐代僧人。又称释宝彖。俗姓赵，本安（今属四川）人，后居绵州（今绵阳东）

昌隆之苏溪。天性仁爱，24 岁出家，受具足戒，听律典。后还涪州（今涪陵）开化道俗，外典、佛经相续训道，又抄集医方疗诸疾苦。或报以金帛者，一无所受。

宝思惟静

唐代来华印度僧人。译经家。在其所译《观世音菩萨如意摩尼陀罗经》中着重述及眼药的组成、制作和施药的方法：用雄黄、牛黄、郁金根、胡椒、荜拨（茇）、干姜等药研为极细末，再用龙脑香、麝香和之，涂眼，治疗目青盲胎、胬肉等。

波利

唐代来华波斯僧人。曾奉诏译《吞字贴肿方》1 卷。

神素

唐代僧人。据《外台秘要》卷十三记载，有神素师灸骨蒸咳法。

神智

唐代僧人。又称释神智。婺州义乌（今属浙江）人，住诸暨保寿院。据《高僧传》载，其"恒咒水杯，以救百疾，饮之多差，百姓相率，日给无算"。号大悲和尚。

觉古鲁·路伊坚赞

觉古鲁·路伊坚赞（8 世纪），唐代藏族译师。曾和藏族译师嘎瓦白兹等一起，将藏王赤松德赞从天竺、汉地、大食等地请来的 9 位名医带来的医学著作译成藏文，对藏医学颇多贡献。他们的译著主要有《紫色温病经》《五种医则》《解剖测量妙诀》《杂病治疗》《尿诊》《艾灸明灯》《外治明灯》《伤科治疗全书》《三部黑色医经》《生死征象》《切脉法》《草药生态》等，促进了藏医学的发展和各民族之间的文化交流。

洛杰·仁钦桑布

唐代西藏著名译师。西藏阿里地区古尽卡宁瓦纳地方人。精通佛学及医学、梵文等。17 岁起赴印度留学 7 年，曾拜印度的却吾纳鲁达巴等 75 位班智达为师，后又随从喀其班智达贾涅阿达研习马鸣论师的《八支药方精华要义》，及达瓦旺嘎所撰的有关此书注释《月光》，并将这两部书译成藏文，在藏医界影响甚大。此两书曾在藏汉两地多次印行，推动了藏医学的发展。其门徒甚众，著名的有尼昂代·森尽札、夏赤·益西君奈、翁迈·阿尼、芒古·门祖4人，因他们都是普兰人，又号称"普兰四名医"。其中，芒古·门祖最负盛名，当时有许多医生拜其门下学习医学。

悟慎

唐代医僧。生平失考，为入藏的汉医僧。参与藏医名著《月王药诊》的编撰工作。该书是我国现存最古老的藏文医籍。

爽师

唐代僧人。姓名、履贯失考。据《医心方》卷二十五记载，有"爽师小儿鹅口疮方"，则爽师或为一精儿科之医生。

毗卢遮那

毗卢遮那（8世纪），唐代西藏著名的译师和医学家。9岁起曾任大臣，12岁任藏王近臣，在桑耶寺跟随莲花生及喜瓦措大师学习佛经和医学、梵文等。曾受藏王之命去天竺（印度）学习佛经等知识，归国后因学识渊博、造诣高深，藏王赐以"秘诀慧海国师"尊号，后世亦称之为"空前绝后的译师和班智达""好像晴朗的天空那样无边无际"。他是莲花生所收25位弟子中最杰出的一位，当时西藏的九大学者之一。他翻译过大量本教经典、佛教经典和天文、星算、医药书籍，医书主要有《文殊菩萨草药方十万种》《蕈毒解毒方》《四部医典》《四部医典论述本集注释》《药名字典》等，对藏医学贡献很大，对中印文化交流亦有促进作用。

琼布孜孜

唐代藏医学家。精通佛经和医学，与同时进藏汉族医僧马哈也那（即摩诃衍、大乘和尚）等共同译成藏文医学书籍多部。所译的《月王药诊》为我国现存最早的藏医学文献古籍。该书共113章，内容涉及生理病理、病因病机、解剖学、药物学、诊断学、治疗学多方面，为当时藏医学融合其他民族医学，特别是汉医学成果的综合性重要医学著作，对后世影响很大。琼布孜孜为汉藏文化的交流做出了较大的贡献。

塔西·次成达杰

唐代藏医学家。著名藏医东松岗哇之后裔，"塔西"是其家族医学传承的荣誉标记。主要医著为《八支医学史甘露长河》，对后世有一定影响。

跋摩米帝

隋唐间来华天竺摩揭陀国（今印度）王舍城邑陀寺三藏法师，于隋大业八年（612）与突厥使者一起来华。唐武德六年（623）七月二十三日，为洛州大德护法师净土寺主矩师笔译出"服菖蒲方"。此方可治癥癖、咳逆上气、痔漏病，且能填骨髓，益精气，使"老者光泽，白发更黑，面不皱，身轻目明"等，被孙思邈收载于其《千金翼方》卷十二"养性"中。

智深

唐代僧人。履贯失考。据《是斋百一选方》《古今录验方》记载，丞相李恭公扈从在蜀中为官时，患眼疾，或涩，或生翳膜，或疼痛，或见黑花如豆大，累月数日不绝，百方治之不效。僧智深云：相公此病缘受风毒。夫五脏实则泻其子，虚则补其母，母能令子实，子能令母虚。肾是肝之母，今肾受风毒，故令肝虚，肝虚则目中恍惚，地黄丸悉主之。后服地黄丸，果效。

童真

唐代僧人。又称释童真。俗姓李，远祖陇西，寓居河东之蒲坂（今山西永济市西）。偏悲贫病，撤衣拯济，躬事扶视，为时所嘉。

善思

唐代西藏高僧，生活于藏王赤松德赞的时代。知识渊博，精通佛学、医学、梵文、历算等。编译了大量医书，如《医药珍藏总论》《清泻宝帚》《解毒宝瓶》《温病明鉴》《寒症宝方》《病义总释》《对症治疗》《医药宝盒》《医药心峰》《临症精髓》《固本治疗》《杂病宝库》《医籍书目索引》等30多部，对藏医学的发展贡献很大。

善恕

唐代医僧。履贯失考，为进藏之汉医僧。他与于阗译师盖珠卡根、藏族译师琼布孜孜等人共同将金城公主带入西藏的医书译成藏文。与王室侍医比吉等人合作，编著《汉地脉诊妙诀》《消肿神方》《放血铁莲》《穿刺巧技》《养生晶珠》等30余部医著。此外，还译有《秘室详解》《杂病精解》《医学方宝全书》等。

普济

唐代僧人。又称释普济。姓名、履贯失考。据《通志·艺文略》载，普济晓医术，尤精治口齿诸疾，著有《广陵正师口齿论》《口齿玉池论》各1卷，均已佚。

道丰

唐代僧人。又称释道丰。未详氏族。世称得道之流，与弟子三人居相州（今河南安阳）鼓山中，精炼丹、医疗、占相等术。石窟寺一僧惊禅，丰曰："此风动失心耳。"便以针针三处，即愈而不再发。

道悟

唐代僧人。又称释道悟。俗姓张，婺州东阳（今属浙江）人。25岁时依杭州竹林寺大德具戒，后住荆州天皇寺修行，常为病入膏肓者施药治病。

游僧（唐）

唐代僧人。姓名、履贯失考。据《医学纲目》记载，唐时有人病重，足不能履地十余年，良医均束手莫能治，所亲将其置于道旁，以求救者。遇一游僧，告知："此疾有一药可治，但不知此土有否。"并为之入山求索，果得，乃威灵仙也。服之，数日能步履。后来山人邓思济知之，遂传此事。《本草纲目》引苏颂《本草图经》载，此游僧为新罗僧。

输波迦罗

唐代天竺来华僧人。履贯失考。译有《苏婆呼童子请问经》。书中涉及一些咒法及药物，如"若欲得无病及求钱财者，以失利般尼木或毗噜婆木（均为梵语音译，经文中未作汉文翻译，下同）而作跋折啰；若欲疗一切病鬼魅所著者，祛他啰木作跋折啰；若欲成就药叉女母姊妹法者，用摩度迦木作跋折啰……"；并提出诵真言成就药法者，共有17种药物：雄黄、牛黄、雌黄、安善那、朱砂、咄他香、跋折啰、牛酥、菖蒲、茂挈刘哩迦以及衣裳、古叉、鹿皮、横刀、羂索、铠甲、三叉。前10种为药物是明显的，而且偏重于解毒类药和香药。

嘎列诺

唐代藏医学家。也名左若，比吉家族的祖先。原为大食国王侍医，后被藏王松赞干布聘入西藏，在西藏的逻些（今拉萨）定居下来，担任藏王的御医，并从事医学著作编撰工作。生有3个儿子，长子被派到后藏阿里地区，以后发展为比吉家族；次子被派遣到藏南谷地传播医学；幼子索布门巴留在身旁，亦以医名。弟子有杜、江、内克、孟四姓多人，尽得其传。嘎列诺为藏医学的发展和西藏与大食文化的交流做出了贡献。

嘎瓦白兹

唐代译师。西藏人，生活于8世纪藏王赤松德赞统治西藏的时代。曾和藏族译师觉古鲁·路伊坚赞等人一起，将藏王从天竺、汉地、喀共、大食、吐谷、尼婆罗等地请入藏的9位名医的医著译成藏文，在藏医学发展史上贡献卓越。他们的主要译著有《紫色温病医经》《五种医则》《解剖测量妙诀》《杂病治疗》《尿诊》《艾灸明灯》《外治明灯》《伤科治疗全书》《三部黑色医经》《马病治疗明鉴》《生死征象》《切脉法》《配方百首》《草药生态》等，在藏医界很有影响。

僧善

唐代僧人。又称释僧善。俗姓席，绛郡正平（今山西新绛）人。童年即出家。知医，疾笃将亟时，告诉弟子曰："吾患肠中冷结。昔日少年时，山居修行，粮粒既断，懒往追求，啖小石子充饥，因而成病，死后可破腹看之。"果如其言。可见僧善不仅知医，且为明确诊断，还嘱进行尸体解剖。

慧融

唐代僧人。生平失考。据《续高僧传》卷二十载，其"山居服食，咒水治病"，则为隐居之高僧。

溪智

唐宋之际南诏国医僧。为南诏末期（903—910）的名医。据 1972 年大理古城出土的墓碑记载，"溪其姓，智其名"，"生于长和之世，安国之时"，"撰用百药，为医疗济世；洞究仙丹神术，名显德归。述著《脉诀》要书，布行后代"；"时安国遭公主之疾，命疗应愈"，受到"大赍褒财物"的奖赏，并"补阇梨之职"。可见溪智为一位医术高明的医师，曾著有《脉诀》一书行世，因治愈安国公主之疾受到赏赐，并任"阇梨"官职。大理国崇信佛教密宗，其僧人称"阿阇梨"，大理国国家官员均从僧人中选拔，许多国王也曾逊位为僧，故有"补阇梨"之职称。溪智死后被谥为襄行宜德履戒大师。

智广

五代前蜀僧人、骨伤外科医家。又称释智广。俗姓崔，籍贯失考，初居雅州（今四川雅安）开元寺。精治伤科，尤熟谙人体经脉，善点穴治病。凡筋脉拘挛、跌跛之类，损伤之疾，皆以竹片为杖，指其痛处，或兼施药液外搽，丸散内服，常获立愈之效。920 年，为蜀主王衍延至成都宝历寺，名闻于时，病者竞往不绝，日数百人。智广行医，对贫者不索资，且将所得尽行捐出，造该寺"天王阁"，时人呼之为"圣僧"。

高昙

五代时僧人。俗姓名、履贯失考。据《竹林寺考》引《惠济院世谱》等载，943 年，有高昙僧遇异人，赠以胎产前后秘方数十种，又"胎产至要辨论"及诊法共百余条。于是夜以继日，刻苦诵读，医道日精，病人来治，每多效验，遂以女科名。

晓微

五代后梁时僧人。姓名失考。知医术。梁太祖久病不愈，晓微侍药有验，太祖喜，封以师号，赐以紫衣。不久，太祖疾复发，又夺去紫衣、师号。

慧可

宋代以前僧人。生平、居里失考。据《宋史·艺文志》载，慧可著有《达摩血脉》1卷，已佚。

法靖

五代至宋初僧人。姓名、履贯失考。住会川（今四川会理），精医术。据《历代名医蒙求》载，宋太平兴国间（976—983），一妇人患血证，服水蛭而愈；后发心腹痛，倒仆不省人事，群医不识何证。值法靖至，曰："此蛭子复生，潜脏腑耳。"用石灰制槟榔，使病人服之而愈。

智巴

宋代僧人，又称沙门智巴。生平失考，精医术，驻锡潭州（今湖南长沙）开福寺。其将医术传弟子洪蕴。蕴后游京师，以医术知名。

洪蕴

洪蕴（936—1004），北宋医僧。俗姓蓝，佚其名。潭州长沙（今属湖南）人。其母婚后多年无子，乃专诵佛经，后生蕴。洪蕴13岁家于开福寺出家，师事智巴研习方技之书，乃精医学。后游于京师，为人治病，因效而以医知名。太祖曾诏见他，赐紫方袍，号"广利大师"。太平兴国（976—983）诏购医方，洪蕴录古方数十首以献。真宗在蜀邸，洪蕴亦曾以方药谒见。咸平（998—1003）初，补右街首座，累转左街副僧录。蕴治医以汤药见长，并善诊断，能预测疾病进退情况，深得贵戚大臣崇信，有疾多诏遣诊疗。于景德元年（1004）卒。

法坚

法坚（？—1005），北宋高僧。佚其俗姓。驻锡庐山，以医术知名。宋太祖曾召见之，赐号"广济大师"，并赠以紫袍。景德二年（1005），赵王（赵元份）久病不愈，真宗召法坚赴京治疗，然法坚到京时赵王已病辞。法坚遂返回庐山，不久亦卒。

道广

宋代僧人。西蜀（今四川）人。姓名失考。据《古今医统大全·历世圣贤名医姓氏》载，道广精医术，得高人秘传。乾德年间（963—967）有人患怪疾，肌瘦如痨，唯好食米，不予则口吐清水，诸医不识。道广诊为米瘕，以单方调服而治愈。

施护

施护（？—1017），宋代僧人、译经家。生平失考。任西天译经三藏朝奉大夫试光禄卿传法大师，获赐紫，主持译经工作。奉诏译《佛说医喻经》。提出"世之良医知病识药有其四种：一者，知某病应用某药；二者，知病所起，随起用药；三者，已生诸病，治令病出；四者，断除病源，今后不生"。并对此做了进一步阐述，谓"知病所起"，指病"或从风起，或从癀起，或从痰起，或从瘕起，或从骨节起，或积实所起"；谓"已生诸病，治令病出"，是指病应从眼出或鼻出（烟熏水灌鼻而出，或从鼻窍引气而出），或吐泻出，或于遍身攻汗出等。其医药内容与早期译经中之"四大"说已有改变，病所起中所言风、痰、积实以及吐、下、汗法等已与中国医学相仿，而从眼出、鼻出则又有特殊性。

塔尔迈

塔尔迈（10世纪），藏医学家。西藏人。为藏医东迈的弟子，祥敦·色结巴的再传弟子。曾对祥敦·色结巴所撰《三十种教诫》及其注释本《温病表征》等医书，做了文字说明和注释，写成《温病治疗提要》一书。其弟子以米涅阿·米居多吉最著名。

强美·仁钦坚赞

强美·仁钦坚赞（10世纪），藏医学家。西藏人。曾和夏迦益西共同整理编著《十万医方集锦》及其目录，在藏医学文献整理方面有一定贡献，在藏医史上有一定影响。

米涅阿·米居多吉

米涅阿·米居多吉（10世纪），西藏人。藏医学家，著名藏医塔尔迈弟子。精通佛学及医学。著有《医史巨珠》及此书的解释《影像金帘》。在藏医史上占有一定地位。

德敦·查巴旺西

宋代宁玛派藏传佛教僧人。1012年在桑耶寺乌兹经堂内发掘出密藏的藏医学重要典籍《四部医典》的手抄本，为《四部医典》的传世做出了巨大的贡献。

海渊

海渊（？—1065），宋代僧人。佚其俗姓。四川人。工针砭术。据《能改斋漫录》等记载，海渊于天禧年间（1017—1021）入吴楚，游京师，驻锡相国寺。中书令张士逊患疾，国医拱手，渊一针而使之病愈，由是知名。治平二年（1065）海渊化去，有刘季孙铭其塔曰："资身以医，有闻于时；余币散之，拯人于危。士君子所难，吁嗟乎师。"可见其不仅针术精擅，且能拯人危急，乐善好施。

普足

普足（1037—1101），宋代僧人。俗姓陈，籍贯不详。他自幼出家，于北宋元丰六年（1083）受安溪县信众的迎请，至该县城郊蓬莱山清水岩创建清水岩寺。他精于医，善炼丹，故每于寺中为人治病，制药炼丹，活人无数，声誉遐迩。宋建中靖国元年（1101）圆寂于寺中，终年74岁。

智缘

宋代僧人。随州（今湖北随州）人。善医，尤精察脉，嘉祐末年（1063）奉诏至京师行医，住相国寺。诊治多验。

奉真

宋代医僧。佚其俗姓。四明（今浙江鄞州）人。生活于11世纪。出家为僧后，并习得医术，熙宁年间（1068—1077）名闻东都，诊视疾病多效。如天章阁待制许元之子患疾，瞑而不食，奄奄欲死，请奉真视之。奉真曰："脾已绝，不可治，死在明日。"元曰："固然，今方有事，须陛对，能延数日否？"奉真曰："此可为也。诸脏已衰，唯肝脏独运，脾为肝胜，其气先绝，绝则死。若急泻肝气令衰，则脾少缓，可延三日，过此无术也。"乃投以药，至晚遂目张，能啜粥，次日能食，元极喜，奉真曰："此不足喜，肝气暂舒耳，无能为也。"过三日果然病逝。僧元觉传其术，元觉复传于法琮及了初，诸僧皆以医知名。

初虞世

宋代医学家、僧人。字和甫。住灵泉山（今河南襄城）蒲池寺善会院。本为朝士，后削发为僧，以医名天下。时人重之，常与襄阳十父游，与黄庭坚友善。其性不可驯狎，往往尤忽权贵。贵人求治，必重铢求之，至于不可堪；其所得赂，旋以施贫病者。虞世曾治康郡君苦风秘、文潞公苦大腹不调、李公仪病肺之类，皆其亲验治之方，其论医每有超见。元符年间（1098—1100）虞世曾参与诊治皇子邓王病疾。著有《古今录验养生必用方》（或称《初虞世方》《养生必用方》）3 卷，刊于元丰年间（1078—1085），今佚。佚文十余则存于《证类本草》中。另有《尊生要诀》2 卷，亦已佚。

相哇南木加因桑

相哇南木加因桑（约 11 世纪），藏医学家。精通医学，医术精湛，颇负医名。撰有《八支心要集》120 章。

神济

宋代僧人。姓名、履贯失考。驻锡丹阳（今江苏丹阳）普宁寺。与师兄弟慈济得秘验医方，精通医理，善脉诊，共以医术知名。政和、绍兴年间（1111—1162），诸名公皆赠诗褒奖之，可见其医术之高明。

慈济

宋代医僧。姓名、履贯失考。与神济同为丹阳普宁寺僧。善医药，精通医理，善以脉诊。得黑锡丹方，以医名于时。嘉定年间（1208—1224），门人道渊、志恭、永全承其业。

林灵素

宋代僧人。温州（今属浙江）人。政和末年（1117）因徽宗崇信道教而改为道士，并以欺诈手段邀宠，后遭贬斥。然林擅医术，并曾融佛道之学，撰成《大成全书》，惜已佚。

宇陀·萨玛元丹贡布

宇陀·萨玛元丹贡布（1126—1202），宋代著名藏医学家，又称"小宇陀·元丹贡布"。为老宇陀·元丹贡布的第 13 世孙。生于现西藏江孜和白朗地方的交界处尼昂雄吉希热汤。其父为宇陀·琼布多吉，母为白玛完丹。受世医家庭的影响，幼年即喜好鉴别草药。他 8 岁开始学医，曾多次外出学习医学经验，曾到过印度、古达、贝拿勒斯、斯里兰卡、色林、拜达等国家和地区。曾编写过《脉诊指要》《医疗实践简论》《甘露精华简续》《三部卷轴医经》《六所锁鑰》《本草大全》《中毒治》《医生简则》等多部医书。其主要贡献是对藏医学经典著作《四部医典》的重新编定。他根据西藏地理环境特点对《四部医典》内容做了补充和修改；将《四部医典总则本集》分 3 章节；在《论述本集》中，增补了茶叶、药物和饮食，对具体内容做了修改；对《后续本集》参考《月王药诊》，补充了脉诊、尿诊、五行生克及瓷碗等内容；对《密诀本集》做了补充和修改，并对全书做了全面的校订。宇陀·萨玛元丹贡布校订的《四部医典》，对后世藏医学的发展起了重要的推动作用，在国内外都有较大影响。他的学生很多，著名的如江梅·列布塞、顿巴·阿才、宇陀·布姆森、索森、格西·热布琼等。

阿达·尼昂热巴坚

阿达·尼昂热巴坚（1136—？），藏医学家。曾发掘出论述传染病、小儿病、中风、麻风、炭疽、肺炎、疯癫病、脑膜炎、狂犬病等 18 种疾病的医书和《甘露补药续》60 章。对藏医医籍的整理和医学的发展做出了重要的贡献。

白迈·尼迈白

宋代藏医学家。宇陀·布姆森的弟子。著有《药方选辑如意宝珠》。此书依次传授给宇陀·江白、昌狄·江白桑布、昌狄·甲瓦桑布、昌狄·班旦措吉、昌狄·班旦坚赞等人，对藏医学发展有一定影响。

马拉贡钦

马拉贡钦（12 世纪），藏医学家。精通佛学和医学。著有解释《八支药方》的医书《医方释解清镜》一书，对藏医学的发展有一定的贡献。

乌郎·扎西卡尔

乌郎·扎西卡尔（12世纪），西藏人。藏医学家，著名藏医切其·狄邦之子。受世医家庭影响，扎西卡尔很早就学习佛经和医学，精通祖辈流传下来的《八支药方》医术，被后世认为是耆婆的转世化身。他将其医术传给他的侄子温·却札、云忠、却赞、卓擦，和他的儿子达瓦·宁布。其子侄又将其医术传授给达·多吉、达·却潘及达·却纳。达·多吉医名最著，达·却潘精通理论，达·却纳长于实践。扎西卡尔和他的八位后人被人们誉为"九位像药王一样的医生"，在藏医学界有很大影响。

达·多吉

达·多吉（12世纪），藏医学家。为著名藏医乌郎·扎西卡尔的再传弟子，精通佛学和医学。在乌郎·扎西卡尔的后人中医名最著。对《八支药方》颇有研究，理论、实践均出类拔萃。和乌郎·扎西卡尔等八人一起，被后世誉为"九位像药王一样的医生"，在藏医史上有显著的地位。

达·却纳

达·却纳（12世纪），西藏人。藏医学家，著名藏医乌郎·扎西卡尔再传弟子。精通《八支药方》，以擅长临床实践闻名，和乌郎·扎西卡尔等八人一起被后世尊为"九位像药王一样的医生"，在藏医学的发展史上有一定贡献。

达·却潘

达·却潘（12世纪），西藏人。藏医学家，著名藏医乌郎·扎西卡尔再传弟子。精通《八支药方》医理，并颇多心得，以擅长医理闻名，和乌郎·扎西卡尔等八人一起，被后世誉为"九位像药王一样的医生"，在藏医界有一定影响。

多敦·贡觉杰布

多敦·贡觉杰布（12世纪），西藏拉孜地区人。藏医学家。精通佛学和医学，为名医维巴塔扎的弟子，德敦·查巴旺西的再传弟子。得有维巴塔扎受于德敦·查巴旺西在桑耶寺发掘出的、藏医学最重要的医学典籍《四部医典》。其学医成名后，去拉萨学习佛学时患了风湿性关节炎，后被与他同时代的名医宇陀·萨玛元丹贡布治愈。为了报答宇陀·萨玛元丹贡布的恩情，不仅赠以贵重财物，还把《四部医典》传给了他，使《四部医典》得以流传于世。他对藏医学的发展做出了重要的贡献。

洛札瓦·查森

洛札瓦·查森（12世纪），西藏人。藏医学家。精通佛学、医学、天文、历算等知识，曾著有《医学要典集成》，对藏医学的发展有一定影响。

夏朗巴·尼迈白

夏朗巴·尼迈白（12世纪），藏医学家。精于佛学和医学，著有解释《四部医典》的《太阳的光辉》一书，在藏医史上有一定影响。

切其·祥敦·席布

切其·祥敦·席布（12世纪末），又名切其·赤维，西藏人。藏医学家。曾随著名藏医学家达·多吉、达·却潘、达·却纳学习医术，尽得三位名医真传。其精通《八支药方》并为此书写过详细批注，还撰有《佛光照耀的医学历史》《医学纲要索引》《医学释疑》《珍贵之珠》《甘露滴》等医学书籍。其弟子甚众，成名的有德瓦白·元丹嘉措、藏敦·塔玛贡布等人。

杰里巴

杰里巴（12世纪末），西藏译师。精通佛学及医学。曾和楚布·洛札瓦一起译著《智慧仙女除病诫》《医诫甘露滴》，对藏医学的发展有一定的贡献。

楚布·洛札瓦

楚布·洛札瓦（12世纪末），西藏译师。精通佛学与医学。曾和西藏译师杰里巴一起译著《智慧仙女除病诫》《医诫甘露滴》等医书，在藏医史上有一定地位。

梅拉恰哥东

印度名医。12世纪入藏。精通佛学和医学等知识。由于医术高超，曾当过印度乌仗那国国王的保健医生，后因犯罪被逐到西藏，为藏医学的发展做出过重要贡献。主要医著有《黑色秘法医经》《蓝色小儿医经》《十万医方集锦》《药用金石》等多部，促进了中印文化的交流。其得意门生塔西、郭恩东、斯乌门巴等，及许多门徒，皆以医名。

塔巴洛札

塔巴洛札（12世纪），西藏人。西藏大译师。精通佛学和医学、天文、历算等知识，译述过印度学者别瓦巴治疗消化不良、浮肿等慢性病的秘诀和印度名医米札佐给的有关白内障手术的专著《眼科手术明灯》，对藏医学的发展有一定的贡献，同时促进了中印文化的交流。

塔洛·尼玛坚赞

塔洛·尼玛坚赞（12世纪），西藏人。西藏译师。精通医学和佛学等，主要译著有《龙树菩萨药方》《药名详解》，还编著了《寒水石药方》一书，在藏医史上有一定地位。

察隆巴·多敦·贡觉杰布

察隆巴·多敦·贡觉杰布（12世纪），西藏拉孜人。藏医学家，为西藏名医宇陀·萨玛元丹贡布的业师。精通佛学、梵文、医学、历算等知识，曾去印度，跟随印度名医后贤狄巴学习《八支药方》，回西藏后对《八支药方》做过系统批注，并撰有《八支药方》的纲要《珍珠宝帘》。将其所学倾囊授予弟子宇陀·萨玛元丹贡布。宇陀·萨玛元丹贡布后来成为有影响的著名藏医。贡觉杰布对藏医学的发展做出了不可估量的贡献，也促进了中印文化的交流。

异僧

宋代僧人。姓名、生平失考。据《密斋笔记》载，辛稼轩（1140—1207）曾患滞下，已殆甚，一异僧以陈罂粟煎全料人参败毒散，吞下感通丸90余粒即愈。罂粟有红、白两种，滞下者随色用之。

师豫

宋代僧人。生平失考。据《夷坚志》载，师豫驻锡秀州兜率寺。能医术，酷嗜弈棋。南宋乾道九年（1173）尚健在。

广严

宋代僧人。号天岩。姓名、生平失考。为浙江萧山竹林寺第 2 世医僧，约在南宋绍熙（1190—1194）前后以女科闻名于时。

慧月

宋代僧人。姓名、履贯失考。据《夷坚志》载，庆元三年（1197）徐圣俞母患痢，年已 76 岁，群医束手。崇圣长老慧月闻之，急抄一个方来，用罂粟壳 7 粒、乌梅 7 个、陈皮 7 片，皆如常法；而甘草 7 寸，炙其半；生姜 7 片，煨其半；黑豆 49 粒，炒其半。一服痛止，再服脱然。

法琮

法琮（12 世纪），宋代僧人。姓名、履贯失考。居浙江四明（今浙江鄞州）。得其师元觉之传，精于医术。弟子了初，继其术。

道济

道济（1150—1209），南宋僧人。又名湖隐、方圆叟。俗姓李。天台（今属浙江）人。从灵隐寺住持佛海瞎堂禅师出家。据北磵禅师《湖隐方圆叟舍利铭》所载，道济是天台临海李都尉文和的远孙，狂而疏，介而洁，游踪半天下，所致题墨，文辞隽永。但他生活落拓，寝食无定，寒暑无完衣，所受布施供养不久即付酒家。对于老病僧人，他尽力备办药物相助。无故不入富贵人家。道济言行类癫狂，又嗜酒肉，故有"济颠僧"或"济公"之称。他的神异故事广泛流传于民间，其中不乏为人疗病，不收钱财者。晚年常居杭州净慈寺。《清统一志》载净慈寺曾一度毁于火，道济到严陵山（今浙江桐庐）一带募化，使净慈寺得以恢复旧观。

志坚

宋代僧人。号高岩。佚其俗姓，生平失考。为浙江萧山竹林寺第 3 世医僧。约闻名于开禧年间（1205—1207）。

志恭

宋代僧人。为丹阳普宁寺僧慈济、神济医学之传承者，与永全同时闻名于嘉定年间（1208—1224）。

永全

宋代僧人。姓名、履贯失考。有丹阳普宁寺僧慈济、神济遇高人桑君授以墨锡丹方，遂洞明医道，精于脉诊，以医名于时。政和、宣和、建炎、绍兴间，名公以寺文褒美者甚众。其徒道渊传其术，活人甚多。嘉定年间（1208—1224），志恭、永全世其业。

古鲁曲旺

古鲁曲旺（1212—?），藏医学家。曾在洛札南木尽杰地方发掘出《万宝甘露瓶》等医籍和三种秘方。《万宝甘露瓶》共 20 章，不仅包含有关防治传染病的内容，还介绍护发、治皲、壮骨、坚齿、生肌、养神、调气、明目、固精、舒筋、活血、解痉、返老还童和治疗不孕症的方法，对藏医临床有重要参考价值。

静暹

宋代僧人。字晓庵。为浙江萧山竹林寺第 5 世医僧。绍定六年（1233）用秘方治愈当时谢皇后之重症，赐封为"医王"，赐寺名曰"惠济"，并赐"晓庵""药室"二匾。自他以后，一脉相传，名医辈出。

白长

白长（13 世纪），宋代大理国晚期段兴智朝名医。又名白长善，为名医白和原之八代孙。13 岁时，侍国公高隆。道隆七年（1245），随公子高庆至姚州、会川等地，丙辰岁（1256）高氏复归姚州（今云南大姚等地），任命白长为僧长。白氏逝世，谥以"医明道蕴由理大师"。

华玉

宋代僧人，号丹邱。生平失考。为浙江萧山竹林寺第 7 世医僧。约在景定年间（1260—1264）以女科闻名。

道印

宋代僧人，号梅石。俗姓名、履贯失考。为浙江萧山竹林寺第 8 世医僧。约在德祐（1275）前后以女科闻名。

仁增果丹

仁增果丹（13 世纪末叶），西藏山南贡嘎地区多吉察寺的活佛。为红教宁玛教派北派领袖，精通佛学与医学等知识。他曾发掘藏医籍中的诊疗方法，以及治疗炭疽和各种瘟病的藏医方药，对藏医学的发展有颇多贡献。

嘎玛巴·仁钦多吉

嘎玛巴·仁钦多吉（13 世纪），西藏著名藏药学家。精通佛学和医学，对药物学有颇多贡献。主要著作有《药物总汇》《八支药方精华要义》《马宝炮制法》等书，在藏医界占有重要位置。

昌狄·江白桑布

昌狄·江白桑布（13 世纪），著名藏医学家。出生于世医家庭，自幼随其父昌狄·索朗布姆学习《八支药方》的原著及解释，以及祖传医学秘方和医疗经验，还学过外道的医疗秘诀。江白桑布曾到宇陀·萨玛元丹贡布的故乡江孜古希热汤地方拜宇陀·江白为师，学习了《四部医典》及其分支和宇陀·萨玛元丹贡布的临床实践经验；又到兹布恰姆库地方，拜江·门巴·益西桑布为师学习《八支药方》，还学习了西藏流传的大部分医学知识。他曾被聘到萨迦王朝，讲授《八支药方》，并被藏王授予百户长和王室侍医职务。江白桑布著有《四部医典后续本集药方标准剂量》和有关小儿惊风

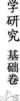

的医书，在藏医学史上占有重要位置。其子昌狄·欣岗亦以医名。

昌狄·欣岗

昌狄·欣岗（13世纪），藏医学家。又名昌狄·甲瓦桑布，昌狄·江白桑布（著名藏医学家）之子，精通佛学和医学。由于受世医家庭的熏陶，从小就热爱医学。曾拜其父和比吉·班贡等名医为师，学习医学理论及临床经验，又随宇陀·措其学习《四部医典》及其分支和宇陀·萨玛元丹贡布所著《医疗实践简论》等大量医书。曾在希热汤地方破格登上宇陀·萨玛元丹贡布用过的讲台进行讲学，名声大噪。后继承其父的衣钵，在萨迦王朝继续任侍医之职。在阿里和后藏有很多弟子，皆以医名，对藏医学的发展起了巨大的推动作用。

热木·席迈

热木·席迈（13世纪末叶），藏医学家。西藏山南乃东地区人。曾在其家乡附近的门曲宗札山上，发掘出红教、医学和天文三方面的书籍。其发掘的医学书籍中有专治水肿病、风湿病、尿路结石的秘方，至今仍有实用价值。热木·席迈对藏医学的发展做出了重大的贡献。

大沩山和尚

宋代僧人。精内科。据《传信适用方》载，其传有治丈夫妇人中风气痹方："南木香锉为细末；好瓜蒌一个，去皮，取籽及瓤，研极细，用无灰酒一大盏投之，搅匀取汁，三两次，酒浓无味为止，煎沸，调木香末趁热服。"并令人按摩病处，卧移时，自能举动矣。大沩云："气行则风行，气逆则风聚。"甚则不过三五服，大有神验。

千佛寺异僧

宋代僧人。姓名失考。据《咽喉脉证通论·序》称，相传宋有异僧，寓杭州千佛寺，遗一囊去，中即《咽喉脉证通论》一书，则异僧乃精喉科之僧人。

小寺僧

宋代僧人。据《避暑录话》载，叶石林游山，见一小寺颇整洁，学徒亦众，问僧给养之来源，答云："素无田产，亦不苦求于人，只货数药以赡。"该地以脾疼最为流行，其药为治脾疼（胁肋部疼痛）方。方为"草果玄胡索，灵脂并没药，酒调一二钱，一似手拈却"。可见此方之效验。

天台僧 （宋）

宋代僧人。姓名失考。《普济方》引曰："红娘子、大枣研丸，可治坏证伤寒。大名府李助教善方脉，尝合上方治人，四五人皆安，其方得于天台一僧。"

元觉

宋代僧人。姓名、履贯失考。为四明僧奉真之徒，承奉真医术，复传于法琮及了初，均有医名。

了初

宋代僧人。履贯失考。住四明（今浙江鄞州），精通医术。曾与僧法琮同受业于元觉。

中兴寺僧

宋代僧人。据《宋史·艺文志》载，居庐山中兴寺之僧人编有《中兴备急方》2卷。中兴寺僧并传有中兴活血丹，为《卫生家宝方》所收录。

丹阳僧

据《洪氏集验方》载，宋代丹阳僧传有专治乳痈发背、诸般疮毒之金银花方，可见其为一精通外科之医家。

文宥

宋代医僧。号圆通大智禅师。温陵（今福建泉州）人。精医学，擅望诊，能观面部气血神色而洞知病之所在。著有《必效方》3卷，今佚。

文莹

宋代僧人。履贯失考。据《续医说》载，僧文莹著有《湘山野录》，其牢牙地黄散，为邓处中《中藏经》所引。

兰香子僧

宋代僧人。姓名、履贯失考。据《普济方》引《本事方》载，宋庐州（今安徽合肥）知录彭大辨在临安（今浙江杭州）患急性赤眼病，生翳，后遇一僧用兰香子洗晒后，每纳一粒入眦内，闭目，少顷连膜而出。另一方为用兰香子为末点之。

发靖

宋代僧人。姓名、履贯失考。据《续名医类案》引《名医录》《医说续编》载，其时有徐书记，有室女病似劳，医僧发靖诊曰："二寸脉微伏，是忧思隔气而劳，请示病实，庶治之无误。"徐曰："女子梦吞蛇，渐成此病。"发靖谓："蛇在腹中，当用药转下小蛇，其疾遂愈。"而靖暗中言之徐曰："非蛇病也，当治意而不治病，其蛇亦非自脏腑出，吾亦未尝转药也。"从其载看，发靖当为精于医之僧人，本例是以意（心理疗法）治病之实例。

朱僧

宋代医僧，佚其名。据《普济方》引《仁斋直指方》载，其传有热翳方，治热性眼翳障。

仲开

宋代僧人。佚其姓名，生平失考。据《灸膏肓俞穴法》记载，普鉴院仲开得取膏肓穴三法，似亦可用。唐代针灸界用膏肓穴灸法治虚劳颇盛行，而在当时膏肓穴为新发现之穴位，取法很多，仲开得其中三法。

多顿·关确加

宋代著名藏医学家。西藏察隆地区人。他曾赴印度拜师学医，从释乃达巴钻研"八支"医理，回西藏后向宇陀·萨玛元丹贡布传授过医术。主要著作有《切诊精义宝鬘》《经论》等。

求那跋摩

宋代来华僧人。本刹利种，累世为王，治在罽宾国。20岁时出家。善以咒法治病。后来华驻京师祇洹寺，亦常以咒法为人治病，并储财以赈贫病。

佛陀什

宋代来华僧人，罽宾三藏，译经师。生平失考。与竺道生等共译《弥沙塞部和醯五分律》。书中载有药法，述及了比丘常见病的治疗。如比丘患风病，可服赤白诸盐；或合和小便、油灰、苦酒以摩身体；患脚，须着熊皮靴，以熊膏涂，及用蛇皮、熊膏、酥着苦瓠中渍等；患痈，则以刀破药涂；得热病，服吐下药等。

伽梵达摩

宋代西天竺国（今属印度）来华僧人。履贯失考。奉诏译《千手千眼观世音菩萨治病合药经》，述及临床各科疾病30余种，如传尸鬼气、蛊毒、心痛、蛔虫咬心痛、大小便不通、蛇虫咬螫、被火烧疮、下疮、诸肿、女人怀妊死腹中、不出胎衣、小儿夜啼、小儿舌肿、小儿头上诸疮、赤眼、胬肉等。治疗则以药物配以咒语，如治传尸鬼气，"取拙具罗香咒三七遍，烧熏鼻孔中"；"治小儿口中生疮不能食，取黄连树根细捣筛，下和男子母乳汁……涂口疮上即瘥"等。其用药与中医有相仿之处，可见医学之交流融合。

灸狂医僧

宋代医僧。姓名失考。精灸术。据《针灸资生经》载，有两人患狂证，该医僧为三灸百会而愈。

应元

宋代沙门。据《通志·艺文略》载，应元著有《燕台要术》5卷，为论五脏著述。

灵泉寺僧

宋代僧人。姓名、履贯失考。据《是斋百一选方》载，濠梁灵泉寺僧传治打扑伤损方。

松端叶榭桑

宋代藏医学家。为宇陀·萨玛元丹贡布的弟子。对《四部医典》的《论述医典》进行诠释，著成《十万论述明灯》。另有《宇陀训诫及密传》《水肿疗法传承笔记》《水肿疗法》《水肿疗法得藏力轮》《肿病类疗法奇异深诚》等著作，对藏医学有较大贡献。

卖药僧

宋代僧人。姓名、履贯失考。据《针灸资生经》记载，王执中患脚气，指缝湿烂，用药无效，渐肿至脚背，步履艰难，需策杖而行，偶遇卖药僧，僧云可取床荐下尘渗之，如其言而愈。

净眼

宋代僧人。据《云仙杂记》引《僧圆逸录》载，传法寺净眼僧，能用药煮乌头施人，治百疾皆验。

法本

宋代僧人。生平失考。据《苏沈良方》记载，其时两浙张大夫病喘 20 年，每至秋冬辄剧，不可坐卧，百方不瘥，后得临平僧法本九宝散方，服之遂瘥。

法晕

宋代医僧。俗名张世宁，籍贯失考。师事绵州（今四川绵阳）云山院僧晓枢。平素乐于为人治病，又擅炼丹术，常烧制丹药。太平兴国初（977）往彰明县窦圌山采药，不知所终。

法贤

宋代僧人。姓名、履贯失考。宋代著名译经师。任宋代西天译经三藏朝散大夫试光禄卿明教大师。其所译佛经中有《迦叶仙人说医女人经》，详述了孕妇逐月保护之药的组方和服用方法。组方中，以优钵罗花、莲华（花）等为主药，一般均等分研末，辅以乳汁、乳糖、蜜或水等煎服，多数要煎后待冷才服用，呈现了印度地方医学色彩。《啰嚩拏说救疗小儿疾病经》则记述印度僧侣治疗儿科疾病，一边念咒，一边焚香，然后又用药浴。《佛说咒时气病经》亦为咒法与药法配合，体现了咒禁与药物疗法之结合，神力尚需借用药力的事实。

法满

宋代僧人。履贯失考。据《医说》引《类编》记载："王仲礼嗜酒，壮岁时疮发于鼻，延于颡，心甚恶之，然服药均无效。遇僧法满，使服何首乌丸，当用二斤，遂愈。"

法程

宋代医僧。字无妄。温州（今浙江永嘉）人。少年时失明，百治不效，遂出家为僧。习医方明，精岐黄术，以医知名于时。70余岁时尚健在。

法蕴

宋代僧人。生平失考。潭州（今湖南长沙）人。善医，尤擅诊断，每预言病人生死多中。赐紫方袍，号广济大师，一时有药王再现之说。

治喘僧

宋代僧人。姓名、履贯失考。据《普济方》引《朱氏集验方》载，有端明者得喘疾，医用下痰法疏导之，反引邪入肾经而伴发两足及外肾肿胀。有僧云："此脾肾虚，用加减渗湿汤，则大小便自流利而得愈。"果如其言。

治痛泻僧

宋代僧人。姓名、生平失考。据《简便方》载，有名杨起者，壮年患肚腹微痛，痛即泻下，泻虽不多，但日夜数次，两月后瘦削为甚，用消食化气之品均不应。后遇一僧授方：用荞麦面一味做饭，连食三四次可愈。果如其言。

治蛇毒老僧

宋代僧人，姓名、生平失考。据《本草衍义》记载，有人被毒蛇咬伤，因时久而已昏困。有老僧以酒调药二钱灌之，遂苏，乃以药渣涂咬处。良久，复灌二钱，其苦皆去。其药为"五灵脂一两，雄黄半两，共为末"，治蛇毒有良效。后有中蛇毒者，用之亦有效。

宝全

宋代僧人。姓名、履贯失考。据《妇人大全良方》记载，樟镇（樟树镇?）宝全小僧善医术，曾应药铺主人邀去视一病妇。该妇约 50 岁，闭目昏默。其时另有医五六人环视，均日治以生饮（三生饮?）、顺元散类。宝全诊脉后，一揖而出，病家邀之不来，语药铺主人曰："以仓公散吹入鼻中，嚏而醒，后与药。"问之，则曰："诸医家俱不察耳，此乃郁冒血厥，许学士《本事方》白薇汤其证也，若风药则谬矣。"后病妇服其药乃安。

宝泽

宋代僧人。据《中国医籍考》引《东坡文集》载，东坡曾为《圣散子方》作序，详述圣散子方救治伤寒之功效，其方得自蜀人巢毅，苏氏又将之传于薪水庞安时，此散遂流传益广，且有不少人备此药以作善事用。吴郡陆广秀才亦曾施此方并药，其方得之于智藏主禅月大师宝泽（乃乡僧也），但由于此方药性燥热，反助火邪，而施用又不辨证之阴阳，反有杀人利于刀剑之弊端。

宝鉴

宋代僧人。据《云麓漫钞》记载，其时平江（今江苏苏州）有张省于者病伤寒，眼赤，舌缩有膏，唇口生疮，气喘失音，脏腑利下已数日，势甚危。诸医皆欲先止脏腑，忽有秀州（今浙江嘉兴）医僧宝鉴大师经过，诊后投以茵陈五苓散、白虎汤而愈。诸医问出何书？僧曰："仲景云：'五脏实者死'，今赖大肠通，若更止之，死可立待也。故用五苓以导小肠，白虎以散其邪气。"诸医遂服。

社僧

宋代僧人。姓名、履贯失考。据《齐东野语》载，社僧有止痢丸方，只一味药，用有奇效。然书中未出药。

居和

宋代僧人。生平失考。据《谈苑》记载，居和能以牛黄丸疗治风疾。居和且不守僧戒，饮酒食肉，然用心吉良，每乡里有疾疫，必以药诣诸家以救疗之，或以钱周济之。

香顿·斯杰巴尔

宋代藏医学家。西藏雅隆地区人。曾去印度求师学医，在那兰达的赞扎钻研"八支"医学理论，集心得体会著成《经释月光疏》等书。其后学者甚众。

香顿·秀保投吉赤俄

宋代藏医学家。约生活于11世纪。与宇陀·萨玛元丹贡布同一时代，为"八支"医学流派的重要代表人物之一。主要著作有《医学通史》《释难解障》《行医实践讲义》等多部。弟子藏顿·达磨贡布秉承其学，亦以医名。

俨长老

宋代僧人。据《苏沈良方》记载，点眼熊胆膏，乃舒州（今安徽庐江南）甘露山俨长老方，治目疾有特效。

泉州僧（一）

宋代驻锡泉州之僧人。生活于12～13世纪。姓名、履贯失考。据南宋庄绰《灸膏肓腧穴法》载，邵玉少时病瘵（类似今之结核病），得泉州僧为灸膏肓而愈。

泉州僧（二）

宋代驻锡泉州之僧人。姓名、履贯失考。据《西溪丛谈》记载，其时泉州有一僧能治金蚕毒，云："才觉中毒，先吮白矾，味甘而不涩，黑豆不腥者是也。但取石榴根皮煎汁饮之，即吐出蚕，无不立愈。"

真觉

宋代僧人。据《泉南杂志》引《秀州郡志》云，徽宗在潜邸时，陈太后病，僧真觉在京，以咒水治疾有效。太后许其住持名山，真觉乞来秀州福严寺。真觉为精祝由之僧人。

真空寺老僧

宋代僧人。精养生与内科。据《名医类案》记载，邝子元由翰林补外，十余年不得赐还，遂抑郁成心疾。疾作时昏愦如梦中，或谵语；疾不作时则无异平时。人教以求治于真空寺老僧，云该僧不用符药能治心疾。子元往叩之，老僧教以养心之法。子元如其言，独处一室，扫空万缘，静坐月余，心疾如失。

监寺僧

宋代僧人。姓名、履贯失考。据《医说》引《夷坚志》载，严州（今浙江桐庐）山寺有一游僧，形体羸瘦，饮食甚少，入夜盗汗，迨旦衣服皆湿透。如此已 20 年，无复可疗，唯待尽耳。监寺僧曰："吾有药绝验，为汝治之。"三日宿疾顿愈。僧并授之以方，乃"单用桑叶一味，乘露采摘，控焙干，碾为末，二钱，空腹温米饮调"。或值桑落，干者亦堪用，但力不如新者。

萧山寺僧

约为宋代僧人。姓名、履贯失考。据《竹林寺考》引高昙祖师《述异记》载，萧山原无竹林寺，而今寺处原为一养静之地。其时有一僧人至，与高昙师附居者月余。高昙见其言辞清爽，博学多识，知其非常人，遂礼敬之。该僧每曰："君之遇我厚矣，愧无以报君何。"一日，高昙外出，至暮而归，觅僧不得，不知所去，唯桌上留有蝇头细楷数十百行。阅之，乃胎产前后秘方数十种，又胎产至要辨论及诊法共百十余条。于是高昙晓夜诵读，医道日精，遂以精女科闻名。以后代代相传，竹林寺僧均以女科有名，至清代以后才传之寺外。

清本

宋代比丘。生平失考。据《清异录》载，清本良于医。药数百品，各以角贴，所题名字诡异。究其根底，答曰（五代后唐）天成年间（926—929），进士侯宁极喜造《药谱》1卷，尽出新意，改立别名。

清河衲僧

宋代僧人。姓名、履贯失考。据《卫济宝书》原序载，书中赵侯须（即败酱草）一宗乃清河衲僧所传。

惠安

宋代僧人。姓名、生平失考。据《幼幼新书》记载，为建安（今福建建瓯）人。有《安师所传方》。

惠海

宋代僧人。姓名、履贯失考。据《泊宅编》载，有洛阳人李敏求，赴官东吴。其妻病牙痛，发则痛不堪忍，令婢辈以钗股置牙间，少顷银色辄变黑，毒气所攻，其痛可知。沿路累易医求治，均无效果。在嘉禾（今浙江嘉兴）遇僧惠海，为制四物汤，服之半年，所苦均除。后因食热面又作，坐间煮汤以进，一服而愈。

智融

宋代僧人。俗姓邱，名洼，号草庵，自称老牛。开封（今属河南）人，居临安（今浙江杭州）。初以医入仕，至南渡时年已50，遂弃官入灵隐寺削发为僧，号智融。其不仅精医，且工画，善诗。

道光

宋代僧人。俗姓名、履贯失考。据《历代名医蒙求》引《名医录》载，温州有匠温兴，因造屋上梁，不幸失足坠地，地上有铲头竖柱旁，脚被伤，血流如注。村中无药，有僧人道光正驻该处，见之，于空屋门扇上取得一撮灰尘，掩定即血不出、痛止，

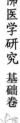

两日便履地。问道光："塎尘如何治得金疮?"曰："古人用门楗尘者，此也。"道光或为精外科证治者。

道场山人

宋代僧人。姓名、履贯失考。据《普济方》引《家藏经验方》载，湖州（今浙江吴兴）道场山一僧人有集珍膏，用治诸恶疮有良效。

游僧 （宋）

宋代僧人。据《名医类案》记载，宋时有径山寺，该寺一僧为蛇伤足，久治不愈，毒气蔓延。遇一游僧，教以汲静水洗病足，挹以软帛，以白芷末入胆矾、麝香少许，掺之，有恶水涌出。日日如此，一月平复。

鉴清

宋代僧人。姓名、生平失考。据《苏沈良方》载，江西有医僧鉴清善治发背疽，其方为老君须。著者以之为秘方记录之。

僧了性

宋代僧人。又称释了性。姓名失考。余杭（今属浙江）人。据《图书集成》引《书史会要》载，了性精于医，且善草隶。

僧子傅

宋代医僧。姓名失考，号允云。浙江萧山竹林寺第 4 世医僧。约在嘉定前后（1208—1224）闻名于时。

僧大有

宋代僧人。姓名失考，号会源。浙江萧山竹林寺第 6 世医僧，约在淳祐年间（1241—1252）以妇科闻名于时。

僧元达

宋代僧人。精医药。据《医说》引《归田录》载，诸药中以犀角最难捣碎，一医僧元达为解犀，将之切为小方块半寸许，以极薄纸裹置怀中，使近肉，以人气蒸之，乘温热投臼急捣，应手如粉。因知人气能粉犀也。

慧禅师

宋代僧人。生平、里居失考。据《名医类案》引《是斋百一选方》载，有道场慧禅师方，治肠风脏毒，灼艾最妙。其法为直立，量脊柱骨与脐平处之椎上灸 7 壮。若年久失治者，更于椎骨两旁，灸如上数，无不除根者。

遵化

宋代僧人。精养生术。据《宋史·艺文志》记载，遵化著有《养生胎息秘诀》。

藏顿·达磨贡布

也称宇陀·达磨贡布，出生于宇陀家族。宋代藏医学家。秉承其师香顿·秀保投吉赤俄之学，著有方剂学名著《益母草集》《益母草续集》（藏语为《森豆》《洋豆》）。全书以韵文体写成，易于记诵，为后世所重，流传亦广，在藏医学界有一定的影响。

居寮

元以前僧人。据《外科精要》记载，居寮传有口疮连年不愈方。

久亭寺僧

金代僧人。姓名失考。据《儒门事亲》载，该僧传有"治饮水百杯，尚犹未足，小便如油或如杏色方"。

继洪

宋元间医僧。又名澹寮。汝州（今河南临汝）人。其早年曾南游岭表，编辑了《岭南卫生方》一书，收集了李璆、张致远等的瘴疟论文，其自撰之"卫生补遗回头瘴说""治瘴用药七说""治瘴续说""蛇虺螫蠹诸方""集验治蛊毒诸方"等，主要讨论岭南地区的常见病之证治。《岭南卫生方》原书 3 卷，由叶江施公、图公诸人为之梓行，并由医家娄安道将辨疾八论和药性附于后为第 4 卷。继洪晚年又将平生收集所得杂方，予以分类编次，撰成《澹寮集验秘方》15 卷付梓传世，该书是一部有参考价值的综合性医书。

刘禅师

元代僧人。佚其名。生平失考。居曲阳县（今属河北）慈顺里。善治疮疡、瘰疬。壬子岁（1252）孟春，诏到六盘山军中，治有神效。甲寅岁（1254），王师返回，遣使送禅师回乡里，赐院门额曰"慈济禅院"。

德宝

元代僧人。号雪岩。为浙江萧山竹林寺第 9 世医僧。约在至元（1264—1294）后期以女科闻名于时。曾增广静光禅师所著《女科秘要》4 卷（《竹林寺三禅师女科三种》之一，又题作《胎产新书》）。

性间

元代僧人。号迪庵。生平失考。浙江萧山竹林寺第 10 世医僧。精女科。约在大德年间（1297—1307）闻名于时。

东蚌·却尽查巴

元代藏医学家。曾在西藏札东（定日地区）地区发掘出医书《甘露大瓶》，此书内容包括防治肺炎、炭疽、咽炎、痢疾、天花、麻疹、伤寒、肝病等多种疾病的方药。另在修桑耶寺时发掘出《精华甘露瓶》13 卷。这些医学书籍，大多为莲花生祖师传下的，对藏医学的发展有重要意义，却尽查巴也因此在藏医史上占有一定地位。

东迈·措其须努

东迈·措其须努（13 世纪），藏医学家。精通佛学和医学，著有《八支药方精华简述》《水银去毒方法》等书，在藏医史上有一定地位。

米涅阿·多吉布姆

米涅阿·多吉布姆（13 世纪），藏医学家。精通佛学和医学，著有解释《四部医典》的《深解》和《纲要》等医学书籍，对藏医学的发展起了促进作用。

昌狄·班旦措吉

昌狄·班旦措吉（13世纪），著名藏医学家，昌狄·欣岗之弟。幼年受比丘戒。曾随其兄和帕克敦·夏迦贡布学习并掌握了《四部医典》及其分支，以及宇陀·萨玛元丹贡布编著的有关《八支药方》的解释，恰库巴编著的《恰库巴注释八支药方》，昌狄·切其、米涅阿的学说，洛珠从密亲笔写的医学注释等。此后又曾多年进行讲授。曾著有《辉煌医史》《四部医典总则本集解释》《四部医典后续本集解释》《脉诊解释》《八支药方的历史》《医仙故事集》《四部医典疑难解释》《药物蓝图》《切脉灵经》《尿诊名词解释》《汤散详释》《解剖明灯》《急救方选》《医学要解三十章》等18部医学著作，对藏医学的发展发挥了重要的作用。

昌狄·班旦坚赞

昌狄·班旦坚赞（13世纪），著名藏医学家，为著名藏医学家昌狄·欣岗、昌狄·班旦措吉之侄。出生于世医家庭，继承了昌狄家族，特别是昌狄·班旦措吉的衣钵，曾著有《药王城解释》《白色药方六种》等医书，还编有方剂集《升金秘诀》，在藏医史上占有重要位置。

昌狄·多吉白桑

昌狄·多吉白桑（13世纪），藏医学家，著名藏医学家昌狄·班旦坚赞之后。秉承家学，多有发挥，曾把医学理论、实践经验和自己编写的《四部医典论述本集精解》及缩写的《升金秘诀》，都传给自己的儿子昌狄·班觉顿珠，对藏医学的发展有一定影响。

昌狄·班觉顿珠

昌狄·班觉顿珠（13世纪），藏医学家，著名藏医学家昌狄·多吉白桑之子。其父将自己医学理论、实践经验和编写的《四部医典论述本集精解》及缩写的《升金秘诀》传给他。班觉顿珠还编写过《升银秘诀》一书，在藏医史上亦占有一定位置。

帕日·洛札瓦

帕日·洛札瓦（13世纪），藏医学家。西藏人。精通医学和佛学等知识，著有《医药知识十万种》，在藏医史上有一定影响。

帕克敦·夏迦贡布

帕克敦·夏迦贡布（13世纪），藏医学家。西藏人。精通佛学和医学，著有《帕克敦·夏迦贡布医学史》，在藏医史上有一定影响。

兹阿却松

兹阿却松（13世纪），藏医学家。西藏人。精于佛学和医学，著有解释《四部医典》的《明析总论》，在藏医史上有一定的影响。

普映

元代医僧。姓名、生平、居里失考。驻锡江西德兴市长居院。通究释典，尤精医术。元武宗时（1308—1311）授太医院御医，供职于僧录司。

拳衡

元代医僧。一作权衡。俗姓名、籍贯失考。驻锡德兴（今属江西）烧香院。通释典，善医，投剂多效。至治三年（1323）皇后染疾，拳衡献药有功，赐号"忠顺药师"，领五省采药使。

寂翁

元代僧人。据《世医得效方》记载，著者于甲子（1324）夏，自桂而归，途中为疮疡所苦，遇长老寂翁授驱风散方，数日而愈。

宏慈

元代僧人，号盛林。俗姓名失考，生平不详。为浙江萧山竹林寺第12世医僧。约在至顺年间（1330—1333）闻名于时。

攘雄多杰

攘雄多杰（1284—1339），西藏贡塘地区人。元代宗教领袖，世称噶玛·攘雄多杰，为藏传佛教噶玛噶举派黑帽系第三世活佛，在西藏影响很大。1331年元文宗召之进京，翌年曾为元宁宗和宁宗皇后施行密宗灌顶。1338年应元顺帝之召再次进京。他精通佛学与医学，著有《八支药诊精要》《药海》等医学著作，对后世有一定影响。

持敬

元代僧人，号知己。履贯失考。为浙江萧山竹林寺第14世医僧。以精女科闻名于至正年间（1341—1368）。

岳阳老僧

元代高僧。其时有洪洞韩姓人初业医，术不甚精，元末，避兵入岳阳山中，遇一老僧传示方药，其后医术精进，医名播山西。谓其遥望人之颜色，即知祸福生死。然老僧之姓名、履贯失考。

灸膏肓僧

元代僧人。姓名、履贯失考。据《针灸四书》载，有叶余庆字元善者，平江（今属江苏苏州）人，曾患瘵疾，其住所对着桥，然因病不能度。有僧为之灸膏肓穴百壮，后两日即能行数里，登降皆不倦，自是转康强。叶余庆转为人灸，用此法亦见良效。

返魂丹僧

元代僧人。姓名、履贯失考。据《瑞竹堂经验方》载，该僧售返魂丹，能治13种疔疮，极为有效。

司徒·嘎玛俄拉

元代藏医学家。医术精湛，求医者甚众，皆有良效。主要著作有《医药本论》《方剂汇编》《四部医典释义新目》等。

甘露寺僧

元代僧人。姓名、履贯失考。据《本草纲目》引《澹寮集验秘方》载，一常熟人病反胃，往京口（今江苏镇江）甘露寺。该寺一僧人持汤一杯予之，饮罢便觉胸脘畅快。该汤用干饴糖、生姜、炙甘草、盐少许煮成。

僧子

元代僧人。据《瑞竹堂经验方》载，僧子有草还丹方，平补大有效验。

惠昌

元代僧人。据《中国医籍考》谓，山医普明真齐大师赐紫僧惠昌校正《类编图经集注衍义本草》42 卷。惠昌有封号"普明真齐大师"，曾获赐紫之荣，精本草学，乃能校正本草著作。

江·门巴·益西桑布

江·门巴·益西桑布（13—14 世纪），藏医学家。精通医学和佛学，著有《医方精华解释》一书，在藏医史上有一定影响。

强美·索南益西坚赞

强美·索南益西坚赞（13—14 世纪），藏医学家，名医拉尊·札西白桑之子。自幼跟随家父学医，其父将自己的医学理论以及《四部医典》方面知识倾囊相授。曾任仁布藏王的保健医生，并在藏荣热狄地方编写过《强美·索南益西坚赞医学史》，在藏医学界有一定影响。后在萨迦王朝与仁布王朝的战争中，战死于仁布恰汤地方。

东那·吉美塔杰

东那·吉美塔杰（14 世纪），藏医学家。精通佛学和医学，著有《四部医典总则本集详解》一书，在藏医史上有一定地位。

僧子能

元末明初僧人。姓名、履贯失考。据《亡名氏仙传济阴方》章贡序载，章氏之母尝患疾，遍求于医，均无效果，后遇释氏子能专济阴科，请其药而归，服不尽剂，其母即病愈。遂袖香致谢，并叩其方，惟得异香四神散、蒲黄黑神散、乌犀丸而已，深以未得全方而憾。后遇师原阳赵公，问道之暇，出示全方，与释氏子能所专科者同出一源，乃刻之以传世济人。

喜饶仁钦

明初藏医学家。西藏达仓人。精通佛学和医学，于佛教哲学、梵文翻译、藏文翻译造诣很深，被后世尊为"达仓译师·喜饶仁钦"。主要著有《医疗发展史》《医学通义》《贤者夺魄》等医书，在藏医学界颇负盛名。其医学理论独特，见解精要，如对脑的含义认识为："五官六神依其明，长圆形似沙柳根，位于人身上首部，是故将其称脑名。"谈肠的功能说："六味饮食分清糜，不混细滤归各系，使之通过纳入道，是故将其称肠名。"

明瑞

明代僧人。号补华，生平失考。浙江萧山竹林寺第 15 世医僧，精女科。约在洪武（1368—1398）初闻名于时。

宣理

明代僧人。号化行，履贯失考。为浙江萧山竹林寺第 17 世医僧，以女科闻名于建文年间（1399—1402）。

宇陀·加查

宇陀·加查（14 世纪末），藏医学家。精通佛学和医学，著有《医方宝囊》《祖传医方精华》等医书，在藏医学史上有一定影响。

宇陀·札西贡

宇陀·札西贡（14 世纪末），藏医学家。精通佛学和医学，著有《四部医典章节简述》一书，阐述三因素不调原因、六种药味和灌肠技术，以及三因素二十种特征的表解。对藏医学的发展有一定贡献。

伦汀·列珠白

伦汀·列珠白（14世纪末—15世纪初），藏医学家。精通佛学和医学。出生于藏医世家，他的祖上历代都是王室侍医。他在医学上造诣很深，是藏医学北方学派创始人强巴·南杰扎桑的衣钵继承者，对北方学派医学的弘扬和发展起过重要作用。在藏医史上占有一定地位。

喜饶班旦

喜饶班旦（15世纪初），藏医学家。藏医北方学派领袖之一伦汀·列珠白之子，亦名措其·白玛塞达。自幼随父学习佛学及医学，曾拜从印度学成归来的班智达那格仁钦和西藏学者唐东尽布为师，并随唐东尽布学习16年，成为唐东尽布的得意门生之一。曾继承父业，担任萨迦法王的保健医生。在藏医学史上有一定影响。

圆洽

明代僧人。号于中，姓名、履贯失考。为浙江萧山竹林寺第19世医僧，约在宣德年间（1426—1435）以女科闻名于时，有"活神仙"之称。

圆涯

明代僧人。号无极，姓名、生平失考。为浙江萧山竹林寺第19世医僧，约于宣德年间（1426—1435）以女科闻名于时。

德铭

明代僧人。号日新。据《竹林寺考》，其为浙江萧山竹林寺第20世医僧，约在正统年间（1436—1449）以女科闻名于时。

舒卡·年姆尼多杰

舒卡·年姆尼多杰（1439—1475），明代著名藏医学家。西藏塔工地区松喀人。精通佛学和医学，是藏医学南方学派的首领。他幼年即才智过人，曾总结长期的医疗实践写成《医诀集成》一书，在藏医界很有影响。他生活的西藏南部气候湿热，故医治疾病多采用寒凉药，每多良效，医名大噪。他对医理释述及对藏医经典《四部医典》注疏皆有别于北方，故藏医界将他和多杰帕兰木等著名医家作为代表，尊为藏医学南方学派，或称舒卡学派。南方学派医家通过深入考证研究肯定《四部医典》并非佛陀经典，而是西藏名医老宇陀·元丹贡布及新宇陀·元丹贡布总结藏医学历代成就而编成的著作，并在《四部医典》注疏中绘制了身体部位图等，丰富和发展了藏医学的内容，其注疏《四部医典》的著作很多，最有名的为《前贤遗训》和《备要大全》二书。南方学派医家代表作为《百科医史》，另有《三导师传略》《四部医典释详》《秘诀千万舍利》《四续大解保夏又莫》等书传世。年姆尼多杰弟子甚众，主要的有穆举才旦、绸完素南扎西、才布多杰、李强哇麻等，对医学理论、药性及临床治疗皆有所长。年姆尼多杰师徒传抄刻印了大量医学书籍，推动了藏医学的发展。

文佩

明代僧人。号法古，姓名、履贯失考。浙江萧山竹林寺第 21 世医僧，约在明天顺年间（1457—1464）闻名于时。

文璟

明代僧人。号清庵，姓名、履贯失考。浙江萧山竹林寺第 21 世医僧，与文佩同时闻名于明天顺年间（1457—1464）。

元颖

明代僧人。号密音，佚其姓。精女科。浙江萧山竹林寺第 22 世医僧，闻名于明成化年间（1465—1487）。

树乾

明代僧人。号体穆。浙江萧山竹林寺第 23 世医僧，于明成化（1465—1487）后叶以女科闻名于时。

树富

明代僧人。号月林。浙江萧山竹林寺第 23 世医僧，与树乾同时以女科闻名于成化

（1465—1487）后叶。

径怡

明代僧人。号致和，生平失考。为浙江萧山竹林寺第 24 世医僧，约生活于弘治年间（1488—1505）。

卧雪老僧

据《香祖笔记》引《外史》载，明代弘治（1488—1505）中有京口（今江苏镇江）人钱宝善医，钱宝尝游齐鲁间，遇一老僧，能卧大雪中，而雪不为积，问其年，数百岁，乃秦（今陕西）人，佚其名。后此僧至金陵（今南京），居天界寺，以按摩为人疗疾；后复至京口，徐出度牒示钱，则唐大中四年（850）所给，已 800 年矣。高僧有养生延年之术，能获高龄，然达 800 岁则涉于虚。

舒卡·络朱给布

舒卡·络朱给布（约 15 世纪），明代藏医学家。精通佛学和医学，为舒卡·年姆尼多杰的弟子之一。有《四部医典》注释本、《祖传教诫》等多部藏医学著作传世，对藏医学的发展有一定贡献。

榭尔布·多杰帕兰木

榭尔布·多杰帕兰木（15 世纪），明代藏医学家。西藏榭尔布人。精通佛学和医学，为藏医学南方学派的主要代表人物之一，与舒卡·多杰甲布等齐名。精于医学理论和临床，主要著作有《四部医典注疏》《医学史善说金穗》等，对后世医学的发展影响很大。因其出生于榭尔布，后世尊为榭尔布·多杰帕兰木。

达克仓·洛札瓦

达克仓·洛札瓦（15 世纪），藏医学家。精通佛学和医学，著有《达克仓·洛札瓦医学史》《实用医方选》等医书，对藏医学的发展有一定的影响。

坚巴次旺

坚巴次旺（15 世纪），藏医学家。著名藏医坚巴·才布多吉之子。精通医学和佛学，曾著有《四部医典总则本集解释精髓》《四部医典论述本集名词详解》《四部医典秘诀本集如意解释》《四部医典后续本集实践明解》《坚巴次旺医药验方百首》等，对藏医学的发展贡献很大。

拉尊·札西白桑

拉尊·札西白桑（15世纪），藏医学家。出生于世医家庭，自幼受祖父宠爱，深入学习语言文字。成年后，除随祖父及父亲米尼玛·图瓦顿旦学习医学外，还曾拜班智达那格仁钦、洛钦·索南嘉措、森巴钦布、本钦·贡觉坚赞、楚旺·唐东巴、克珠·屯月白瓦、列谢桑布、恰鲁·诺杰坎巴等学者为师，学习佛经、密经、红教及五明等，又随班钦·夏迦琼旦受比丘戒。著有《四部医典论述本集解释宝贵格言》、《四部医典后续本集解释宝库》（又名《一目了然》）、《拉尊·札西白桑医学史》、《四部医典解释如意树》等书，在藏医史上占有重要地位。

恰布本钦

恰布本钦（15世纪），藏医学家。曾受业于名医坚巴·才布多吉，掌握祖传医术，为藏医学南方学派的名医之一，对西藏南部医学的发展起了巨大作用。曾编过多部解释《四部医典》的书籍，还著有《恰布本钦医学史》《千万舍利》等医学著作，在藏医史上有一定影响。

措其·白玛嘎布

措其·白玛嘎布（15世纪），藏医学家。著名藏医昌松顿珠之曾孙，精通佛学和医学。曾任嘎玛王朝曲札嘉措的保健医生，创办的医学讲习班曾得到嘎玛王朝的奖励和赞扬，在藏医史上很有影响。

伦汀·丹巴塔杰

伦汀·丹巴塔杰（15世纪），藏医学家。著名藏医伦汀·尽玛之子，自幼受世医家庭熏陶，对医学产生浓厚兴趣。他记忆力很强，短时期内熟记了《四部医典》及其解释和《八支药方》等著作，并曾去仁布恰汤专门学习拉尊·札西白桑的医术，在医学上造诣很深。其子伦汀·索南琼培继其业，在诊断奇脉方面经验独到。

嘎瓦·夏迦旺久

嘎瓦·夏迦旺久（15 世纪），藏医学家。亦名措美坎钦，西藏拉萨堆龙德庆地方人。藏医学南方学派的继承人之一，著有《措美坎钦医学史》《四部医典后续本集释疑明灯》《医学精华要义》等。其弟子很多，以朗布曲吉最有名。

果祚

明代僧人。号洪源，生平失考。为浙江萧山竹林寺第 25 世医僧，约在正德年间（1506—1521）以妇科闻名于时。

果意

明代僧人。号觉林，生平失考。为浙江萧山竹林寺第 25 世医僧，约在正德年间（1506—1521）以妇科闻名于时。

苏喀·罗哲杰布

苏喀·罗哲杰布（1509—?），明代藏族医僧。又名格言觅者，系著名藏医南方学派创始人舒卡·年姆尼多杰的第 5 代门生。幼年从嘎玛成来剃度出家，入勒夏林寺学习藏语文基础知识。其后在门珠译师尊前学习诗学及因明学，又从郎布却吉学习《居悉》《千万舍利》等藏医学论著，在章第师徒尊前学习《八支药方》《月光》等众多医学论著，乃精藏医学。此后他专门学习和研究老宇陀·元丹贡布的著作，为正本清源，曾不辞辛劳地奔波搜寻《四部医典》原本，终于在后藏娘麦地区搜集到了新宇陀·元丹贡布亲阅的手抄本《四部医典·金注》。此书经过他精心校订，在扎塘地区刻板印刷，产生了最早的木刻板《四部医典》，为藏医学的发展奠定基础。其后他又用 4 年时间撰写《四部医典》注释本《祖先言教》，从谬见纠正、正确注释和消除争论等方面提出自己的见解或予以纠正，对后世藏医有较高指导意义，成为历代藏医之必读书籍。他的另一部医著《藏药方剂一千零二种之确数》以简要的形式介绍了《四部医典》中1002 种方剂的组合形式和原则，为藏医方剂学范本之一。此外，还著有《四部医典疑难解答》《药物若干问答录》《答北方派之嘎波切土》等。他提出的《四部医典》是"外为释迦佛说，内为天竺论疏，密为西藏著作"的论点影响也较大。他还有一些医史著作，如《舒卡·年姆尼多杰传》《藏医药学历史概论·庆喜仙人之歌》等，亦有较高的文献价值。

黔貌胡僧

明代僧人。姓名、履贯失考。据《寿世保元》载，正德戊寅（1518）岁二月中旬，一胡僧黔貌而顾者，造门诣介溪相国（严嵩），传以扶桑至宝丹，服后即诸疴如遗矣。严氏享世 90 岁，或以为得宝丹之故。

在喆

明代僧人。俗姓名失考。嘉靖年间（1522—1554）于香醉庵为僧。据《珍藏医书类目》载，在喆曾校刊陈嘉谟《本草蒙荃》，当为精本草者。

拙貌和尚

明代僧人。据《墨余录》载，"淞城南去十余里，有古刹龙华教寺……驻锡多高僧"。嘉靖年间（1522—1566）有拙貌和尚者，为官宦后裔，幼好读书，通音律，善象纬岐黄之学，妙解禅理。

道安

明代僧人。号定真，生平失考。为浙江萧山竹林寺第 26 世医僧，约在嘉靖（1522—1566）初以女科闻名于时。

璞山岩寺僧

明代人。姓名、履贯失考。据考，在嘉靖年间（1522—1566）有一御医因不满严嵩父子，乃逃出京城至漳州，在东门外璞山岩寺，隐姓埋名出家为僧。该僧有家传秘方专治跌打损伤、肿痛等，可口服，亦可外敷，且制丸为片状。因闽南话称炎证为癀，故该药取名为"片仔癀"，成为璞山岩寺之宝，秘不外传。民国以后传至如添和尚，后如添离寺还俗，在漳州设肆，遂使片仔癀得以传播。

大元禅师

明代万历以前僧人。初住汉中，后徙锡西山潭柘寺。对《素问》《难经》深有研究，擅长针灸、伤寒、胎产，在官宦间颇有影响。

泰如

明代僧人。号雪轩，履贯失考。为浙江萧山竹林寺第 29 世医僧，约在隆庆年间（1567—1572）以女科闻名于时。

住想

住想（1572—1636），明末医僧。本姓胡，号慎柔。江苏武进人。原为儒家子弟，幼年寄育于僧舍，及长，削发为僧。住想素聪颖，好读书，凡佛乘、经史无不研览。后因过劳患瘵疾，久治不愈，几至不起。值名医查万合悬壶于荆溪，住想往求治，经岁余而痊愈，遂师事之。经刻苦学习十余年，住想乃尽得师学，并出于蓝而胜于蓝，学识有过于师。查氏复荐住想于周慎斋。住想乃随周氏应诊，每得其口授则笔录之，日久术益进。后学成归里，治病辄效，医名鹊起，求治者应接不暇。吴江县令熊鱼山夫人患奇恙，已迁延六七年不愈，崇祯庚午（1630）邀住想诊视，仅六剂即奏效，一时缙绅士大夫皆服其术，自此每往来于吴会间，很少有在家之日。更兼佛门好善，住想每多施予，虽日入不下数金，而仍清贫如昔。著有《慎柔五书》5 卷传世。

丹野僧

丹野僧（约1573—1620），明代僧人。履贯失考。住惠州府（今惠阳东）栖云髻山山顶石洞中，人迹罕到，但其能上下如飞。精于医。遇有危证时出疗人。其时有乡民谢以友食三足鳖中毒不自知，丹野僧至，曰："三足鳖乃火之精，三日后将危殆。"谢求其救助，丹野僧令掘土，以水和泥注于瓮，使谢淹至水中，逾时水汽腾上，渐如汤沸。凡三易之，谢七窍流血，经日而愈。

普照

明代僧人。俗姓名、履贯失考。万历（1573—1619）末至金坛（今属江苏）挂锡。精于医，以秘方治疮疡等有神效，不求报于人。卒年 80 余岁。

明德

明代僧人。号云庵，生平失考。浙江萧山竹林寺第 31 世医僧，精女科，约在万历年间（1573—1619）闻名于时。

普门

明代僧人。号茂林。生平失考。为浙江萧山竹林寺第 32 世医僧，约在万历（1573—1619）后以女科闻名于时。

克修

明代僧人。号益庵。俗姓名、生平失考。为浙江萧山竹林寺第 33 世医僧，精女科，约在天启（1621—1627）前后闻名于时。

惠群

明代僧人。号心宗。为浙江萧山竹林寺第 34 世医僧，约在崇祯年间（1628—1644）以女科闻名于时。

惠怿

明代僧人。号觉海。为浙江萧山竹林寺第 34 世医僧，与惠群同时以女科闻名于时。

德昂

明代僧人。号六清。为浙江萧山竹林寺第 35 世医僧，约在 17 世纪上叶以女科闻名于时。

千佛寺僧

《帝京景物略》记载，明代北京京郊盘山之麓有千佛寺，寺无山田，僧得目昔方，人就治，辄脱而愈，乃以香火资之。

乞食僧

明代僧人。姓名失考。据《续名医类案》引《三冈识略》载，明代有小校名毕联元者，偃师（今属河南）人，忽得奇疾，左股痛不可忍，呻吟终日。有僧诣门乞讨，

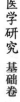

问其所苦，曰："此肉鳗也，早治可活，今病深矣。"因刺其膝，出小"蛇"千余条，僧持之去。逾数日，"蛇"复涌出而死。此案似为关节脓肿，或为蝇蛆之累，乃有小"蛇"之涌出，故称为奇疾。

无穷

明代僧人。精外科证治。据《寿世保元》记载，该僧驻锡五台山，传有秘藏神效万灵膏，能治诸疮肿痛。

云风

明代僧人。姓名、履贯失考。据《普济方》引载，有用五枝汤洗脚治脚气方，大庾岭云风长老曾煎赠南陵天庆管辖，立效。

月湖

明代僧人。生平、里居失考。住钱塘（今浙江杭州），著有《类证辨异》4卷。

心斋

明代医生、僧人。江西金溪人。驻龙兴寺，精外科，宿瘤如杯或毒痈满背者，多能疗治取效。门人周、李二僧得其传，亦有医名。

李僧

明代僧人。其名失考。为金溪（今属江西）龙兴寺老僧心斋之徒。承其师学，亦精外科，治疗痈毒、宿瘤颇有经验。

心越

明代僧人。履贯失考。通晓医术，曾旅居日本，授医术于日人石原学鲁。

当然

明代僧人。姓名、生平失考。据《江宁县志》载，该地名医郑元厚（字载之）精导引术，善按摩、推拿，有病则医药可省，有立愈之效。僧当然师从之，尽得其要。

过门僧

明代僧人。姓名、履贯失考。据《续名医类案》引《云间杂志》载，其时浦南有一人，少年时每向溪边执蚌，三旬外患肠痛，痛时几不欲生，发必三四日，偶一僧过其门，闻其叫号，出药 7 丸，大如菜籽，用白汤送下，少顷下虫二三十，作红白色，旋愈。

师瞿

明代僧人。字正传。江苏青浦（今属上海）蒸里人。为人智巧，受业于长寿寺，有戒行。工诗，能医，治风疾有良效。

宏达

明代僧人。俗姓名、履贯失考。据《绍兴医学史略》载，宏达为绍兴稽氏门徒，精骨伤科。弟子南洲和尚承其术。

多杰帕兰木

明代藏医学家。西藏孜巴嘎然地区人。藏医学北方学派的医家之一，主要著作有《后续医典释解心明海》。

安加智桑

明代藏医学家。藏医学北方学派代表人物之一。他长期从事医疗实践，积累了丰富的经验，总结高寒地区医疗、药物等方面经验，运用针灸、方剂之法颇多心得；在针灸穴位及躯体、脏腑病理学方面见解独到。主要著作为《药诊案纪》。另外，还著有《三百六十种疗法识》《论述医典义了明灯》《药诊八支精要如意》《论述医典释解甘露长河》《后继医典释解必备》《医典释难明灯》等。其弟子宫却仁钦对藏医学亦多贡献。

宇陀·卡然拉杰

明代藏医学家。西藏卡然地区人。宇陀·元丹贡布家族嫡系后裔，著有《宇陀·

元丹贡布传宝鬘》，记述老宇陀·元丹贡布及小宇陀·元丹贡布的生平事迹。

如惺

明代僧人。生平失考，驻浙江天台县。据《医藏书目》载，著有《普慈秘要》2卷，已佚。

吴容

明代医家。同安（今属福建）人。少游于苏州一带，削发为僧，习岐黄术。后还俗至温陵（今福建泉州），遂以方药济世，廉恕不苟取。其医学自佛门，其济世救苦之心当也与佛门一脉相承。子显，能传其业。

秀岩

明代僧人。俗名兴国，佚其姓。垫江（今属四川）人。少时为人牧牛，长而为僧，出游京师，驻锡卧佛寺。尤精儿科之术，遇皇婴患病，诸医治疗无效，乃配剂进之，立愈。皇帝赏赐优厚，并封为"护国禅师"。

希遁

明代僧人。俗姓名失考。自称希遁道人。驻锡浙江嘉兴，精医术，所治多验。

鸡公佛

明代医僧。姓名、履贯失考。住雅安（今属四川）。常入山采药以疗人疾，多妙手回春。后来因误治致人死亡，遂内愧而自戕。乡人感其义，塑像以祀之。

坦然

明代医僧。俗姓失考。安徽太平人，居歙县北八里箬岭之上。精医术，尤擅针灸。其所用针纤细如毛，长不过寸许，每施针必效。一人患瘫疾，卧床已两载，坦然一再针之不效。他思之再三，豁然开朗，曰："此人皮肉肥厚，短针不足用也。"于是更置金针，长5寸，一针而愈。又太平县胡振声中风，僵卧两日，家人已为其准备后事，适坦然过其家门，延视之，针其手，手动；再针，泻痰斗余，即崛然起坐。次日午刻，即能"赴五里外赴席"。其奇验皆类此。

拉宗·扎喜华桑

明代藏医学家。藏医学北方学派代表人物米叶尼玛·图瓦顿旦（宫却仁钦）之子。世代业医，秉承家学，多有心得。在继承北方学派医疗经验、阐述其医学观点、总结其医学理论著作方面颇有建树。所著《后续医典大疏》为藏医学重要文献。尚著有《医学史华光》《四部医典全解》等，其书传于北方学派名医索南叶榭嘉参等人。其子强美·索南益西坚赞亦为北方学派名医之一。

饴糖胡僧

明代僧人。姓名、履贯失考。据《续名医类案》记载，一小儿将线锤置口中，误吞之。有胡僧啖以饴糖半斤，即随粪而下。此僧还说："凡误吞五金，皆可啖饴糖也。"

周颠仙

明代医僧。其名失考。自言建昌（今江西永修）人。长身奇貌，持瓢乞食南昌市中。明洪武帝偶染病，颠仙自庐山竹林寺遣送药来，为温良药两片、温良石一块。令温良药内服，温良石置金盒中揩背上，帝如法施之，其夜疾即愈。一说武帝患大便不通，周颠仙遣人送清凉石，用水磨之，异香袭人，服之，大便随通。

治黑痘僧

明代僧人。姓名、履贯失考。据《续名医类案》记载，一小儿出痘，痘色发黑，以灯照之，则真红映内。遇一僧过，曰："不须服药，可用保元汤浴之。"后即转红活。则僧人中亦有精痘科者。

治疬疾僧

明代僧人。姓名、生平失考。有丹阳荆上舍患疬疾，遇僧人治愈。乃以数百金求方，然秘不肯传。馆客袁窥知藏衲衣领，乃灌醉后窃录之，后用者多效。

空谷

明代僧人。俗名景隆，其姓失考。《中国医籍考》作释景隆。中吴（今江苏镇江）

中国佛医学研究 基础卷

人。事佛之外，兼涉医方，尝录见闻之验方及历试海上方或医书遗方，汇成《慈济方》4卷，未见传世。后又将所闻辑成《慈惠方》1卷（1492）行世。以是书从慈心而作，故名慈惠。

官却仁钦

明代藏医学家。又名叶尼玛（意为"人的太阳"）。藏医学北方学派代表人物安加智桑的弟子，对形成藏医学北方学派理论体系有颇多建树。著有《本论医典释难》《四部医典释解四类》《脉诊概语妙弦》《瘟病疗法四生》等书，对后世藏医学术影响很大。其子拉宗·扎喜华桑等人，继承其学术思想，亦以医名。

索南叶榭嘉参

明代藏医学家。藏医学北方学派的代表人物之一，拉宗·扎喜华桑之得意门生，主要著作有《医学史莲园光辉》一书。

胡僧（一）

明代西域僧人。姓名、国籍失考。据《证治准绳》载，胡僧有仙授攻医法，善治痘疮、骊舍疗。则其为儿科医家。

胡僧（二）

明代西域僧人。姓名、国籍失考。据《古今图书集成》引载，有人患心腹痛，或止或作，用理气止痛、祛痰等药，皆无效。病极时须用拳捶之，痛得少止，而旋止旋作，久不能愈，日渐困顿。一胡僧见之曰："余能治也。"遂令病人先食香饵，继进一丸药，打下一虫，遂愈。病人所患当属寄生虫病。

皈云僧

明代僧人。姓名、履贯失考。据《方外奇方》凌序云，有一云游戒德僧，慕湖州城南道场山碧琅湖之山水，乃驻于皈云禅院。该僧深知医理，尤精外科，以医术济世活人，声名鹊起，求治者众。道场滨有费姓大族，不少子弟从僧为师。僧弥留时，将其经验秘藏修炼升、降、膏、丹方药抄本，传授费氏弟子，继续行医、施送，其书后刊印传世，为《方外奇方》。

峨眉僧 （明）

明代僧人。据《扶寿精方》记载，峨眉僧有单方"牵牛妙酒"，能治臌胀，一切四肢肚腹发肿，不问水肿、气肿、湿肿尽皆有效，且能在一二日内即愈。因有病者牵牛来谢，故名。

晓云

明代僧人。姓名失考。安徽贵池上云寺僧人。精医术，擅痘科。凡他医断为不可治者，晓云常能活之。且病家因病迎请者，不甚求酬报，然坚令不更求他医。弟子通和得其传。

通和

明代僧人。俗姓名失考。驻贵池上云寺，师从晓云，精幼科术。晓云以善治痘闻名，精于望诊，善制汤药，为他医所不及。其术胜过于师。

海江

明代僧人。茂州（今四川茂县）人。性慈善，通医术，以济世活人为怀。凡以疾延请皆往，治每多效，州人皆敬之，被尊为"真师巴"（即和尚）。

海淳

明代僧人。俗姓吴，处州（今浙江丽水）人。自幼茹素，稍长从师习梵呗，不肯还家。父母双亡后，乃杖笠入终南山，遇高僧授以医目方剂，遂通眼科医术，用其方治疗辄效。后云游至南昌，相国张洪阳建"广福堂"使居之，戒行精洁，徒众日聚，为江右士大夫所推重。

常然

明代僧人。俗姓、履贯失考。据《古今图书集成》引《江宁县志》载，江宁郑元厚精于导引内视之学，搬运按摩，法简功倍，秘而不传，唯僧常然得其要领。

湛池

明代僧人、医生。字还无，济宁（今属山东）人。持戒修律，尤精医术。论治不执古方，擅长外科手术和针灸。治疗疽疡，取效神速，以济人称誉于时。

墓头灰僧

明代僧人。姓名、履贯失考。据《续名医类案》引《董炳集验方》载，有一僧治蔡大尹内人病崩中，带下赤白，用"墓头灰一把，酒、水各半盏，童便半盏，新红花一捻，煎七分"，嘱卧时服，日进一服，三服即愈。

意庵

明代僧人。姓名、履贯失考。据《名医类案》记载，意庵曾治一人因田间收稻，忽然遍身痒入骨髓，用"食盐九钱，泡汤三碗，每进一碗，探而吐之"，如是者三，痒释。

缀鼻僧

明代僧人。据《证治准绳》记载，"用发入罐子，盐泥固济，煅过为末。乘急以所擦落耳鼻，蘸灰缀定，以软绢缚定效。江怀禅师，为驴所咬下鼻，一僧，用此缀之效"。

独立和尚

明代僧人。福建福清黄檗山万福寺住持隐元和尚之大弟子，精医。随其师东渡日本，传授医术，日人池田正直、北山道长等都曾向独立学习医术。池田正直后以痘科驰名日本。独立也曾协助隐元翻刻佛经及医籍等。

周禅师

明代僧人。金山周禅师得正胃散方于异人。凡反胃吐食，药物不下，结肠三五日至七八日大便不通，如此者必死，用此方十痊八九。方用"白水牛喉一条，去两头节并筋膜脂肉，煎如阿胶黑片收之"。临时旋炙，用醋一盏，再淬再炙，醋尽为度。研末，食前陈米饮调下，每服一钱。轻者一服立效。

化外

明末僧人。生平、履贯失考。精通医术。明末赴日侨居，传医术于日本名医北山道长，为中日医学交流做出贡献。

无碍

明代僧人。驻锡金山（今江苏镇江西北部）。通医，有方书。崇祯末年将方书授予避居松隐镇之李磐石。李氏遂精于医，能预知生死不爽。

曲扎坚措

曲扎坚措（1584—1635），明代藏医学家。又名却吉旺秋，西藏佛教流派噶玛噶举红帽系第六世活佛。自幼习医，知医学，著有医书《医学论典长寿甘露》。因参与教派争斗，曾联络一些西藏地方势力和蒙古族上层，后为却图汗之子阿尔斯兰所杀。

戴笠

戴笠（1596—1672），明末清初僧人、医家。字曼公，号天外一间人，僧名独立、性易。钱塘（今浙江杭州）人。博学多识，于诗文、篆隶、医学经典、佛学经典，无不精通。明亡后，戴笠万念俱灰，寓居嘉兴县濮院镇行医。乡居九载，后浮海至日本，以58岁高龄，剃度为僧，宣传佛学临济宗，并行医济人。据传其医学得自云林龚廷贤，尤精于痘科。侨日期间，传其医术于日人池田正直、高天漪、北山道长等人，其中以池田最为盛名。后池田据戴笠口授，经整理而成《痘疹治术传》《痘疹百死形状传》《曼公先生痘疹唇舌口诀》等书流传于世。戴笠对日本医学及中日医学交流之贡献较大，获得日人敬仰。日本正德（1711—1715）末年，深见玄岱置戴笠像及纪念碑于武藏平林寺，可见戴笠对日人影响之大。

昌松·丹增盖布

昌松·丹增盖布（16世纪），藏医学家。强温巴家族人。先随名医仁定·洛桑嘉措学医7年，后随塔里·措其·嘎玛贡品和卓萨乃典学过心脏穿刺、肾脏穿刺、白内

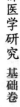

障摘除手术。曾担任四世达赖喇嘛云丹嘉措的侍医。因其在医界出名，被尊称为松敦·益西松的转世化身。在藏医界有一定影响。

方以智

方以智（1611—1671），明清间思想家、科学家、僧人。字密之，又字鹿起，号曼公，又号龙眠愚者。安徽桐城人，明末湖广巡抚方孔炤之子。以智自幼习儒，崇祯十三年（1640）举进士，授翰林院检讨职。明亡后，流寓于岭表，隐姓埋名，卖药于市。清军入关，以智遂削发为僧，改名弘智（又称大智），字无可，号药地，以示其不屈之志，海内皆崇其气节。康熙十年（1671）他赴吉安拜文天祥墓，卒于途，年61岁。以智博学广识，于天文、地理、律术、音韵、文字莫不通览。因父病，于26岁时学医，拜名医傅海峰为师，精研历代医书。其因知医，故削发为僧后，能以医隐于民间。方氏主张兼取西医，以西洋解剖学、生理学补充中医，为我国早期持中西医汇通思想者。其医著有《脉考》《古方解》各1卷，存于其著《东西钧》中，在其《物理小识》中亦有述解剖生理、藏象经络和医药者。此外尚著有《药地炮庄》等，未见流传。

曼仁巴·乐桑曲扎

明末清初藏医学家。先后从师40余人，善融汇百家，博采众长，在医学通史、经典要义、医疗实践诸方面造诣深厚。乐桑曲扎曾任五世达赖阿旺乐桑嘉措的保健医师，在布达拉宫的红宫创建藏医学院，讲解《四部医典》，对藏医学的发展贡献很大。主要著作有《医诀训诫》《四部医典·医诀部释难》《四部医典·后续部尿诊要义》《四部医典·论说部图示词解》《小宇陀·元丹贡布传》等。他的学生很多，最有名的如梅毛哇·乐桑曲佩、拉惹哇·乐桑端旦等人，他们对藏医学的发展、继承亦颇多贡献。

吕留良

吕留良（1629—1683），明清之际的思想家。初名光轮，字用晦，又字庄生，又称东庄，号晚村。崇德（今浙江桐乡）人。留良与黄宗羲等交往，宗程朱理学，又结识名医高鼓峰，相与论医，尽得其传。明亡，留良散家财结客，图谋复兴，事败，家居授徒，隐于医。清廷举博学鸿词，他誓死拒荐，削发为僧，法名耐可，字不昧，号何求山人。卒年55岁。然雍正时，因曾静文字狱案牵涉，吕留良遭剖棺戮尸，著述被销毁殆尽。其医著有《东庄医案》1卷及《医贯注》6卷幸存于世。其临证注重辨析脉理，议论证治，对赵献可、张介宾温补学说颇有研究，其治法亦有偏于温补之特色。

今龙

清代僧人。俗姓陆，名圻，字丽京，又字景宣。钱塘（今浙江杭州）人。习儒，为贡生。性敏明，事亲孝，久而知医。甲申（1644）后隐于医，卖药于长安（今陕西西安），多奇效。癸卯（1663）间，湖州庄廷鑨史祸作，被牵连。后得释，乃弃家为浮屠，居韶州（今广东曲江）之丹霞山，从天照禅师习佛，法名今龙。其诗文采祖六朝，医方酒令，皆信口悉成，粗饭冷菜，扪虱而谈，相对者忘其秽。子寅，往来于万山中，寻求数年，后远游不知所终。著有《本草丹台录》2卷、《医林口谱》2卷、《医林新论》及《伤寒捷书》2卷、《医案》1卷，均未见传世。

萨姆丹桑布

萨姆丹桑布（1634—1719），清代僧人，精眼科。姓白氏，为白塔塔尔蒙古族，哈尔沁东土默特旗人。萨姆丹桑布15岁出家，22岁起离寺入山过了16年的岩洞生活。在岩洞期间他常施舍医药，曾治愈达尔罕王公主叶丽波阔的眼病，从而成为达尔罕王最崇拜的神医。康熙为之曾私访白氏，让其以天意宗教身份出面调和清政府与达尔罕王之关系，结果获得成功，劝止了达尔罕王之动兵，达到了清边疆之安定。后康熙为之修建佛喇嘛寺，封白氏为"白氏禅定胡图克图"。百姓随之称萨姆丹桑布为"白佛"。佛喇嘛寺1704年由康熙御赐称"瑞应寺"。白氏亦曾进京取经，两次赴拉萨取经叩拜五世达赖旺罗桑嘉措和五世班禅额尔德尼。他是将医经取入该寺的第一人。

罗布桑丹金扎拉仓

罗布桑丹金扎拉仓（1639—1704），清代来华之蒙古僧人。乳名却吉道尔吉。7岁受居士戒，法名罗布桑丹金扎拉仓，曾拜诸师学习藏文、蒙文、天文、历算等知识，拜扎西伦布寺高僧却吉罗布桑雅尔丕勒为师习佛经密宗，从贡噶丈楚布医生学习《四部医典》的《本续部》和《后续部》。其20岁前周游青海诸寺，20岁受比丘戒，后又拜拉萨第二药师陵敦却吉为师，学习《四部医典》《诀窍秘方》，同时学习文学、哲学、天文、历算等。班禅额尔德尼大师授予他"拉让巴"学位。后返还家乡。他于17

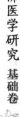

世纪创办了蒙古国第一所满巴拉桑（医学院）。其所著《大堪布经王·罗布桑丹金扎拉仓全集》4 卷，末卷中有四部医著：《医学本续诠释明灯》《疾病类型详解经全》《泻剂和祛寒甘露》《甘露溅滴》。对疾病的分类、病因、病证、治法等病理学理论和药物、治疗术深有研究。此外著有方剂学专著《二十五味方剂集》，书中整理了 25 味药组成的蒙药常用验方共 30 种。罗布桑丹金扎拉仓将我国的藏医学传到了蒙古地区，在中蒙医学交流中起了重要作用。

轮应禅师

清初医僧。一作轮印。居浙江萧山竹林寺。生平、里居失考。该寺僧素以治妇科疾著称。轮应亦精妇科。尝与静光禅师共同考订《女科秘要》8 卷。自纂《女科秘旨》8 卷。是书载安胎论、辨胎歌等，述胎前、临产、产后诸症，后来流传寺外，乾隆五十八年（1793）吴煜重录时略加评按，刊入《胎产新书》。

静光禅师

清初僧人。姓名、履贯失考。驻锡浙江萧山竹林寺，精妇科证治。尝与轮应禅师考定《女科秘要》8 卷，内容为脉法、调经及胎前、产后诸证治法。论证简要，每证后皆附以若干选方以供选择。其书于乾隆年间（1736—1795）为寺外俗人所得，后被收入《珍本医书集成》出版。吴煜曾将此书与《女科秘旨》《女科旨要》合刊，总名《胎产新书》，20 卷。

孙布益歇化觉

清初藏医学家。青海人。精通藏医学，曾在塔尔寺设立"曼巴扎仓"，以培养藏医人才。著有《医疗海洋心室简集》《甘露流》等 5 部藏医专著。

博开哇·米盘格勒南杰

清初藏医学家。精通佛经和医学，擅长诗歌。"博开哇"即是"藏族学者"之意，喻其学识渊博。著有《人体上身针灸穴位》《上体病理逐解和针砭原理逐解》等医学著作，对后世有一定影响。

法清

清代僧人。俗姓李。里居失考。康熙初结庵于广东英德寨下村。精岐黄之术，为人治病随手取效。后坐化于庵中，乡人立庙以祀之。

即空

清代僧人。号绍钟，原萧山邑人。为浙江萧山竹林寺第 37 世医僧。能诗善文，尤精医术，以产科名播吴越间，其时约在 17 世纪。

智澄

清代僧人。号顺初，生平失考。为浙江萧山竹林寺第 38 世医僧。约在康熙年间（1662—1722）以女科闻名于时。

广煜

清代僧人。号淡文，姓名、生平失考。为浙江萧山竹林寺第 40 世医僧，约在康熙年间（1662—1722）以女科闻名于时。

真锴

清代僧人。号端为，生平失考。为浙江萧山竹林寺第 42 世医僧，在康熙年间（1662—1722）以女科闻名于时。

净琪

清代僧人。号翼宣，俗姓名、履贯失考。为浙江萧山竹林寺第 43 世医僧，在康熙年间（1662—1722）以女科闻名于时。

海枕

清代僧人。号岸先，生平失考。浙江萧山竹林寺第 44 世医僧，精于医理，名驰吴越间。素有丸锭秘方，均自采上药虔修，其饮片法制亦颇详审，故服者无不神效，更以女科擅长。约在康熙年间（1662—1722）名于时，卒年不详。

第司·桑吉嘉措

第司·桑吉嘉措（1653—1705），清代西藏官员、医学家。第司，意即执事官、摄政王，旧时达赖喇嘛或班禅属下的最高行政官员，也有译为"德西""第巴""牒巴"等。桑吉嘉措出生于拉萨北郊埝卜仁的大贵族仲麦巴家族，父亲阿苏格，母亲布日衣德加勒姆。他幼时由其叔父、曾在达颜汗和五世达赖喇嘛阿旺·洛桑嘉措属下任第二任第司的仲麦巴·陈列嘉措抚养，受到严格的教育和精心的培养。1660 年，桑吉嘉措 8 岁时被送到布达拉宫，接受五世达赖喇嘛全面而系统的政治、佛学方面教育。由于他天资聪颖，达赖喇嘛十分宠爱，还特别给他传授包括天文、历算、历史等方面的广泛知识，使他成为一个训练有素、学识渊博、政治敏锐的全面人才和活动家。是当时一位有名的青年学者。1679 年，26 岁的桑吉嘉措被五世达赖任命为第司，开始掌管全藏的政教大权，为西藏人民做了大量工作。他著作宏富，除编修历史、天文、历算外，还注重医学著作的编著，堪称一代杰出的藏医学家。他对《四部医典》做了大量的校对、注疏、研究、整理等工作，于 1690 年完成《四部医典》的注释本《医方典籍及四部大续释文》即《蓝琉璃念珠》，简称《蓝琉璃》。他对《四部医典》第三部分《秘诀医典》内容，特别是有关瘟疫热病的内容做了研究和发挥，著成《门阿兰塔布》一书，堪称《四部医典》的补充之作。他还根据《蓝琉璃》等内容绘制了一套曼唐（医学挂图），传播和普及了藏医学知识，并创办了"药王山医学利众寺"，培养藏医人才。1704 年，完成了藏医史的权威著作《藏医学史秘鉴》（简称《藏医史》）。1705 年桑吉嘉措被其政敌杀害，时年 52 岁。

达磨曼仁巴·洛桑曲扎

达磨曼仁巴·洛桑曲扎（17 世纪），清初著名藏医学家。曾与著名藏医学家德西·桑吉嘉措同时任五世达赖的御医，在西藏颇负盛名。其著述很多，如奉五世达赖之命补充了《祖先口述》的残缺部分，著有《医道训诫》《论述医典题解格言金箸》《医宗补遗密药指南》《医学释难金饰》《后续医典尿诊金刚结解》《药物性能独解》《医宗补遗词解》，等等，对后世很有影响。其中，《金饰格言》在五世达赖喇嘛执政时期即刻版印行。还从一老宇陀·元丹贡布之后裔处获《宇陀·元丹贡布传记》原本，并加之诠释刊行。

坚巴才旺

坚巴才旺（17世纪），清代藏学家。西藏拉达人。藏医学南方学派著名医家之一，曾从师名医坚巴才本多杰，尽得其传。对藏医经典《四部医典》进行注疏，颇多创见，为藏医界所称颂。另有《医学总义善说》等医著。

传杰

传杰（17世纪），清代僧人。俗姓成，号子木。浙江上虞兰亭人。10岁时父母双亡，依兄习学，稍长嗜经文，遇师归戒。乙酉（1645）鼎沸，家人流离失散，传杰漂泊至江南，后来虽与家人间或有音讯往来，然立志入空门之心已决，乃投澄江（今江苏江阴）智文师剃度。得师传治疬疡诸方。后智文去世，传杰与师兄寅白相依为伴。然不久师兄亦谢世，传杰备尝艰辛。因思好生之德，无过于医，乃搜罗医典，咨访同道，又师从金溪子宣林先生学针刺之法，其医术渐臻佳境，尤以治疬疡为擅长。诊脉察色，以知人之表里虚实；审因核证，以悉其病之寒热经络。用针刺以去其毒血，施汤散以导其邪风。内以拔脏腑之根源，外以敷疮疡之肿溃，直至气血和通，肤肉完好，病根尽除，永不复发，无碍生育，不留瘢痕。后来传杰于无锡陡门之万寿庵隐居，乃将生平累用累验治疬疡之法与方，和盘托出，公诸海内，为《明医诸风疬疡全书指掌》4卷，时在康熙己卯年（1699）。

悟知

悟知（？—1735），清代僧人。俗姓、履贯失考。秀山（今属四川）人，常居秀山城中乐善庵。通晓医术，尤善疫病防治。每遇时疫流行，便入山采药施治百姓。雍正十三年（1735）卒于庵中。

实行

清代僧人。俗姓、履贯失考。精按摩术。康熙五十三年（1714）在贵州桐梓，遇人手足伤或疮肿，即为之按摩治疗而愈。

金山寺医僧

清代僧人。姓名、履贯失考。据《客窗闲话·续集》卷四载，有一孝廉入都会试，

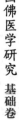

舟至姑苏患病，至名医叶天士家诊治。叶诊之良久曰："君疾系感冒风寒，一药即愈，第将何往？"孝廉以赴礼闱对。叶曰："此去必患消渴症，寿不过一月耳。脉象已现，速归，后事尚及料理。"孝廉及同伴均不信，遂仍北上。舟抵江口，风逆不得渡，乃游金山。山门前有医僧碑，孝廉访禅室，僧为之诊视，亦曰："将患消渴，寿不过一月耳。"孝廉泣，说："诚如叶天士言矣！"僧问何言，孝廉曰："无药可救。"僧曰："谬矣！药如不能救病，圣贤何必留此一道？"遂嘱孝廉登陆后至王家营，即购秋梨一车，"渴即以梨代茶，饥则蒸梨作膳，约此物食过百斤，即无恙"。后孝廉如僧所言，食梨而消渴症平复如故。试后归途过姑苏，再诣天士，天士惊奇孝廉之病愈，得知乃金山寺医僧赠方之效，遂摘牌散徒，更姓名，往投老僧，求役门墙，以习医术。后果如愿，老僧赠以一册遣之。自是天士学益进，无棘手之症也。叶天士先后从师 17 人，其虚心好学亦可钦。

闻坚

清代僧人。号朗年，姓名、生平失考。浙江萧山竹林寺第 51 世医僧，约在康熙末年（18 世纪上叶）以女科闻名于时。据《竹林寺考》载，其楼宅中赠诗有"门前车马喧，声声疗苦难"句，可见求诊者之众多。

范先生

清代医僧。俗姓范，名法禅，号果亭。乾隆、嘉庆年间（1736—1820）人。为浙江萧山竹林寺第 56 世医僧。竹林寺僧为妇科巨擘，杭嘉湖三郡士女求方者，每摩肩接踵。范氏素不知医，出家后得祖僧所传仙人所授异方一册，乃依方治病，病即随手而愈。后因积赀盈万，邑宰怪其僧治妇科，大乖佛法，责令还俗。其后行道授徒，称范先生。其方后为晴荺夏少府所获，赴云南任上付之剞劂，名《妇科秘方》。

昌炳

清代僧人。号嵩山，生平失考。为浙江萧山竹林寺第 60 世医僧，精妇产科、外科，约在乾隆年间（1736—1795）以妇科、外科闻名于时。

悟炯

清代僧人，号普洽，生平失考。为浙江萧山竹林寺第 70 世医僧，于乾隆年间

（1736—1795）以女科闻名于时。其广授弟子，后人林霖题其小像，有"追慕医王，已得门墙"之句。

月桂

清代僧人。号道驰。浙江萧山竹林寺第 74 世医僧。寺中聚书最多，月桂博览习研，以擅女科术名闻江南，时在乾隆末叶。

昌显

清代僧人。字宏达，俗姓名、生平失考，为乾隆、嘉庆时期（1736—1820）人。嗣法圆津禅院，性伉爽。工岐黄术，有就医者，均悉心诊视。58 岁时卒。

伊希巴拉珠尔

伊希巴拉珠尔（1704—1788），清代蒙古族医僧。又译作也协班觉，又名额尔德尼班智达·松巴堪布。青海卫拉特蒙古人。他自幼聪颖，4 岁拜查干哈达庙蒙古朝胡尔为师学藏文，7 岁到青海贡龙寺（佑宁寺）做学徒，8 岁到青海塔尔寺学习医药学、语言学、佛学。20 岁开始学哲学，3 年后经过答辩获得"林思日尕伯卓"学位。又以五世班禅洛桑也协及塔尔寺绛白嘉措等学各专科及文学，从五世达赖太医惹瓦·普波切弟子尼玛坚赞学《四部医典》及临床疗法。约 27 岁时，伊希巴拉珠尔返回故乡贡龙寺，此后即在当地行医和从事学术研究工作。曾被清政府封为"扎那格堪布"，并在北京留驻 2 年；后因反对红教教义，又被清廷撤此封号。他曾游医至呼和浩特、乌苏图召、多伦及山西五台山等地，结识了很多蒙汉学者和名医，切磋各种学问。因精通大小五明学问，获"班智达"学位，曾担任过青海藏族大活佛托旺的经师。他著有 5 部医学著作，将古印度《医经八支》、西藏《四部医典》的理论与蒙古人的体质、生活特点及住地气候和传统蒙医学结合起来。5 部著作为《甘露之泉》《白露医法从新》《甘露点滴》《甘露汇集》《认药水晶鉴》。前 4 部合称为"四部甘露"，提出了六基症学说，深化了对寒热病的研究；亦汇集了蒙医传统的治疗技术，如蒙古正脑术、脱臼复位术、饮食疗法等。《认药水晶鉴》则为内容丰富的蒙药学专著，阐述药物 799 种，还附有药引、刺血针灸穴位图解等。

松巴·叶希班觉

松巴·叶希班觉（1704—1788），清代藏族佛学家。自称为古松巴部落后裔，青海省互助县佑宁寺堪布。曾著《佛教源流》一书，影响较大。其徒弟土观·曲吉尼玛著有《佛教流派晶鉴》一书。两书均涉及藏医学史，后者还可窥藏医典籍《四部医典》与汉地医学之关系。另著有《药物识别》等书，在藏医界有一定影响。

察哈尔格西罗布桑苏勒和木

察哈尔格西罗布桑苏勒和木（1740—1810），蒙古族医僧。出生于察哈尔盟（今内蒙古锡林郭勒盟）镶白旗查汗诺尔西岸（今正镶白旗伊克淖苏木宝日陶勒盖）。从小聪颖好学，7 岁出家，跟叔父格错乐学蒙、藏、梵文；同年投师库伦阿日嘎沁班弟达却巴呼图克图劳波仓普日列额尔德尼，受乌巴什戒，取法名罗布桑苏勒和木。15 岁时，由法王罗布桑丹赞授予"格隆"称号，从此他更努力学习医学和佛经。乾隆二十年（1755）开始从事蒙、藏、梵文翻译工作。1760 年他曾至北京雍和宫学习医学、哲学等，1768 年获"格西"学位返回故里，从事蒙医药学方面的研究，并到各地考察行医，为传统蒙医学发展做出重大贡献。其一生除行医外，还翻译中外名著、自撰医学著作共计百余部，但多数因年久失散，部分手稿不幸焚毁于 1945 年的大火中。现存有《珠宝、土、石类认药学》《木、田野、滋补类认药学》《草类认药学》《盐、灰、动物产品类认药学》各 1 卷，共记载药物 678 种；《油剂制法》则为介绍药物油剂配制法专著，并介绍了治疗疟疾、接种天花疫苗等内容和研制金丹等；《脉诊概要》则以论述脉诊为主，并介绍了针刺、放血诸疗法及脉络穴位等。此外他还著有《配制天花苗及其接种法》《医典蓝塔布奥词细解》《香味药制法》《丸药配制法》《药物合璧》《配制甘露药法》《白五行学说》等。

塞外神僧

清代僧人。姓名、履贯失考。据《外科证治全生集》载，其时太谷县有医士卢福尧，精于以铁扇散专治腹肠出数寸者。卢谓其术于雍正年间（1723—1735）得之塞外神僧，多年来救治良多。可知该僧精外科术。

开元寺僧

清代僧人。据《本草纲目拾遗》记载，福建泉州开元寺僧能制神曲，名闻天下，名建神曲。

永宁

清代僧人。姓名、履贯失考。据《本草纲目拾遗》载，永宁精外科术，著有《永师方》，一作《永宁传方》，为外科专著。

达公

清代僧人。姓名、履贯失考。据《本草纲目拾遗》引《楚庭稗珠录》载，有僧参悟患耳聋，达公说罗浮灵通草能治。参悟遂入山，于玉女峰得此草，茎长3尺如箸，茎中空，两头实，顶有七叶，取叶煎水服，又用中空之茎贯两耳中。入夜参悟觉耳中有声如雷，耳聋遂愈。

鉴平

清代僧人。据《本草纲目拾遗》记载，鉴平精外科，有疔疮验方。

出箭僧

清代僧人。据《续名医类案》引《近峰闻略》，有僧用饧糖出眼中箭头甚捷。

圣济

清代僧人。姓名、履贯失考。据《续名医类案》记载，僧圣济治一人饮醋呛喉，喘哮不止，"用粉甘草二两去皮破开，以猪胆六七枚取汁，浸三日，煮干为末，蜜丸清茶下"，渐愈。

天台僧（清）

清代僧人。姓名失考。据《续名医类案》载，金山长老于张显学甘露寺斋会上说他曾患脚气，得天台僧一处方，用木瓜蒸艾，服之渐安，往来金山，日日登陟，脚更轻快。

雪岩

清代僧人。又称雪岩禅师，姓名、履贯失考，驻锡浙江萧山竹林寺。该寺历代僧人均精妇科，雪岩亦承其传而精是术，并辑有《增广女科旨要》4卷刊于世，后为《珍本医书集成》所收录。

镜池大和尚

清代嘉庆（1796—1820）前后医僧。姓名、履贯失考，住江西修水西隅回龙山。精儿科回龙诊法，后历传同邑慧修禅师、饶瑞典、爱砚和尚。该法后为医家陈凤仪习得，被编入其所著《保赤金丹》中。镜池为擅幼科之医僧。1933年何立元重刊《保赤金丹》，又将其访得回龙诊法之始末撰为"增续保赤金丹历史"于卷首，题书为《保赤穷源》。

爱砚

清代僧人。姓名、履贯失考。师从镜池大和尚之再传弟子饶瑞典，习得回龙诊法，乃精儿科诊疗术。

继炎

清代僧人。号松涛，生平失考。为浙江萧山竹林寺第75世医僧，在嘉庆（1796—1820）初以女科闻名于时。

清谔

清代僧人。号丹霞，生平失考。为浙江萧山竹林寺第76世医僧，约在嘉庆年间（1796—1820）以女科闻名于时。

洛札·丹增诺布

洛札·丹增诺布（18世纪），著名的藏族画家。精通佛学和医学。受第司·桑吉嘉措之聘承担《四部医典系列挂图》第51图"人体脏腑解剖图"的绘制任务。他改进了原有划格法，使绘出的图形比例能较准确地反映出真实形态和比例，对后世藏医人体解剖图形的绘制产生了良好的影响。

本圆

本圆（1772—?），清代僧人。又作僧本圆、本圆超，住四川成都文殊院。知医，尤精仲景，并擅针灸。他曾集注仲景六经之说，认为发表攻里、驱阴回阳、泻火清燥诸法皆不可偏废，并谓临证当权宜古方而力避偏执。他尝博览群书，采选内外科经验效方，集成《汇集金鉴》1册；其后又增补五官、伤科、妇科、儿科等内容，仍名《汇集金鉴》（2卷），分门列部，甚便于寻检。此外撰有《同人针灸》（又名《同人针法》），刊于1831年。

慧南

慧南（1793—?），清代僧人。俗姓滕，法名澄智。定远（今属安徽）人。他4岁时即入释门，及长，与施主相契，精习外科，自备药物，以矜恤贫病，丝毫不受谢。后主持刘家庵大道庙，有忠厚诚实之名。82岁时，尚健壮如年轻人。

了然

女，清代尼僧。履贯失考。嘉庆年间（1796—1820）至四川酉阳，修行于甘溪石家坝之观音阁。据传，其原为江湖绳技艺人，习拳术于汉口，有"无敌"之称。又精通骨伤科，常以术疗贫病，深获邻里好评。里中有名冉崇贤者，攀树折腰，伤势极重，家人惊号，以为必死。经了然施以手法接骨，继敷以伤药而痊愈。自此了然声名大振，求治者日众。后因故离去，不知所终。

缜均

清代僧人。号开济，生平失考。为浙江萧山竹林寺第81世医僧，约在18世纪中叶以女科闻名于时。

机涵

清代僧人。号东崖。为浙江萧山竹林寺第83世医僧，约在嘉庆年间（1796—

1820）以女科闻名于时。

会根

清代僧人。号纯德，姓名无考，生平不详。为浙江萧山竹林寺第84世医僧，约在嘉庆年间（1796—1820）闻名于时。

僧山凤

清代僧人。精内科。据《王氏医案》载，乃为与王士雄同时齐名之医家。

海盐寺僧

清代僧人。据《冷庐医话》记载，海盐寺僧虽不知《神农本草经》《黄帝内经》，但善于起居得宜，饮食消息，故一切劳伤虚损、吐血干痨之病人，往彼寺中三月、半年，十愈八九。

阿尤罗桑

清代蒙古族医僧。19世纪中叶察哈尔明安旗赛音乌素人。自幼学医，后去四子王旗希拉木伦寺行医。曾赴西藏拉萨深造"五明"学说，获"拉仁巴"学位。在拉萨期间亦行医治病，其治水肿颇有独到之处。因此拉萨召庙活佛棍钦扎木扬沙德巴要求阿尤罗桑将治水肿病验方传授给他，阿氏欣然答允，并于回内蒙古以前将此水肿方抄赠活佛，对蒙藏医学交流做出贡献。其撰著即《诊治水肿甘露验方》，论述了水肿病的种类、主要名称、治疗步骤、验方作用、药物炮制及制剂调配等及理论根据。他不仅在希拉木伦寺行医，还在哈布拉其庙开办诊所，收有十余名弟子，还常带他们外出采药；在查干沟还准备了药浴池，于每年5—8月给腰腿痛、关节炎、皮肤病病人进行治疗，深受牧民群众欢迎。其弟罗布桑沙德巴·丹必拉等均有医名。

更登旦增

清代西藏藏传佛教僧人。为西藏19世纪佛教流派噶玛噶举红帽系僧侣文人。曾据清初西藏地方摄政王德熙·桑吉嘉措所编的《医宗补遗》而撰《医宗补遗笔记》，书行于世。

噶玛旦增承雷

清代藏族学者。精通佛学和医学，著有《医药汇编》等著作，对后世有一定影响。

噶玛俄端旦增

清代藏医学家。自幼聪颖，精通佛学和医学。曾被尊为"司徒·噶玛俄拉之转世活佛"。医学理论和实践自成体系，著述很多，主要著作有《药物汇编宝鬘及其续篇医诀心珍》《珍宝丸与扎第玛配方利他银光》《万应医诀丸》《调体黄药》等。

旦增彭措

清代著名藏医学家。全名为德玛尔·旦增彭措。"德玛尔"为今四川甘孜藏族自治州德格印经院附近一座寺院名称，旦增彭措在该寺获"格西"学位（相当于今之博士学位），成为藏族颇具影响的学者之一。他出身于藏医世家，父多杰扎喜亦以医名。旦增彭措幼年学医于八邦经院，拜康区名人根嘎旦增为师。晚年因名高为当地豪绅洛哲甲布所妒忌，遂避于云南，后辗转于汉地。共著书45部，其中40部被洛哲甲布焚毁。1840年所著《无瑕晶球晶珠本草》，收录藏医药物1400多种，以草药分类，并述药物性能，为藏医药物学之代表作，受到后世藏医界的高度重视，成为藏医采药行医的必备之书。此书有多种版本传世。1911年6月青海塔尔寺的木刻本附有药物图鉴、诊病示意图、医疗器具图、人体穴位图等。

僧大著

僧大著（1826—1883），清代僧人。姓名失考，字豁然。合州（今重庆合川）西里人。年轻时出家于双观寺，因语言儒雅，身体健壮，为州内天上宫主持赏识，召至城内，协助处理会馆事务，得与诸长老交，且能遍读所藏内外科医籍，兼通拳法。其为人治病谨慎，必先望色、闻声、切脉，而后再详问病情，务求诊断准确。一时难明者，则求诸书本，反复思考，不敢自矜。即疮痍、伤损之证，亦必问其所由，始与施治，故治均应手奏效。尤擅外科，刀枪所伤，立能镇痛、止血，军幕中人倚之如命。其与梁山双桂堂僧竹禅交厚，中年后各挟画、医技游，以"大著医、竹禅画"名噪长江中下游。大著离川在外30余年，所得酬金不下一二万，但均赠予贫病；咸丰、同治年间

（1851—1874）曾返合州，除随身行李外无余财，人疑其落魄，大著亦不辩解。后当地及邻县官贵之家请其诊治，大获奇效，人为之惊讶。继后大著复出寻师深造，及光绪初重返故乡，技艺更精。光绪九年（1883）卒，年仅 57 岁。生平不善著述，其徒亦未得其传。

普明

清代僧人。生平、里居失考。与名医程国彭同撰《增订外科枢要》1 卷。今存道光十二年（1832）刊本。

彻尘

清医僧。一作微尘（《冷庐医话》），俗姓王，其名佚。浙江慈溪人。19 岁时于余杭稽留山石云院出家，参大乘经典。彻尘幼年曾随祖父王上英临证，略通医术，曾抄录验方及制药秘法成帙。入佛门后仍以家传验方济世活人，且不受酬报。尝谓："治病先治心，以我心印人心，心心相印，调和六气，洞彻五脏，生死关头乃了然于指下。"后又得吴兴闵小艮《金真秘要医法》，乃参考互证，于晚年撰成《石云选秘》2 卷（1851）。是书论述五官科、儿科、妇科、外科证治及丸散膏丹之制法，兼及内科杂证及伤科金创治方。

马湖山寺老僧

清代僧人。姓名、履贯失考。其时有犍为县医梅子元携徒张本元采药马湖山中，投寺宿，遇该寺一老僧，近百岁，问客所往，告之。后老僧请他们返回时购某物来。返宿时，子元应诺购物归，僧喜，夜半出箧中书授子元，乃为针诀，因秘藏之。子元卒后，书归其婿沈氏。本元从沈家得是书，移居临邛，自许能医，善针法，初时人莫肯信，后因用针法救治难产成功，始信其能。后又针治一疟病头痛以及针脊治愈痨瘵等，于是声誉日隆，病人争造其门，一时有"神针张本元"之称。其所用针，或尺长，或寸许，约 70 枚，用则取诸含口中。本元卒后，其书亦佚，术遂不传。

月田

清代僧人。生平、里居未详。其著《宁坤宝笈》3 卷传世，为颇有影响之妇科专著。

凤林寺僧

清代僧人。驻锡南京凤林寺，传有《凤林女科秘宝》抄本。后由凤台门外牛首乡凤林寺沙门传出：一传于萧山竹林寺僧净逞；一留传本寺。是书与竹林寺女科内容大同小异，可能系参考竹林寺书而成。

幻鉴

清代僧人。俗姓左，顺德龙山人。为僧于罗浮，常至佛山为人治病，有神效。据《岭南医征略》等载，幻鉴曾于暑月行道中，见死者，曰："此可活也。"令将死者移阴凉处，徐出一丸纳口中，须臾而苏。又有一人患大"痈"，幻鉴视之曰："不必药。"而强其拜起 10 余次，痈便消缩。当时人誉之为扁鹊。

永静庵僧

清代僧人。永静庵位于上海青浦万圩莲湖边。庵中僧人皆以武术闻名，且均精正骨治金伤术，远近皆闻名求治。数传之后，其术渐湮。

光德和尚

清代医僧。俗姓廖，佚其名。四川合州（今重庆合川）人。少时失怙，至岳池县广山寺出家。师事僧广澄，赐法名"光德"，后任该寺主僧。研习岐黄，医技其精，延请者不绝于途，名噪一时。

自明

清代僧人。俗姓钟，佚其名。四川双流钟灵寺僧人。精于医术，贫病者求疗，每获良效。终年 81 岁。

自性

清代僧人。俗姓名、生平失考。据《珍本医书集成》载，自性精内科，传有闻声（诊断）法，后被陈修园引入《医医偶录》。

行脚僧

清代僧人。姓名失考。其时沪（上海）城南有莫姓儿童7岁，嗜食瓜果，因患腹痛，日夜号哭，肌肉尽削。一日，有行脚僧经过，见之曰："此孩有虫，今尚可治，延一月即不救。"僧从囊中取出草药一束，令煎服。是晚泻出白虫升许，腹痛即止。该草药粗如笔杆，折之不断，叶疏而色红，或谓即赤藤。则此僧为精通医药者。

赤脚和尚

清代僧人。佚其姓名。驻青浦（今属上海）蔚澳塘庵中。用草药为人治病每有奇效。

步云

清代僧人。据《瓶粟斋诗话》载，步云乃章练塘镇西观音阁、西来禅院住持，精于医。

张梅亭

清代骨伤科医家。山阴（今属浙江绍兴）人。因家道贫寒，自幼出家于下方寺。因敏悟超群，得住持南洲和尚青睐。和尚曾得绍兴嵇氏伤科衣钵，梅亭独得其秘传，乃精伤科，且医德高尚，故医名日噪。后还俗，为照顾远道求诊之不便，及下方寺之应诊不暇，梅亭特遣师弟及徒，或亲自出门远诊。每逢农历二、五、八日赴萧山县城坐诊；一、四、七日在寺中候诊；三、六、九日亲到绍兴府宝珠桥河沿坐诊，故又有"三六九伤科"之名。梅氏传子授徒，桃李满园。孙凤鸣、王俊林之术益精。王俊林在梅亭指导下，著有《跌打大成》一书，惜未付梓。

灵隐寺僧

清代僧人。姓名、履贯失考。据《本草纲目拾遗》记载，杭州人萧成子患外痔，灵隐寺僧前往探视，授以方，服之随愈。可见该僧人精医，擅治痔疾。

忍觉

清代僧人。俗姓名、生平失考。著有《静岩医案》。

忠信

清代僧人。俗姓李，江西分宜人。出家为僧后驻县南回龙寺，持斋奉佛，谨守清规。勤练少林武功，旁通骨伤科术，凡求治者均能获良效。且除药资外不受馈赠，贫病者不取资，数十年如一日为僧俗服务。80 岁时，无疾而终。撰有《张三峰内家方书》《少林寺外家方书》等，未见流传。

治大瘤僧

清代僧人。据《续金陵琐事》记载，有名奇峰者生两瘤，大如拳。有僧人传给一方：用竹刺将瘤顶稍拨开油皮，勿令出血；细研铜绿少许，放于拨开处，以膏药贴之。数日即溃出粉而愈。则僧人中有精外治法者。

宝成

清代僧人。著有《秘传眼科》。

宝志

清代僧人。据《本草纲目拾遗》记载，宝志著有《宝志遗方》。该书为一外科著作，则宝志为精外科之僧人。

建庵

清代僧人。生平失考。据《回生集》记载，京师朝庆关僧建庵，有治经闭、干血等证之神方，可见其精女科。

南洲

清代僧人。又称南洲和尚，驻锡绍兴。绍兴有嵇氏伤科，明清间传于僧宏达，宏达又授钵于南洲和尚，再传张梅亭、王春亭。

莫满

清代僧人。生平失考。据《通志·艺文略》载，莫满著有《单复要验方》。

峨眉僧 （清）

清代僧人。有眼科医袁绍霖者，闻峨眉有僧精眼科，乃步行百十里以赴，请教授。自此后，袁氏能和药作点眼剂，且治病皆收良效。

峨眉僧人

清代僧人。姓名、履贯失考。据《四川通志》载，曾神仙自言，40 岁后游峨眉，病卧山麓，遇僧人出丸药疗治，并授予医术，所用奇效。

圆觉

清代僧人。精针灸及武术。传其术于江西黄石屏。黄氏经数年尽得其传，行医于沪上，有"神针黄"之称。

铁舟

清代僧人。姓名失考。本为湖北江夏名门子弟，至上海引翔港太平寺出家为僧，法名铁舟。博学多才，能鼓琴，工书画，兼精医术。尤有慈悲心，凡得润笔之资，每赠予贫病之人。尝著《伤科阐微》一书，未刊而卒。

逸村

清代僧人。俗姓、履贯失考。《王椒畦诗》云："近来丹徒遗聋子，次之乌镇僧逸村，皆能精熟《内经》经，叩其腹笥真便便。"则逸村为精研《黄帝内经》之医家。

离幻

清代僧人。俗姓张，苏州人。幼好音乐，长为客串。据《扬州画舫录》载，离幻精于医，亦善鼓琴。

清风

清代僧人。姓名失考，四川三台人。出家为僧，法名清风。早年曾云游名山，得不传之秘，乃精于医术。每值疫疠流行，多施药救治，活人甚众。

浙东高僧

清代僧人。精外科。其时川沙有医名陈企棠者，早曾游学浙东，得该处高僧传授，由是其术益精。

寂会

清代僧人。俗姓邹，字心融。江苏丹徒人。素善医术，尤精喉科，后出家为僧，以医为僧俗服务。弟子澄波，得其传。

寂安

清代僧人。俗姓黄。四川天全人，驻持慈朗寺。精通医术，为人诊病不计值。若得人酬谢，每施济于人或供作修庙之资。

惠鼎

清代僧人。驻锡秀山（今属四川）崇林寺。精医，尝以药济人。遇童稚有疾者，每摩其顶辄愈。又通术数，凡乞药者，能知其病之吉凶。

智文

清代僧人。生平失考，乃澄江（今江苏江阴）人。精外科。曾为弟子传杰、寅白剃度。传疬疡丸散之方于僧传杰，不久即谢世。

福海

清代僧人。生平、里居失考。以精医术闻名。行医于扬州，与颜宝等八人齐名，有"淮扬九仙"之称。

慧明

清代僧人。驻南京凤台门外牛首乡凤林寺。据《女科书录要》载，慧明以女科闻名，有秘授女科书，似出浙江萧山竹林寺。

慧修

清代僧人。据《保赤穷源》记载，慧修为修水西口回龙山镜池大和尚之弟子，尽得镜池之儿科回龙诊法，乃以小儿科术知名于时。

德恒

清代僧人。字解石，浙江诸暨人。据《中国医学大成续集》载，德恒曾重订徐凤所著《针灸大全》，则其为精针灸术者当无疑。

澄月

清代僧人。姓名、履贯失考，驻浙江嘉善慈云寺。精外科，有治疗外科疾患之秘方。弟子姚仁安承其术，疗疾多中。

兴隆寺僧

清代僧人。姓名、履贯失考。据《古今医方合编》记载，兴隆寺僧在同治间（1862—1874）曾与当时名医谢步清共同会诊病人。著有《医案》。

南屏禅师

清代僧人。姓名、履贯失考。光绪三年（1877）与龙眠道长、季汉华等将医家何愚和朱黻合编之《舌图辨证》1卷加以辨证之说及图论等并付梓刊行。则南屏禅师为精通伤寒、温疫病诊断，尤精于舌诊之医僧。

心禅

清代僧人。又称释心禅、心禅大师。南海普陀山人，后侨寓杭州。少年时出家，礼佛之余，喜读《黄帝内经》《难经》及汉晋名医著作，并多方购置医书以习之。后遇李梦舟传针灸术，乃融贯针、药而用于临床，治有卓效。心禅撰有《一得集》3卷。该书卷一有医论17条，历数庸医误人之过；卷二、卷三为病案，以内科杂病为主，谓临证应视病情实际，施以汤药、针灸或外治诸法。

佛海庵

清代医僧。佚其姓名。精幼科。光绪二十年（1894）著《哑科精蕴》一书。

月潭

清代僧人。履贯失考。住四川峨眉山。精眼科，著有《眼科秘书》2卷，刊于光绪丙申年（1896）。

善缘

清代僧人。姓名、履贯失考。为浙江萧山竹林寺第94世医僧，于19世纪下半叶以女科闻名于时。

世皓

清代僧人。号应超，姓名、履贯失考。浙江萧山竹林寺第97世医僧，尤精产科，约在同治、光绪年间（1862—1908）闻名于时。

在禅

清代僧人。姓名、履贯失考。居佛山。光绪十一年乙酉（1885）曾增订何梦瑶《乐只堂人子须知韵语》4卷。

三山上禅师

清代僧人。履贯失考。精喉科。据《喉证全科紫珍集》（2卷）原卷称，该书乃三山上禅师所传。

才旺柔增

清代藏医学家。西藏察绒地区人。曾在西藏甘丹寺学习佛经，后改学医学，后世尊称为"察绒巴·才旺柔增"。主要有《医学史正道》等书传世。

木雅·木厥多杰

清代著名藏医学家。今四川甘孜藏族自治州康定地区人。古称木雅。传木厥多杰为木雅王的后裔，为木雅五大学者之一。主要著作为《藏族医学史》。

仁当·乐桑嘉措

清代著名藏医学家。又名乐桑三华嘉措，仁当系其书房称号。西藏吉雪地区人。所著《医学源流》有拉萨木刻本传世。后世有为其立传者，可见其学术影响较大。

龙周扎喜

清代藏医学家。在前人光保德加（宇陀·元丹贡布的亲传弟子）及其后代医家撰写的《宇陀·元丹贡布传》的基础上，著成了《新老宇陀·元丹贡布传》一书，详细地记述了藏医学的奠基人、《四部医典》的两代作者老宇陀·元丹贡布及小宇陀·元丹贡布的生平事迹。此书影响很大，民族出版社已于1982年根据拉萨木刻本出版。国外有英译本。

司徒·曲格君奈

清代藏医学家。西藏德格地区人。继承藏医学南方学派的学术观点，创建了西康学派。曾拜本仓益西等为师，还深入钻研过汉地中医，吸取许多中医方和治疗经验；对中医脉诊颇有研究，并有专著。被后世尊为"第二个药王"。对藏医学的发展和汉藏文化交流做出了重大贡献。

曲江桑波

清代藏医学家。西藏阿里地区人，故通常称为"阿里医师曲江桑波"。著有《医学史甘露长河》，但未见传世。

曲杰华旦嘉参

清代藏医学家。西藏察绒地区人。藏医学北方学派著名医学家贡曼·官却彭德尔之弟子，著有医书《医学通义》等。

贡布·班玛多杰

清代藏医学家。西藏梅朵县贡布加达人。藏医学北方学派著名医家之一。主要著作为《宇陀·元丹贡布传辉煌宝藏》一书。

贡曼·官却德勒

清代藏医学家。西藏贡卡地区人，人称"贡曼"。藏医学北方学派医学家，主要著作有《案纪百本》《本论医典释鉴》《后续医典释难要点明灯》《本草要义与性味配伍》《续解黄本》《医诀红本黑本花本》《医学传承记》《医学全源》《药名正字》等。《案纪百本》为藏医学北方学派的代表作。其弟子贡曼·官却彭德尔，尽得其心传。

贡曼·官却彭德尔

清代藏医学家。西藏贡卡地区人。师从贡曼·官却德勒，尽得其心传，为藏医学北方学派的重要医家之一。著有《医学密诀宝鬘》三部、《医学密诀精要案纪百本》、《医学密诀精义与汇编》两部。其学生有曲杰华旦嘉参等人。

直贡·曼巴曲扎

直贡·曼巴曲扎（17世纪中叶），清代藏医学家。西藏墨竹贡嘎县人。为藏医直贡学派创始人，在藏医界享有盛誉。该地区一派名医皆被称为"直贡医师"。著有《下肢水肿病救护》《下肢水肿病疗法实践》等书。弟子以直贡·才旺旦巴最有名。

直贡·关却卓彭旺俄

清代藏医学家，直贡派医生。西藏墨竹贡嘎地区人。主要著作为《精选医理要义》。

直贡·才旺旦巴

清代藏医学家。西藏墨竹贡嘎地区人。为藏医直贡学派创始人直贡·曼巴曲扎之弟子，尽得其真传。著有《瘟热胆疾等五种突发病疗法》《头疾方剂》《头部穴位及眼穴笔记》《南派头项强直疾病之治疗》《眼翳火压法实践》《肠疾奇疗》《诊疗精义》等多种医书。

郎柔旦达哇

清代藏文学家。蒙古族人。擅长语言文字学，著有《贤者语饰》等语法著作。曾从语言文字学角度撰著《四部医典词解诃子花鬘》一书，对藏医学颇有发展。

章第·华旦措榭

清代藏医学家。西藏萨迦人。章第派著名医家。其父章第·嘉华桑布精于医术，经验独到，为章第派名医，有《医学实践》等医学著作。华旦措榭秉承家学，颇有心得，著有《藏族简明医学史》《根本医典概述》《八支药诊史》《四部医典要点诠释》《尿诊释义》《后续医典诊释》《八支医学释难》等医书。其医学世代相传，形成独特的学术流派，凡出身于其家族的名医皆称为"章第哇"。其亲传、再传弟子很多，如章第·华旦嘉参，著有《根本医典第一章释》《医诀金斗》；章第·多杰华桑，著有《论述医典简解》；章第·乐哲，著有《医药史》；章第·华角端珠，著有《大金斗摘小金斗》；章第·达磨宁布，著有《章第医诀传承深义纪要》等，多传世。

释迦旺秀

清代藏医学家。西藏错门地区人。藏医学北方学派的著名医家之一。曾任医学经院堪布（寺院方丈），故又称为错门堪钦·释迦旺秀。主要医著为《医学史格言银鉴》《后续医典释难明灯》等。

温布

清代蒙古族医僧。蒙古镇瑞应寺医学部出身，故乡在瑞应寺东北的皂力营子。曾因嗜酒而违犯戒规被寺院驱逐，到团山子屯还俗行医。后来瑞应寺活佛染病，经几名医生治疗无效，乃传温布给活佛诊病。温布施以放血疗法而使之愈，活佛宽恕了他的罪过，还任命其为五世活佛的"道布切额木奇"（保健医）。温布医德高尚，遇贫病分文不收，为富人诊病则非取不可。其门人铁柱亦有医名，亦以针刺放血术闻名，还善用药引子配合针刺放血疗法。药引子由沉香、丁香、阿魏、荜茇、广枣等 13 味药组成。

夙清

清代僧人。又称夙清上人，俗姓张，其名佚。四川南充人，驻桂林院。虽读书不多，然慧悟能文，又工医术，尤擅外科。存济世之心，贫病延诊不受谢，反助以药。

施济数十年，终无愠容。又善养生，终生以石为枕，光绪末年尚神清气爽，84岁时方圆寂。

少林寺僧

泛指河南嵩山少林寺僧人。目前流传之《少林寺伤科秘方》《少林寺军阵跌打秘方》《少林寺真传伤科秘方》《伤科秘本》等均为历代少林寺僧人所撰，但均佚失僧名。为伤科治疗中一有特色之流派。其特点在于治伤注重因部位论治，注重经络穴位损伤的治疗，并详辨气血、脏腑；创13味跌损方，经加减可通治跌打损伤，并有落马气厥急救方、少林行军散方等，在临床有较好疗效；由技击卸骨发展而成的正骨手法及一指禅点穴按摩等，在骨伤科亦应用广泛。

辉宗

辉宗（？—1905），清末医僧。号天映，四川简州（今简阳）人。少时聪慧，因志不遂而出家。先后在资阳宝积寺、新都宝光寺、内江圣水寺司方丈职。光绪年间（1875—1908）驻锡成都普贤庵，兼业医术，尤长外科，以认证准确，用药严谨，制药精巧，行之良效而闻名。遇贫家邀诊，辉宗概不索谢，且赠以药饵，享有慈悲之名，儒生踵门，请业者甚众。

清华

清华（1852—1935），清末医僧。亦称僧清华，俗姓杨，名靖。浙江绍兴人。幼年家贫失学，乃入寺为僧，刻苦学医，后迁居杭州葛岭，间日至崇德医局坐堂施诊，有医名。晚年业医并授徒，不再问佛事。擅长妇科，苦学《黄帝内经》《难经》，立方遣药多宗《金匮要略》妇人篇及《备急千金要方》妇人方。治妇科多从调补肝肾着手，疗效卓著，医名鹊起。且本佛家慈悲之心，热心社会公益事业，建智果寺，创办长明寺小学等。此外，他酷爱藏书，其清华书斋藏书有数百种，曾编有《僧清华珍藏医书目录》。

越林

女，清末医僧。又称越林上人、僧越林，字逸舲，一号逸舲上人，姓名、里居无考。挂锡于浙江乌程（今吴兴）茜泾庵。精于医理，处方用药轻灵，与张千古、吴古年3人有"浙西三大医家"之称。越林著有《逸舲医案》，未见传世。弟子丁授堂、施寅初，皆有医名。

妙月

妙月（1883—1944），近代僧人。别号铁罗汉，籍贯不详。他16岁归入佛门，后即从武林高手学习国术与正骨疗法，并自学草药以治病。30岁时受聘为泉州崇福寺住持，即于寺中行医，以擅长跌打损伤名闻遐迩。晚年尤体恤贫病，每施医赠药，活人甚众。其弟子元镇、徒孙常凯均以医僧闻名。

丹僧

丹僧（1883—1956），藏传佛教僧人。姓单，名素伦。内蒙古达拉特旗人，后迁至伊克昭盟（今鄂尔多斯）东公旗。知医，擅针术治病。如曾治一妇人双目失明，一针而使之复明，然妇食言不付酬金，诡称未效，丹僧竟复施一针，妇失明如故。虽为僧侣，却少慈悲救人之心，有违佛教之义，但其针术之精湛则从此可见一斑。

妙用

妙用（？—1962），近现代医僧。俗姓、履贯失考。20世纪50年代初至厦门鼓浪屿日光岩寺常住。他医术精湛，行医济世，从不计较诊费，遇贫病则施医赠药，有"日光岩寺和尚仙"之誉。

释善兴

释善兴（1894—1978），近现代僧人。履贯失考。于20世纪50年代后常驻厦门鼓浪屿日光岩寺，任监院职。他业余钻研民间草药，并在寺院荒地栽植民间常用草药，用草药制成丸散为人治病，具有疗效好、服用便利等优点。遇贫病之人，皆施诊赠药，有"日光岩寺和尚仙"之誉。

丹申道尔吉

清末蒙古族医僧。蒙古镇人。幼年入瑞应寺习医，中年后到哲里木盟行医，以善治妇儿科疾病闻名，著有《蒙医儿科病诊治》一书。

阿旺毕桑

清末藏医学家。曾补充五世达赖时期摄政王德熙·桑吉嘉措主编的《医宗补遗》一书，著成《医宗补遗密语释疑》传世。

阿日毕奇克

清末蒙古族医僧。西汤头河畔兰板人。幼年即入瑞应寺习医。为五世活佛益喜土登卓美时期名医。其理论造诣精深，临证经验丰富，用药灵活，擅长诊断。

吴金宝

清末蒙古族医僧。瑞应寺西南查干哈达人。为五世活佛益喜土登卓美时期名医之一，因医术高明、妙手回春受到群众爱戴。门人乌恩白依热也有医名。

宝音扎布

清末蒙古族医僧。蒙古镇人。童年入瑞应寺习医，18 岁后至科尔沁行医，临证经验丰富，以善治肝病闻名，为六世活佛益喜达日杰时期的名医。著有《宝音扎布防治肝病经验集》。

德金宝

清末蒙古族医僧。蒙古镇人。童年入瑞应寺习医，中年至科尔沁行医。善用草药，用方简洁，看病多不开药包，常在往返途中对症采药配方医治。

曲巴·钦绕罗布

曲巴·钦绕罗布（1883—1962），藏医历算大师，西藏乃东人，出生于南甲萨寺附近一个历算之家。幼年就剃度出家，到山南泽当阿曲扎仓习文。他因精进好学，不久被选派至拉萨药王山利众院学习，师从阿旺曲丹习医。生活清贫，因仅有一件打结连起来的衣服，有"百结者"之绰号。由于成绩优异，又被选中成为十三世达赖保健医扎康总堪布之学生。其时他不仅向扎康学习，而且向精通五明学、历算学之多位活佛

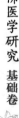

学习，学识更为博达。29 岁时，钦绕罗布任哲蚌寺医生，开始行医，研究医学著作和著书立说。1916 年，钦绕罗布被任命为药王山利众院院长，兼任藏医历算学院院长。他一生辑著之医书颇多，如《医学海洋之精华》《简述草药形状稀奇金穗》《婴儿接生法利众明月宝鉴》《显明〈四部医典〉程序母虎锐气》《广释〈详解论〉的明月宝镜》《病名简述》《配方甘露宝瓶》《药味配制图表》等。1959 年藏医院建立，他被任命为院长，还被选为全国政协委员。1962 年逝世，享年 80 岁。

居士医家

胡洽

南北朝医家，居士。原名胡道洽，因避齐太祖萧道成讳，改名胡洽。广陵（今江苏江都）人。性尚虚静，知音律，通医术，以拯济为事。据隋、唐、宋等历代史志，胡洽著有《百病方》2 卷、《胡居士方》3 卷、《胡居士治百病要方》3 卷、《胡道洽方》3 卷（或作 1 卷），上述诸书可能为一书多名，惜书已佚失，无从考证。部分佚文尚可见于《医心方》《外台秘要》等。

陆法和

南北朝梁代官吏。曾有一段时期隐居于江陵（今属湖北）百里洲，犹如佛门居士修行，衣食居处均与戒行沙门同。时八叠山人多恶疾，陆氏为其采药疗之，一般三服皆瘳。梁元帝时任都督，官郢州刺史。后入北齐，天保六年（555）后卒。

王居士

唐代人。佚其名。长乐（今属福建）人。在家持珠诵佛，耄年鹤发。精内科，常施药里巷。该地延寿坊有一鬻金银珠玉者，女，年十余，忽罹病危，众医束手，其家愿以三百缗酬疗之者。居士应之，留丹于小壶中，持缗而归。涉旬而无音讯，女则僵绝，其家始营葬具，居士仗策而回，其家诟骂居士并欲送官究办。居士则曰：如是我治疗错误，我怎敢再来？命设一密室，焚以槐柳之润者，使浓烟弥漫其间，人不可近。在室中置一榻，将女"尸"放其上，放药数粒于顶、鼻中，又以铜器贮温水置女心口。居士与家人在室外伺之。傍晚，居士又命取乳，碎丹数粒于乳中，滴入口中，仍贮温水于心口。至深夜，鼻微嘘，又以前药滴于鼻，须臾，该女复苏。至黎明，则呼吸如常。一家惊异，愧谢王居士。居士留药而去，虽许再来，竟不复至。后移家他适，不知所依从。

谭仁显

谭仁显（908—1015），宋代居士，有谭居士之称。成都（今属四川）人，居郡城东南隅。《茅亭客话》载，谭氏崇信佛教，常手持念珠，诵佛经于闾巷。平素无喜怒，毁誉不动其心。精于医药，遍植药草于庭院中，每日晨携药出诊，至午方归，治病所得钱帛，每随手分授贫病。大中祥符八年冬，无疾端坐而逝，时108岁。生前有问以长生法者，对曰：导养得理，以尽性命。（吾）百年犹厌其多，况久生之苦乎？将人生视之为苦，是佛学精义之一。

郎简

宋代医家。字叔廉，自号武林居士。杭州临安人。生活于10～11世纪。幼孤贫，借书抄录背诵。后中进士，历官至尚书工部侍郎。晚年退居，行导引、服饵之术，虽年迈而面色如丹。尤好医学，人有疾，多处方以疗之。撰《集验方》10卷，今佚。

沮渠京声

沮渠京声（？—464），译经师。其先祖为甘肃天水临城县胡人（匈奴族）。沮渠京声是河西王沮渠蒙逊之从弟，世称安阳侯。梁僧祐《出三藏记集》卷十四"沮渠安阳侯传"说他"志强疏通，敏朗有智鉴，涉猎书记，善于谈论"。沮渠京声幼时即受五戒，锐志于内典之研究。凡所读经，皆能背诵。他少年时代，曾西度流沙至于阗，于衢摩帝大寺巧遇印度著名学者佛陀斯那，并向其请教道义，受《禅要秘密治病经》。后东还至高昌，得《观世音》《弥勒》二观经各1卷。回到河西之后，即译出《禅要》。是书阐述了72种"乱心病"的治疗方法，一般为服食一些药物、食物，如阿梨勒、酥蜜，然后"系心一处，先想作一颇利（玻璃）色镜，自观己身在彼镜中作诸狂事……"，与现代心理治疗有相似之处。有日本学者认为这对精神医疗有一定影响（见泰井俊三：古经《治禅病秘要法》）。数年后，北魏拓跋焘攻灭凉州，沮渠京声南奔于刘宋，"晦志卑身，不交世务。常游止塔寺，以居士自毕"。他初出《弥勒》《观世音》二观经，丹阳尹孟顗见之，称善。及与相见，即雅崇爱。乃设供馔，厚相优瞻。后有竹林寺比丘尼慧浚，闻京声诵禅经，请其翻译。沮渠京声仅以十七日，即出五卷。后又在钟山定林上寺出《佛母泥洹经》1卷。南朝宋大明末年（464），遘疾而卒。

苏轼

苏轼（1037—1101），宋代文学家、书法家。字子瞻，号东坡居士。眉山（今属四川）人。嘉祐（1056—1063）进士。神宗时曾任祠部员外郎，知密州、徐州、湖州。因反对王安石新法，贬谪黄州。哲宗时任翰林学士，知杭州、颍州，官至礼部尚书。后又贬谪惠州、儋州。为"唐宋八大家"之一。平素留意医药，贬谪各地，则收集当地医药知识，后人将其所集方药并入沈括《良方》，合成《苏沈良方》。所撰《志林》《仇池笔记》等，亦每载医药经验。广交名医，曾为《圣散子方》作序，夸大其方治疫功效，后人多非之。

郭思

宋代官吏。字得之，号小有居士。河阳（今河南孟州）人，一说温县人。元丰年间（1078—1085）进士，官徽猷阁直学士通奉大夫。平素阅览诸家方书，甚推崇《备急千金要方》。曾节取《备急千金要方》诸方论说，附入所录和他人经用有效之方，集为《千金宝要》6卷（或作8卷、17卷）。宣和六年（1124）购巨石刊于华州公署。该碑明人又重刻，现存于陕西耀州药王山，计四碑，文八面。

孙昉

宋代太医。字景初，自号四休居士。山谷问其说，四休答曰：粗茶淡饭饱即休，补破遮寒暖即休，三平四满过即休，不贪不妒老即休。家有三亩园，花木郁郁，客来煮茗，谈人间可喜事，或茗寒酒冷，宾主相忘。山谷诗曰：太医诊得人间病，安乐延年万事休。

余纲

宋代医家。字尧举，人称"余居士"。青田（今属浙江）人。著《选奇方》（或作《证论选奇方》）10卷、《选奇方后集》（或作《证论选奇方后集》）10卷。前书已佚，部分内容散见于《本草纲目》等，后书今有宋刊本残卷4卷及影宋抄本残卷。所录方剂多切实用。

李子建

宋代医家。号无阂居士。祖、父皆死于伤寒，遂习仲景书，历经8年，有所通悟，认为"伤寒无恶症"。后江淮百姓冒寒避寇，得伤寒者颇多，依仲景法，随证施药，活数百人。撰有《伤寒十劝》，以揭流俗之误。

卞大亨

宋代医家。字嘉甫。祖籍泰州（今属江苏）。由乡举入太学。靖康年间（1126—1127）迁居杭州。荐为怀宁（今安徽潜山）主簿。后隐居象山，自号松隐居士。平素好养生术，精医卜之书。著《传信方》100卷，今佚。

东轩居士

宋代医家。其名佚。对癌肿之认识颇有见地。他把"癌"作为病名，描述癌肿之形态特征亦较准确。如谓"癌疾初发却无头绪"，又指出乳癌"四十岁以上十愈四五，若腐漏者三年死"。尝将家藏痈疽方论22篇，集为《（家藏）卫济宝书》1卷。书中诸方虽间或托神仙隐士之名，然论证议方、剖析精微，深中奥秘，实有师承。于药物修制、针灸宜忌等记述甚详，且附外科图说，对后世外科发展颇有影响。原书佚，今有《永乐大典》辑出本2卷。

颜直之

宋代医家。字方叔，号乐闻居士。长洲（今江苏苏州）人。端厚颖悟，好读书。工小篆，得《诅楚文》笔意。以弓矢应格，差监省仓，即丐祠养亲，主管建昌军仙都观（今江西南城县）。作退静斋，幅巾危坐，焚香抚琴，恬意汩汩。平生好施，精外科，尤乐以药石济人，赖以全活者甚众。所著医书有《疡医方论》《外科会海》《疡医本草》，均佚。另有《金縢图》1卷、《集古篆韵》20卷。生于乾道八年（1172），卒于嘉定十五年（1222），终年50岁。

定斋居士

《中医人物辞典·定斋居士》："著《五痔方》一卷，今佚。出《宋史·艺文志》。"

考清代黄本骥《三长物斋·单炜传》："单炜，字丙文，自号'定斋居士'。宋光武时人也。先世本钱塘故家，自炜始徙居沅州之黔阳。父夔，乾道中以奉议郎知湖州，官至侍从。炜好古博雅，书学王献之。又善画梅，始学晁无咎，既而自成一家。鄱阳姜夔尝学书于炜。炜与姜夔，乡人也。……著有《绛贴评》二十卷。世南服其精审。"

方导

南宋医家。字夷吾，号觉斋居士。临汀（今福建长汀）人。曾宦游江南数省，中年后居乡著述。平素好医方，搜集甚富。晚年以数十年家藏名方得效者，与一二良医订正，分门编类，著成《家藏集要方》（一名《方氏集要方》）2卷，今存残本。

黎民寿

南宋医家。字景仁。盱江（今江西南丰）人。景定年间（1260—1264）信佛教，号黎居士。初注《玉函经》，后作《简易方论》《断病提纲》《决脉精要》，俗合称《医家四书》。

大乘居士

元代人。精于医，曾校刊吴恕（1264—1294）《活人指掌》。

息斋居士

元代养生医家、居士。名姚式。履贯失考。尝采集前代各养生家要旨，撰成《摄生要语》一书。

潘弼

明代医家。字梦征，号西泉居士。精通医术及太乙、洪范诸数。所著有《运气考正》《删次内经》，海内宗之。子应诏，有茂才，多著述，以恩贡为赣州府推官。次子应奎，亦知医而能诗。

谢武

明代医家。自号忙庵居士。永宁（今属贵州）人，一说四川叙永县卫城人。少业医，游青城山，得道人授以秘术，医理益精，活人甚多。卒年七十四。

胡文焕

明代钱塘（今浙江杭州）人。字德甫，号全庵，又号抱琴居士。精研医学，亦通诗文、音乐。曾校辑《素问心得》《灵枢心得》各2卷及《香奁润色》1卷，均佚。尚校刻宁源《食鉴本草》《寿养丛书选抄三种》《格致丛书》等行世。

常效先

明代医家。号瀛泉、无系居士。嘉兴府（今浙江嘉兴）人。少补博士，后改读医学，尤精诊治痘疹，医名甚著。著有《心镜篇》《衍庆录》，均佚。

樊如柏

明代医家。号寄庵居士。编集所收简易验方，又补以己之验方及保产保婴痘疹等要诀，成《简易验方》10卷。

程充

明代医家。字用光，号后庵居士。休宁（今属安徽）人。业儒而精医，熟谙《素问》《难经》之书，尤喜朱丹溪之学。以《丹溪心法》有川（王季谦）、陕（杨楚玉）两种，为后世医所增附，重复混杂，有失丹溪原旨，乃取丹溪门人著作及其曾孙朱贤家藏本合而参之，详加校订，删繁存要，于1481年刻成《丹溪心法》行世。

铁南峰

号铁峰居士。南沙人。依据《保修秘鉴》，参诸群书，正德元年丙寅（1506）纂为《保生心鉴》1卷，附《活人心法》。

汪机

汪机（1463—1539），明代著名医学家。字省之，号石山居士。祁门（今属安徽）人。名医汪渭（字以望，号古朴）之子。幼业儒，后随父习医。研读诸医家书，参以《周易》及儒家性理奥论，治病屡效。尝据《黄帝内经》等古典医籍，以为人体应阴阳平衡，气血调和，不能偏执一端。强调治病应四诊合参，缺一不可，若偏恃脉诊以断人之吉凶生死，是为自欺欺人。认为治病应博采众长，辨证论治，如病当升阳，治从东垣；病当滋阴，法随丹溪。并发明新感温病，以补单言"伏气温病"之不足，促进了明清温病学说之发展。在外科方面，认为外证必本诸内，有诸内而形之外，治疗主旨在调补元气，不轻用寒凉攻下之剂。在针灸、痘疹诊治方面也有一定成就。然其认为针能泻有余、不能补不足及针灸不如汤液等，皆非当论。撰有《医学原理》13卷、《本草会编》20卷（已佚）、《读素问钞》9卷、《脉诀刊误集解》（乃校刊戴同文《脉诀刊误》而成，略有增补）2卷、《外科理例》（一说《外科理例》乃其辑集前人之说而成）8卷、《痘治理辨》1卷、《针灸问对》3卷、《伤寒选录》（汪氏撰初稿，陈桷、程镐增益补辑）、《运气易览》3卷、《医读》7卷、《内经补注》（已佚）等；辑有《诊脉早晏法》1卷，与门人陈桷等校刊戴原礼《推求师意》2卷。门人陈桷辑其临证医案成《石山医案》一书，影响亦广。另有周臣、程廷彝、许忠等传其术。

吴景隆

明代医家。号梅窗居士。因考举不第，弃儒学医，精于脉理。崇信丹溪之学，深感"后世业医者，往往以丹溪之言为迂而不遵，虽有通真子、杨仁斋、滑伯仁等相继而作，各出所长以发明之，然未有能会而为一者"，乃集诸家之说，各取其长，融会为一，撰成《脉证传授心法》1卷，已佚。

许谷

明代官吏。字仲贻，号石城居士。闽县（今福建福州）人。好喜读书，博涉精诣，有文名。明嘉靖十四年乙未（1535）以上元县（今江苏南京）籍参加会试，中会元，殿试登韩应龙榜进士。任户部主事，改吏都文选郎中，升南京太常寺少卿。大计，谪两浙运副。起为江西提学佥事，南京尚宝司卿，以人言罢归。闲居30年，不通一字于政府。缙绅至南京造门求见，不报谢。日以赋吟自娱，所得卖文钱，投竹筒，由客至采取之，沽酒酣畅，穷日月不倦。隆庆辛未（1571），校刻宋代齐仲甫《女科百问》。年八十有三，自为行述，甫三日，无疾而终。

何溥

明代医家。字宗德，号东郊居士。润之丹徒（今属江苏）人。世以医名，幼业儒，遂于理学。遂本儒理以穷医道，探原《灵枢》《素问》，下逮刘、张、李、朱诸家，靡不融释其义蕴。官医学正科。视人之疾，不啻在己，少不得当，蚤夜沉思，至废寝食。当代以医名者，游桂、杨天民，君舆鼎足而三，而恻怛慈惠之心过之。视墨守方书，萦情利害者，不可同年语。尝言医者意也，世人生质异禀，兼以天时异候，地气异宜，虽前哲治法备具，而执经泥古，何与病情。故君之治疾，审慎之至，遂擅精能，其识解独超，而又绝趋避之见，乃臻神妙若此。有因无嗣，饵方士药，热攻于背者，君辨为蛇毒，针出脓血，化为蛇形，其疾顿愈。有患股漏敷十年不治者，君辨为虫疽，以槐皮覆漏处，灼艾灸之，出一虫长尺余，疾寻愈。弘治五年壬子（1492）生，嘉靖五年丙辰（1526）卒。

屠隆

明代养生家。字长卿，一字纬真，号赤水，晚号鸿苞居士。鄞（今浙江宁波）人。与羡光居士著《遵生八笺》19 卷，目录 1 卷。嘉靖二十一年壬寅（1542）生，万历三十三年乙巳（1605）卒。

程式

明代医家。字心源、道承，号建武居士、若水。江西南城人。精于医，对《素问》《难经》《脉诀》深有研究，尤精金元四家学说，并能融会贯通，诊治适宜。撰有《程氏医彀》16 卷，旨在使学者能识经络，明病机，入医学之门。

郑泽

明代人。号梦圃居士，又号墨宝斋居士。平素最喜禁方书，每闻人蓄方书试之验者，则尽力求取并再试之。验者则令人录之。积 30 年，成一帙，与当时焦太史所集方合成《墨宝斋集验方》，今仅存残卷。

阴秉旸

明代医家。自号卫涯居士。太平（今属安徽）人。自谓：原病有式，针灸有道，医疗有方，诊视有诀，运气则见于全书，药性详之本草，独始生之说所未及闻。因诠次《黄帝内经》，条疏图列，化以成章，成《内经类考》（又作《内经始生考》）

10 卷。

俞弁

明代医家。弁一作辨，字子容，号守约居士。姑苏（今江苏苏州）人。以为奉养亲人，不可不知医，故少穷《素问》《难经》，博研群典，尤癖于论医。或闻师友议谈，或阅诸史百家，凡有会于心者，均录之以免遗忘，积久而集成《续医说》10 卷。此书仿《医说》体例，分原医、医书、古今名医等 27 类，补充引录历代文献中医学掌故，作为《医说》之续集。又撰《脉证方要》，已佚。

王肯堂

王肯堂（1549—1613），明代官吏、医学家。字宇泰，一字损仲，号损庵，自号念西居士。金坛（今属江苏）人。世业医。万历十七年（1589）进士，授翰林院检讨，因上书言抗御倭寇事被降调，万历二十年（1590）引疾归里。少时尝涉猎医术，罢官后即穷研医学，深造有得。尝博集医书，并结合长期临证心得，历经 11 年编成《证治准绳》（又作《六科证治准绳》）44 卷，博涉古今，内容丰富。内有《杂病证治准绳》8 卷，详述各种杂病；《杂病证治类方》8 卷，分卒中、暴厥、中风、中寒等 30 类，分类编辑杂病方剂；《伤寒证治准绳》8 卷，所述以仲景方论为主，附以后世医家续法；《疡医证治准绳》6 卷，则广集历代外科名医方论；《女科证治准绳》5 卷，以陈自明《妇人大全良方》为蓝本，兼采各家之论；《幼科证治准绳》9 卷。全书采撷丰富，条理分明，以证论治，立论平正，流通较广。又有《医镜》4 卷，分述临床各科病证，指其大要，令一览即晓于辨证用药。《肯堂医论》（又作《新镌医论》）3 卷，多据临床心得以阐发或评论医家内科杂病、妇科治验。另有《郁冈斋医学笔麈》，系钱季寅将王氏所著《郁冈斋笔麈》中有关医药论述选辑而成，其中所记西方历算及与利玛窦交往等史实，说明王氏颇注重泰西传入诸学术。又尝辑刻《古今医统正脉全书》，刊存自《黄帝内经》起至明代以前各朝较有代表性的医著 44 种，为现存医学丛书中较有影响者。

赵南星

赵南星（1550—1627），明代官吏。字梦白，号侪鹤居士。高邑（今属河北）人。

万历二年（1574）进士，官至太常少卿。遭魏忠贤党徒弹劾，谪戍代州（今山西代县）。万历四十四年至四十六年间（1616—1618），久病缠绵，以至于不能用药，乃取李时珍《本草纲目》所载谷蔬之有益于人者，加减调治而愈。由是知饮食之于养生防病，其功甚大，因辑《本草纲目》中养生要品230余种，简述性味功治，附以单方，厘为4卷，名为《上医本草》。

龙遵叙

《食色绅言》2卷，旧本题明皆春居士撰，不著名氏。考明本《瀛奎律髓体》，有成化丁亥新安守龙遵叙，称皆春居士，疑即龙氏所作也。其书凡"饮食绅言"1卷，勉人戒杀；"男女绅言"1卷，勉人节欲，皆摭取前人成语及佛经、道藏诸书。书成万历四十三年乙卯（1615）。

王象晋

王象晋（1561—1653），明代文学家、医学家。字康侯、荩臣、子进，号康宇、好生居士。桓台（今属山东）人。万历三十二年（1604）进士，曾官至浙江右布政使。不仅于文学、医学有研究，对佛学也深有研究。著有《翥桐载笔》《清寤斋欣赏编》等30余种。医著有《保安堂三补简便验方》《二如亭群芳谱》《卫生铃铎》《保世药石》等，后两种已佚。

王绍隆

王绍隆（1565—1624），明代医学家。一作绍龙，名继鼎。原籍徽州（今安徽歙县），后寓居武林（今浙江杭州）。其医得自家传，为明末浙江名医。后又信奉佛学，参禅并精研医理，医术益精。与当时名医卢复等交往甚密，曾为卢氏子之颐讲授《黄帝内经》《金匮要略》诸书。后又有潘楫就学于其门。其讲学随读随讲，不拘形式，兴到理融，深受好评。潘楫在王氏殁后著《医灯续焰》以阐其师学，并仿王氏教学法，授徒甚众。此外倪朱谟撰《本草汇言》前曾求教于王氏，得其论药之言，收载于书。

卢复

明代医学家。字不远，号芷园。晚年信佛，释名福一，字毕公。钱塘（今浙江杭州）人。为万历年间名医。卢复早年习儒，20岁时弃儒习医，研究《神农本草经》《黄帝内经》《伤寒论》等医典，并常与名医王绍隆、缪希雍等游历，遂精岐黄，善疗奇疾，辨证入微，投剂多效。卢复晚年潜心于大乘禅理，并著述阐医，代表著作为丛书《医种子》（一名《芷园医种》），1616年编成。卢复自谓医理阐自岐轩，唯《素问》《灵枢》为"真医之第一义"，由此衍生出各种医学种子：如将《神农本草经》《难经》作为"医经种子"；《伤寒论》《金匮要略》作为"医论种子"；"伤寒方""金匮方"作为"医方种子"；"扁鹊传""仓公传"作为"医案种子"等。后卢复又附刻有《芷园臆草》，为1611—1622年间之心得记闻、医案等。此外，撰有《本草纲目博议》《本草汇考》及《神农本草经》辑本等，后者为现存最早之《神农本草经》辑本。

毕拱辰

明代学者。字星伯，别号提孱居士。山东掖县（今山东莱州）人，自署东莱人或称莱州人。万历四十四年丙辰（1616）进士，戊午（1618）除盐城令，俄升礼部主事。为政精敏，工诗，喜读书，尤乐育人才。崇祯七年甲戌（1634）谒汤若望于京毂，言次以西士未译人身一事为憾，若望乃出西洋《人身图》一帙示之，拱辰以其形模精详，剞劂工绝，叹为中土未有。其后若望又以亡友邓玉函《人身说概》译稿交之，拱辰嫌其笔俚，因润色之。崇祯十六年（1643）拱辰驰书蓟门，索若望译《人身全书》，汤云未就绪，嘱先梓其概，即玉函《人身说概》也，遂授梓人，书乃传世。今吾人得知17世纪西洋输入之解剖生理学，拱辰与有力焉。1644年，与赵建极等同遇害。其遗著除润色《人身说概》2卷外，尚有《珠船斋集》《凫溪存稿》《旅味瓴余》《京曜近草》《莱乘蝉雪呓言》6卷等书，惜多不传。

卢之颐

卢之颐（约1598—1664），明末清初医家。字子繇，一字繇生，号芦中人。钱塘（今浙江杭州）人，名医卢复之子。之颐幼年木讷，自9岁始依父禅坐，师事闻谷、憨山二僧。年约20岁始习医，因得自家传，进步颇快，不仅善处方药，且投剂多效。之颐兼通《周易》，博览古文词，为诸前辈所叹服。尝上疏陈国事，不见知于当政者，乃绝出仕之想，著书立说以期不朽。清顺治三年（1646），明鲁王尚在山阴，之颐往谒见，拜职方郎。不久归里，双目失明，以愤懑卒。其撰著有《本草乘雅》一书，是书耗其 18 年之心血，然焚于兵火之中。后虽勉力重辑，然不能尽忆，原各药下均分"复、参、衍、断"四项予以解说，重辑本在衍、断部分残缺更多，故改名《本草乘雅半偈》传世。之颐还著有《学古诊则》4 卷、《伤寒金鎞疏钞》15 卷、《痎疟论疏》1 卷，刊存于世。其书每议论纵横，精以理解，且因其自幼习佛，故每参以禅机。此外著有《难经析疑》《摩索金匮》《退引曲礜》等，未见流传。

李之材

明末医家。字素庵，号素庵居士。祁阊（今安徽祁门）人。初习儒，后改习医，以救死扶伤为生，并研习理学，以《河图》《洛书》叩求医理。至 70 余岁时辑《医宗要领》2 卷。此书首述生长原始，继述内外景、运气、诸证诊切治疗等，以合人之生成、患疾、诊疗之序。其孙继其业，并刊其书。

卢万钟

明末医家。法号觉迟子，仁和（今浙江杭州）人。少学儒，弱冠时为治母病改事医，崇佛。穷究《素问》等古典医籍，兼习近时名方，于痈疽、梅毒、咽喉急症等治疗更为擅长，每修合济众救人，并将多年治验汇集成《医说佛乘》1 卷传世。

钱养庶

明末医家。号小休居士、处士。武林（今浙江杭州）人。尝将蕲阳（今湖北蕲春）陈氏所著保产之书，稍加增订，改名《绣阁宝生书》。书中备载难产、受胎保护、临产斟酌、产后当知等内容。书后所附"保赤须知"，为翁汝进（字子先，号天觉老人）辑自《婴童百问》。

裴一中

明末医家。字兆期，号复庵居士。海宁（今属浙江）人。世业医。熟谙《灵枢》《素问》及诸家论著，乃精其术。谓诸名家之言有精粹处，亦有可商者，如朱丹溪言产后宜大补气血，虽有杂病，"以末治之"；裴氏则以产后血凝腹痛、食滞胸胀诸症，是不足中有余之候，不可大补，宜"以权治之"。其治重脾胃，倡调摄养生以防病。撰有《裴子言医》4 卷，并附亲验之案。

喻昌

喻昌（1585—约1664），明末清初著名医家、居士。字嘉言，江西新建人。新建古称西昌，故喻氏晚号西昌老人。明崇祯三年（1630）喻昌以副榜贡生入都，曾上书朝廷言国事不就，未几明亡，遂披剃而隐于禅学。因年轻时曾遇异人授以秘方，故喻昌兼业医，往来于南昌、靖安间；后蓄发游江南，顺治中侨居常熟（今属江苏），结庐于城之北麓，与钱牧斋交厚。牧斋名谦益，常熟人，著有《牧斋遗事》。该书谓喻昌本姓朱，为明之宗室。鼎革后讳其姓，加朱以捺为余，后又易禾以刖为俞云。喻昌所至皆以善医名，治疗多奇中，冠绝一时。晚年潜心著述，并开堂讲授医学，尤致力于《伤寒论》之研究。喻昌又好弈，达旦不倦。年八十余，与国手李元兆对弈三昼夜，敛子而卒。喻昌著有《尚论篇》8卷。谓林亿、成无己过于尊信王叔和，惟方有执作《条辨》，削去叔和序例，得经之旨，而犹有未达者，乃重为编订，多抒己见，即《尚论篇》之著。然其中"温证论"以温药治温病，亦为后世尤怡、陆懋修所非。又著有《医门法律》6卷（一作12卷），取风、寒、暑、湿、燥、火六气及诸杂证，分门著论、法、律，以论阐各病的机制，以法阐辨证施治原则和灵活性，以律阐医疗差错的原因和医者之责任。又著《寓意草》，录治案60余例，谓治病当"先议病，后用药"，并载有人痘接种以预防天花之病案，创立议病式（即病历）之记载。此外喻昌尚著有《尚论后篇》4卷等。喻昌通禅理，其论医往往出妙语，且常涉及禅理及印度佛教理论。如在《医门法律》中之论、律，即从佛教之经、律、论而来。其述治伤寒不可犯六经之禁时所载"治天下有帝王之律，治神仙有上天之律。至于释门，其律尤严，三藏教典，仪律居三之一，由五戒而五百戒，直造自性清静，无戒可言，而道成矣"是为一例。在"阴病论"中，喻昌又引用"佛说四百四病，地、水、火、风，各居百一，是则四百四病，皆为阴病矣。夫水、火、木、金、土，在天成象，在地成形。……人所以假合成身，身所以相因致病，率禀四者，金性坚刚，不受和合，故四大惟金不与"，将佛教医学之四大说与中医学之五行说做了对比。喻昌心地仁慈，体现了佛教徒的慈悲为怀，其每遇贫病多赠以白银，其赠法为在药笼中预贮白银，付病人药时嘱病人回家煮药前先检点，这样，病人即可发现所贮之银而心喜，有利于病之恢复。喻昌弟子甚众，其中以徐忠可、程林最为著名；常熟人陈骥（字千里）从其学，治病亦多验。此外，有罗子尚、舒诏等亦受其亲授。

李中梓

李中梓（1588—1655），明末清初著名医家。字士材，号念莪，又号尽凡居士。华亭（今属上海）人。明兵部主事李尚兖之子。李中梓早年习举业，为诸生，有文名。因多病，且两子俱以药误，乃转而自习岐黄术，并参禅玄，乃精医术。受张仲景、张元素学说影响较深，临证每获奇效。李中梓以医术游天下，常与名医王肯堂、施笠泽、秦昌遇、喻嘉言等交往。其治王肯堂 80 岁之脾泄，用巴豆霜而瘥；治鲁王盛暑伏热，用石膏而愈，尤脍炙人口，在三吴地区有"长沙"之称。其著述甚富，如《删补颐生微论》4 卷，初成于戊午（1618），刊行于崇祯壬午（1642）；《内经知要》2 卷（1642）、《医宗必读》（其中卷三、四为《本草征要》）10 卷（1637）、《药性解》2 卷（1522）及《诊家正眼》《病机沙篆》《本草通玄》各 2 卷（三者合为《士材三书》）等；其医案被侄子李延昰收入《脉诀汇辨》中。中梓子孙未世其业。门人较多，如董宏度得授脉诀、郭佩兰以本草擅长。较全面受术者为沈朗仲，沈朗仲再传马元仪、三传尤在泾。后世或称之为"李士材学派"。

潘楫

潘楫（1591—1664），明末清初医家。字硕甫、邓林，号清凉居士。浙江武林（今杭州）人。少曾从军赴粤东，后返里以医隐，卖药都市中。以兄多病，奉母命于明万历四十年（1612）投师王绍隆，终日视脉和药，研习医经，且与师共同切磋医道。精于切脉诊断，曾据李言闻删补崔真人《四言脉诀》之《四言举要》再注释之。其书首尊《灵枢》《素问》，次宗张仲景，下及金元诸贤之论，有精粹明确者，皆采录之；并设喻反复辨析，或补遗各证疗法，望、闻、问诊，辨舌，医范，病则等，撰成《崔真人脉诀详解》12 卷。又撰《医灯续焰》21 卷阐其师之学，有功于脉学之发展。门人甚众，仿其师教学法，重视医学经典之研习。

施沛

明末医家。字沛然，号笠泽居士、元元子。华亭（今属上海）人。精于辨证，尤擅治伤寒，与名医李中梓有交往，著有《祖剂》4 卷。是书以《素问》《灵枢》二方、《伊尹汤液》一方为宗，仲景之方为祖，宋元以后时方以类附录。因戴原礼《证治要诀》、王纶《明医杂著》方皆简略而切于实用，故采录尤多。又将四十余年潜心研究医经之心得，撮要纂成《脉微》（一称《脉要精微》）2卷。自称得杨介所绘《存真图》原本，参以他书，纂《藏府指掌图书》1卷，纠前人之误颇多。另有《经穴指掌图》《说疗》《医医》各1卷。所遗医案《云起堂诊籍》1卷，录有万历末（1616年前后）医案29则，由其门人富元亮整理抄传。

岳甫嘉

明末医家。字仲仁，号妙一居士。兰陵（今江苏常州西北）人。初业儒，因体弱多病，喜攻岐黄之术，遂改习医。自投方药获效，投之家人亦效，于是四方求治者甚众。为医不计酬报，贫病就治者踵接。崇祯四年（1631），其子登甲榜，授职南曹，甫嘉乃随之任所，后得暇汇集二十余年之心得，著《妙一斋医学正印种子编》，以印正于古先贤与当代和后世之医者。该书现仅存《妙一斋医学正印种子编·男女科》，论述男子不育和女子不孕之证治。

程林

清初医家。字云来，号静观居士。休宁（今属安徽）人。叔祖程敬通为新安名医。程氏承家学，复博搜深研医籍，搜得宋代《圣济总录》传本，遂留居维扬（今江苏扬州），专事删繁去芜，撮其要旨，编为《圣济总录纂要》26卷；又于断简残编中，搜得杜光庭所撰《玉函经》，并于顺治四年（1647）刊行。勤研仲景医书，纂《伤寒论集》，今不曾见；编注《金匮要略直解》3卷，溯源宋以前医学典籍，以经证经；又辑《即得方》《程氏续即得方》（两书均于1672年刊行），收聚效方或已验之良方；编《医暇卮言》2卷，杂录医药典故。尝师事喻嘉言，与之论伤寒，就伤寒之病因、病机、辨证等互相问答，并将问答之语载于《伤寒抉疑》，亦以《问答附篇》为名缀于《尚论后篇》中。

王协

清代官吏。字恭男，一字约庵，号约庵居士。楚蕲（今湖北蕲春）人。顺治八年（1651）手录友人所藏眼科抄本一册。该书首述五轮八廓及眼科治法，继列眼科形症160余种，末附方剂200余首，兼述点洗、升炼诸药法。条分缕析，备极精详。其门下士有目疾者，按症处方，每获良效。康熙六年（1667）任华亭县令时，编成《眼科全书》3卷，于1669年刊行。

张受孔

字心如，号心一居士。生活于17世纪。海阳（今广东潮安）人。尝与友人姚学颜（字伯愚）重订《医便》。将徐应赏之父所补提纲列为1卷，以王君赏辑刻《医便》（2卷）作初集，吴秀补刻《医便续集》（2卷）为2集，又列"禁方"1卷，而辑成《增补医便续集》（6卷）。今仅存《珍本医书集成》本《医便》。

刘晓

清代医家。号映藜居士。江西彭泽人。早岁浪游滇黔，留心方术，求教高明之士。后官楚粤，见其地疫疬流行，而百姓多信巫不信医，因集所得验方，纂成《济人宝籍》2卷，以症类方，备仓促时检用。

马俶

马俶（1634—约1714），清初医家。字元仪，号卧龙老人。吴郡（今江苏苏州）人。少习儒，博学多才，嗜于医学，乃改习医。师事沈朗仲，兼从李士材，并私淑喻昌之学，故能精通医理。马俶临证审证明晰，治疗善调营卫，善用补剂，妙投攻药，治验多效，于康熙年间（1662—1722）闻名遐迩。马俶晚年向佛参禅，以慈悲为怀，广传弟子，有20余名。著有《印机草》（又名《马氏医案》）1卷、《马师津梁》8卷（其弟子姜思悟所辑）；参订其师沈朗仲《病机汇论》18卷等，均刊行于世。其论"论医不离乎书，亦不执乎书；及出而应世，遂觉灵机在我"，亦有参禅之意。

亟斋居士

清代妇产科医家。名佚。撰产科专书《达生篇》1卷，序中自称康熙五十四年（1715）记于南昌郡署之东堂。书中详述临产处理原则，重申"一曰睡，二曰忍痛，三曰慢临盆"产诀；又强调接生者须善别"试痛"与"正产"之腹痛；并载产前产后诸症之治疗等，清代流传颇广。另辑有《亟斋急应奇方》（1717）。

程国彭

程国彭（1680—1733），清代医家。初字山龄，后改钟龄，号恒阳子，又号普明子。安徽歙县人。初习儒，为附贡生，因体弱多病，每罹疾则缠绵难愈，故崇信佛学，修善，崇普救之念，乃改习医。此后程国彭即潜心研究各家医著，博采众长，遂精医术。不仅四方来求治者众，从游者亦众，医名大噪于康熙、雍正年间。以其30年积累的临证经验，作《医学心悟》5卷，详论内科杂病，兼及妇、儿、五官等病证，以授徒用。其在序中称："名之曰医学心悟，盖警之也。……以拯救苍生，而药无虚发，方必有功。仰体天帝好生之德，修证菩提普救之念。"明示其用医学来普救众生亦是他行医的目的之一。53岁时，他归宗普陀修行，法号普明子。其时正值朝廷修葺佛寺之际，僧人、工匠患病者甚多，其中不少外科疮疽疥癣者，而其《医学心悟》未及外科，因此参悟外科旨要，约以十法，囊括施治之道，言简意赅，方约而效，付梓为《外科十法》（又名《华佗外科十法》）1卷。其《医学心悟》之八纲八法和《外科十法》之十法均为后世所遵循。《医学心悟》中尚有"医有彻始彻悟之理"一节（卷1），载有"静坐内观"法，乃从佛家坐禅而来。

毓兰居士

清代人。茂苑（今江苏苏州）人，生平不详。据《南雅堂医书全集》载，其约于1750年辑《种痘法》（又名《保婴要旨》）1卷，是书对婴儿的护理、疾病皆有所述及，尤详于种痘法。

徐国麟

清代医家。字遂生，别号旭窗居士。祖籍浙江奉化，后迁居鄞州。以母多病，遂弃儒习医，穷究诸家之学，寒暑不辍。人有延之视病者，虽疾风暴雨，未尝少迟。著书二十四种，总名《轩岐学海》。

焦次虞

清代医家。字之夏、大夏，号谷口居士。三原人。辑《医海测蠡》。

赵桂甫

清代医家。号抱琴居士。著有《随证分治》，有抄本。

杨元俊

清代医家。字灼三，号退一居士。上海人。精医，通土遁术，解音律；工书画，兼善花卉山水。

严茂源

清代医家。号菊坡居士。洞庭人。其少学医，从云间嗣宗何夫子游。近侨寓金阊，常与上洋玉修沈子究论医典。

王凤藻

清代医家。字梧巢，晚号崆峒居士。上元诸生。厚重寡言，工诗、古文辞，正字、说文无间寒暑。尝与顾月樵等为真率会。年76岁卒。著有《崆峒集》《临证辨难》《读来苏集伤寒论注笔记》2卷。

刘章甫

清代医家。字峨峰，号望衡居士。长沙人。业医，好绘事。

谭天骥

清代医家。字介如，号意园居士。湖南衡州人。著有《意园读医书笔记》，书中多阅历经验语。

汪氏

清代医家。名佚，号丛桂堂居士。常州（今属江苏）人。尝选古方书中有效验者辑成《经验百方》，自保产万应方至治手足冻疮方计一百方，其抉择命意则为"便、贱、验"，是书于民间影响较大。

竹梅居士

清代医家。名佚。著《急救经验良方》（喉证）1卷。

顾奉璋

字左宜，号三近居士。湖北人。得朱文庵增订之《寿世编》，再予增纂成《增纂寿世编》2卷（1785），是书录达生篇、保婴篇，分诸证为四十二门，类列治方。

俞廷举

字石村，号石村居士。仁和（今浙江杭州）人。乾隆三十五年（1770）起一病8年，日与名医谢鹿园讲论医学。又广聚医书，披览数年，渐知医家得失与治病要旨。病愈后攻举子业，乾隆四十五年（1780）应试都门，于金台（今江苏金坛）旅次将所叙医论编为《金台医话》，书中涉及人物、医书、各科、脉法、治法等，唯不言单方。立论有据，每多新见。

黄凯钧

黄凯钧（1752—1820），清代医家。字南熏，号退庵居士。浙江嘉善人。少习儒，年19岁丧父，乃钻研岐黄术，立志为医。遇有难治之症则遍阅方书，深有所获。治其母及家人疾均获效；应诊乡里四十余年，经验丰富，颇负声誉。辨证立论博采诸家之长，治内伤、外感，折中李东垣、刘河间；治温疫时病，取法吴又可、叶天士；对张介宾"八阵"之方亦能运用自如。著有《友渔斋医话》8卷，包括《一览延龄》1卷、《橘旁杂论》2卷、《上池涓滴》1卷、《肘后偶钞》2卷、《证治指要》1卷、《药笼小品》1卷，论述养生、历代医书大意、五脏病证、常用药物及个人医案等，涉及内容颇广。子安涛、若济继其术。

徐文弼

清代官吏。字勷右，一字鸣峰，号超庐居士。豫章丰城（今江西丰城）人。自幼业儒，读书喜录格言及方药。乾隆十七年（1752）补官至京城。纂《洗心辑要》（一名《洗心篇》），是书为劝善养生之格言录。又编《寿世传真》8卷，是书先述气功，后为食疗，王世芳（号香山老人）为之校定。另有《攒花易简良方》及《新编救急奇方》4卷行世。

孙应科

孙应科（1775—?），清代医家。字彦之，自号小康居士。高邮（今属江苏）人。因折臂，得见明代异远真人所著《跌损妙方》，依方调治得愈。遂就其稿略为编次，于道光十六年（1836）刊行。其穴名未谙者以滑氏《十四经穴歌》《明堂图》考之，药名未明者则以《本草纲目》正之。

王泰林

王泰林（1798—1862），清代医学家。字旭高，因行五故小名五官，晚号退思居士。无锡（今属江苏）人。少业儒，后改习医。从舅高锦亭学医，精研医经奥旨，旁及疡科诸书，尽得其传。初业外科，后专力于内科，审证用药甚精。以贫病者多实证与重病，故应诊时常先贫后富。撰有《西溪书屋夜话录》《王旭高临证医案》《环溪草堂医案》。尝谓肝病最杂而治法最广，故有治肝三十法之论，以肝气、肝风、肝火三者条分缕析，详其治法；论治脾胃诸法，亦颇周详。其时温病学说盛行，乃博览诸家论著，归纳温病治法，所著《医学刍言》（原名《医门要诀》）详载风温、湿温、温热诸证辨证用药法，兼及内、妇科杂证。著述甚丰，其《退思集类方歌注》（与《伤寒一百十三方歌诀》多有相同处）、《医方证治汇编歌诀》（或疑即其家谱所记《医方歌诀串解》《选方约注》）、《医方歌括》、《增订医方歌诀》、《薛氏湿热论歌诀》，连同《西溪书屋夜话录》，被后人合刊为《王旭高医书六种》；又有《退思集首集》（即《运气证治歌诀》）、《外科证治秘要》、《温疫论歌诀》、《温疫明辨歌诀》、《十药神书歌诀》等多种。门生甚众，弟子方仁渊辑有《王旭高医案》。

周锡瓒

清代医生。号香岩居士。茂苑（今江苏苏州）人。乾隆五十七年（1792）写《中藏经》跋，嘉庆五年庚申（1800）校华佗《中藏经》，嘉庆十年（1805）校刊《刘涓子鬼遗方》。

李长科

清代医家。字小有，号广仁居士。淮南（今属安徽）人。因妻难产，经用"草麻子法"而无恙，遂发愿辑成《胎产护生篇》1卷、《妇科秘方》。又就家传良方一帙，参明代四明卜氏所传《胎产要诀》（一作《产家要抉》），删润成书，名《女科书录要》。京口何继充与其弟嗣充，当代医王也；毗陵杨季衡更精仓公之术者，皆就而问焉。并属程还九旁搜博采，订讹校舛，共成兹编。

张鉴

清代医家。字春治，一字荀鹤，号秋水，晚号负疾居士。浙江吴兴人。弱冠补诸生，博学能文，又精医学。辑《神农本草存真》3卷，未见传世。又协助阮元编《经籍纂诂》。年83岁卒。

缪镇

清代医家。字尔钧，号洪阳，又号香山居士。高资镇人。祖朋来与耆宿周德培善，延教镇。德培曰：此子沉默善悟，每有穷究物理之间，其志希贤，未可限以俗学也。年15岁，父母见其骨立，禁夜读，乃置灯帐中。凡有益身心者，皆勤求精义，并穷究六壬、易数、阴阳之奥。念医可济世养生。真州赵雪蓬，隐者也。谒赵，开示正宗，大悟，遂名于时。归为童子师，奉甘旨。性耿介诚笃。嘉庆丙辰（1796）开制科，镇与选，上书辞不就。年40岁，归客扬州，选《香山集》4卷。转游西安，得诗1卷，曰《西征草》。壬戌（1802）有西泠之游，著《西泠草》《伤寒一百十三方精义》《心得余篇》诸书。

李绪瀛

清末医家。字蓬洲，号东山居士。平陵（今陕西咸阳）人。少以文名，后因母病躬奉药饵，遂致力于医。凡医经、经方诸书，莫不涉览。萃集金元四家及明清张隐庵、高鼓峰诸名医著述，设为问答条释，编为《医学临证举隅》（1821）。此书于辨证之理、摄生之道、治疗之法，无不举其大要，俾便初学。

文通

清代医家。号梦香居士。长白（今属吉林）人。潜心研究《伤寒论》，谓此书一百十三方"除有麻黄、细辛为解表发汗治伤寒之剂，则其余之方，各经杂病皆主治之"；且考之于《皇极经世书》，声称仲景之方乃伊尹所作。取《伤寒论》分为十二证，以统十二经；又为上、中、下3卷，以统三焦；将其中方剂一一阐解，提纲挈要，于道光十四年（1834）纂成《百一三方解》。

李抱灵

清代医家。称抱灵居士。道光三十年庚戌（1850）著《李氏医案》。

吴尚先

吴尚先（约1806—1886），清代医学家。原名樽，又名安业，字师机、杖仙，号潜玉居士。钱塘（今浙江杭州）人。道光十四年（1834）举人，官至内阁中书。尝寓居扬州，设存济堂药店。其时江浙战乱频仍，其地又皆卑湿，人多有心腹、体表诸疾，遂思以外治法配合疗治。尝谓外治可与内治并行，而能补内之不及，故创设多种外治法，尤以按穴道辨证施用膏药薄贴见长。同治初（约1862）避地海陵，广施膏药，日治数百人，获效迅捷，人皆称"自来医家未有若是之简捷也"。兼擅敷熨、熏、浸、刮痧、火罐等十几种外治法。曾集前贤有关外治法的论述，采撷民间外治法及已所历验，撰成《理瀹骈文》（初名《外治医说》），为著名外治法专著。书中分论诸病外治之法，书末附常用膏方配制，因简、便、验、廉而深受民间欢迎。他的表弟赵璘书亦擅外治法。

王士雄

王士雄（1808—1868），清代著名医学家。字孟英，幼字篯龙，晚字梦隐（一作梦影），自号半痴山人、随息居士、睡乡散人、华胥小隐，堂号潜斋、归砚。盐官（今浙江海宁）人，生于杭州。温病名家。14岁，父（王升）殁，遂矢志学医。于金华佐理盐务之余，苦读医书。初习《景岳全书》，疗病亦多采温补，经其母俞氏训诫，始改弦更张，并折中于家传《重庆堂随笔》之说。道光十年（1830）以医为业，屡起大症。

精研医理，尤深明温热病诊治。著《温热经纬》，"以轩岐、仲景之文为经，叶、薛诸家之辩为纬"，采撷各家之长；以"新感""伏邪"为两大辨证纲领。谓"暑即是热"，无分阴阳，力排"阳邪为热，阴邪为暑"之议。其论治宗叶天士、薛生白，喜用寒凉之品。其时霍乱流行，乃撰《霍乱论》2卷（1838年初成，1862年重订，后名《随息居重订霍乱论》），辨析时疫霍乱与非时疫霍乱之异，谓霍乱疫邪乃环境"臭毒"所生。书中所列治法方药，多本于临证亲验者。又尝刊定《重庆堂随笔》2卷，自撰《归砚录》4卷，多述其诊治心得及医案，间采西医《人身概说》等书之论。晚景凄凉，颠沛流离，避居秀水（今浙江嘉兴）濮院镇。又纂《随息居饮食谱》1卷，是书为清代营养学名著。尝辑《潜斋简效方》（后附《潜斋医话》）1卷）、《四科简效方》4卷、《汇刊经验方》等。其医案仿编年之例，自1824年至1857年，有《王氏医案》初、续、三集三编，而《归砚录》之卷四即其医案的第四编。其所评注之书有《女科辑要》《言医》《古今医案选》等多种。其著作多收入《潜斋医学丛书》。

叶鄞扬

叶鄞扬（？—1874），清代居士。字敏修，号莲因居士。江苏江宁人。年幼时承兄长（叶声扬）教以儒学，善文辞。道光十九年（1839）中举，同治二年（1863）选授高邮学正。同治十三年（1874）卒。鄞扬才识渊博，于音韵、训诂、星算、金石、医药均有研究。辑有《医学通神录》10卷，未见刊行。

杨希闵

清代医家。字铁佣，号卧云居士。江西新城（今黎川）人，寄寓建昌府（今江西南城等县）。咸丰、同治年间（1851—1874）名医。将《伤寒论》及各家注本合辑为一书，撰《伤寒论解略》。又将黄坤载、柯韵伯、徐灵胎、尤在泾等十余家注解伤寒经方者以方分类，解释方义，便于提纲挈领，撰《伤寒论百十三方解略》6卷；又依此例作《金匮百七十五方解略》。以证多或不详悉则方义亦混，故于解释方义之外，兼释病证。又撰有《盱客医谈》4卷。诸书均存有未刊稿。

懿斋居士

据《全国中医图书联合目录》记载，《活人息事方》前附《续命胶续编》乃懿斋居士所辑，有道光十九年（1839）刊本。

潘霨

清代官吏、医家。字伟如，号韡园居士。江苏吴县人。历任兵部右侍郎、都察院右副都察使，湖北、江西、贵州巡抚。精于医，以医济民，广施良药，用药精审，治辄有效。咸丰五年（1855）七月应召至京，进寿康宫视脉，名噪于时。亦精养生术，于导引、内功皆有研究。其学泛览诸家，上窥《素问》《灵枢》，下择诸名家之精论，尤重视《伤寒论》，以为医家必读之书。所刊或增辑医籍有《韡园医学六种》，其中《女科要略》为潘氏自辑。另著有《内功图说》（又名《内功图编》）1 卷、《霍乱吐泻方论》1 卷、《卫生要术》（一作《易筋经八段锦合刻》），又增辑刊行徐大椿《古方集解》、陈修园《医学易通》及《灵芝益寿草》两种（即徐大椿《慎疾刍言》、陆懋修《世补斋不谢方》）等多种。

姚澜

清代医家。字琬云，号维摩和尚。山阴（今浙江绍兴）人。知岐黄术，善本草学。因中年多病，须发尽脱，故自号"维摩和尚"，虽非僧人，有崇佛之心。著有《本草分经》4 卷，是书以经络为纲、药品为目，共述清末常用药品 804 种，初刊于 1840 年。光绪十四年（1888）梅雨田稍正次序，予以重刊，增名为《本草分经审治》。

王德森

清代医家。字严士，号鞠坪，又号岁寒居士。昆山（今属江苏）人。自幼涉猎医书，探求《素问》《灵枢》之奥义。初为家人治病，后延诊者日多，遂专以医为业。咸丰三年（1853）将二十余年临证心得辑成《市隐庐医学杂著》1 卷，论述湿温证用药之误、辨急慢惊风等。又主张产前以攻病为安胎，产后以甘温退虚热；认为治疗虚弱人及幼孩的实证，如果使用克伐之药，宜早宜重；且有"小儿难治之症有四""血症不尽属火""喉症亦有阴寒"等见解。另辑《保赤要言》8 卷，多摘录自夏鼎《幼科铁镜》、庄一夔《福幼编》、廖积性《广生编》等；卷七、卷八为小儿便方，由马炳森续补。

徐守愚

徐守愚（1816—1887），清代医家。名锦城，号聊尔居士。浣江（今浙江诸暨）人。道光二十九年（1849）弃儒业医，行医于诸暨、嵊县（今嵊州）、新昌等地，历二十余年。精于治内伤虚损，遇内伤寒热交作，首重调营卫、交阴阳。同治七年（1868）将平日治疗得失之案例，凭记忆纂为《医案梦记》2卷。其子子麐，继父业，续编《医案梦记》，录其父行医至光绪二年（1876）间之医案，并将本人治验十余则附列于后。

俞樾

俞樾（1821—1906），清代经学家。字荫甫，晚号曲园居士。浙江德清人。道光三十年（1850）进士。历任翰林院庶吉士、编修，河南学政等。后专治经学，兼通医理。先后讲学于紫阳书院及杭州诂经精舍。著作甚富。所撰《读书余录》，内有48条是对《素问》的校释。以治经学之法训释《黄帝内经》字句，注重考据，引证确切，常发前人之未发，然亦多偏颇之词。又尝作《废医论》（见《俞楼杂纂》卷四十五），谓古时医卜并重，卜可废，医亦可废，古今医巫合一，未见医之胜于巫，且论"脉虚""药虚"，以为废医之根据。此论后为废止中医论者所据。另有《枕上三字诀》1卷（原出《春在堂全书》），为养生类著作。

兰玉居士

名佚。编《玉历金方合编》4卷，有同治五年（1866）刊本。

蔡砚香

蔡砚香（1826—1898），清代妇科学家。名兆芝。上海人。同治二年（1863）贡生。世业医，尤长妇科；擅丹青，善画莲，自号"爱莲居士"，当时有"蔡荷花"之称。著《种橘山房医论》《妇科述要》，已佚。子小香、孙香荪，均以妇科享誉于时。

周说莲

清代医家。字廷华，号说莲居士。吴兴人。曾收1445年成书之朝鲜《医方类聚》

一部，据其咸丰五年（1855）所识云：以五十金购得，惜卷首、序例全佚，无由考其原委，它日觅得全书，当补抄之。1897年周氏将此书转赠同邑名医傅岩（耜颖），傅如获至宝，撰文记之，说莲另著有《伤寒论汇纂》。

悯人居士

清代医家、居士。又号知医悯人居士。蜀都（今四川成都）人。精医术，详于问诊及诸科证治。曾涉猎先哲明医群书，择其经验方法，集成《普救回生草》两集。现有清光绪十三年（1887）成都刻本。

飞觞居士

清末医家。名佚。浙江绍兴人。素好岐黄之术，尝遍览诸家著述，采掇群方，手录成篇，存诸行箧。有一病一方务极其精，有一病数方而各求其是，如法治之甚效。后辑《经验良方》并刊行。

邵同珍

清代医家。字葆诚，号四九居士。湖北江夏（今武昌）人。世业儒，兼习岐黄之术。先登仕途，年老弃官归隐，为人诊疗疾病。其释医理多以《易经》为据。著《医易一理》。

大觉居士

清代医家。精内科。撰有《医学正所正》，有清光绪年间刊本。

悔迟居士

清代居士。姓名、履贯失考。精针灸术，著有《灸法纂要》一书。

宝辉

清代医家。字玉珊，号西园居士、两湖钓翁。荆州（今湖北江陵）人。自少酷嗜医学，熟读医经，曾从朱爻生习医，治病多效。光绪二十二年（1896）后，周游川、广、闽、浙。于扬州师事名医叶子雨；在皖南遇周潜初，结为至友，相与论医。著

《医医小草》，谓"医学之难，难于无偏"，认为历代医家中无偏者仅张仲景一人，而金元诸家多以偏得名，故尤致力于救偏。又撰《游艺志略》，述其游历时得诸师友之精论，且称："劳瘵人只知虚而不知实，蛊胀人只知实而不知虚；霍乱第知其为寒，消渴第知其为热；而不知凡病各有寒热虚实，偏则多弊。"故其书亦重在辨析病因病机。另著有《易知录》《医籍选》《夜谈随记》等，未见刊行。

王澜

清代医家。号春溪居士。秣陵（今江苏南京）人。约光绪二十七年（1901）著《王春溪明理活人论》1卷。

谢佩玉

清末医家。字清舫，号石禅居士。江西南城人。世业医，名医谢星焕侄孙。继承祖业，究心医学。尝游苏州，归里后肆力医科，讲授医学。因见时医每多粗解方书辄以应诊，谓"疏方莫窥窍要，辨证终属游移"，故撰《方论集腋》2卷，采《伤寒论》方80余首，以为六经治法；又辑《金匮要略》《备急千金要方》《外台秘要》及金元四家诸方之佳者140余首，以为杂病治法。多采录《医宗金鉴》及柯韵伯等方论，并补入自家见解。

王吟江

王吟江（1860—约1925），近代江苏丹徒人。工诗词歌赋，好佛学禅理。后从扬州杨方谷学医，精内、妇、儿科，尤擅时病。寄寓江都樊川数十年，医名远播四方诸县，求治者盈门。其治内科侧重脾胃，并善用活血化瘀法；于妇科诊治注重肝肾，于血崩诊治尤有心得；其他如治肺痨、肺痈、疟疾、痢疾等亦有独到之处。王氏一生忙于诊务，学识、经验俱富，然未有著述。所传门徒均以"江"字命名，遍布苏北一带，亦均有医名。

郑品端

郑品端（1866—1925），名正，晚号潜心居士。福建福州人。随伯父恒有学医，后悬壶问世，治病多效。与林心斋、林笔邻为当时福州治温病之三杰。先后任全闽医药公会会长、神州医药总会福建分会会长。曾倡办三山中医专科学校、福建医学传习所，后筹组建福建国医分馆、福州中医专科学校。积 40 年临床经验，著有《潜心居士医集》。

丁福保

丁福保（1874—1952），医家、佛学家。字仲祜，号畴隐居士，又号济阳破衲。江苏无锡人。出身于仕宦之家，父丁洁庵，袭云骑尉世职。福保自幼酷嗜古诗文，15 岁开始就读于江阴南菁书院，治考据辞章之学；22 岁肄业，嗣后致力于经学、古文字学、目录学、训诂学及佛道诸学；其后曾进苏州东吴大学学习。福保 26 岁时因久病不愈，又潜心医学，于 1901 年进上海东文学堂学习日语及医学，师从赵元益。赵氏博通中西医学，丁氏遂亦精通中西医学。1909 年参加两江总督举办之医科考试，获优等内科医士证书，后被派往日本考察。回国后在上海创办医院、疗养院，并设医书局刊行医书，创办"中西医学报"，设中西医学研究会。共译述和编著医学书籍 160 余种，涉及临床各科和基础理论各方面，其中翻译的日文西医书籍达 60 余种。其医药著作主要有《内经通论》《难经通论》《伤寒论通论》及《丁氏医学丛书》等 75 种，健康长寿法书 26 种。其《静坐法精义》为佛医结合之著。此外，他还编有《佛学大辞典》《佛学指南》《说文解字诂林》《古钱大辞典》等巨著。

张树铭

张树铭（1875—1954），字伯清，晚号二白居士。江苏无锡人。幼随父子渝习医，弱冠中秀才。辛亥革命后任上海商务印书馆编辑，尝与丁福保探讨日本现代医学。1922 年任无锡中医友谊会理事及学报《医钟》主编之一。究心古今医籍，精研内、妇、幼科，颇具时名。

唐世泰

字星枢，号澹尘居士。清末香山（今广东中山）人。以教书为业，暇则留心医学，搜求古方。将所得单方分门别类，集成《寿世良方》1 册，用药简廉，颇便乡居之用。

陈无咎

陈无咎（1883—1948），名淳白，又名茂弘，号无垢居士，又号壶叟。浙江义乌人。青年时加入同盟会，1927年后退出政界而业中医。伯叔辈承舅翁鲍芳铅之传。承家学，并入浙江两级师范研读博物生理，又从教谕周庠习医。尝组织丹溪学社，并曾筹办汉医学院（后因故停办）。1938年任上海中医专科学校校长。中央国医馆成立后，主持名词统一整理工作。著有《伤寒论蜕》《黄溪大案》《中国医学通论》《脏腑通诠》《医轨》《明教方》等十余种，合刊为《黄溪医垒丛书》。

蔡济平

蔡济平（1883—1957），号乘定。江苏吴兴人。幼年习儒，因崇尚佛学，取号乘定。22岁从吕用宾学医，经8年学习，4年随诊，至1917年始独立应诊。1927年上海卫生局实行中医登记，蔡氏应聘任试验委员。1929年国民党政府议废中医，蔡氏参加全国医药团体请愿团赴京请愿，对保存中医做出了贡献。1956年后蔡氏任上海市中医文献研究馆验方组组长至1957年因病去世。蔡氏著有《医学顾问》一书，未见刊行。从习儒而转习医，佛学对他这一转变的影响很大。

古拿

古拿（1892—1972），又名马俊生、古纳巴陀罗。蒙古族人。辽宁阜新人。9～12岁在阜新佛寺当僧人，学习蒙文，继之学藏文。古拿19岁始习蒙医，28岁始独立应诊，在佛寺一带行医30余年，并授徒传艺。20世纪50年代后古拿在佛寺内筹办蒙医卫生学校，1956年调入内蒙古自治区中蒙医研究所工作，历任内蒙古自治区中蒙医研究所所长、中蒙医医院院长、卫生厅副厅长等职务。古拿临床经验丰富，擅治小儿麻痹、偏瘫等；还致力于藏文医籍翻译成蒙文的工作，如译有《四部医典》，整理、注解蒙医文献《莫布山龙》《泊都利雅》和《兰他布》等，还出版了蒙药著作《荣泊》（植物标本）。古拿37岁始授徒，从学者众。

陆渊雷

陆渊雷（1894—1955），居士。名彭年。上海川沙人。自小聪慧，初在乡塾读书，1906年就读于松江中学，1912年考入省立第一师范，从朴学大师姚孟醺习经学、小学，兼涉诸子百家、物理、书法等，更擅医道。1914年始，陆渊雷先后任教于武昌高等师范学院、省立师范学院、暨南大学、持志大学，业余则事医学。1925年师事并协助恽铁樵举办医学函授学校，1928年任教于上海多所中医院校。次年他与徐衡之、章次公等创办上海国医学院，任教务长，教授《伤寒论》《金匮要略》等课程，并办"遥从部"（函授）；创刊《中医新生命》杂志，对促进中医学术交流影响较大。他后任中央国医馆学术整理委员。1949年后陆渊雷曾主办中医进修班，历任全国人大代表、上海市中医学会主任委员、上海市卫生局中医顾问等职。教学中兼采中西医学，力图沟通疏证中医概念及术语，主张"中医科学化"，以"中西医汇通"思想著称于学术界。晚年陆渊雷笃信佛教，这对其医学思想产生一定影响。著有《伤寒论今释》《金匮要略今释》《生理补正》《病理补正》《陆氏论医集》等书。

任农轩

任农轩（1894—?），字凤来，别号蓉湖居士。江苏无锡人，旅居上海。世传岐黄。辛亥革命以后，与李平书等联名发起中华医药联合会及中国红十字会南市分会，曾任神州医药总会理事及国医公会执委；复与包识生等集资开办神州医校、中华国医传习所及慈善、集仁等中医院；又与李平书、王祖德等发起并创设了上海粹华制药厂。

崇佛医嗣

李亮

南北朝北魏医家。阳平馆陶（今属河北）人。少学医术，未能精究。太武帝时奔宋，就学于沙门僧坦，略尽其术，针灸授药，均有良效，驰名于徐、兖间。其治医多所救恤，凡四方有疾苦，不远千里，竟往从之；且大为厅事，以供病人留宿；停车舆在外，若有死者，则就而棺殡，还亲往吊视。其心仁厚若此，乃循佛学慈悲为怀所致。后累迁府参军，督护本郡。子修、元孙继其术。

崔彧

南北朝北魏医家，字文若。清河东武城（今属山东）人。父勋之，字宁国，位大司马外兵郎，赠通直郎。崔彧少时尝诣青州，遇隐逸沙门教以《素问》《九卷》及《针灸甲乙经》等，遂善医术。自宋入魏，值中山王英子略病，名医王显等不能疗，崔彧为之针灸，即愈。后位冀州别驾，累迁宁远将军。性仁恕，见疾苦好与治之；广教门生，令多救疗。弟子赵约、郝文法等，均有医名。子景哲，亦以医术显名。

李孝隆

隋代医生。履贯失考。据《备急千金要方》载，隋初李氏得定州（今河北定县）山僧惠通道人传芫花散，一名登仙酒，一名三建散方，可治一切风冷痰饮、癥癖痞疟。此后用之大验，然其秘而不传，求治者但得其药，其方不可得而闻。

孙思邈

孙思邈（约581—682），唐代杰出医学家。世称孙真人或孙处士。京兆华原（今陕西耀州）人。幼颖悟，7岁入学，日诵千余言；及长，究心于老庄及百家之言，兼好

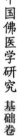

释典。因幼遭风疾，复刻意学医，凡切脉诊候、采药合和，有一事长于己者，不远千里求教，故孙氏尤以医术见长。其学识广博，然淡于名利，唐太宗、唐高宗曾多次征召，孙氏均固辞不就。一说显庆四年（659）曾受承务郎直长藏药局之职，于上元元年（674）辞疾请归。当时宋令文、卢照邻、孟诜等均执弟子礼师事之。他与当时名僧道宣禅师交往甚密，这也加深了他对释典之理解。

积 80 余年临床经验，孙氏著有《备急千金要方》《千金翼方》各 30 卷。两书集中反映了孙氏医学成就，如总结前代本草著述，提倡重视"道地"药材及药物的栽培、采集、炮制、保管和贮藏等；重视妇幼保健，对唐以前妇幼疾病的防治经验进行了系统总结和理论阐述；发展了仲景的伤寒学说，以方证同条、比类相附的方法加以梳理，倡导以脏腑虚实寒热为纲之辨证法；重订针灸明堂，创孔穴主对法、阿是穴法；提出霍乱病由饮食引起、消渴病要防痈疽，创葱管导尿法等。以上皆为其真知灼见和对医学之贡献。孙氏之学，熔儒、道、佛于一炉。孙氏"人命至重，有贵千金，一方济之，德逾于此"的理论，是其仁心的体现。他提倡的"太医治病"，要"先发大慈恻隐之心，誓愿普救舍灵之苦……"以及"杀生求生去生更远"等均为佛教普度众生、救苦救难的精神；而其书中所表现的"天下物类皆是灵药，万物之中无一物而非药者"的思想亦来源于印度佛教医学名医耆婆之论。他的书中还收集了不少以耆婆命名的方剂，如耆婆百病丸、耆婆治恶病方、耆婆汤、耆婆大士补益长生不老方等。此外，如阿伽陀圆、菖蒲丸等印度处方，与佛教医学亦有密切关系。《备急千金要方》介绍了"天竺国按摩法"，谓其是婆罗门法，亦为佛教医学自我导引按摩以养生的方法；还引有"人行阳德，人自报之；人行阴德，鬼神报之"之论，这种因果报应思想亦明显是佛教之思想对医家产生的影响，然在促使医家行善避恶方面亦有一定约束作用。《千金翼方》卷三十所载之"禁令家和法：南无伽帝伽帝腻，伽帝收溜避，南无阿乾陀罗呵，弥陀罗灌陀沙婆呵"，也是佛教医学中常用之咒禁法。

孙思邈是我国医学史上较为典型的受佛教医学影响并反映在其医学中的医学家。因他在医药方面的成就，后人尊之为"药王"，还建有药王庙以示纪念。佛教中有药王菩萨，孙氏之"药王"之称与之亦不无渊源。孙氏另著有《福禄论》3 卷以及《摄生真录》《枕中素书》《会三教论》各 1 卷，《千金髓方》20 卷等，均已佚。传世之《银海精微》2 卷、《海上方》1 卷，为托名孙氏之作。

嵇幼域

南宋医家。字霞坡，浙江绍兴人。早年拜少林武师徐神翁为师，得授武功和医术。后护驾至绍，悬壶行医，堂曰"善风草堂"，不久医名鹊起，成为浙江著名的伤科大家。嵇氏宅心仁厚，每收授孤苦贫孩，传艺授徒，创"下方寺里西房伤科"，著《秘传伤科》，为寺中传钵。其子嵇绍师承其业，代有传人，支派繁衍。至明清间，宏达祖师传钵于南洲和尚，再传张梅亭、王春亭，二者亦有医名。

沈光明

元代医家。江苏华亭（今属上海）人。据传其先世尝受眼科医术于印度"龙树先师"，而龙树为印度名医，有"龙树菩萨"之称，因此其术承自佛教医学当无疑。沈光明继承家学，以善治目疾鸣世，于眼科内外障七十二证，悉能治而去之，士大夫咸称许之。

韩神医

元末医家。洪洞（今山西南部）人。初业医，不甚精。元末避兵入岳阳山中，遇一老僧授以方药，遂以医名山西。尤善望诊，遥见人之颜色，即知病之预后。其孙肃，3岁时误吞一钉，家人皆惊哭，神医曰：此子决不死，然必待3年，钉乃得出。果如其言。又有人嫁女，路经神医门，神医遥见之，大惊曰：女死矣！急遣人谕令归家，其夜忽心痛而死。其神如此。

杨淑桢

明代医家。名英山。巢县（今属安徽）人，为明昭勇将军杨义之后。相传义晚年告老家居，留心仁术，有名医以女科术谒，义因命次子师之，遂精其术，闻名于时。其术世代相传，及杨名远为第八代，专精致神，益光祖烈。名远传其子淑桢，淑桢为第九代。淑桢年轻时曾随从祖衡州游南岳山，遇高僧授其内外名方。因此，杨氏医术传承涉及女科、内科和外科，而其内科和外科术则来自佛门医学。

单养贤

明代医家。会稽（今浙江绍兴）人。其治医宗张景岳与竹林寺僧，擅长胎产诊治。

其所撰《产宝新书》，清初医家萧埙赞为"胎产全书，世所罕读"，然今未见。另有《胎产全书》3 卷，详论经脉、胎前、产后诸疾，间附验案，亦受到当时医家好评。为周纪常附刊于《女科辑要》之末。

殷仲春

明代医家。字方叔，自号东皋子。秀水（今浙江嘉兴）人。工岐黄术，隐居教授，苏屋葭墙，不蔽风雨。仲春生平落落寡合，惟与禾中高士高松声、姚士舜、王淑民、释智舷（一作元）相过从，载酒问奇，刻烛分韵。他留居宁国（今安徽宣城一带）时曾将在朱纯宇、饶道尊处所见医书，录其书名、作者、卷数，依释氏经藏分类法分作 20 函，每函均冠以小序，名《医藏目录》（1618），可见其受佛教之影响及对佛经分类之熟悉。著有《秘传疹子心法》（又作《麻疹心法》）1 卷，述小儿麻疹诸证治法，其子伊元（字衡甫）同校。每训其子曰："医为司命，药若用兵。宁以儒贫，勿以医戏。"尚有《栖老堂集》等著作。

陈元赟

陈元赟（1587—1671），明末医家，名珦，字义都，一字士升，别号既白山人、玄香斋逸叟。祖籍颍川（今河南许昌），出生于杭州，后迁浙江余姚。陈元赟幼聪颖，于诗文、书法、绘画、建筑均所擅长。27 岁时，赴河南少室山少林寺学艺，主管该寺陶器、药材。少林寺内所藏医书颇丰，陈元赟每于暇时即诵习之，久之通晓医药、针灸、气功、武功、养生、食疗等。万历四十七年（1619）秋元赟东渡日本，在长崎登陆；1625 年起寓居江户（今日本东京）国昌寺。他定居异邦 52 年，在日本传播中国文化艺术、医疗技术，与日本医界名人野间三竹、泷川恕水、黑川道祐、儿岛意春、板坂卜斋、深田正室等交往甚密。他治医尤崇丹溪之学，对《丹溪心法附余》钻研尤深，在介绍中国医学时则宣传丹溪学说为多。日本曾一度盛行丹溪学说，与陈元赟不无关系。日人曾尊他为"介绍中国文化之功劳者"。他为传播中医药学和中日文化交流做出一定的贡献。

姚仁安

清代医家。字苍山，号松亭。浙江嘉善人。少时家贫，学医于慈云寺僧澄月。澄月授以秘方，遂精外科，治病多奇效。性质朴，兼工墨兰。乾隆六年（1741），制府宗室德公表其庐。卒年80岁。子姚慎枢亦工医术。

尹怀圣

清代医家。字安臣。上元（今江苏江宁）人。从僧人仲理庵游，得其秘要，遂精医术。其治病多效，遇贫病则施以药饵不取酬。

李仲元

清代医家。字履乾，陕西三原人。遍究医书，间或为人治病，然疗效不定。尝遇一僧人告曰：一病必任其终始，然后详析其得失。李氏服其言，从其法，录所诊医案，比勘得失，日久而技精。此为与佛有缘者，僧人必为一高医，乃能指点迷津。

吴元祥

清代医家。字存恕。四川荣县人。初习儒，无成而改习医，乃精医术，活人甚多。吴氏生平尊师重道，学而不厌，年近七旬，闻峨眉山僧人有治病奇技，不惮远涉以求教，故晚年医技更精进，乃得峨眉山僧人之技并经验积累所致耳。

张东

清代医家，字杏林。吴县（今江苏苏州）甪直人。师从龙兴寺老僧心斋习医，乃精是术。与冯遁斋、何心仁等齐名。

罗义

清代骨伤科医家。四川罗江人。少时赤贫，性侠义。尝游四方，得西藏藏传佛教僧人传以"铁牛水"奇术，乃精骨伤科。以技为人疗伤，凡跌打损伤、金疮出血等，施以手法，外敷疮膏，无不愈者，故以"伤科罗医"而闻名四方。

徐畴

清代骨伤科医家。字尊三。江苏华亭县人。医术传自佛门，曾得异僧传授接骨秘方，以伤科名于时。子孙皆传其业。

袁绍霖

清代眼科医家。本姓罗，四川内江人。自幼寄养于井研袁氏，故改姓。袁绍霖生平好学，以医为业，医术传自佛门。曾闻峨眉山僧人精眼科，即步行百里去问业，得僧人传授而擅眼科。后能自制点眼剂，所治皆良效。其子早卒，养子四人，均能传其业。生前著有医书，然未能刊刻传世。

陶惟臻

清代医家。字辑五，江苏娄县人。得天台僧人之传，精于喉科，名著当时。

梅子元

清代医家。四川犍为人。尝采药于马湖山，遇一僧人，赠以《针诀》一帙，归而秘藏之。卒后，《针诀》为其门人张本元所得，张遂以针术知名。

曾神仙

清代医家。佚其名，丰都（今属四川）人。本为农家子，后业医，多效验而有神仙之称。据《四川通志》载，其40岁后曾游峨眉山，病卧山麓，遇僧人给予丸药治疗，并授予医术，归里后所治皆奇效，因而有医名。年80岁，尚步履稳快，往来乡邑无倦怠之态。卒年90余岁，但其秘术不传。

陈瀚琇

陈瀚琇（1819—1884），清代医家。字福绅。丰城（今属江西）人。性好游侠，弱冠时学武于少林禅师，并得授《正面背面穴道全图》秘本及《小手扣拿点穴秘法》。道咸之际（约1851）曾被长发军掳执，逃脱后不再作游侠行为。有时以医治跌打损伤为人方便，但不受报酬。著有《十二时辰血脉歌》《三十六桩歌》《小手扣拿点穴医方》《封血止痛秘诀》等，未见刊印。所言十二时辰，乃小手扣拿至限期，扣拿有3日、15日见伤之别。小手扣拿，3寸一小穴，5寸一大穴，后学谨志，只可用药，不可用手云云，其存心忠厚之至。其子孝钧，传其药方，未传其拳术和小手扣拿点穴法，故此点穴法遂失传。

黄石屏

黄石屏（约1856—1917），清末医家。名灿。江西清江樟树镇人。黄氏幼年羸弱，性格孤僻，被一有道高僧相中而授以针灸绝技，遂精针灸术。清末悬壶于上海，治病效如桴鼓，有"神针"之誉。黄氏强调针灸易学难精，主张吸取《黄帝内经》奥旨为第一。其针技，除女儿继承外，另有门人魏庭兰、方慎安，侄孙黄翼昌，侄曾孙黄伯康继承。黄石屏著有《针灸诠述》，使传自佛门之针灸术得以发扬光大。

周癸浦

周癸浦（1886—1948），近代医家。广东广州人。初随父习医，后拜大佛寺果青大师学习妇、儿科，遂精于医而悬壶应诊。行医30余年，熔家传与师承于一炉。著有《妇科心法》等。子侄多人继其业。

人名笔画索引

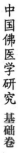

八画

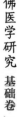

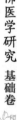